# 下肢救済マニュアル

The Textbook for Limb Preservation
—The Best Alternative for the Leg & Foot Disease

[編集]

**上村 哲司**（編集代表）
佐賀大学医学部 形成外科 准教授

**森田 茂樹**
佐賀大学医学部附属病院 病院長，佐賀大学医学部 胸部・心臓血管外科 教授

**安西 慶三**
佐賀大学医学部 肝臓・糖尿病・内分泌内科 教授

**挽地 裕**
佐賀大学医学部 循環器内科 准教授

**古川 浩二郎**
佐賀大学医学部 胸部・心臓血管外科 准教授

秀潤社

# 序　文

　下肢を病んでいる患者さんが増えている。患者さんが増えているだけでなく下肢病変の診療に従事するスペシャリティーや職種も増えている。形成外科、循環器内科、血管外科、放射線科、糖尿病内科などの診療科、フットケアを専門とする看護師やリハビリを担う理学療法士、義肢装具士など多様な専門領域、様々な職種の人々が下肢の治療に関与している。このように下肢の疾患の診療に携わっている多くの人々が、一緒に見ることができる書物があるとよいという上村哲司先生の発案で、このマニュアルは編纂された。

　上村先生から「"save the limb"カンファレンスを開きましょう」と話を持ちかけられたのは2008年に私が佐賀大学に赴任してしばらくたった時だった。血管内治療を行う循環器内科医、バイパス手術担当の心臓血管外科医、そしてmicro-surgeryで足背動脈へdistal吻合を行う形成外科医を中心に週一回集まって症例を共有しようという話だった。どれだけ症例が集まるか、いつまで続くか一抹の不安はあったが、始めてみると、たとえば形成外科の皮膚潰瘍の症例に循環器内科医が血管内治療を行う、あるいはdistal-bypassの症例には心臓血管外科医と形成外科医がそれぞれ近位吻合と遠位吻合を分担して行うなど、予想以上のコラボレーションが可能となった。加えて、このカンファレンスに症例を出せば最善の下肢の治療を選択できるということで、毎週開催の"足カンファ"は、多くの医師が参加する活気あるカンファレンスに発展した。下肢病変の診療を協働して行う過程で、互いの知識や経験を共有できるマニュアルがあるとよいという話になり、本書が企画されることとなった。編集者の意をくんで原稿を寄せられた執筆者の方々に心より御礼申し上げるとともに、このマニュアルを手に取っていただいた読者にとって、この書が読者の下肢を病む患者さんの診療の一助となることを期待します。

2014年9月

森田茂樹

# 序　文

　臨床において、解剖学的な解釈としての『あし』は、狭義では足関節を含んだ末梢である。しかしながら広義では下肢全体であるとの認識を持つ必要がある。この言葉の解釈は大事で、足病変と言いあらわしても、足部だけに捉われず、下肢全体を診ることが必要である。よって本書では、下肢救済とは、足関節の動きを保った下肢を温存することと定義している。

　下肢病変を診療するうえで最初に戸惑うことは、下肢病変の症候が多彩であるがために、その診断から評価、治療までが単独の診療科の医師で完結できないことである。

　症候として下肢の痛み、跛行、変形、きず、臭い、色調変化、腫脹、冷感、熱感など様々で、その症候をどのように評価して、診断まですすめ、そして診断がついたらどのような治療選択を行うのかは、単独の診療科の医師のみでは困難である。このことは、診療科の垣根を超えた診療連携の必要性を示唆するものであり、そこに新たなチーム医療が生まれる土壌がある。

　その下肢病変診療の豆知識をまとめたのが本書である。よって執筆者も内科医から外科医そして看護師から理学療法士、義肢装具士など多彩である。

　本書が、日常の下肢病変診療の手助けになれば幸いである。

2014年9月

編者代表　　上村　哲司

## 編集者・著者一覧

**【編集者】**

| | | |
|---|---|---|
| (編集代表) | 上村　哲司 | 佐賀大学医学部附属病院 形成外科 准教授 |
| | 森田　茂樹 | 佐賀大学医学部附属病院 病院長，佐賀大学医学部 胸部・心臓血管外科 教授 |
| | 安西　慶三 | 佐賀大学医学部 肝臓・糖尿病・内分泌内科 教授 |
| | 挽地　裕 | 佐賀大学医学部 循環器内科 准教授 |
| | 古川　浩二郎 | 佐賀大学医学部附属病院 胸部・心臓血管外科 准教授 |

**【著者・執筆順】**

| | |
|---|---|
| 諸隈　宏之 | 佐賀大学医学部附属病院 胸部・心臓血管外科 助教 |
| 増本　和之 | 佐賀県医療センター好生館 形成外科 部長 |
| 菊池　守 | 佐賀大学医学部附属病院 形成外科 講師 |
| 渡邊　英孝 | 佐賀大学医学部 形成外科 大学院医学系研究科 |
| 中馬　隆広 | 熊本赤十字病院 形成外科 |
| 平川　奈緒美 | 佐賀大学医学部 麻酔・蘇生学 准教授 |
| 山﨑　孝太 | 嶋田病院 |
| 古場　慎一 | 佐賀大学医学部 内科学皮膚科 |
| 竹之下　博正 | 唐津赤十字病院 内科 |
| 佐久間　理史 | 獨協医科大学 心臓・血管内科 講師 |
| 野出　孝一 | 佐賀大学医学部 循環器内科 教授 |
| 江頭　秀哲 | 佐賀大学医学部 放射線医学教室 助教 |
| 入江　裕之 | 佐賀大学医学部 放射線医学教室 教授 |
| 樋渡　敦 | 佐賀大学医学部附属病院 循環器内科 |
| 伊藤　学 | 佐賀大学医学部附属病院 胸部・心臓血管外科 助教 |
| 蒲原　啓司 | 佐賀大学医学部附属病院 胸部・心臓血管外科 講師 |
| 石原　康裕 | 佐賀大学医学部附属病院 形成外科 助教 |
| 井上　卓也 | 佐賀大学医学部 内科学皮膚科 講師 |
| 上村　裕平 | 佐賀大学医学部 麻酔・蘇生学 |
| 門司　晃 | 佐賀大学医学部附属病院 精神神経科 教授 |
| 岸　知哉 | 佐賀大学医学部附属病院 腎臓内科 助教 |
| 池田　裕次 | 佐賀大学医学部附属病院 腎臓内科 准教授 |
| 梶原　正貴 | 社会医療法人天神会 新古賀病院 心臓血管センター 循環器内科 |
| 新谷　嘉章 | 社会医療法人天神会 新古賀病院 心臓血管センター 循環器内科 |
| 川崎　友裕 | 社会医療法人天神会 新古賀病院 心臓血管センター 循環器内科 センター長 |
| 古賀　伸彦 | 社会医療法人天神会 理事長 |
| 大坪　義彦 | 社会医療法人天神会 新古賀クリニック 副院長 |
| 力武　一久 | 国立病院機構 嬉野医療センター 心臓血管外科 統括診療部長 |
| 石橋　理津子 | 社会医療法人天神会 新古賀クリニック 糖尿病センター 看護師長 |
| 大西　裕幸 | 佐賀大学医学部附属病院 胸部・心臓血管外科 |
| 渡辺　直子 | 佐賀大学医学部附属病院 看護部 |
| 凌　太郎 | 佐賀大学医学部 内科学皮膚科 |
| 山口　浩樹 | 佐賀大学医学部附属病院 感染制御部 |
| 青木　洋介 | 佐賀大学医学部 国際医療学講座・臨床感染症学分野 教授，佐賀大学医学部附属病院 感染制御部 部長 |
| 多田　芳史 | 佐賀大学医学部 膠原病・リウマチ内科 准教授 |
| 佐手　達男 | 上沢整形外科内科クリニック 院長 |
| 本郷　優衣 | 嶋田病院 |
| 安田　聖人 | 佐賀大学医学部附属病院 形成外科 助教 |
| 前　隆男 | 佐賀県医療センター好生館 整形外科 部長 |
| 園畑　素樹 | 佐賀大学医学部 整形外科 准教授 |
| 馬渡　正明 | 佐賀大学医学部 整形外科 教授 |
| 富田　由紀子 | 佐賀大学医学部 麻酔・蘇生学 |
| 垣内　好信 | 佐賀大学医学部 麻酔・蘇生学 |
| 濱田　さつき | 佐賀大学医学部附属病院 手術部 |
| 吉川　厚重 | 熊本リハビリテーション病院 形成外科 部長 |
| 古川　元祥 | 熊本リハビリテーション病院 形成外科 部長 |
| 浅見　豊子 | 佐賀大学医学部附属病院 先進統合機能回復センター・リハビリテーション科 診療教授 |
| 松尾　清美 | 佐賀大学医学部 地域医療科学教育研究センター 福祉健康科学部門 准教授 |
| 藤井　純子 | 佐賀大学医学部附属病院 看護部 糖尿病看護認定看護師 |
| 森　槇子 | 佐賀大学医学部 内科学皮膚科 |
| 成澤　寛 | 佐賀大学医学部 内科学皮膚科 教授 |
| 上口　茂徳 | 日本フットケアサービス株式会社 義肢装具士 |
| 牧山　嘉見 | 前 佐賀大学医学部附属病院 栄養管理部 副栄養管理部長 |
| 井上　祐子 | 足のナースステーション 代表 |

# 『下肢救済マニュアル』目次

## 1章　下肢病変の診察とその評価　　11

1. 間歇性跛行，下肢腫脹，下腿潰瘍の鑑別 ──── 古川浩二郎　12
2. 下肢病変の症候
   - ①下肢の疼痛 ──── 諸隈宏之　14
   - ②きず ──── 増本和之　16
   - ③色調・浮腫 ──── 菊池 守　18
   - ④冷感・熱感・かさかさ ──── 渡邊英孝　20
   - ⑤臭い ──── 中馬隆広　21
   - ⑥神経異常 ──── 平川奈緒美　22
3. 神経の評価 ──── 山﨑孝太，安西慶三　24
4. きずの評価 ──── 古場慎一　30
5. 感染の評価 ──── 竹之下博正　40

## 2章　末梢動脈疾患（PAD）患者の下肢病変　　45

1. PAD，CLIの定義，Fontaine分類とRutherford分類 ──── 上村哲司，挽地 裕　46
2. TASC Ⅱ ──── 諸隈宏之　50
3. 検査と重症度判定　①非侵襲的下肢虚血検査 ──── 佐久間理吏，野出孝一　53
4. 検査と重症度判定　②画像診断 ──── 江頭秀哲，入江裕之　61
5. 治療　①薬物療法 ──── 樋渡 敦，野出孝一　72
6. 治療　②血管内治療　[動画] ──── 樋渡 敦，野出孝一　76
7. 治療　③バイパス術　[動画] ──── 伊藤 学　82
8. 治療　④血管内治療とバイパス術の選択　[動画] ──── 蒲原啓司　90

---

**動画** ‥‥‥　https://gakken-mesh.jp/kashi/index.html

QRコードあるいはURLにアクセスすることで，症例の動画を閲覧できます．
動画の内容は本文を参照してください．

※本サービスは予告なく変更・終了することがございます．予めご了承ください．

## 3章　糖尿病神経障害患者の下肢病変　　97

1. 総論：糖尿病足病変のメカニズム，原疾患の治療，疫学　　竹之下博正　98
2. 糖尿病足病変の重症度判定　　竹之下博正　101
3. 治療アルゴリズム　　竹之下博正　104
4. 骨髄炎の診断と治療　　石原康裕　106
5. シャルコー足の病態と対策　　上村哲司　110
6. 糖尿病神経障害患者の皮膚病変　　井上卓也　113
7. 有痛性糖尿病神経障害（PDN）の疼痛管理　　上村裕平，平川奈緒美　116
8. うつ病と糖尿病の関係について　　門司 晃　119

## 4章　透析患者の下肢病変　　125

1. 透析患者をとりまく社会情勢　　岸 知哉，池田裕次　126
2. 透析患者におこりうる合併症　　岸 知哉，池田裕次　130
3. 透析患者の下肢病変と足切断のリスク　　梶原正貴，新谷嘉章，川崎友裕，古賀伸彦　134
4. 透析患者の下肢病変と，透析患者特有の症状　　大坪義彦，古賀伸彦　138

## 5章　うっ滞性皮膚炎・潰瘍患者の下肢病変［静脈性の病変］　　145

1. 静脈うっ滞性潰瘍のメカニズム・疫学　　菊池 守　146
2. 検査と異常弁の位置の確定　　力武一久　151
3. 静脈うっ滞性潰瘍の治療アルゴリズム　　菊池 守　153
4. 治療　①圧迫療法　　石橋理津子　158
5. 治療　②ストリッピング，血管内レーザー治療，硬化療法　　伊藤 学，大西裕幸　162
6. 治療　③深部静脈血栓症の後遺症に対する治療
　　　　　（抗凝固療法を中心に）　　佐久間理吏，野出孝一　168
7. 治療　④創傷治療　　増本和之　173

## 6章 リンパ浮腫患者の下肢病変　175

1. 総論 ……… 渡邊英孝　176
2. 検査 ……… 江頭秀哲，入江裕之　180
3. 複合的治療としての圧迫療法・リンパドレナージ ……… 渡辺直子　182

## 7章 蜂窩織炎・壊死性筋膜炎患者の下肢病変　189

1. 主な細菌感染症（蜂窩織炎・壊死性筋膜炎・ガス壊疽）の検査と診断 ……… 凌 太郎　190
2. 抗菌薬による治療 ……… 山口浩樹，青木洋介　195

## 8章 膠原病患者の下肢病変　199

1. 総論 ……… 多田芳史　200
2. 膠原病患者の下肢病変と治療 ……… 多田芳史　204
3. 関節リウマチと足部病変 ……… 佐手達男　212

## 9章 創傷管理，感染対策　213

1. 創傷管理の考え方 ……… 渡邊英孝　214
2. 創傷管理と創傷治療 ……… 増本和之　221
3. 創傷の感染管理と抗菌薬投与 ……… 山口浩樹，青木洋介　226
4. 感染時の血糖管理 ……… 本郷優衣，安西慶三　232
5. 感染対策とデブリードマン ……… 中馬隆広　236
6. 陰圧閉鎖療法（NPWT） ……… 安田聖人　241

## 10章 整形外科・形成外科的治療　247

1. 糖尿病足病変に対する下肢切断術 ………………………………………… 上村哲司　248
2. 足部・足趾変形に対する手術 …………………………………………………… 菊池 守　254
3. 適切な切断の評価 ……………………………………………………………………… 前 隆男　260
4. 局所切断（小切断） …………………………………………………………………… 増本和之　266
5. 植皮術と皮弁術 ………………………………………………………………………… 菊池 守　269
6. 整形外科的切断 ……………………………………………………… 園畑素樹，馬渡正明　275
7. 虚血肢に対する切断後の局所術後管理 ………………………………………… 前 孝男　281

## 11章 疼痛管理　285

1. 疼痛管理のアプローチの種類，方法論 …………… 平川奈緒美，上村裕平，富田由紀子　286
2. 保存的治療中の疼痛管理 ………………………………………… 上村裕平，平川奈緒美　292
3. 手術・デブリードマン中の疼痛管理 …………… 平川奈緒美，垣内好信，濱田さつき　296
4. 術後の疼痛管理 ……………………………………… 平川奈緒美，垣内好信，上村裕平　299

## 12章 補助療法　303

1. 高気圧酸素治療（HBOT） ………………………………………… 吉川厚重，古川元祥　304
2. マゴット療法 …………………………………………………………………………… 増本和之　310
3. 細胞治療 ………………………………………………………………………………… 中馬隆広　313
5. LDLアフェレシス ………………………………………………… 大坪義彦，古賀伸彦　316

## 13章 リハビリテーション　321

1. 下肢循環障害におけるリハビリテーションの基本 …………………………… 浅見豊子　322
2. 下肢切断のリハビリテーション　リハビリテーションアプローチと評価など … 浅見豊子　328
3. 車いす ……………………………………………………………………………………… 松尾清美　336

## 14章 フットケア・フットウェア・その他　　343

1. 予防的フットケアの意義と方法　　藤井純子　344
2. 看護における足病変早期発見のポイント　　藤井純子　346
3. 爪切り　　藤井純子　349
4. 爪白癬の診断と治療　　森 槙子，古場慎一，成澤 寛　352
5. 巻き爪・陥入爪・変形爪の治療　　増本和之　356
6. 足浴　　石橋理津子　360
7. フットウェアに必要な足のアセスメント　　上口茂徳　362
8. 栄養管理　　牧山嘉見　371
9. 患者教育　　井上祐子　377

## Appendix　　385

Appendix 1　足の解剖　　上村哲司　386
Appendix 2　糖尿病足病変とDPC　　安西慶三　394

序文　　森田茂樹　2
　　　　上村哲司　3
略語一覧　　10
索引　　398

　本書に記載されている内容は，出版時の最新情報に基づくとともに，臨床例をもとに正確かつ普遍化すべく，著者，編者，監修者，編集委員ならびに出版社それぞれが最善の努力をしております．しかし，本書の記載内容によりトラブルや損害，不測の事故等が生じた場合，著者，編者，監修者，編集委員ならびに出版社は，その責を負いかねます．
　また，本書に記載されている医薬品や機器等の使用にあたっては，常に最新の各々の添付文書や取り扱い説明書を参照のうえ，適応や使用方法等をご確認ください．

株式会社 学研メディカル秀潤社

## 略語一覧

| | | |
|---|---|---|
| %MAP | % mean artery pressure | |
| ABI | ankle brachial pressure index | 足関節上腕血圧比 |
| ASO | arteriosclerosis obliterans | 閉塞性動脈硬化症 |
| CLI | critical limb ischemia | 重症下肢虚血 |
| DFI | diabetic foot infection | 糖尿病足感染症 |
| DFO | diabetic foot osteomyelitis | 慢性骨髄炎 |
| DIC | disseminated intravascular coagulation | 播種性血管内凝固症候群 |
| DVT | deep venous thrombosis | 深部静脈血栓症 |
| EVT | endovascular treatment | 血管内治療 |
| LSCS | lumbar spinal canal stenosis | 腰部脊柱管狭窄 |
| MLD | manual lymphatic drainage | 医療徒手リンパドレナージ |
| NPWT | negative pressure wound therapy | 陰圧閉鎖療法 |
| NSF | nephrogenic systemic fibrosis | 腎性全身性線維症 |
| PAD | peripheral arterial disease | 末梢動脈疾患 |
| PDN | painful diabetic neuropathy | 有痛性糖尿病神経障害 |
| PSVR | peak systolic velocity ratio | 収縮期最高血流速度比 |
| PT-INR | prothrombin time-international normalized ratio | プロトロンビン時間国際標準比 |
| PTA | percutaneous transluminal angioplasty | 経皮的血管形成術 |
| PTE | pulmonary thromboembolism | 肺血栓塞栓症 |
| PVD | peripheral vascular disease | 末梢血管障害 |
| PVR | pulse volume recording | 容積脈波記録 |
| SPP | skin perfusion pressure | 皮膚灌流圧 |
| SRPP | skin reperfusion pressure | 皮膚再灌流圧 |
| TASC II | Trans-Atlantic Inter-Society Concensus II | TASC II |
| TBI | toe brachial pressure index | 足趾上腕血圧比 |
| tcPO$_2$ | transcutaneous oxygen tension | 経皮的酸素分圧 |
| VTE | venous thromboembolism | 静脈血栓塞栓症 |
| WBP | wound bed preparation | 創面環境調整 |

# 1章

## 下肢病変の診察とその評価

1. 間歇性跛行，下肢腫脹，下腿潰瘍の鑑別 ……… 12
2. 下肢病変の症候
   ① 下肢の疼痛 ……… 14
   ② きず ……… 16
   ③ 色調・浮腫 ……… 18
   ④ 冷感・熱感・かさかさ ……… 20
   ⑤ 臭い ……… 21
   ⑥ 神経異常 ……… 22
3. 神経の評価 ……… 24
4. きずの評価 ……… 30
5. 感染の評価 ……… 40

# 1章 下肢病変の診察とその評価

## 1 間歇性跛行，下肢腫脹，下腿潰瘍の鑑別

### 本項のポイント
① 下肢病変の主要症状である間歇性跛行・腫脹・潰瘍の鑑別に関して表1～3に示す．
② 間歇性跛行の原因は，大きく血管性・神経性に分けられるが，混在することもしばしばある．
③ 下肢腫脹に関しては，全身疾患が隠れていることも多く，注意を要する．
④ 潰瘍病変は，原因が何であれ重篤な病態を示唆する．とくに，閉塞性動脈疾患が原因の場合は，緊急性が高いことが多く，専門医に早急に相談する．

### Key Words
間歇性跛行 intermittent claudication，下肢腫脹 leg swelling，下肢潰瘍 leg ulcer

## はじめに

下肢病変を有する患者において，まずその症状および病変の原因が何か，また，その詳細な評価がこれらの診断および治療において重要であることは，いうまでもない．しかし，実際の臨床の現場では，その診断，評価に迷うこともしばしばある．各疾患に対する専門的な評価，検査方法はのちの各論でそれぞれ述べられるため，この項では，下肢病変を有する患者における代表的な症候である間歇性跛行，下肢腫脹，下肢潰瘍の鑑別を中心に述べることとする．

### I 間歇性跛行の鑑別

間歇性跛行とは，一定距離の歩行にて臀部または下肢に主に痛みを生じ，休息により軽快する症状である．原因疾患としては，末梢動脈疾患（peripheral arterial disease：PAD）を代表とする閉塞性動脈疾患と腰部脊柱管狭窄（lumbar spinal canal stenosis：LSCS）とがある [Point 1]．稀ではあるが，深部静脈血栓症の発症早期にも認められることもある．

診断においては，閉塞性動脈疾患と腰部脊柱管狭窄の2つの病態の鑑別が重要である．鑑別は，症状の発現する場所・体位による症状の発現および軽減の有無・末梢動脈の拍動の有無などで行う．その鑑別点を表1に掲げる．閉塞性動脈疾患が原因の場合，症状の出現する部位より動脈の病変部位を，また，症状の発現するタイミング（歩行開始後の時間，歩行距離など）から病変の重症度を推測できる．高齢者においては閉塞性動脈疾患と腰部脊柱管狭窄の両者の病態が混在することもあり，注意を要する [Point 2]．その時には，整形外科専門医に相談し，評価を依頼する．

**Point 1**
間歇性跛行における LSCS と PAD の割合…
LSCS 72.7％，PAD 11.1％，LSCS+PAD 14.5％ という報告がある．
（鳥畠康充：日本腰痛会誌 9: 63-67, 2003）

**Point 2**
高齢者の注意点…
高齢者では PAD と LSCS が混在することもあり，注意する．

表1 間歇性跛行の鑑別

| 疾患 | 部位 | 体位による症状の発現・軽快 | 末梢動脈拍動 |
|---|---|---|---|
| 閉塞性動脈疾患 | 主に下腿 | （－） | 減弱または消失 |
| 腰部脊柱管狭窄症 | 主に臀部〜大腿外側 | （＋）（前傾にて軽快） | 正常 |

表2 下肢腫脹の鑑別

| 疾患 | 部位 | 両側・片側 | 圧痕 | 下肢挙上 |
|---|---|---|---|---|
| 静脈性 | 主に下腿以下 | 主に片側 | あり | 改善 |
| リンパ性 | 全体的 | 主に片側 | 早期：あり，晩期：なし | 若干改善 |
| 全身性疾患 | 末梢に顕著 | 両側 | あり | 改善 |

表3 下肢潰瘍の鑑別

| 疾患 | 部位 | 痛み | 出血 | 周囲の炎症 |
|---|---|---|---|---|
| 動脈性 | 足部，足趾 | 強 | 少 | なし |
| 静脈性 | 下腿末梢内側 | 弱 | 静脈性 | あり |
| 神経性 | 圧のかかる部位 | 無 | 多 | あり |

## II 下肢腫脹の鑑別

下肢腫脹を主訴とする疾患としては，静脈性・リンパ性・全身疾患に伴うものがある．症状の発現の仕方（突然か・徐々にか），局所性か・全身性か，両側性か・片側性か，部位（足部のみ，下腿以下，大腿以下），発赤・痛み・熱感（炎症のサイン）があるか，などが診断上重要である．両側性の場合には全身疾患も念頭に置いておく．

次に，理学所見において，腫脹の部位，圧痕を残すかどうか，炎症のサインがないかどうかなどを確認する．下肢腫脹に遭遇した場合には，全身疾患（心不全，腎不全，肝不全，低アルブミン血症，甲状腺機能低下，薬剤性，廃用性）に伴うことも多く，注意を要する．静脈性，リンパ性，全身疾患の鑑別点を表2に掲げる．

## III 下肢潰瘍の鑑別

下肢潰瘍の原因としては，動脈閉塞による虚血・静脈うっ滞・神経障害によるものがある．潰瘍の場所，色調，外観などから鑑別する．鑑別点を表3に示す．原因が何であれ，潰瘍形成は病状が進行していることを示している．とくに閉塞性動脈疾患が原因の場合は，緊急を要することが多く，専門医（形成外科，血管外科など）へ早急に相談する必要がある．Point 3．

**Point 3**
専門医に相談するケース…
閉塞性動脈疾患が原因の下肢潰瘍は緊急性が高く，早急に専門医に相談する．

（古川浩二郎）

# 1章 下肢病変の診察とその評価

## 2 下肢病変の症候
### ①下肢の疼痛

○「下肢の疼痛」のポイント：

① 疾患発見の契機となる重要な自覚症状の一つである．
② 急性と慢性がある．
③ 患者の生活を強く脅かし，ときに精神的安定をも脅かすことがある．
④ その原因疾患は非常に多彩である．
⑤ 治療の適応やタイミングを左右する．
⑥ 治療効果判定の因子の一つとなる．

### 下肢の疼痛とは（ポイント①～③）

　下肢の疼痛とは患者のみが自覚する症状であり，それを客観的，定量的に評価する方法はないため，丁寧な問診により痛みの特徴や程度の把握につとめる必要がある．

　一般的には慢性の経過をとる場合が多いが，急性の下肢の疼痛を生じる代表的な疾患である急性動脈閉塞症は，重症例になると下肢切断に至る場合もあり，早急な対応が必要である．

　下肢の疼痛の程度が強くなると，歩行が困難となり，患者の生活に大きな影響をおよぼす．また安静時疼痛は夜間不眠などの原因ともなり，精神面への影響も危惧される．

### 下肢疼痛の原因疾患と特徴（ポイント④）

　疼痛の原因となる部位は表1のように分けられるが，その原因疾患は非常に多彩である．とくに，動脈性と神経性の疼痛はその頻度が高く，両者の鑑別は重要である．

### 治療の適応やタイミング（ポイント⑤）

　疼痛の程度により，治療適応や治療のタイミングが決定されることは珍しくなく，各種検査結果と同様に重要な因子である．

表1 疼痛部位別の原因疾患

| 部位 | | 病態・疾患 | 痛みの特徴 |
|---|---|---|---|
| 皮膚・皮下 | | 蜂窩織炎，鶏眼，胼胝 | |
| 筋肉 | | 間歇性跛行，筋肉・筋膜・腱の炎症・腫瘍・血腫，筋肉痛 | |
| 関節 | | リウマチ性関節炎，変形性関節症，靭帯炎，足底筋膜炎，滑液包炎，手根管症候群，痛風，Baker囊胞 | 体重負荷の影響を受ける |
| 脈管 | 動脈 | 急性動脈閉塞症，慢性動脈閉塞症（末梢動脈疾患，血栓性閉塞性血管炎），間歇性跛行 | うずくような鈍痛，体位による影響を受けにくい，挙上により悪化 |
| | 静脈 | 静脈瘤，静脈炎，静脈閉塞による血液のうっ帯（深部静脈血栓症） | 張るような痛み，挙上により軽減 |
| | リンパ管 | リンパ管炎，リンパ浮腫 | |
| 神経・骨 | | 脊柱管狭窄症，椎間板ヘルニア，脊椎炎，脊椎腫瘍，椎体分離症・すべり症 | 体位による影響を受けやすい（前屈位により軽減） |

## 治療効果判定（ポイント⑥）

運動療法，薬物療法，血管内治療，外科的治療の各種の治療効果判定において，重要な因子の一つである．

なお，近年増加している糖尿病患者は，その合併症である神経障害により「下肢の疼痛」そのものが自覚されにくい場合があるため，注意が必要である．

### 参考文献
1) 日本脈管学会 編：脈管専門医のための臨床脈管学，メディカルトリビューン，2010
2) 日本脈管学会 編：下肢閉塞性動脈硬化症の診断・治療指針Ⅱ，メディカルトリビューン，2007
3) 上村哲司 編：足病変ケアマニュアル，学研メディカル秀潤社，2010

（諸隈宏之）

# 1章 下肢病変の診察とその評価

## 2 下肢病変の症候
②きず

### I 下肢における創傷の種類

創傷は一般に急性創傷と慢性創傷に大別され，下肢病変についても同じことがいえる．

急性創傷は，一般に発赤・腫脹・疼痛が著明な感染性のものが多く，慢性創傷は，数カ月，場合によっては数年にわたって寛解と増悪をくり返しながら存在する．静脈うっ滞性潰瘍や胼胝潰瘍などがあげられる．

表1に下肢の慢性創傷の原因となる全身的因子，表2に局所的因子をあげた．

### II 重症度の判断 Point 1

下肢の創傷の特徴として，常に荷重がかかる足趾・足底部に生じやすい．これらの場所は骨や腱が直下に存在し，容易に感染が波及する．感染の程度，深達度（骨露出を伴うかどうか），欠損の大きさなどが，重症度の判断材料となる．

急性に生じた感染の著しい創傷は，重症度が高いと判断すべきであり，可能な限り患部の除圧と歩行制限を行うことが重要となる．また，骨露出を伴うような深い潰瘍も難治性であり，サイズが大きければ大きいほど，治癒により多くの血流を必要とする．

### III 問診のポイント Point 2

①創傷を自覚した経緯，期間について詳細に把握する

家族が発見した無知覚の創傷や，発症時期が不明なものに関しては，一度治癒をしたとしても，再発のリスクが高い．

②血流障害の有無，服薬歴の確認

血流チェック（触診・ドプラ聴診など）の前に，跛行症状や安静時疼痛，透析歴やステロイド剤の服薬歴など，創傷治癒阻害因子のチェックを行う．

> **Point 1**
> 重症度の判断…
> 以下が重症度の判断材料となる．
> ・感染の程度
> ・深達度（骨露出を伴うかどうか）
> ・欠損の大きさ

> **Point 2**
> 問診のポイント…
> ①創傷を自覚した経緯，期間を把握
> ②血流障害の有無，服薬歴の確認
> ③ADLの確認

表1　慢性創傷の原因となる全身的因子

| |
|---|
| （1）循環障害（心不全，呼吸不全） |
| （2）低栄養 |
| （3）糖尿病などによる代謝障害 |
| （4）膠原病，血管炎 ➡ 関節リウマチ，強皮症，SLE など |
| （5）薬剤性 ➡ ステロイド剤，抗癌剤，免疫抑制剤など． |

表2　慢性創傷の原因となる局所的因子

| |
|---|
| （1）局所循環障害 ➡ PAD に伴う虚血，静脈うっ滞，リンパ浮腫 |
| （2）感染，異物，血腫，壊死組織，ポケット形成 |
| （3）過剰な湿潤環境，乾燥 |
| （4）圧迫，ずれなど安静保持不能状態 |
| （5）放射線潰瘍，瘢痕癌 |

③ ADL の確認

　足部潰瘍はフットウェアの不具合，生活行動様式によって形成されたものが多く，機械的な圧迫やずれが解消されない限り，治癒が得られない場合が多い．

　創傷が改善されない場合は，ADL 確認を行い，患部シーネ固定など，一定期間の免荷・除圧を検討する．

用語
ADL → activities of daily living（日常生活動作）

参考文献
1） 増本和之，上村哲司：形成外科 55：238-241, 2012
2） 増本和之：看護技術 58：89-90, 2012
3） 上村哲司ほか：治療 91：329-333, 2009
4） 上村哲司編：足病変ケアマニュアル，学研メディカル秀潤社，東京 ,p.59, 2010

（増本和之）

# 1章 下肢病変の診察とその評価

## 2 下肢病変の症候
③色調・浮腫

### I 虚血に伴う皮膚の色調

用語
CLI →p.46

　外来で足趾の壊疽や感染の診察を行う場合，その患者が重症下肢虚血（CLI，図1a）である可能性を常に念頭に置いて診療にあたる必要がある．CLIに対する治療を行わないままに不用意にデブリードマンをしてしまうと，壊疽が進行し近位に拡大する（図1b）．
　血流障害がある場合の足趾の色調など視診上の特徴を理解し，血流障害が疑われる場合には，局所の外科的処置の前にさらなる検査を行う．

#### ①チアノーゼ・蒼白・冷感
　血流障害により足趾はチアノーゼとなり，紫色もしくは蒼白になる（図1a）．慎重に触診していくと，末梢血管の閉塞した部位以遠で冷感が強くなるのがわかる．

#### ②脱毛，爪の萎縮・肥厚
　付属器への血流も乏しく足背・趾背は脱毛する．爪は萎縮するか，爪白癬によって肥厚していることも多い．

#### ③発赤 Point 1

**Point 1**
発赤の鑑別…
CLIの発赤・腫脹と糖尿病足の感染による発赤・腫脹は，患肢の挙上により鑑別する．

用語
蜂窩織炎 →p.190

　糖尿病足病変の場合には壊死組織周囲に蜂窩織炎を伴って高度の発赤・腫脹・熱感がみられることもある．しかし，CLIでは感染がなくとも下垂により発赤と腫脹がみられることがあるため注意が必要である．感染や炎症によるもの（図2）とまぎらわしいが，患肢を挙上すると蒼白となるため，鑑別可能である．

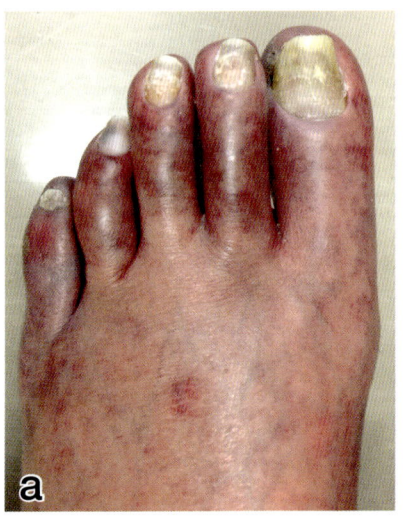 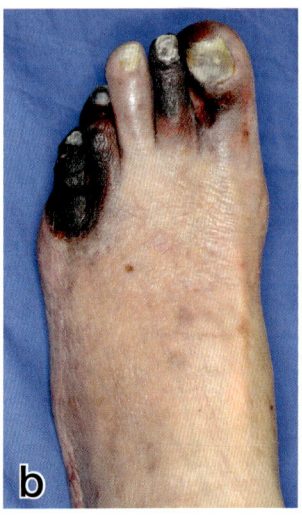

図1　チアノーゼ
(a) チアノーゼを呈した足趾．
(b) 血行再建をしないまま1カ月が経過し，壊疽となった．

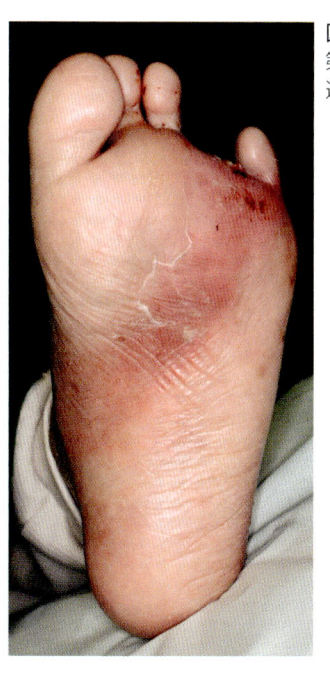

図2　CLIとの鑑別
第4趾の壊疽に伴って足底に進展した糖尿病足の感染．

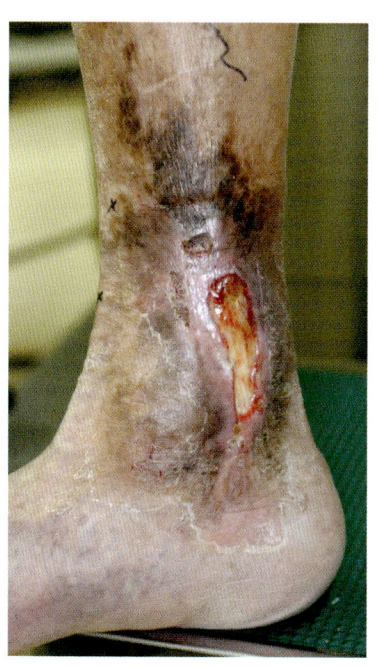

図3　内果付近の静脈うっ滞性潰瘍
周辺に色素沈着と皮膚硬化を伴う．

## II 静脈うっ滞に伴う皮膚の色調

　下肢静脈瘤や深部静脈血栓症による潰瘍（図3）の場合，静脈灌流障害に対する治療が必須である．下記①②を伴う潰瘍がみられる場合には静脈うっ滞性の潰瘍を疑い，圧迫療法や下肢静脈瘤治療を検討する．

### ①浮腫
　静脈うっ滞による下腿の浮腫がみられる．痒みを伴うことも多い．

### ②茶褐色の色素沈着 Point 2
　慢性炎症が加わり周辺の皮膚に茶褐色のフィブリン・ヘモジデリン沈着がおこる．色素沈着を生じて皮膚が硬化していくと，下腿近位に浮腫はあるものの遠位は硬化して細くなり，「シャンパンボトル様」を呈する．

（菊池 守）

> **用語**
> 圧迫療法 → p.158
> 下肢静脈瘤のストリッピングなど → p.162

> **Point 2**
> 皮膚の色調の鑑別…
> ・末梢のチアノーゼ・冷感…CLI
> ・下腿内側の茶褐色色素沈着…静脈うっ滞

# 1章 下肢病変の診察とその評価

## 2 下肢病変の症候
### ④冷感・熱感・かさかさ

### I 冷感，熱感から何を考えるか

足や下腿の難治性潰瘍形成の原因はおおよそ，①神経障害または②循環障害に区別される．前者は糖尿病性疾患によるものが多く，後者は血管性病変による障害である．また両者が混在したものもある．症状は同じ皮膚潰瘍だが，成因や治療の方法が異なるため，鑑別が重要となる[1]．

#### ① 神経障害（糖尿病性）によるもの

血流は維持されているため触診では温かいが，自律神経障害によるA-Vシャントの機能不全が皮膚代謝を低下させ，治癒を遅延させる．また汗腺機能低下は，皮膚乾燥（かさかさ）と上皮化障害を引きおこす原因となる．運動神経の障害は，骨変形も来す結果となる．また知覚神経障害による感覚低下で，胼胝・鶏眼形成などの皮膚の障害がおきやすい．また糖尿病性の高血糖では細胞障害がおこり，軟部組織の壊死性筋膜炎を引きおこすリスクとなる．創傷の治療に並行して，糖尿病のコントロールを行わねばならない．

#### ② 循環障害によるもの

創傷治癒に必要な血流がなく，冷感が著明である．まず血流の改善を図らねば，単に外科的加療を行っても治癒に導くことができない．すなわち血行再建がまず検討される項目となる[2]．

### II 問診のポイント

表1の分類のような問診を行い，さらに両者が混在していないかどうか，鑑別を行う．具体的には触診では，神経障害によるものは生温かく，かさかさ乾いているが，循環障害によるものでは血流が阻害されているため冷たい．ただし両者ともに局所感染が惹起している状態では，腫脹・発赤・熱感が著明となるため注意が必要である．

表1 神経障害と循環障害の症候の違い

|  | 神経障害によるもの | 循環障害によるもの |
|---|---|---|
| 症状 | 無痛 | 有痛 |
| 触診 | 温かい，かさかさ乾いている | 冷たい |
| 視診 | 胼胝など皮膚肥厚，毛がある | 光沢がある，毛がない |
| 骨の変形 | 変形あり | 変形なし |
| 血流 | （動静脈シャントによる）血流増加 | 血流減少 |
| 壊死 | 湿性壊死 | 乾燥壊死（ミイラ化） |

**文献**
1) 寺師浩人：PEPARS 26: 1-9, 2009
2) 簗 由一郎：形成外科 54: 591-601, 2011

（渡邊英孝）

# 1章 下肢病変の診察とその評価

## 2 下肢病変の症候
### ⑤臭い

### I 創感染による臭い

　下肢の病変に限らず，創傷からはしばしば臭いが生じる．臭いは創部の壊死組織などが細菌により分解されて生じると考えられている．とくにグラム陰性桿菌や嫌気性菌では特徴的な臭いが生じることが知られている[1]．一般的に，強い悪臭を生じる場合は創部が細菌感染をおこしている可能性が高い．悪臭が組織内の細菌量と相関するともいわれている[2]．

　World Union of Wound Healing Societies が 2007 年に示した consensus document によれば，滲出液の臭いの意義として，不快な臭いは細菌増殖や感染の存在，壊死組織の存在，洞／腸瘻または尿瘻の存在を示唆するとされている[3]．

### II 生理的な臭い

　一方，人間の体からはさまざまな臭いが発生している．とくに汗に臭気を伴う場合を臭汗症といい，腋臭症などがその代表である．臭汗症は食べ物や薬剤などの影響により汗そのものが臭気を発する場合もあるが，ほとんどは分泌された汗が皮表細菌により分解されることが臭気の原因となると考えられている[4]．

　創傷を抱えている患者は，疼痛や，傷への恐怖心，あるいは視力障害などのために，創部やその周囲を十分に洗浄できていない場合が多く，皮脂や角質などが溜まりやすい．さらに，創部はガーゼや包帯，各種創傷被覆材で保護されているため，創部周囲に汗が溜まりやすい環境にある．こういった環境では，皮表細菌による汗や皮脂，角質などの分解が生じて臭いを発生する場合がある．

　また，使用しているドレッシング材によっては独特の臭いを発する場合がある[2]．

### III 臭いがあれば創感染か？

　このように，下肢病変に限らず創傷からはさまざまな臭いが生じている．しかし，臭いがあるからといって必ずしも感染を生じているとは限らない．感染の有無はその他の徴候と合わせて総合的に判断する必要があるが，悪臭は感染の一つの補助的な診断基準として有用と考えられている[5]．

　たとえば，糖尿病足病変の患者は神経障害により疼痛を感じないため，きずの発見が遅れることがある．さらに，糖尿病網膜症などを合併していることも多いため，視覚的にもきずを発見することが困難となり，感染・発熱を生じて初めて病院を受診することも多い．このような場合に創部の臭い，とくに悪臭は，創感染の増悪を自覚する手段の一つとして有用である．

#### 文献

1) 大慈弥裕之, 高木誠司：創傷のすべて（市岡 滋 監修），克誠堂出版，東京，p.244-245, 2012
2) 市岡 滋, 寺師浩人：足の創傷をいかに治すか，克誠堂出版，東京，p.135-141, 2009
3) World Union of Wound Healing Societies (WUWHS): Principles of best practice: Wound exudate and the role of dressings. A consensus document. London: MEP Ltd, 2007.
4) 清水 宏：あたらしい皮膚科学 第2版，中山書店，東京，p.340-431, 2011
5) Dennis LA et al: Br J Surg 97: 664-670, 2010

（中馬隆広）

# 1章 下肢病変の診察とその評価

## 2 下肢病変の症候
### ⑥神経異常

## はじめに

末梢神経障害は病態からは髄鞘の障害により生ずる脱髄性ニューロパチー，軸索または神経細胞体の障害により生じる軸索障害性ニューロパチー，これらの混合型である混合性ニューロパチーに分類される．また，末梢神経障害により生じる症候は，運動障害を主体とするもの，感覚障害を主体とするもの，自律神経を主体とするものに分類される[1)]．

## I 神経学的診断

### ・診断のポイント Point 1

まず，末梢神経障害の基本的な症状である末梢優位の筋力低下，筋萎縮，感覚障害，腱反射の低下あるいは消失などがあるかどうか明らかにする．

さらに，対称性に四肢末梢優位に感覚・運動障害がみられる多発ニューロパチーなのか，1つの末梢神経にのみ障害がみられる単ニューロパチーなのか，非対称性に複数の末梢神経に障害がみられる多発単ニューロパチーなのかどうかを分類していく．

次に感覚神経優位か，運動神経優位か，自律神経優位なのかについてみていく．この臨床型により病因が異なり，原因疾患に応じた臨床的特徴を有していることが多い．

#### a．感覚障害

感覚障害の場合には，触覚，温痛覚の低下や消失，深部感覚の低下や消失などの陰性症状の有無と陽性症状の有無について調べる．異常感覚

---

**Point 1**

末梢神経障害の診断のポイント…
① 末梢神経障害の基本的症状の有無
　・末梢優位の筋力低下
　・筋萎縮
　・感覚障害
　・腱反射の低下／消失
② ニューロパチーの分類
　・多発ニューロパチー
　・単ニューロパチー
　・多発単ニューロパチー
③ どの神経主体の障害か
　・感覚神経優位
　・運動神経優位
　・自律神経優位
④ 原因により診断名がつけられる（例：糖尿病神経障害など）

---

表1 異常感覚と痛みに関する用語

| 用語 | 日本語訳 | 解説 |
|---|---|---|
| allodynia | アロディニア | 痛みを感じない刺激によって生じる痛み |
| analgesia | 痛覚消失 | 痛みを来すような刺激に対して痛みを感じないこと |
| anesthesia dolorosa | 有痛性感覚脱出 | 感覚消失部位あるいは領域に感じられる痛み |
| dysesthesia | 不快を伴う異常感覚 | 自発性の，あるいは誘発されて生じる不快な異常感覚 |
| hyperalgesia | 痛覚過敏 | 通常痛みを惹起するような刺激に対しての痛みの反応が亢進した状態 |
| hyperesthesia | 感覚過敏 | 特別の感覚を問わず，刺激に対する感受性が亢進した状態 |
| hypoalgesia | 痛覚鈍麻 | 痛みをおこす刺激に対して痛みを弱く感じること |
| hypoesthesia | 感覚鈍麻 | 刺激に対する感受性の低下 |
| paresthesia | 異常感覚 | 自発的なあるいは誘発された異常な感覚 |

と痛みに関しては表1のような用語がある．じりじりした不快な異常な感覚なのか，電気が走るようなびりっとする痛みなのか，通常は痛みとは感じない刺激（触るなど）で痛みを感じるのかなどの症状について問診とともに神経学的所見により診断する．

### b．運動障害

運動障害がみられる場合は，以下の病態が考えられる[2]．

①神経障害が運動神経にもおよんで運動麻痺を伴う場合
- 神経根障害
- 絞扼性神経障害
- 多発性末梢神経障害（糖尿病性，アルコール性，抗癌剤による神経障害）
- 脊髄障害
- 脳障害

②痛みによる二次的な現象として運動障害がみられる場合

③神経系の障害と関連した痙性，失調などの不随意運動を伴う場合

### c．自律神経障害

皮膚温の変化（上昇または低下），皮膚色調の異常（皮膚血管収縮反応の異常），発汗異常（増加または減少）の有無について診察する．

### d．障害部位

**手袋＆靴下状（両側四肢末梢）**：糖尿病性，アルコール性，抗癌剤による神経障害

**神経の支配領域に一致している**：神経根症，外傷，絞扼による末梢神経障害

**神経の支配領域に一致していない**：複合性局所疼痛症候群

これらの問診，視診とともに神経学的誘発試験，腱反射などの神経学的所見から診断する．

## II 検査

以下の検査を行う．

神経伝達速度，筋電図，サーモグラフィー，皮膚温度計，レーザー血流計，発汗計．

#### 文献

1) 祖父江 元 編：新しい診断と治療のABC 75 末梢神経障害, 最新医学社, 東京, p.13-20, 2012
2) 真下 節 編：神経障害性疼痛, 克誠堂出版, 東京, p.77-88, 2011

〔平川奈緒美〕

# 1章 下肢病変の診察とその評価

## 3 神経の評価

> **本項のポイント**
> ① 糖尿病神経障害である知覚神経障害,自律神経障害,運動神経障害は,いずれも,問診および簡便な身体診察で診断可能である.
> ② アキレス腱反射検査は,膝立位で足首をベッドの端から出して打腱器でアキレス腱を叩き,足が動けば正常である.
> ③ 振動覚検査は,振動する音叉を患者の内果に当て,振動が感じられなくなるまでの時間が10秒以下であれば振動覚低下と判定する.
> ④ モノフィラメント検査は,5.07のモノフィラメントを足底部または足背部に当て,感じたほうの足が「右足」か「左足」かを回答させ判定する.
> ⑤ 運動神経障害は足の諸筋の萎縮や筋力低下をおこすことが多く,進行すると足の変形や立ち上がったり歩くのが困難となる.
> ⑥ 自律神経障害の症状は頑固な便秘,下痢,立ちくらみ,インポテンツ,皮膚の乾燥やひび割れを認め,心拍変動試験,起立性低血圧の検査で判定する.
>
> **Key Words**
> 糖尿病神経障害 diabetic neuropathy,知覚神経障害 sensory neuropathy,自律神経障害 dysautonomia,運動神経障害 motor neuropathy,アキレス腱反射検査 achilles tendon reflex test,モノフィラメント検査 monofilament test

## I 糖尿病末梢神経障害と診断

糖尿病細小血管合併症は,網膜症,腎症,神経障害が三大合併症である.そのなかでも神経障害は,自覚症状や理学的所見がもっとも早期に現れるため,糖尿病足病変の早期発見および進展を抑制するうえで,神経障害の評価を行うことは重要である.

さらに糖尿病神経障害である知覚神経障害,自律神経障害,運動神経障害は,いずれも問診および簡便な身体診察で診断・評価が可能である.

足病変の発症・進展を予防するためには,医療従事者と患者とが足の評価を共有することが必要である.

### 1.糖尿病神経障害の診断

糖尿病神経障害は神経障害をおこす糖尿病以外の疾患を除外したうえで,自覚症状,診察所見により診断する.

外来で短時間に診断できる簡易診断基準を「糖尿病性神経障害を考える会」が提案し,2002年に改訂され,現在も改訂を重ねている(表1)[1].この診断基準を用いて比較的早期より神経障害の診断が可能となっている.

表1　糖尿病性多発神経障害の簡易診断基準

**必須項目**
以下の2項目を満たす
1. 糖尿病が存在する
2. 糖尿病性多発神経障害以外の末梢神経障害を否定しうる

**条件項目**
以下の3項目のうち2項目以上を満たす場合を"神経障害あり"とする
1. 糖尿病性多発神経障害に基づくと思われる自覚症状
2. 両側アキレス腱反射の低下あるいは消失
3. 両側内果の振動覚低下

**注意事項**
1. 糖尿病性多発神経障害に基づくと思われる自覚症状とは
　1）両側性
　2）足趾先および足底の「しびれ」「疼痛」「異常感覚」のうちいずれかの症状を訴える
　上記の2項目を満たす
　上肢の症状のみの場合および「冷感」のみの場合は含まれない
2. アキレス腱反射の検査は膝立位で確認する
3. 振動覚低下とはC128音叉にて10秒以下を目安とする
4. 高齢者については老化による影響を十分考慮する

**参考項目**
以下の参考項目のいずれかを満たす場合は，条件項目を満たさなくても"神経障害あり"とする
1. 神経伝導検査で2つ以上の神経でそれぞれ1項目以上の検査項目（伝導速度，振幅，潜時）の明らかな異常を認める
2. 臨床症候上，明らかな糖尿病自律神経障害がある．しかし，自律神経機能検査で異常を確認することが望ましい

（文献1より転載）

## II 糖尿病神経障害の評価

　糖尿病神経障害は血糖コントロールの悪化とともに進行し，知覚神経障害と自律神経障害が初期に出現し，進行するにしたがって運動障害が出現する．

　フットケアにおける足のアセスメントは診断だけでは不十分であり，進行の程度を評価し（表2），さらに足趾変形，胼胝，外傷，皮膚の乾燥・亀裂と神経障害との関連を理解したうえで，糖尿病神経障害の評価を行う[2]（図1）．

### 1. 知覚神経障害

　知覚神経は機能的に求心性神経に分類され，その末端においてそれぞれ特殊な受容器と連絡しており，受容した情報（痛み，熱など）を中枢神経に伝える．

　知覚神経障害の症状として陽性症状と陰性症状があり，陽性症状は両側の足の先がジンジン，ビリビリ，ザラザラする，足の先に痛みがあるなどの症状である．一方，陰性症状は，足の感覚が鈍く，痛みを感じにくい．陰性症状は神経障害が進行していることを表している．

　気をつけるべきは，神経障害の症状は糖尿病だけが原因とはかぎらないということである．手や上肢だけの神経症状の場合は糖尿病による神経障害は否定的であり，頸椎症や手根管症候群や肘部管症候群，後縦靱

表2　糖尿病性多発神経障害の臨床病期分類

| 病期 | | | 簡易診断基準項目 | | 感覚障害 | 自律神経障害 | 運動障害 | 備考1 | 備考2 |
|---|---|---|---|---|---|---|---|---|---|
| | | | 自覚症状[*1] | アキレス腱反射低下・消失と振動覚低下 | 表在感覚低下[*2] | 起立性低血圧，発汗異常，難治性便秘・下痢のいずれか | 下肢筋力低下・筋萎縮のいずれか | QOLの障害 | 簡易診断基準 |
| Ⅰ | 前症候期（神経障害なし） | | なし～1つあり | | | なし | なし | なし | 満たさない |
| Ⅱ | 症候期 | 無症状期 | なし | あり | なし | なし | なし | なし | 満たす |
| Ⅲ | | 症状期 前期 | あり | あり[*3] | あり | なし | なし | なし～軽度 | |
| Ⅳ | | 中期 | あり | あり | あり | あり | なし | 軽度～中等度 | |
| Ⅴ | | 後期 | あり[*4] | あり | あり | あり | あり | 高度 | |

＊1：有痛性神経障害はどの病期でも出現する　　＊2：客観的に（モノフィラメントなどで）表在感覚低下を判定する
＊3：いずれか1つの場合もある　　＊4：なしの場合もある

（文献1より転載）

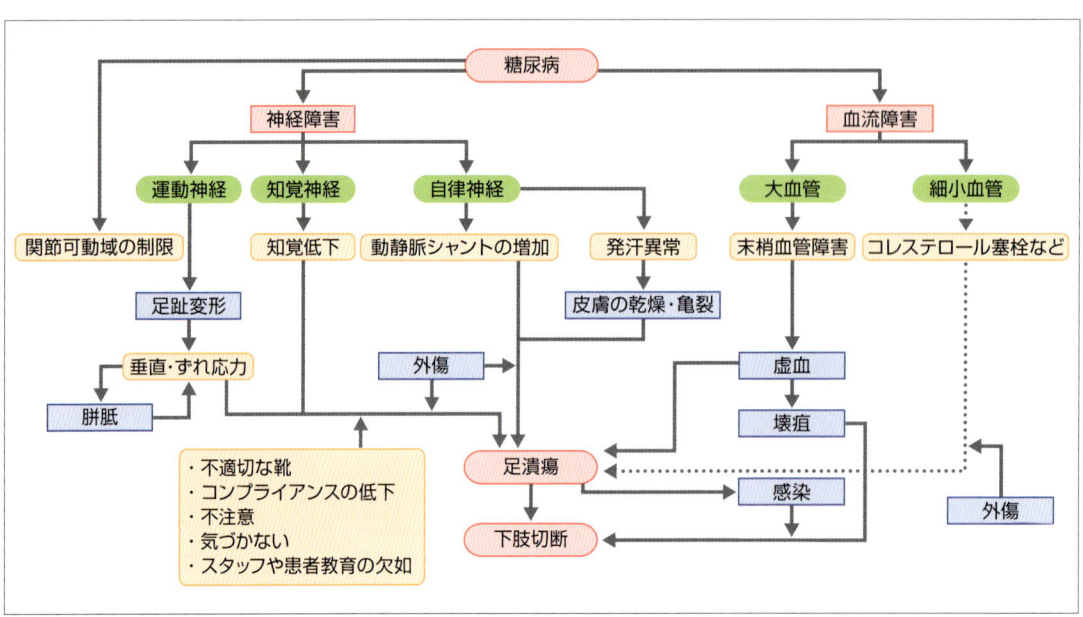

図1　糖尿病足病変の発症機序と病態

帯骨化症を疑う．また，左右非対称の症状は脊椎疾患，中枢神経疾患や末梢血管障害が考えられる．

　診察所見としては視診の変化だけではなく，診察器具を用いて評価する．神経障害の有無は音叉およびハンマーを使用して行う．また，フットケアの危険因子となる圧力知覚の評価はモノフィラメントを用いて行う．

① アキレス腱反射検査（図2）

　アキレス腱反射は糖尿病神経障害の比較的早い時期から反射の減弱が

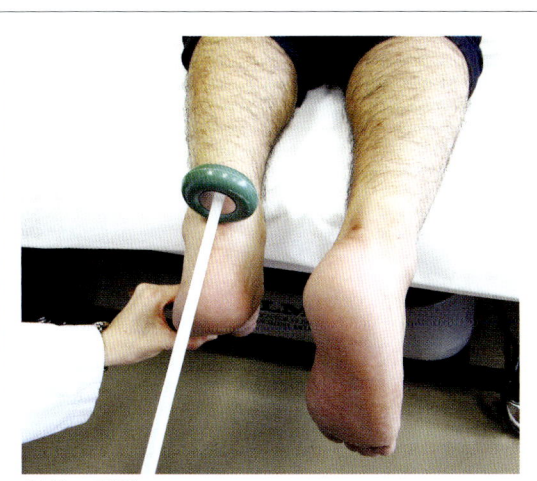

《方法・手順》
1. 小さいハンマーでは十分な力が加わらないため，先の重い打腱器を用意する
2. 患者の姿勢は膝立位で足首をベッドの端から出して，足首はリラックスした状態にする
3. 患者は，上半身は手・腕を伸ばし，壁に手をかけ，背筋を伸ばして力を入れる
4. 看護師の手で患者の足を持ち，アキレス腱を伸展させて見やすい状態にして，手首の力を抜いてスナップを利かせて打腱器でアキレス腱を叩く
5. 足が動けば正常である

図2　アキレス腱反射検査の方法・手順

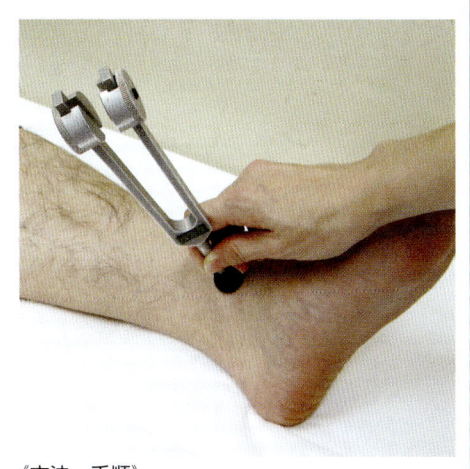

《方法・手順》
1. 128ヘルツ音叉を用意する
2. 音叉を手のひらで叩き，音叉を手首や肘に当て，どのような感覚が起きるかを患者に知らせておく
3. 音叉を患者の内果に当てる．振動が感じられなくなったら「はい」と言ってもらう

図3　振動覚検査の方法・手順

みられ，病状が進行するに伴い消失する．この反射をみるのがアキレス腱反射検査である．この方法では上半身に力を入れることで足首をリラックスさせて，反射の増強をはかる．

② 振動覚検査（図3）

　振動覚検査は，振動する音叉を患者の内果に当て何秒間振動を感じることができるかを測定する検査である．検査は患者が集中しやすいよう，静かな場所で行う．

　振動覚低下の基準は，「65歳以下で音叉を叩いてから（内果に当ててからではない）10秒以下」としている．しかし，高齢者では急速に閾値が高くなるため，この「10秒以下」は絶対的な判定基準ではない．アセスメントシートには秒数で記載する．

　この検査では一般的には内果にて測定しているが，振動覚異常は趾から低下していくため，早期の異常をとらえるため母趾の遠位趾節骨の背足に当てる方法も用いられる．反応がみられないときには内果で検査をくり返し，どの辺りから知覚が鈍っているかを把握することも有用である．

③ モノフィラメント検査（図4）

　モノフィラメント検査は圧力知覚を評価する検査であり，Semmes-Weinstein monofilaments（以下，モノフィラメント）を用いて，足病

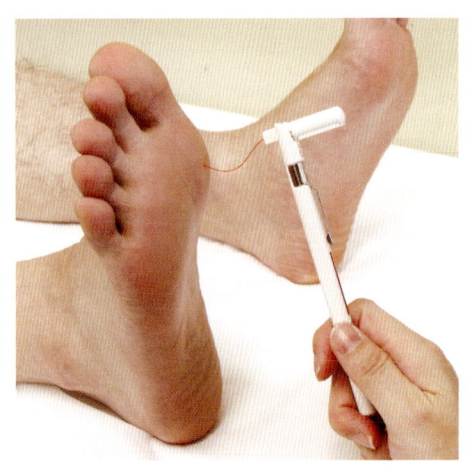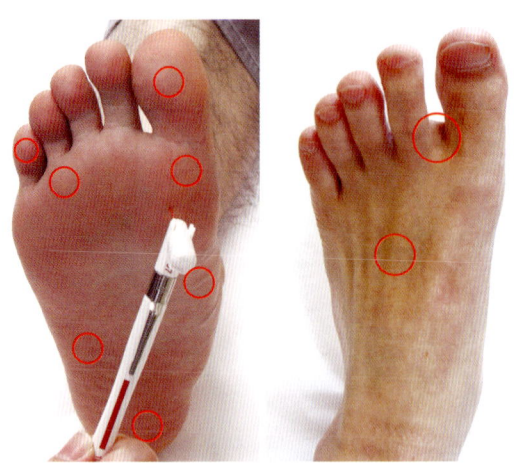

《方法・手順》
1. 検査を始める前に手の甲などの確実に感じるポイントにモノフィラメントを当て，患者に見せながら，痛みがないこととモノフィラメントの感触を理解させる
2. 素足（両足）となり，どこに当てるか見えないように閉眼で行う
3. モノフィラメントを当てる部位は胼胝や鶏眼など皮膚が硬くなっている部分は避け，足底部または足背部で行う（写真左）．測定部位は足底部7か所（写真中央），足背部2か所（写真右）あり，すべての部位を行う必要はなく数か所を選択する
4. モノフィラメントは皮膚に直角に90度たわむように当て，1～2秒後にはずす
5. 左右の足を不規則に行い，まずモノフィラメントの先が当たっているかを尋ね，次に感じたほうの足が「右足」か「左足」かを回答させ判定する

図4　モノフィラメント検査の方法・手順

変の好発部位である足底部の知覚を確認する．振動覚検査と同様に静かな場所で行う．

モノフィラメントには2.83，3.61，4.31，4.56，5.07，6.65の6種類の太さがあるが，通常は太さが5.07のものを使用する．5.07はピンポイントで10gの圧が加わり，これが認識できない場合は潰瘍形成の危険性が大きいと判断される．

④痛覚（pin-prick）弁別検査（表3）

痛覚低下の検査法として，専用の器具を用いる方法もあるが，簡便には竹串を用いた方法も行われる（表3）．この方法では，竹串の鋭利端と鈍端の違いを識別することで評価できる．

### 2. 運動神経障害

運動神経は機能的に遠心性神経に分類され，中枢神経からの情報を末端に連絡した効果器に伝達して反応をおこさせ，手足や顔などの動きを調節する．

運動神経障害の症状は臨床的に表面に出ることは少ないが，視診での評価が重要である．すなわち，進行すると足の諸筋の萎縮や筋力低下をおこすことが多く，足趾の変形や足底の扁平化により垂直・ずれ応力がはたらき，胼胝，鶏眼が生じ，関節可動域制限や屈筋障害によりハンマートゥ（槌状趾）などが生じる．また運動障害としては，骨間萎縮や下肢の筋肉の萎縮が進行すると，立ち上がったり歩くのが困難となることがある．

表3　市販の竹串を用いた痛覚検査の方法・手順

1. 手や腕の皮膚を鋭利端と鈍端で交互に突っつき竹串の感触を理解させる
2. 素足（両足）となり，どこを突っついているか見えないように閉眼で行う
3. 足趾，足首で鋭利端と鈍端を突っつき，どちらが鋭利端かを聞く
4. 弁別できない場合を痛覚低下と判断する

表4　心拍変動試験の方法・手順

1. 患者を15分間以上安静臥床させる
2. 心電図を記録し，連続する100心拍のR-R間隔を集計してその平均値と標準偏差を求める．そのR-R間隔変動係数は，
   標準偏差／平均R-R間隔×100（％）
   によって求められる
3. 正常は2～3％である
   自律神経機能障害の場合は2％以下となる．加齢により値が小さくなるため，評価にあたっては年齢階層ごとの基準値が必要であるが，高齢者でも2％以下は自律神経機能障害ありと判断する．また不整脈，とくに心房細動がある場合は評価できない
4. 通常の心電図計で自動的に変動を測定できることが多い

表5　シェロングテストの方法・手順

1. 患者をベッドで安静臥床させる
2. 血圧および心拍数を2分ごとに3回測定する
3. 静かに起立させた直後と引き続いて2分ごとに10分間同様の測定を行う．起立が困難な場合は起坐位で足をベッドから垂らして行う
4. 正常では心拍数が増加し，収縮期血圧はほとんど変化しないが，心拍数の代償的増加を伴わない低血圧，すなわち収縮期血圧が30mmHg以上，あるいは拡張期血圧15mmHg以上の低下がある場合は起立性低血圧と評価され，自律神経機能障害と判断する

## 3．自律神経障害

　自律神経系は潜在意識レベルではたらいており，心臓循環機能，消化管機能，腺の分泌作用などの内臓器官の機能を調節する．

　自律神経障害の症状は下肢病変だけではなく頑固な便秘，下痢などの消化器症状，立ちくらみなどの心・血管系の症状，インポテンツ，足のほてり感がある．視診では発汗抑制（無発汗症）による足の乾燥やひび割れ，動静脈（AV）シャント開大による足の発赤を認める．このような症状および視診のアセスメントと同時に，以下に示す自律神経障害の検査も行う．

① 心拍変動試験（CVRR：心電図R-R間隔変動係数）（表4）

　心拍変動試験は，患者を安静にしたのち心電図を記録し，そのR-R間隔（脈と脈の間隔）の平均値と標準偏差から変動係数を求める検査法である．洞調律の心拍は生理的な呼吸不整脈による変動が存在し，R-R間隔は吸気時に減少し，呼気時に増加することが知られている．この変動は，安静時と深呼吸負荷時のR-R間隔最大変動幅，標準偏差，CV値を評価する指標として，主に副交感神経（迷走神経心臓枝）の機能を反映しているとされる．

② シェロング（Schellong）テスト（表5）

　シェロングテストは，自律神経障害に伴う起立性低血圧の診断として行う．仰臥位から立位への体位変換で，正常では心血管系交感神経活動が亢進し，心拍数の増加と血管抵抗亢進により血圧が維持される．

### 文献

1) 糖尿病性神経障害を考える会：Peripheral Nerve 23: 109-111, 2012
2) 糖尿病足に関する国際ワーキンググループ編，内村 功訳，渥美義仁監訳（糖尿病足病変研究会訳）：インターナショナル・コンセンサス 糖尿病足病変．医歯薬出版，2000

（山﨑孝太，安西慶三）

※本項は，安西慶三：「足病変ケアマニュアル」Nursing Mook 59，学研メディカル秀潤社，東京，p.24-29，2010より一部を改変して転載したものです．

# 1章 下肢病変の診察とその評価

## 4 きずの評価

### 本項のポイント

① 下肢の"きず"を表現するために，慣れるまではむずかしく感じる部分ではあるものの，皮膚に生じる"きず"を含めた皮膚症状の記載方法を理解し，述べることが必要である．
② そのためには，"診て"・"触れて"・"嗅いで"，皮膚の状態を把握することが必要である．
③ 皮膚症状を表現する項目は，個疹の種類や色調，かたち，境界の性状，数，配列，分布，自覚症状，部位，触診による所見，臭いなどがあげられる．
④ 皮膚症状を表現するためには，簡単な皮膚の構造を覚えておく必要がある．

**Key Words**
きず wound，皮疹 eruption，視診 inspection，触診 palpation

## はじめに

下肢の病変を診る場合や，糖尿病患者や透析患者の下肢救済を行う際に，"きず"を含めた皮膚症状を的確に評価することが，正確で迅速な検査や治療につながることはいうまでもない．皮膚症状を正確に評価するためには，患者を目の前にしたときに，はじめは機器に頼らず"診て（視診）"，"触れて（触診）"，"嗅いで"等で症状を把握し，かつ正確な用語を用いて表現できることが必要である．本稿では，"きず"含めた皮膚症状を表現するスキルを身につけるために，基本的な用語を代表的な疾患を具体例にあげながら解説する．

### Point 1
"きず"を表現するための項目
(1) 個疹の種類や色調
(2) かたち
(3) 境界
(4) 数
(5) 並び方
(6) 分布
(7) 自覚症状
(8) 部位
(9) 硬さや疼痛の有無
(10) 臭いの有無

## I 皮膚症状を表現する必要項目

"きず"を含めた皮膚症状を表現するために必要な項目は，(1) その症状を構成する個疹の種類や色調，(2) かたち，(3) 明瞭か不明瞭かなど境界の性状，(4) 数（多発か単発かなど），(5) 配列（並び方），(6) 分布，(7) 瘙痒，疼痛や異常知覚などの自覚症状，(8) 部位，(9) 触診による硬さや疼痛の有無，(10) 臭いの有無などがあげられる<sup>Point 1</sup>．

### Point 2
おぼえておくべき皮膚の構造（図1）
(表面から順に) 角層→表皮→真皮→皮下組織（脂肪など）

## II 皮膚の構造

皮膚症状の表現を理解するためには，簡単な皮膚の構造を理解する必要がある．皮膚は，表面から順に，角層→表皮→真皮→皮下組織（脂肪など）で構成され<sup>Point 2</sup>，さらに血管・汗腺・毛囊脂腺系とよばれる構造を含んでいる．図1は毛がない足底の皮膚を顕微鏡で観察した所見で，角層が他の部位に比較すると非常に厚い．

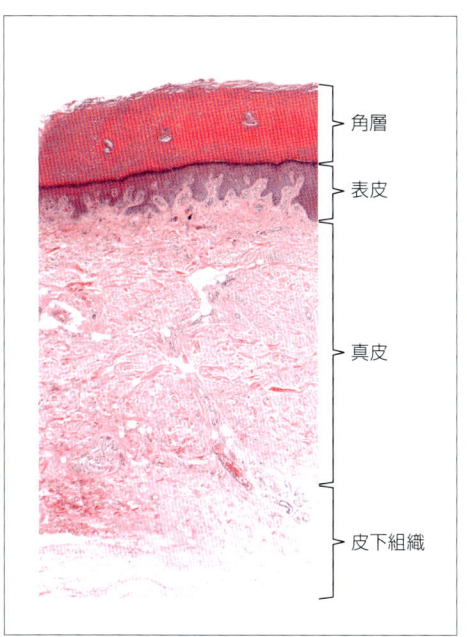

図1 皮膚の構造（足底の皮膚）
×20，HE染色．この写真の上から下までで約3mmである．

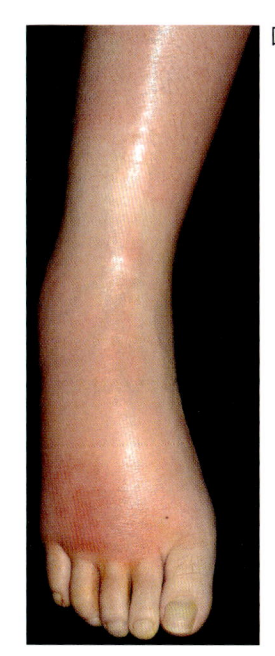

図2 蜂窩織炎

表1 下肢の"皮膚症状"を表現するために頻用する用語

| 原発疹 | 正常の皮膚から直接的に出現してくる皮疹 | 紅斑，血管拡張，紫斑，白斑，色素斑，丘疹，結節，腫瘤，水疱，膿疱，嚢腫，膨疹，色素沈着 |
|---|---|---|
| 続発疹 | 原発疹あるいは他の続発疹に続いて出現する皮疹 | 表皮剥離，びらん，潰瘍，瘢痕，亀裂，胼胝，鶏眼，萎縮，鱗屑，痂皮 |
| その他 | | 局面，苔癬化，硬化，乾皮症，浸軟，壊疽，リンパ浮腫 |

## III 原発疹と続発疹

"原発疹"は皮膚病変を構成する最小単位のもので，正常の皮膚から直接的に出現してくる皮疹のことをいう．それに対し，"続発疹"は原発疹あるいは他の続発疹に続いて出現する皮疹を指す．下肢の皮膚症状を表現する際によく使用する用語を表1に示す．

## IV 下肢の皮膚症状を表現する基本的用語 [1～5]

### 1．紅斑 erythema [Point 3]

斑とは，皮膚が盛り上がったり，凹んだりしない状態で，色調の変化を主体とする．紅斑は，皮膚の毛細血管拡張による紅色の斑で，拡張した血管内で循環血液量は増加しているが，血管外への漏出はない．そのため，ガラス板で圧迫（硝子圧法 [Point 4]）すると紅斑は消失する．図2は，蜂窩織炎で，下腿から足背にかけて，熱感・疼痛を伴う比較的境界明瞭な紅斑である．

> **Point 3**
> 紅斑とは…
> 紅斑は皮膚の毛細血管拡張による紅色の斑である．

> **Point 4**
> 硝子圧法…
> 透明なガラスやプラスチック板（日常臨床現場ではスライドグラスが容易）で，皮膚症状を圧迫して色調の変化を観察する方法．紅斑は退色するが，紫斑は退色しない．

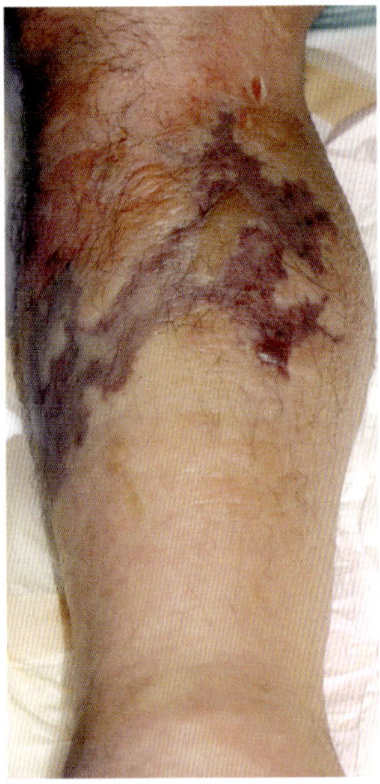

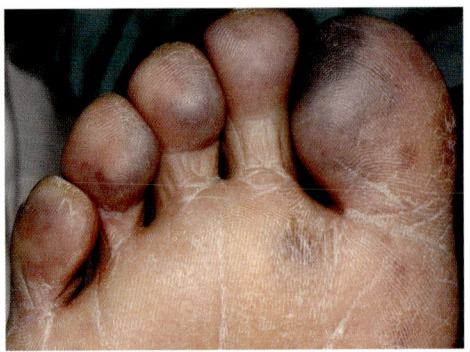

図4 コレステロール結晶塞栓症
(blue toe syndrome)

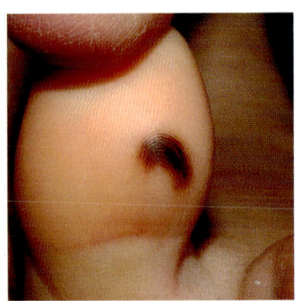

図5 色素性母斑

図3 壊死性筋膜炎

## 2．血管拡張 teleangiectasia

クモ状血管腫のような，非炎症性の持続性血管拡張をいう．真皮上層の毛細血管が拡張，延長，蛇行している．

## 3．紫斑 purpura <sup>Point 5</sup>

皮内の出血により生じる，紫から鮮紅色を呈する斑である．血液は血管外へ漏出しているため硝子圧法により色調が減弱しないことで，紅斑と鑑別できる．直径 2 mm 以下の小さなものを点状出血，10～30 mm 大のものを斑状出血，血液の貯留するものを血腫と表現する．色調は，出血が生じてすぐは鮮紅色で，経過とともに褐色調へ変化するため，病変が生じてからの時間の経過を推測する手がかりとなる．血管炎では強い炎症を伴うため，やや浸潤を触れる紫斑 (palpable purpura) となる．図3は右下腿の壊死性筋膜炎で，不規則な形状の紫斑が広がり，その紫斑の上には水疱と血疱が生じている．図4はコレステロール結晶塞栓症 (blue toe syndrome) で足趾先端に紫斑がある．

## 4．白斑 leukoderma

皮膚が限局性の白色を呈するもの．表皮のメラニン色素が消失または減少している．

## 5．色素斑 <sup>Point 6</sup>

皮膚の色調が濃くなり，黒色，褐色，灰褐色，青色などを来す斑で，その色調の違いはメラニンの沈着部位による．メラニンとは，メラノサイト（色素細胞）から産生される色素であり，紫外線を吸収することによりDNAを守る働きを担っている．メラニンが表皮に沈着すると褐色から黒褐色，真皮の浅い部分になると灰褐色，真皮の深い部分になると青色にみえる．図5は，母趾の色素性母斑で，三日月型の形状を呈する境界明瞭な茶褐色の，濃淡に不整のない色素斑である．

---

**Point 5**
紫斑とは…
紫斑は皮内の出血により生じる，紫から鮮紅色を呈する斑である．

**Point 6**
色素斑とは…
色素斑は皮膚の色調が濃くなる，黒色，褐色，灰褐色，青色などの斑である．

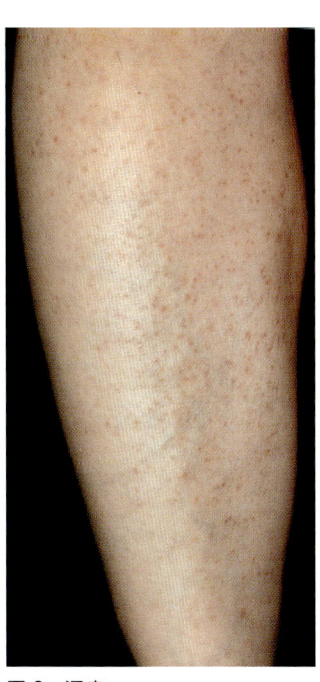

図6　湿疹

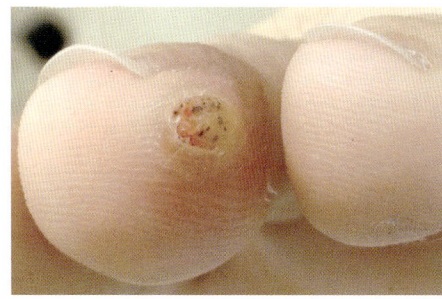

図7　尋常性疣贅

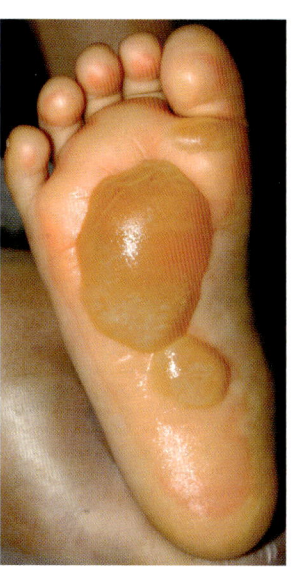

図8　熱傷

### 6．丘疹 papule

直径10 mm以下の皮膚面から半球状～円錐状～扁平な限局性の隆起をいう．

丘疹は半球状や扁平で，肉眼で表面の性状を観察して，頂点に小水疱があれば漿液性丘疹（湿疹や皮膚炎など），水疱のない充実性丘疹（腫瘍性病変，真皮の浮腫など）に分ける．図6は，下腿の湿疹で，多発する紅色丘疹を認め，瘙痒を伴う．

### 7．結節 nodule・腫瘤 tumor

結節は丘疹と同様の限局性の隆起性の皮膚変化で，丘疹よりも大きく直径10～30 mm程度である．そのなかで小さく丘疹に近いものを小結節，30 mm以上を腫瘤と表現する [Point 7]．また，大きさで区別せずに，多発性や炎症性のものを丘疹，腫瘍性のものは結節と表現する傾向がある．図7は，足趾の尋常性疣贅(ゆうぜい)で，周囲は角化しており，結節の中央は毛細血管の拡張と出血点を伴っている．

### 8．水疱 bulla，小水疱 vesicle [Point 8]

5 mm以上のものを水疱，5 mm以下のものを小水疱とよび，その内容物は血漿成分や細胞成分である．内容物が血液で紅色のものを血疱と表現する．被膜の状態により，破れやすいものを弛緩性水疱，破れにくいものを緊満性水疱，という．手掌足底では汗疱状と表現するような透明な水滴状の水疱を形成することもある．図8は，小児の足底熱傷で，足底および足趾に緊満性の水疱があり，その周囲には紅斑を認める．

### 9．膿疱 pustule [Point 9]・膿瘍 abscess

水疱内容が膿性のもの．白色から黄色調を呈する．主な原因は細菌感染症であるが，無菌性の膿疱もある．膿瘍は，真皮または皮下に膿が

> **Point 7**
> 疹・結節・腫瘤の大きさ
> 丘疹は10 mm以下，結節は10～30 mm，腫瘤は30 mm以上．

> **Point 8**
> 水疱と小水疱の違い…
> 5 mm以上のものを水疱，5 mm以下のものを小水疱という．

> **Point 9**
> 膿疱とは…
> 膿疱は水疱内容が膿性のもの．

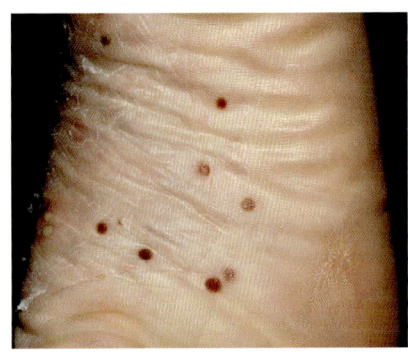

図9 掌蹠膿疱症

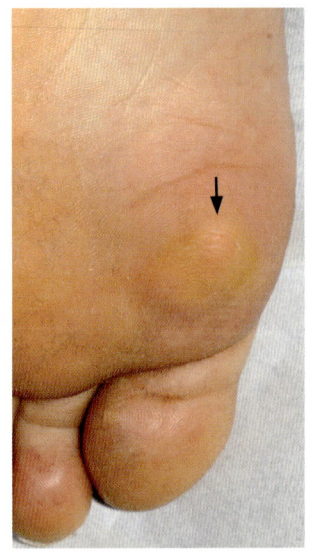

図10 囊腫（矢印）

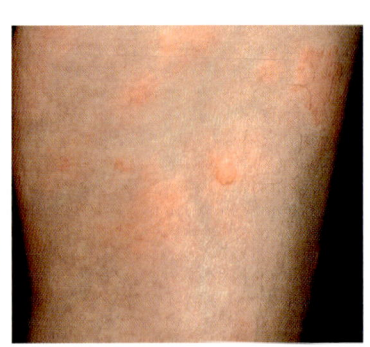

図11 蕁麻疹

貯留した状態である．図9は，掌蹠膿疱症で，黄色膿をいれる膿疱と，膿疱治療後の痂皮が散在しており，周囲に淡い紅斑と鱗屑もある．

### 10. 囊腫 cyst  Point 10

閉鎖した空洞性の病変．必ずしも皮膚面から隆起してはいない．囊腫の壁は上皮性の成分または結合組織からなり，内容物は角質や液体成分である．図10は，足底の囊腫であり，その発症にはヒト乳頭腫ウイルスが関与している．

> **Point 10**
> 囊腫とは…
> 囊腫は閉鎖した空洞性の病変．

### 11. 膨疹 wheal  Point 11

真皮の浮腫による白色の，圧迫のできる一過性の発疹をいう．「ミミズ腫れ」とも俗称される．図11は，全身に生じた急性蕁麻疹の大腿部の膨疹である．

> **Point 11**
> 膨疹とは…
> 膨疹は，真皮の浮腫による白色の，圧迫のできる一過性の発疹．

### 12. 表皮剥離 excoriation

外傷や搔破などによって表皮の小欠損を生じた状態．角層のみの場合は鱗屑を付して治癒するが，それより深い場合は漿液や少量の出血を伴う．深さによっては後述の小びらんと同義語に使用される．瘢痕を残さず治癒する．

### 13. びらん erosion と潰瘍 ulcer  Point 12

病理組織学的に，びらんは表皮が基底層まで欠損したもの，潰瘍は真皮まで及ぶ欠損である．治癒後，びらんは瘢痕を残さないが，潰瘍は創傷治癒過程で肉芽組織が形成されて，瘢痕となり硬く触れる．図12は，褥瘡的要因から水疱を形成後，その水疱蓋を除去したあとのびらんである．図13は，足背の熱傷潰瘍で，黄色の固い壊死と紅色肉芽が混在した，周囲より上皮化傾向のある潰瘍を認める．

> **Point 12**
> びらんと潰瘍の違い…
> びらんは表皮が基底層まで，潰瘍は真皮まで及ぶ欠損．

### 14. 瘢痕 scar・ケロイド keloid

いわゆる"きずあと"であるが，"きず（潰瘍，創傷など）"が肉芽組織と表皮によって修復されたもの．瘢痕は，隆起する肥厚性瘢痕，やや陥

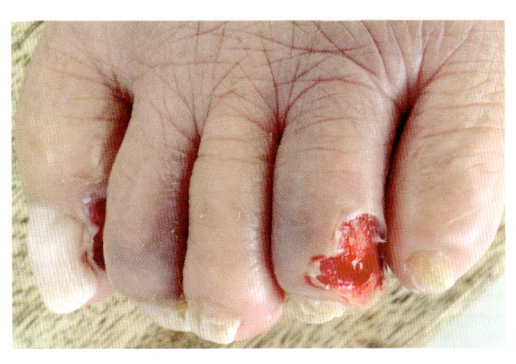

図12　水疱後のびらん

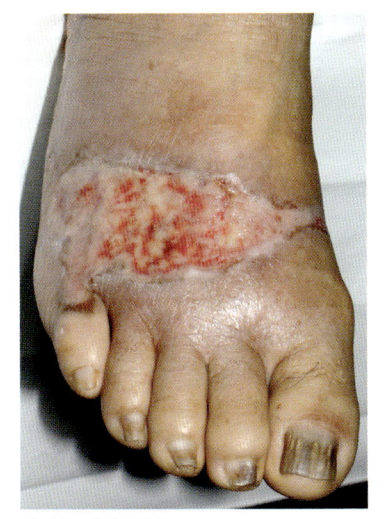

図13　熱傷潰瘍

図14　熱傷瘢痕

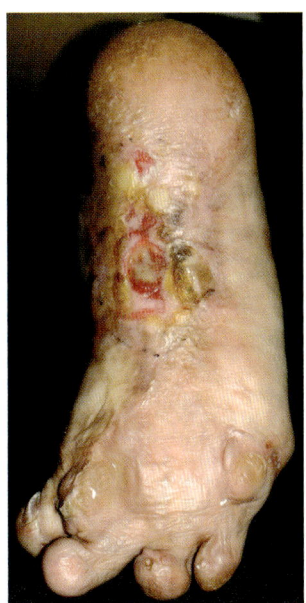

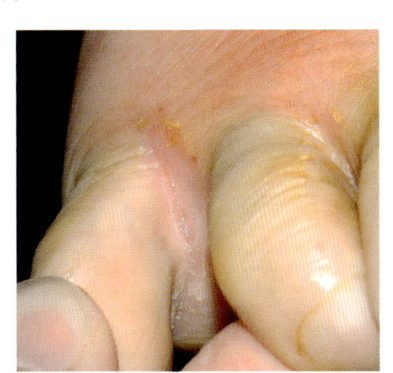

図15　足白癬

凹する萎縮性瘢痕に区別される．通常，表面に網目模様の皮野の形成がなく，毛や汗腺などの付属器もない．色素脱失もしくは沈着となる．ケロイドは，"きずあと"が周囲に拡大することが最大の特徴[Point 13]であり，肥厚性瘢痕との鑑別点となる．図14は，小児期に受傷した足底の熱傷後の瘢痕で，多発する胼胝（べんち），角化や黄白色壊死を有する潰瘍やその周囲の浸軟を認める．

### 15．亀裂 fissure

俗にいう"ひびわれ"．表皮深層から真皮への線状の細い切れ目をいう．足の慢性湿疹にもみられる．図15は，図2で紹介した蜂窩織炎患者の右第4趾間の亀裂性のびらんから浅い潰瘍で，直接鏡検で白癬菌を検出した．蜂窩織炎の原因菌の侵入門戸になったと考えられる．

### 16．胼胝 callus・tylosis と鶏眼 clavus[Point 14]

胼胝は，俗にいう"たこ"で，くり返す物理的な刺激で限局性の角質が増殖，肥厚したものである．鶏眼と異なり芯はない．

鶏眼は，俗にいう"うおのめ"．靴による圧迫などで角質が長期間物理的刺激によって限局性に増殖することは胼胝と同様であるが，角質の

**Point 13**
ケロイドと肥厚性瘢痕との違い…
ケロイドは，"きずあと"が周囲に拡大することが最大の特徴であり，肥厚性瘢痕との鑑別点．

**Point 14**
胼胝と鶏眼…
胼胝は，俗にいう"たこ"で芯はない．鶏眼は，俗にいう"うおのめ"で芯がある．

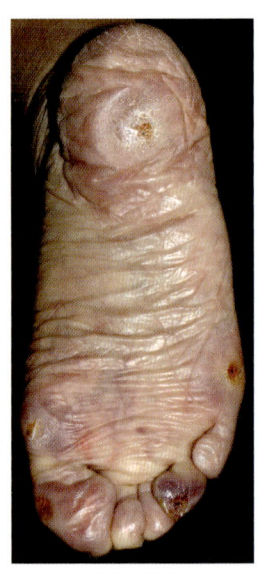

図16　胼胝・鶏眼

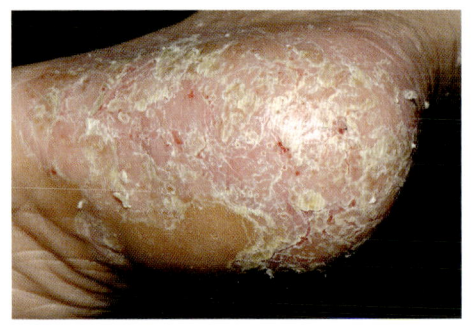

図17　掌蹠膿疱症

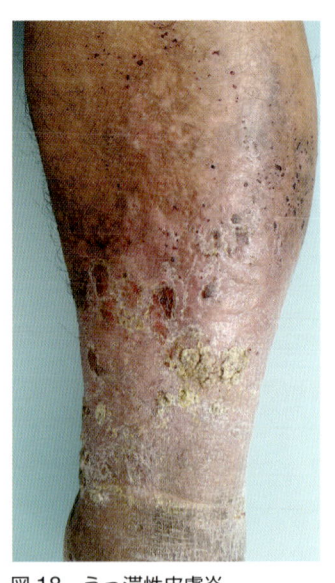

図18　うっ滞性皮膚炎

増殖は芯を持ち，芯の先端は円錐状にとがり，真皮に入り込み疼痛の原因となる．図16は，全身性強皮症患者に生じた多発する胼胝と鶏眼である．足底全体の皮膚は菲薄化し，全体的にチアノーゼを呈し，末梢循環不全を現している．左4趾先端は壊死の付着する潰瘍を認める．

## 17．萎縮 atrophy

萎縮は組織の陥凹で，真皮・弾性線維・表皮・皮下組織の萎縮に分けられる．皮膚は菲薄化して，表面が平滑または細かい"しわ"がよる状態で，皮膚表面は乾燥している．

## 18．鱗屑 scale <sup>Point 15</sup>

角層が正常より厚くなり異常に貯留した状態をいう．通常，白色を呈する．鱗屑が剥げ落ちることを"落屑"と表現する．鱗屑に付して形容する言葉には，細かく小さな鱗屑を表す"粃糠様"，大きなものを"葉状"，銀白色で厚い鱗屑を"雲母状"，魚のうろこのようにみえるものを"鱗状"などがある．図17は，掌蹠膿疱症で，多数の膿疱形成後に少数のびらんと点状出血を伴い，多数の鱗屑が存在する．

## 19．痂皮 crust <sup>Point 16</sup>

いわゆる"かさぶた"で，びらんや潰瘍などに滲出液が乾燥し，表面に固着したものをいう．血液が凝固したものを血痂と表現する．図18は，うっ滞性皮膚炎で，皮膚の乾燥，苔癬化，色素沈着・脱失に加えて，掻破に伴う点状の血痂や拇指頭大までの黄色痂皮・血痂の付着を認める．

## 20．局面 plaque

皮膚面から直径2cm以上扁平に隆起する病変を局面という<sup>Point 17</sup>．形状や隆起するパターンにより円形や楕円形，不正型，環状，扁平状や乳頭腫状などの修飾語を用いる．図19は，右踵の色素性母斑で，周囲に褐色の境界明瞭な色素斑を伴う，均一な黒褐色を呈する局面を認める．

---

**Point 15**
鱗屑と落屑の違い…
鱗屑は角層が正常より厚くなり異常に貯留した状態．落屑は鱗屑が剥げ落ちる状態．

**Point 16**
痂皮と血痂…
痂皮は，いわゆる"かさぶた"．血痂は血液が凝固したもの．

**Point 17**
局面とは…
局面は，皮膚面から直径2cm以上扁平に隆起する病変．

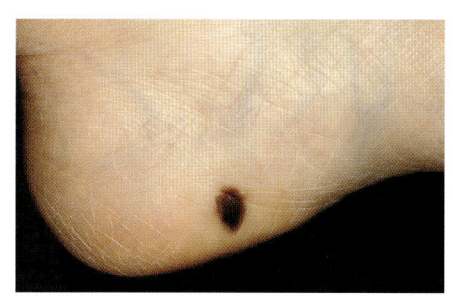

図19　色素性母斑

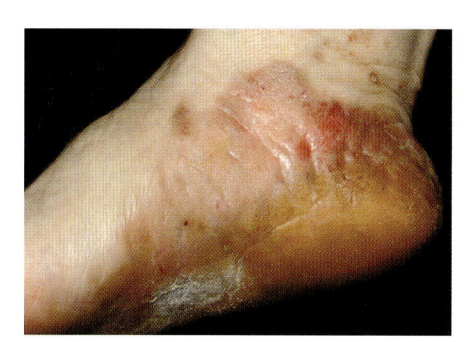

図20　慢性湿疹

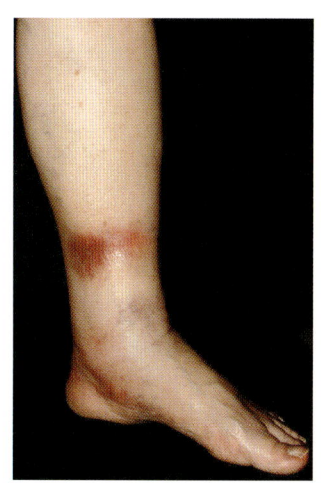

図21　硬化性脂肪織炎

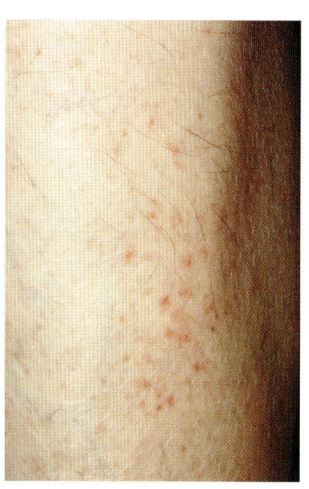

図22　皮脂欠乏性湿疹

### 21．苔癬化 lichenification

　苔癬化は，掻破や機械的刺激により，皮膚（表皮）が肥厚し，皮膚紋理が目立つようになった状態である．図20は，足の慢性湿疹で，くり返す掻破行為による**苔癬化・鱗屑・過角化**（角質増生）・**亀裂・紅斑・色素沈着**がみられる．

### 22．硬化 sclerosis

　皮膚が硬くなった状態をいう．真皮の膠原線維や間質の増加による．図21は，静脈うっ滞に伴い生じやすい硬化性脂肪織炎で，左下腿内側に褐色調の**硬化**局面である．

### 23．乾皮症 xerosis, asteatosis

　皮膚が乾燥している状態をいう．皮膚は乾燥して光沢を失い，粗糙 Point 18 になっており，皮脂および汗の分泌が減少した結果である．冬には下腿のかゆみの原因となることが多く，図22のように，乾燥をベースに紅色丘疹が多発し瘙痒を伴う皮脂欠乏性湿疹が多くみられる．

### 24．浸軟 maceration Point 19

　角層がふやけて皮膚が白くみえる状態．多量の発汗や"きず（創傷）"からの多量の滲出液などが原因となり，皮膚のバリア機能や組織耐久性が低下し，びらんや感染が生じやすい．図23は，足白癬・爪白癬患者の左第1趾間の**浸軟**とびらんである．

### 25．壊疽 gangrene

　感染症や血栓症などのさまざまな理由による血流不全の結果，その末梢組織が壊死に陥り，皮膚や皮下組織が紫色や黒色に変色した状態をい

---

**Point 18**
粗糙とは…
きめがあらく，ざらざらしていること．

**Point 19**
浸軟とは…
浸軟は，角層がふやけて皮膚が白くみえる状態．

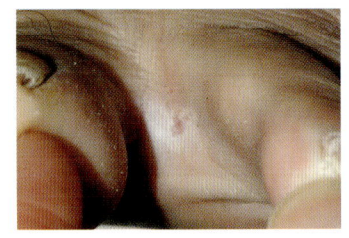

図23　足白癬

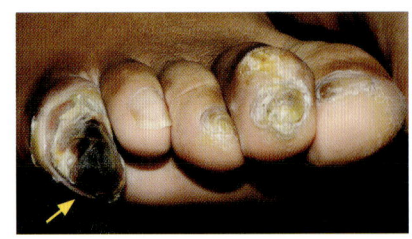

図24　糖尿病性壊疽

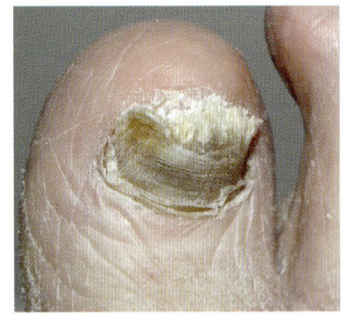

図26　爪白癬

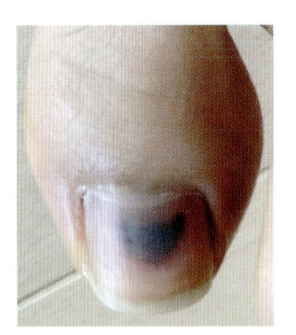

図27　爪下血腫

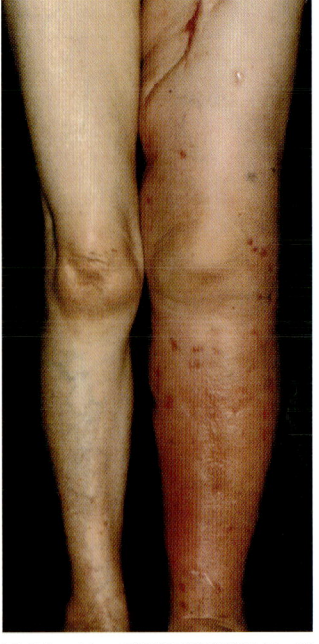

図25　リンパ浮腫（鼠径部リンパ節郭清後）

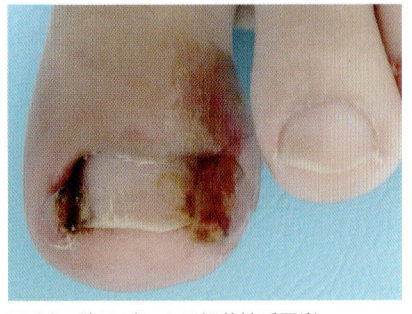

図28　陥入爪による細菌性爪囲炎

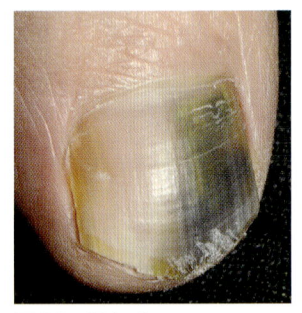

図29　緑色爪

う．指趾・四肢末梢側に生じやすい．図24は，糖尿病患者に生じた糖尿病性壊疽で，右第5趾は黒色から黄色の**壊死**となり（矢印），第2趾も黄色壊死性変化を呈し，爪の白濁肥厚を伴う．

### 26．リンパ浮腫 lymphedema

さまざまな理由からリンパ流のうっ滞が生じ，浮腫となる．図25は，左第1趾爪の悪性黒色腫患者に対し，左鼠径部リンパ節郭清後に生じた著明な**リンパ浮腫**である．多発するin-transit転移に対する切除後の瘢痕を多数認める．

### 27．爪病変

爪にあらわれる変化を簡単に紹介する．

a．爪の白濁・肥厚・粗糙（図26）

b．爪下出血（図27）

c．爪囲炎（図28）…爪のまわりの炎症．陥入爪などでよくおこる．

d．緑色爪（図29）…爪甲の緑色変化である．緑膿菌感染症やその他の細菌感染が原因であるが，爪白癬や爪カンジダ症でもみられる．

## おわりに

　本稿では，下肢の"きず"を含む皮膚症状の表現によく使用する用語を説明した．皮膚症状を表現するには日々のトレーニングが必要である．ひと昔前のアナログな時代に比べると，現在は遠隔地であってもデジタル写真を瞬時に送ることができ，写真をみせるだけで相談等が事足りてしまうがために，実際に表現をするときにむずかしいと感じることが増えているように思われる．皮膚症状を表現するスキルを上昇させるためには，日頃より，患者の症状を"診て（視診）"・"触れて（触診）"・"嗅いで"，その場で症状を言葉にして発し，カルテに詳細に記載を続けることが大切である．

### 文献
1) 西山茂夫：皮膚病アトラス 第5版，文光堂，東京，p.1-43, 2004
2) 玉置邦彦：最新皮膚科学体系 第1巻，中山書店，東京，p.2-27, 2003
3) 清水 宏：あたらしい皮膚科学 第2版，中山書店，東京，58-71, 2011
4) 片山一朗ほか：皮膚科学，文光堂，東京，p.52-59, 2006
5) 大塚藤男，上野賢一：皮膚科学 第9版，金芳堂，京都，p.85-104, 2011

〈古場慎一〉

# 1章 下肢病変の診察とその評価

## 5 感染の評価

### 本項のポイント
① 足部感染症は重症化し，下肢切断となることがある．
② 感染症は局所だけでなく全身状態に注意し，しっかりとしたマネージメントが必要である．
③ 足部感染症は局所もしくは全身徴候に基づいて診断しなければならず，採血データのみを頼りに診断してはならない．

### Key Words
糖尿病足病変 diabetic foot，骨髄炎 osteomyelitis，感染症の診断 diabetic foot infection diagnosis

### はじめに

足部感染は入院となる主な原因であり，下肢切断をひきおこす重大な因子である．感染の評価が不十分であれば，たとえ入院患者であっても切断という不幸な転帰をとる場合もある．そのため，局所感染の評価だけでなく，まず全身状態の把握と身体診察は必要不可欠であり，緊急である場合を除き，詳細な現病歴・既往歴などを聴取することは患者の心血管疾患，神経障害の程度，腎や皮膚科疾患の状態を把握するのに役立つ．また，薬物使用状況を詳細に聴取することで，その後の抗菌薬治療の計画を効果的に立てることが可能となる．

### I 診察時の注意点

足部の診察時は，標準的な感染対策を行う．通常，起炎菌は *Staphylococcus aureus* や *streptococcus* などのグラム陽性菌が主体であるが，慢性潰瘍である場合はグラム陰性桿菌や嫌気性菌，MRSA（methicillin-resistant *S. aureus*）や ESBL（extended-spectrum β-lactamase）株，耐性緑膿菌，vancomycin-resistant *S. aureus* などの耐性菌が検出されることもあるので注意が必要である．さらに，診察時も重症の下肢血流障害を有していると，局所の発赤や熱感がはっきりしない場合もあり，神経障害が重度の場合は圧痛も自覚しないことがある点を念頭に診察しなければならない．

糖尿病足病変の分類にはさまざまなものがあるが，感染の評価としてIDFA（Infectious Diseases Society of America）より 2012 年にガイドラインが報告されている[1]．ここでは糖尿病足病変のための国際ワーキンググループで推奨される PEDIS（Perfusion, Extent/size, Depth/

表1 IDSAガイドライン2012[1)]

| IDSA GUIDELINE 2012 | PEDIS Grade | IDSA Infection Severity |
|---|---|---|
| 感染徴候や症状なし | 1 | Uninfected |
| 感染徴候とは下記の2項目以上を満たす<br>・局所の腫脹または硬結　・潰瘍周囲の発赤が0.5 cm以上<br>・圧痛　・熱感　・排膿<br>他の皮膚の炎症性疾患を除く<br>（外傷・痛風・急性期シャルコー，骨折，血栓，静脈炎など） | | |
| 皮膚や皮下組織の局所感染<br>　（深部組織や感染の全身徴候を認めない）<br>発赤は潰瘍周囲の0.5 cm以上2 cm未満 | 2 | Mild |
| 発赤が2 cm以上 OR 皮下組織より深部組織<br>（膿瘍・骨髄炎・感染性関節炎・筋膜炎）の局所感染<br>下記のSIRS 徴候の感染徴候を含まない | 3 | Moderate |
| 局所感染と下記2項目のSIRS徴候あり<br>体温38℃以上 OR 36度未満<br>心拍数90以上<br>呼吸回数20以上 OR PaCO$_2$ 32 mmHg未満<br>WBC 12,000以上 OR 4000未満 OR 桿状球10%以上 | 4 | Severe |

※PEDIS Gradeについてはp.102を参照.

tissue loss, Infection, and Sensation）分類の中に包括されるInfectionの部分を紹介する（表1）.

## II 血液検査

血液データは主に感染症ではCBC，白血球分画，赤沈，CRP，などをはじめとした炎症マーカーや，空腹時もしくは随時血糖，HbA1cなどがあるが，抗菌薬開始前の全身状態把握のためにも，必要な他の生化学検査も施行する.

しかし，糖尿病足病変の採血検査の解釈には注意が必要とされる．なぜならば，いくつかの文献では，重症の足部感染症があるにもかかわらず，白血球増加を伴わない場合などもあると報告されており，症例によってはコントロール困難な血糖上昇だけが所見であることも経験するからである Point 1.

### Point 1
糖尿病患者の採血検査の注意点…
足感染症を有する糖尿病患者の約50％は全身徴候（発熱・CRP上昇・白血球増加などがないことがあり，血糖上昇が唯一の徴候となることが多い．全身徴候がみられるときは重症感染症や敗血症に陥っている可能性があることも考える.

## III 培養検査

感染症があれば，可能な限り抗菌薬の経験的治療を開始する前に創部の培養を提出する．培養検体は潰瘍表面のスワブ検体ではなく，デブリードマン後の深部組織を生検もしくは掻爬，膿瘍部分を穿刺吸引したものが望ましい．潰瘍表面のスワブを行うと，起炎菌ではなく皮膚常在菌や付着（colonization）している菌を検出することになるため，注意を要する.

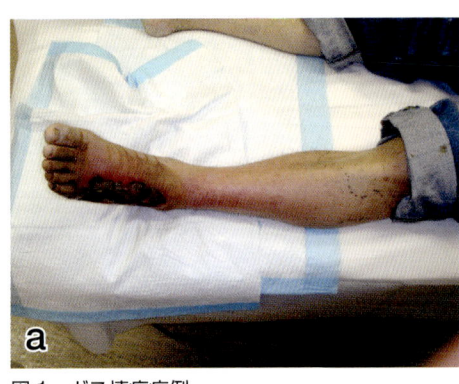

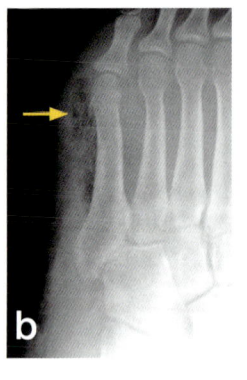

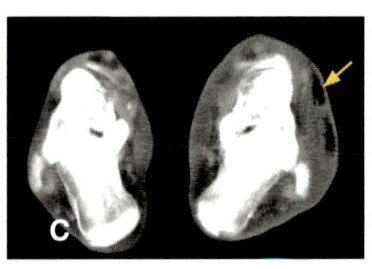

**図1 ガス壊疽症例**
(a) 臨床像．Xp画像(b)およびCT画像(c)にて，皮下にairの所見を認める(→)．

> **Point 2**
> probe to bone test (PTB test) について……
> ゾンデで潰瘍底を探り，ゾンデ先端が骨に直接あたれば骨髄炎の可能性が高い．
> → p.107 も参照．

また，培養結果が揃うには時間を有するため，グラム染色を行うことで，初回抗菌薬選択の補助となる．骨髄炎を疑う場合（probe to bone test <sup>Point 2</sup> 陽性時など）は骨生検により，確定診断が行える[2]．しかし，場合によっては感染していない骨に軟部組織に感染していた菌を拡げる可能性もあり，注意を要する．

感染の全身徴候がある場合には，好気性および嫌気性の血液培養を施行する．

## IV 画像検査

> **用語**
> 骨髄炎 → p.106,
> シャルコー足 → p.110
> も参照．

糖尿病足病変は血流障害や神経障害・感染症が複合した病変であることから，画像診断のみではそのような複合した病態の鑑別は特異性に欠ける場合がある．たとえば，骨髄炎と感染を伴っていないシャルコー足との鑑別は容易ではない．そのため，臨床所見とともに判断する必要がある．

単純X線写真は骨融解像，骨折所見，軟部組織のガス所見（図1）などに注意する．また，感染所見のほかにも異物の有無や血管の石灰化などの情報が得られる．急性骨髄炎の場合，初期には骨変化は生じておらず，約14日前後に所見として現れる場合があるため，定期的な撮影が必要である（図2）．

CTは単純X線写真より詳細な骨・関節の解剖学的所見を得ることができる．

MRIはCTよりも骨髄炎の早期診断に優れている．また，骨髄炎や深部膿瘍，腱などの軟部組織の検出能力も高い．骨髄炎ではT1強調画像にて低信号，T2強調画像にて高信号を示す（図3）．しかし，腫瘍や虚血性壊死もT2強調画像で高信号を示す場合もある[3]．シャルコー足ではT2強調画像にて低信号になることが多い．

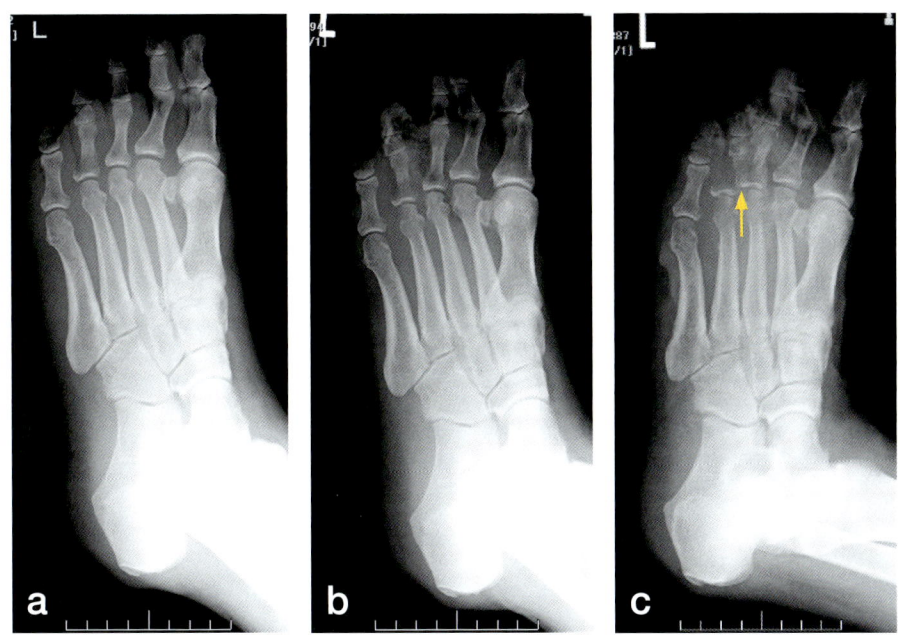

**図2 骨髄炎症例（経時的変化）**
左第4趾MTP関節周囲に骨髄炎.
(a) 初期にはわずかに骨融解像があるのみでわかりにくい.
(b) 10日後には第4足趾のMTP関節部分やPIP・DIP関節周囲も骨融解像を認める.
(c) 20日後には骨折し，偏位を認めた（矢印）.

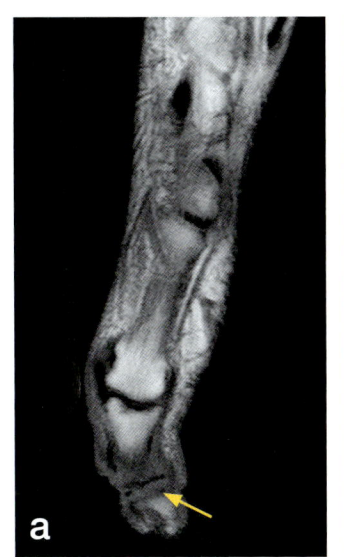

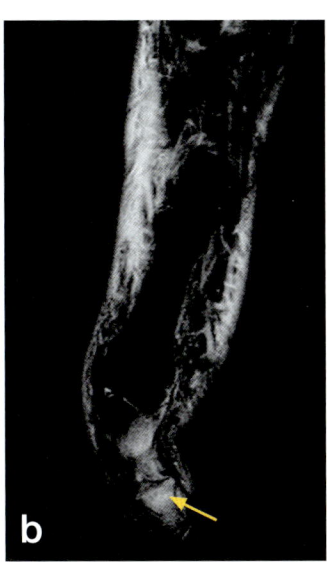

**図3 MRIによる骨髄炎所見**
(a) T1強調画像において低信号.
(b) T2強調画像にて高信号を示す.

### 文献
1) Lipsky BA et al: Clin Infect Dis 54: e132-173, 2012
2) Jeffcoat WJ, Lipsky BA: Clin Infect Dis 39 (Suppl 2) : S115-S122, 2004
3) Ahmadi ME et al: Radiology 238: 622-631, 2006

（竹之下博正）

# 2章

# 末梢動脈疾患(PAD)患者の下肢病変

1 PAD，CLIの定義，
   Fontaine分類とRutherford分類 —— 46
2 TASC Ⅱ —— 50
3 検査と重症度判定　①非侵襲的下肢虚血検査 —— 53
4 検査と重症度判定　②画像診断 —— 61
5 治療　①薬物療法 —— 72
6 治療　②血管内治療 —— 76
7 治療　③バイパス術 —— 82
8 治療　④血管内治療とバイパス術の選択 —— 90

# 2章 末梢動脈疾患（PAD）患者の下肢病変

## 1 PAD, CLI の定義, Fontaine 分類と Rutherford 分類

> **本項のポイント**
> ① 粥状硬化とメンケベルグ型動脈硬化による下肢の動脈の狭窄，閉塞を末梢動脈疾患（PAD）とよび，高い確率で高血圧や糖尿病を合併している．
> ② PAD が重症化したものを重症下肢虚血（CLI）とよぶ．CLI の予後は非常に悪い．
> ③ PAD および CLI は Fontaine 分類，Rutherford 分類により臨床症状で分類される．
> ④ PAD，CLI の診断・アセスメントには視診・触診の段階での重症度の評価が重要である．
>
> **Key Words**
> 末梢動脈疾患 peripheral arterial disease（PAD），重症下肢虚血 critical limb ischemia（CLI），Fontaine 分類，Rutherford 分類，視診 general inspection，触診 palpation

### I PAD, CLI とは

近年の日本は，高齢化や生活様式・食生活の欧米化が進んだ結果，欧米同様に末梢動脈疾患（peripheral arterial disease：PAD）が増加しており，日常診療でその存在を軽視することができなくなっている[1]．PAD は下肢の慢性動脈閉塞症であり，その本態は粥状硬化による動脈閉塞である．全身性の動脈硬化が進行した結果であることが多く，PAD 患者は高い確率で高血圧，糖尿病，脳梗塞，虚血性心疾患を合併している．

PAD は Fontaine 分類[2]や Rutherford 分類により臨床症状で分類される．PAD の中でも病態が進展して重症度が高い状態をとくに重症下肢虚血（critical limb ischemia：CLI）とよぶ．CLI は生命予後が進行癌に匹敵する悪さである[3]．

### II Fontaine 分類と Rutherford 分類

PAD および CLI は，冷感，しびれ，間歇性跛行，安静時疼痛，潰瘍・壊死など，さまざまな臨床症状を呈する．これらの重症度分類として，Fontaine 分類と Rutherford 分類（表 1）がある．Fontaine 分類はわが国で広く使用されてきた分類法だが，寝たきりや歩行困難例において軽症に分類されてしまう重症例があるため，最近では Rutherford 分類が用いられており，Fontaine 臨床分類のⅢ，Ⅳ度，Rutherford 臨床分類の 4，5，6 群が CLI である．

TASC Ⅱの定義によれば[4]，症状が 2 週間以上持続している慢性疾患で Fontaine 臨床分類のⅣ度，Rutherford 臨床分類の 5，6 群に属する

**用語**
TASC Ⅱ → p.50

表1　Fontaine 分類と Rutherford 分類

| Fontaine 分類 | | Rutherford 分類 | | |
|---|---|---|---|---|
| 度 | 臨床所見 | 度 | 群 | 臨床所見 |
| I | 無症候 | 0 | 0 | 無症候 |
| IIa | 間歇性跛行（軽度） | I | 1 | 間歇性跛行（軽度） |
| IIb | 間歇性跛行（中等〜重度） | I | 2 | 間歇性跛行（中等度） |
|  |  | I | 3 | 間歇性跛行（重度） |
| III | 安静時疼痛 | II | 4 | 安静時疼痛 |
| IV | 潰瘍や壊疽 | III | 5 | 小さな組織欠損 |
|  |  | III | 6 | 大きな組織欠損 |

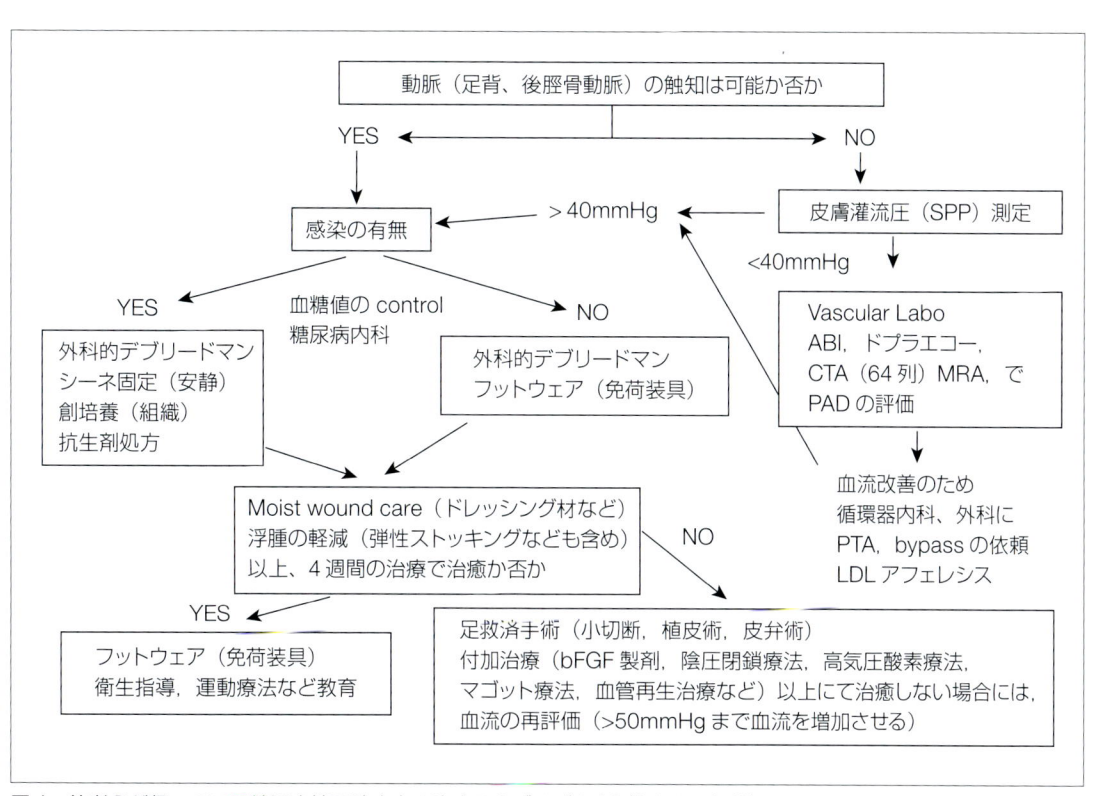

（III・IV および II群4・III群5・6 は CLI）

```
                  動脈（足背、後脛骨動脈）の触知は可能か否か
                   │                              │
                  YES                             NO
                   │                              │
                   ▼                              ▼
              感染の有無 ◀── >40mmHg ──      皮膚灌流圧（SPP）測定
              │       │                           │
             YES     NO              <40mmHg ────┘
              │       │                           │
              ▼       ▼                           ▼
    外科的デブリードマン   外科的デブリードマン      Vascular Labo
    シーネ固定（安静）     フットウェア（免荷装具）   ABI，ドプラエコー，
    創培養（組織）                               CTA（64列）MRA，で
    抗生剤処方                                    PAD の評価
        │  血糖値の control                        │
        │  糖尿病内科                              ▼
        │                                    血流改善のため
        ▼                                    循環器内科，外科に
    Moist wound care（ドレッシング材など）      PTA，bypass の依頼
    浮腫の軽減（弾性ストッキングなども含め）      LDL アフェレシス
    以上、4週間の治療で治癒か否か
        │           │
       YES          NO
        │           │
        ▼           ▼
  フットウェア（免荷装具）   足救済手術（小切断，植皮術，皮弁術）
  衛生指導，運動療法など教育 付加治療（bFGF 製剤，陰圧閉鎖療法，高気圧酸素療法，
                          マゴット療法，血管再生治療など）以上にて治癒しない場合には，
                          血流の再評価（>50mmHg まで血流を増加させる）
```

図1　筆者らが行っている糖尿病性下肢病変の治療アルゴリズム（文献1より転載）

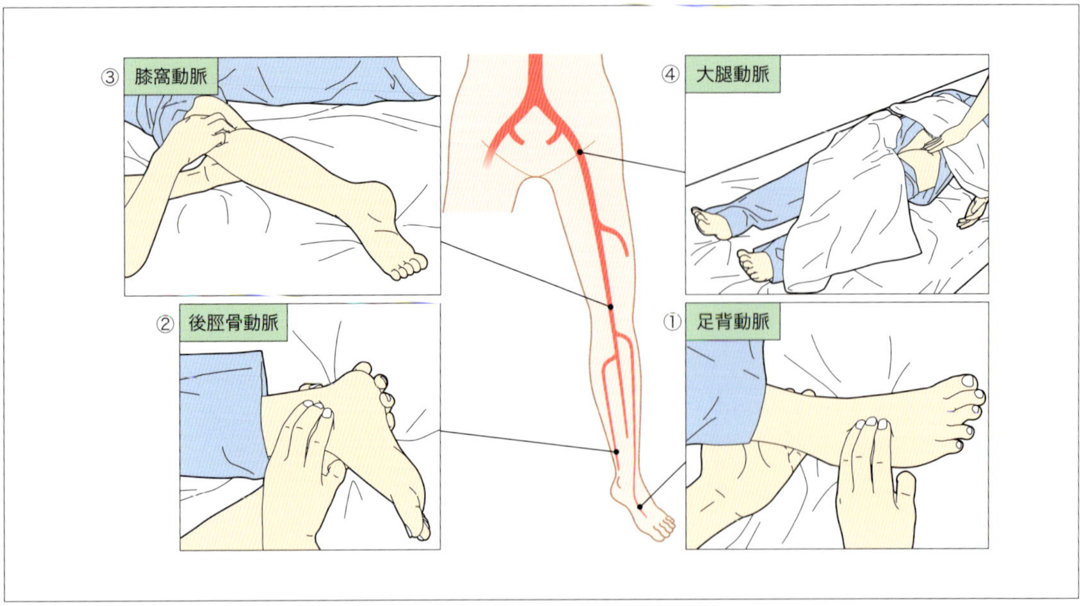

**図2 体表から脈拍が触知できる下肢動脈**（文献5より転載，一部改変）
動脈アセスメントとして，①足背動脈，②後脛骨動脈，③膝窩動脈，④大腿動脈の順に触知を行う．

> **Point 1**
> CLI患者の局所治療…
> CLI患者では，下肢動脈の狭窄や閉塞のため組織の血流が低下しており，下肢末梢の創傷治癒機転が遅延しているため，まずは血行再建をはかることを優先すべきである．

臨床症状を呈するとき，「CLIに伴う壊疽，潰瘍」とよぶ（表1）．このような患者は，局所潰瘍や壊疽のみを治療しても治療効果を得ることはできず，逆に不用意な治療は感染を助長させたり，壊死を進行させたりすることがあるため注意を要する<sup>Point 1</sup>．

## III 足壊疽患者の治療アルゴリズムと検査（視診・触診・生理学的検査）

筆者らは，佐賀を中心に，地域の足病変患者の下肢救済と治療を戦略的に進めるための地域医療および診療間連携を行っている（通称ASHEプロジェクト）．この連携により，佐賀大学医学部附属病院および関連施設を受診した足病変患者は，共通の治療アルゴリズムを用いて下肢救済を行っている（図1）．

このアルゴリズムでは，プライマリ・ケア医が触診にて皮膚温や乾燥の程度を診察した後に，動脈アセスメントとして，足関節周囲の動脈（足背動脈，後脛骨動脈）の拍動を確認する．足関節周囲の動脈の拍動が不良な場合には，より近位（膝窩動脈や大腿動脈）を触診する（図2）[5]．CLI治療を行ううえで一番大切なのは，このような視診，触診の段階で，ある程度PADの重症度を診断できることである．

続いて，実際にドプラ聴診で動脈音を聴き，PADの合併を確認する．PAD患者では聴診音が弱かったり雑音が聞こえたりするため，強弱と左右差に注意して聴診する．

さらに追加の検査として，足関節上腕血圧比（ankle brachial pressure index：ABI）測定による数値化を行う．ABIが0.9以下の場合，血管造影検査で病変の検出感度は95％とされており，ABIの低下

はPADの診断に非常に重要である[6]．ただし，糖尿病や維持透析症例では動脈中膜の石灰化(メンケベルグ型動脈硬化)が強く，主幹動脈が開存しているのに脈を触知しなかったり，病変があるのにABIが高値を示すことがあるため，注意を要する[7]．

##### 文献

1) 上村哲司, 佐竹義泰, 石原康裕: 重症虚血肢に伴う創傷. 治療 91: 329-333, 2009
2) Fontaine R, Kim K, Kieny R: Die chirugishe Behandlung der peripheren Durchblutungsstorungen (Surgical treatment of peripheral ciruculation disorders). Helv Chir Acta 21: 499-533, 1954
3) 慢性閉塞性動脈硬化症(ASO)サイト: 監修重松 宏, http://e-aso.info/medical/sindan/
4) Norgren L et al: J Vasc Surg 45(suppl): S5-67, 2007
5) 挽地 裕, 野出孝一: 足病変ケアマニュアル(上村哲司 編), 学研メディカル秀潤社, 東京, p.54-61, 2010
6) Makenna M, Wolfson S, Kuller L: Atherosclerosis 87: 119-128, 1991
7) 三井信介: 足病変ケアマニュアル(上村哲司編), p.54-61, 学研メディカル秀潤社, 東京, 2010

##### 参考文献

1) 挽地 裕, 野出孝一: 足病変ケアマニュアル(上村哲司 編), 学研メディカル秀潤社, 東京, p.54-61, 2010
2) 上村哲司: 下肢救済のための創傷治療とケア(大浦紀彦 編), 照林社, 東京, p.118-124, 2011
3) 上村哲司, 苅部大輔: 医学のあゆみ 237(1): 79-83, 2011

〔上村哲司, 挽地 裕〕

# 2章 末梢動脈疾患(PAD)患者の下肢病変

## 2 TASC II

> **本項のポイント**
> ① TASC IIとは，末梢動脈疾患に関する国際的に標準化された診断と治療のガイドラインである．
> ② 末梢動脈病変は「A」「B」「C」「D」の4つに分類される．
> ・「A」型病変：血管内治療が第一選択治療法
> ・「B」型病変：血管内治療が望ましい治療法
> ・「C」型病変：リスクが高くない患者には手術療法が望ましい治療法
> ・「D」型病変：手術療法が第一選択治療法
>
> **Key Words**
> TASC (Trans-Atlantic Inter-Society Concensus) II，血行再建 revascularization

### I TASC II 作成にいたる背景とその特徴

TASC (Trans-Atlantic Inter-Society Concensus) は，欧米の脈管学関連の14学会が末梢動脈疾患のマネジメントに関して，エビデンスに基づき集学的に，そして初めて国際的に検討を重ねて作成したガイドラインで，2000年1月に発表されたものである．その後，診断技術の進歩や新しい治療法の開発もあって，末梢動脈疾患に対する治療が大きく進展したことから，このような状況をふまえた改訂が強く望まれていた．

疾患へのリスクが民族間や生活習慣によって大きな影響を受けることから，これらを十分に配慮して，欧米に加えてオーストラリア，南アフリカ，そして日本が参加する改訂のためのワーキンググループが組織された．このように，より広い視点から検討されたことは特記すべきことである．この検討結果を新しいガイドラインとしてまとめ，2007年1月に発表されたのがTASC IIである<sup>Point 1</sup>．

先に述べたように，人種を超え最新のエビデンスに基づいて改訂されているばかりでなく，専門医に加えてプライマリケアに携わる一般臨床医への配慮が重要視されており，プラクティカルな視点から疫学，自然歴，予後の予測について論じるとともに，疾患への定義，患者の評価，効果の予測，治療法，経済効率，治験など包括的に，しかも体系的に理解しやすくまとめて解説していることがTASC IIの特徴である．

> **Point 1**
> TASC II…
> 2000年，末梢動脈疾患(PAD)の診断と治療を国際標準化したガイドラインとして策定されたものがTASC．2007年，日本などが加わり世界的視野で改訂されたものがTASC IIである．

### II TASC II の構成と血行再建術について

TASC IIは，以下の Section A から G の 7 つの章で構成されている．
・Section A：末梢動脈疾患の疫学
・Section B：心血管系のリスクファクターの管理と合併疾患

A 型病変
・CIA の片側あるいは両側狭窄
・EIA の片側あるいは両側の短い (≦3cm) 単独狭窄

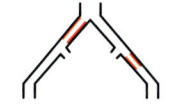

B 型病変
・腎動脈下部大動脈の短い (≦3cm) 狭窄
・片側 CIA 閉塞
・CFA には及んでいない EIA での 3 〜 10cm の単独あるいは多発性狭窄
・内腸骨動脈または CFA 起始部を含まない片側 EIA 閉塞

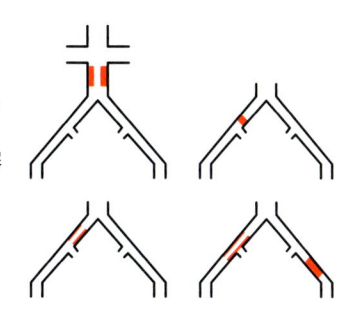

C 型病変
・両側 CIA 閉塞
・CFA には及んでいない 3 〜 10cm の両側 EIA 狭窄
・CFA に及ぶ片側 EIA 狭窄
・内腸骨動脈および / または CFA 起始部の片側 EIA 閉塞
・内腸骨動脈および / または CFA 起始部あるいは起始部でない，重度の石灰化片側 EIA 閉塞

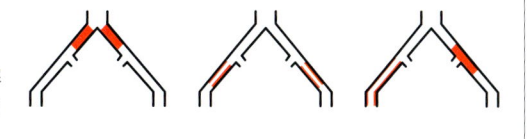

D 型病変
・腎動脈下部大動脈腸骨動脈閉塞
・治療を要する大動脈および腸骨動脈のびまん性病変
・片側 CIA，EIA および CFA を含むびまん性多発性狭窄
・CIA および EIA 両方の片側閉塞
・治療を要するがステントグラフト内挿術では改善がみられない AAA 患者，あるいは大動脈または腸骨動脈外科手術を要する他の病変をもつ患者の腸骨動脈狭窄

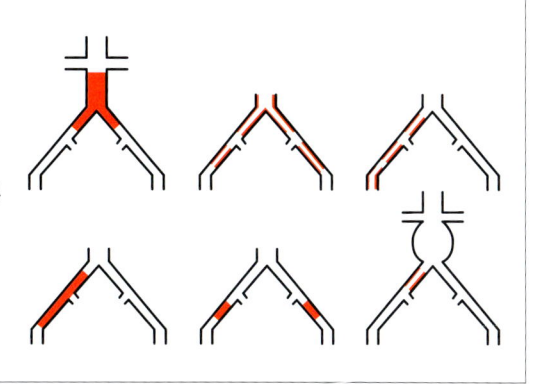

図 1 大動脈腸骨動脈病変の TASC 分類（文献 1 より転載）
CIA: 総腸骨動脈，EIA: 外腸骨動脈，CFA: 総大腿動脈，AAA: 腹部大動脈瘤

・Section C：間歇性跛行
・Section D：慢性重症下肢虚血
・Section E：急性下肢虚血
・Section F：血行再建術
・Section G：非侵襲的血管検査と画像診断

本項では，Section F：血行再建術に関して，「大動脈腸骨動脈領域」と「大腿膝窩動脈領域」それぞれの末梢動脈疾患の病変の分類方法とその治療法を図 1，2 に提示する．

なお，膝窩動脈以下の病変に関しては，通常，救肢が適応となるが，

## A型病変

- 単独狭窄≦10cm長さ
- 単独閉塞≦5cm長さ

## B型病変

- 多発性病変（狭窄または閉塞），各≦5cm
- 膝下膝窩動脈を含まない≦15cmの単独狭窄または閉塞
- 末梢バイパスの流入を改善するための脛骨動脈に連続性をもたない単独または多発性病変
- 重度の石灰化閉塞≦5cm長さ
- 単独膝窩動脈狭窄

## C型病変

- 重度の石灰化があるかあるいはない，全長＞15cmの多発性狭窄または閉塞
- 2回の血管内インターベンション後に，治療を要する再発狭窄または閉塞

## D型病変

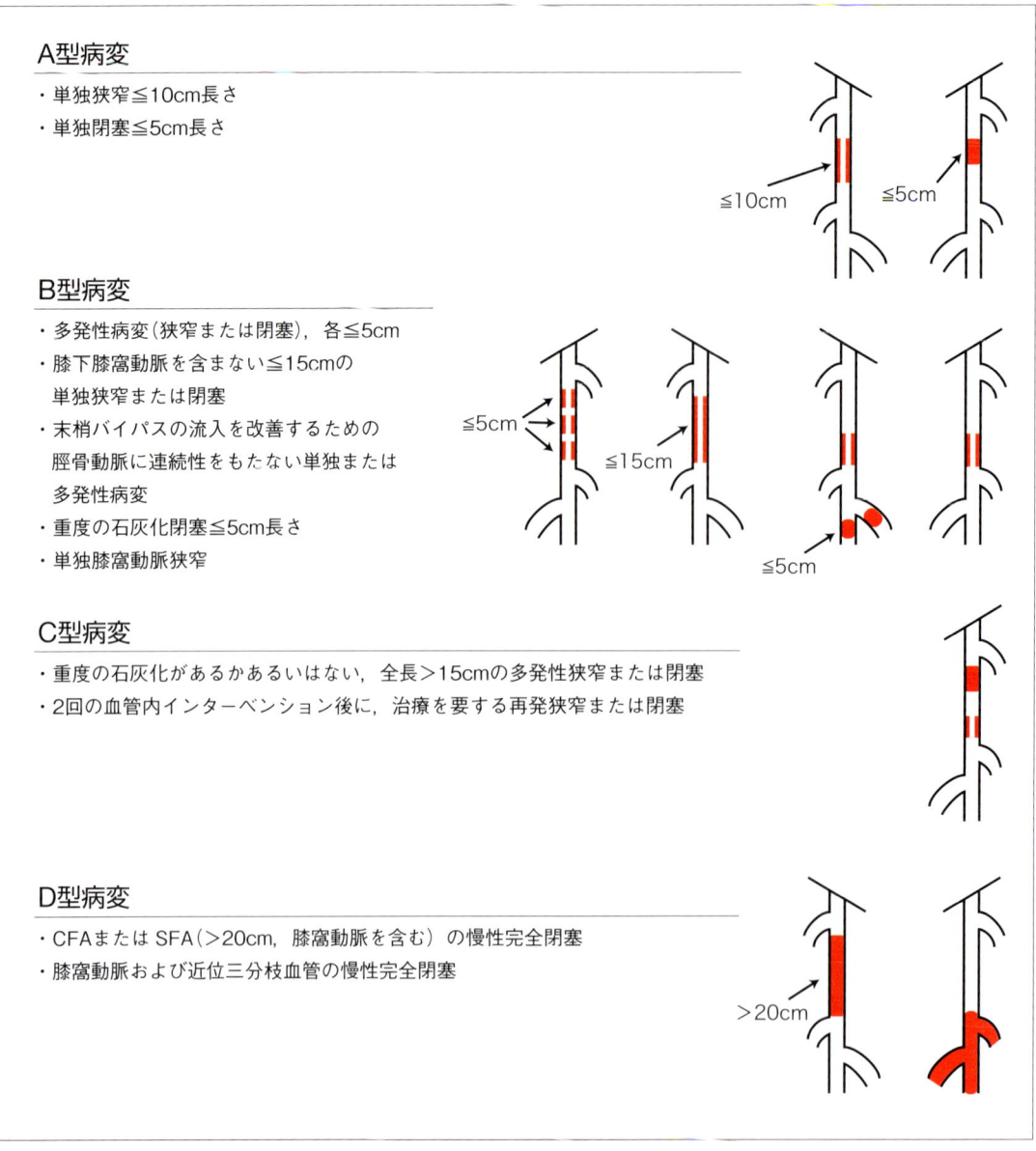

- CFAまたはSFA（＞20cm，膝窩動脈を含む）の慢性完全閉塞
- 膝窩動脈および近位三分枝血管の慢性完全閉塞

図2 大腿膝窩動脈病変のTASC分類（文献1より転載） CFA: 総大腿動脈，SFA: 浅大腿動脈

　この部位における血管内治療と手術療法を比較したエビデンスの認められたデータはない．よって，各症例に応じて，血管内治療，手術療法，2つの方法を組み合わせた治療（ハイブリッド治療）のいずれを選択すべきかを，複数診療科による合同カンファレンスなどで検討することが重要である．

#### 文献

1) 日本脈管学会 編： 下肢閉塞性動脈硬化症の診断・治療指針Ⅱ，メディカルトリビューン，東京，2007

（諸隈宏之）

# 2章 末梢動脈疾患（PAD）患者の下肢病変

## 3 検査と重症度判定　①非侵襲的下肢虚血検査

### 本項のポイント

① 末梢動脈疾患（PAD）の診断や病態把握をするうえで，臨床症状や理学所見，足関節上腕血圧比（ABI）等の簡便かつ非侵襲的診断検査が重要となる．
② 足関節周囲の動脈石灰化により，血圧が正確に測れない場合，ABIよりも足趾最高血圧と上腕最高血圧との比を測定することが有用である．
③ SPPとtcPO$_2$はABIで評価困難な高度硬化病変や重症下肢虚血（CLI）の重症度評価が可能である．

### Key Words

末梢動脈疾患 peripheral arterial disease，閉塞性動脈硬化症 arteriosclerosis obliterans，間歇性跛行 intermittent claudication，重症下肢虚血 critical limb ischemia，足関節上腕血圧比 ankle brachial pressure index，足趾上腕血圧比 toe brachial pressure index，皮膚灌流圧 skin perfusion pressure／皮膚再灌流圧 skin reperfusion pressure，経皮的酸素分圧 transcutaneous oxygen tension

## はじめに

　元来，末梢動脈疾患（peripheral arterial disease：PAD）は，難病性疾患である閉塞性血栓血管炎（thromboangiitis obliterans：TAO），俗にいうバージャー病と，粥状動脈硬化に起因する閉塞性動脈硬化症（arteriosclerosis obliterans：ASO）であった．しかし，近年TAOの激減と高齢化社会や生活習慣病の増加，さらに透析患者が2011年に30万人を突破しASOが著しく増加し，欧米におけるPADとASOを同義で扱うようになった．このため閉塞性動脈硬化症を世界基準の呼称であるPADと認識するようになった．

　PAD下肢病変の初期症状は冷感であるが，血流低下の程度により間歇性跛行（intermittent claudication），安静時疼痛，皮膚潰瘍・壊疽と症状が重症化し，予後不良となる．この症状は段階を踏んで進展・悪化するわけではなく，あくまでも血流障害に依存し，急激にPAD症状が増悪する症例もあれば，側副血行路の発達による代償機転により，血流が維持され症状が乏しい症例もある．

　糖尿病足病変に言及すると，足潰瘍の要因には末梢神経障害，末梢動脈疾患，感染があり，複合病態として存在する場合が多い．治療をするうえでどの要因が主体であるか的確に捉え，病変評価とそれに対する治療を行わなければ予後に大きな影響を及ぼす．

　また，活動性が低下した高齢者や糖尿病神経障害を認める患者は，跛行症状を自覚することができず，難治性足趾創傷を主訴に医療機関を

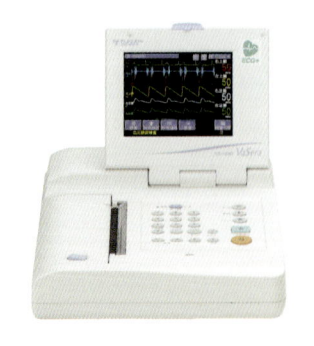

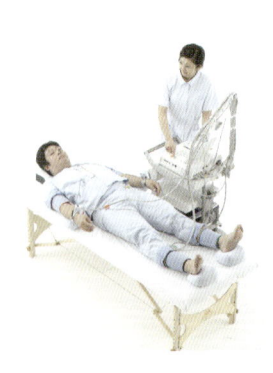

図1 ABI装置モニター VaSeraVS-1500E（フクダ電子）と測定イメージ

図2 ABI測定値と自覚症状との関係[1]

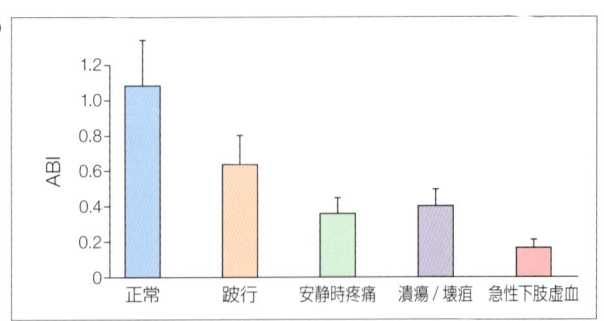

受診し，この時点で初めて重症下肢虚血（critical limb ischemia：CLI）と診断されることも多い．さらに，神経性跛行症状を認める腰部脊柱管狭窄症の鑑別も重要で，高齢者ではPADが併存している可能性もあり，鑑別するために他科との連携による集学的治療が必要となる．そこで，診断や病態把握をするうえで，臨床症状や理学所見，足関節上腕血圧比（ankle brachial pressure index：ABI）等の簡便かつ非侵襲的診断検査が重要となる．

この項では非侵襲的下肢虚血診断検査法に関する十分な理解を得るため，以下に各検査法を解説する．なお，画像診断は別項（p.61）で紹介されるため，この項での解説は割愛させていただく．

## I 足関節上腕血圧比（ABI）

ABIは足関節と上腕の収縮期血圧比で求められ，下肢虚血評価としてもっとも一般的に用いられている．図1はVaSeraVS-1500E（フクダ電子）のモニターと測定時のイメージである．測定法は血圧計のカフを左右前腕および足関節直上に巻き，送気して収縮期圧以上までカフ圧をかけ，圧を下げながらカフ遠位に取り付けたドプラ計で測定する．客観的基準として，虚血による潰瘍を有する患者の足関節血圧は50〜70mmHg，虚血による安静時疼痛を有する患者の足関節血圧は30〜50mmHgまで低下する．図2にはABI測定値で評価した下肢虚血と自覚症状との関係を示す[1]．ABI値と症状は相関しており，ABI値と臨床症状の乖離を認めた場合，正確な下肢虚血を把握するために，さらなる精査を考える必要がある．

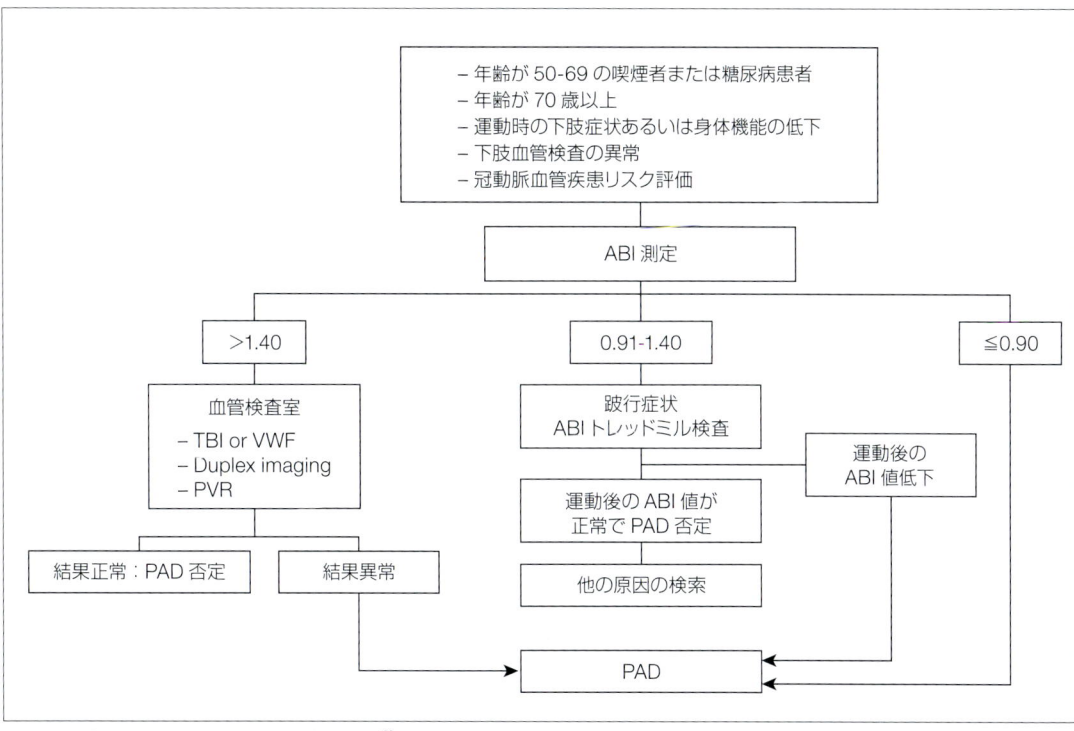

```
            ┌─────────────────────────────────┐
            │ − 年齢が 50-69 の喫煙者または糖尿病患者 │
            │ − 年齢が 70 歳以上                │
            │ − 運動時の下肢症状あるいは身体機能の低下 │
            │ − 下肢血管検査の異常             │
            │ − 冠動脈血管疾患リスク評価        │
            └─────────────┬───────────────────┘
                          ▼
                    ┌──────────┐
                    │ ABI 測定 │
                    └────┬─────┘
           ┌─────────────┼──────────────┐
         >1.40        0.91-1.40        ≤0.90
```

表1 TASC Ⅱ PAD 診断アルゴリズム[2]
高齢や動脈硬化症危険因子を有し，運動時の下肢痛や病歴，身体所見から PAD が疑わしい場合，ABI 検査をする．ABI が 1.4 以上の患者では TBI や VWF，PVR による検査を考慮し，PAD の有無を診断する．ABI が 0.91～1.40 で跛行症状を訴える患者では，ABI トレッドミル検査を行う必要がある．運動後の ABI 値が正常で PAD が否定されれば，ほかの原因の検索を行う．ABI が 0.90 以下のときは PAD と診断し病態に対応する．

　日本循環器学会における末梢閉塞性動脈疾患の治療ガイドラインでは，ABI 測定正常値を 1.0～1.3 とし，0.9 以下は下肢虚血が考えられ，0.4 以下では重症に分類される．また，1.3 以上は慢性腎不全による透析患者や長期糖尿病患者等，動脈の高度石灰化の影響を考慮する．

　ここで，TASC Ⅱ (Trans Atlantic Inter-Society Consensus Ⅱ) の PAD 診断アルゴリズムを表1に示す[2]．TASC Ⅱ とは欧米の 14 学会に日本，オセアニアを含めた 16 学会で発表された PAD 診療ガイドラインである．

　PAD が疑わしい患者を ABI 測定値によってふるい分け，0.9 以下は PAD と診断するが，0.91～1.40 ではトレッドミル運動負荷試験を行い，下肢虚血評価を推奨している．運動負荷後の ABI 値低下を認めれば PAD と診断し，運動負荷後 ABI 値が正常であれば，症状に対するほかの原因検索を継続する．1.40 以上はさらなる下肢虚血精査が必要と判断され，足趾上腕血圧比 (toe branchial pressure index：TBI)，速度波形 (velocity wave form：VWF)，デュプレックス検査画像，容積脈波記録 (pulse volume recording：PVR) を用いて下肢虚血評価を実施する．

**Point 1**
末梢閉塞性動脈疾患治療ガイドライン…
ABI 値 1.3 以上：動脈の高度石灰化の影響を考慮する．
　1.0～1.3：正常
　0.9 以下：下肢虚血
　0.4 以下：重症

用語
TASC Ⅱ → p.50

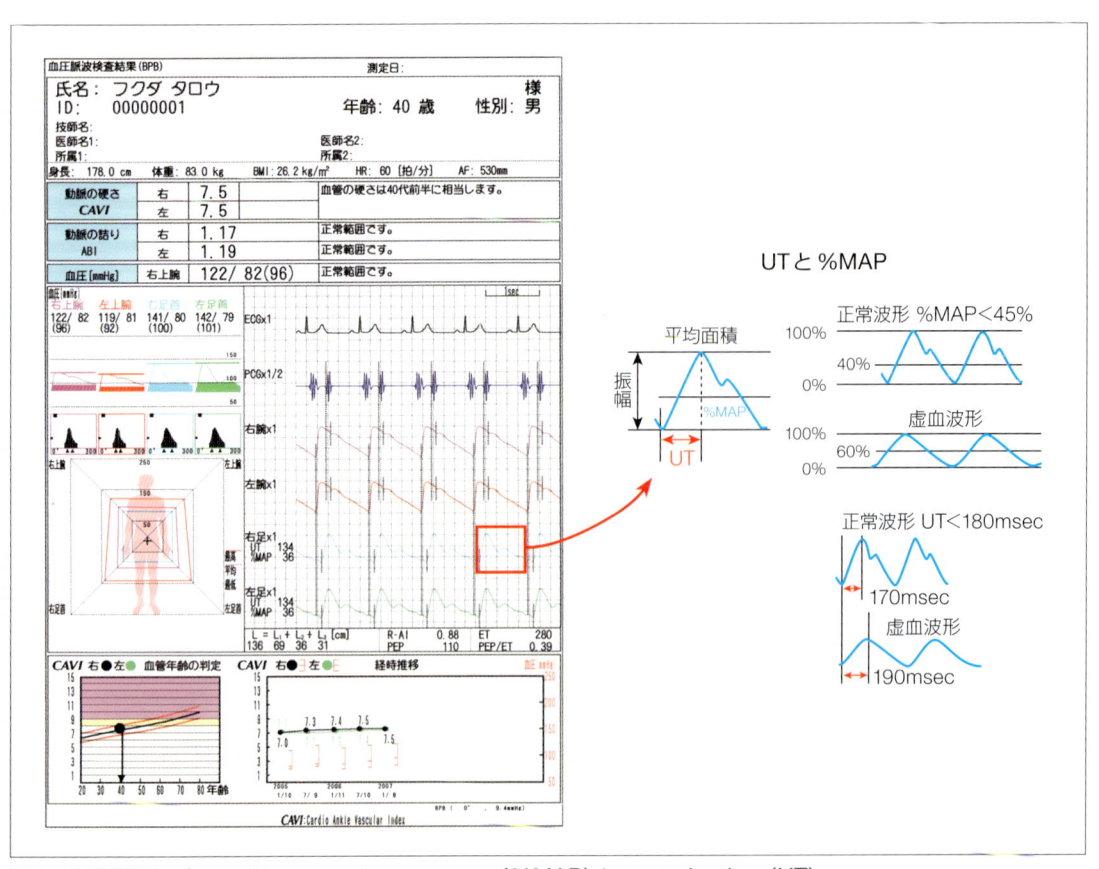

図3 ABI測定レポートと% mean artery pressure（%MAP）とupstroke time（UT）

このように，ABIは下肢虚血を簡便に診断できる指標として医療機関に普及しているが，ABI値と臨床症状の乖離を認める症例もみられ，ABI値だけではなく，ABI測定時のPVR波形から得られる% mean artery pressure（%MAP）とupstroke time（UT）がABIの診断補助となる（図3）．%MAPは波形の平均面積と脈波振幅の比率で表したものであり，下肢動脈に狭窄や閉塞があると，%MAPの数値は大きくなる．各論文の感度・特異度によって正常値は異なるが，一般に45%未満とされている．UTは波形の立ち上がりにかかる時間を表したものであり，下肢動脈の狭窄や閉塞があると，UTは延長し数値が大きくなる．正常値は一般に180 msec未満とされているPoint 2．CLI症例においては波形が不明瞭となることがあるが，PADを疑う症例ではABI値だけでなく，PVR波形から得られる%MAPとUTの確認が診断精度を高める．

また，ABIは診断だけでなく，PAD治療介入後，治療前ABIと比較し薬物による内科的治療効果や，バイパス手術，EVT（endovascular therapy）等の血行再建術後の治療効果を判定する．

ABIは，非侵襲的検査であるが，患者によっては測定時のカフ圧により痛みを伴うことがあり，使用時にはこの点を考慮する必要がある．また，透析患者の上肢シャント部位の確認をし，測定しないよう注意する．

**Point 2**
正常値…
%MAP：45%未満
UT：180 msec未満

## Ⅱ 足趾上腕血圧比（TBI）

ABIの項でも触れたが，慢性腎不全による透析患者や長期糖尿病患者は，足関節周囲の動脈石灰化により，血圧が正確に測れない場合が多い．このような症例ではABIよりもTBI，つまり足趾最高血圧と上腕最高血圧との比を測定することが有用である．

測定法は足趾用の小さなカフを足趾に巻き，足趾収縮期圧以上までカフ圧をかけ，圧をゆっくり下げながら，ドプラ装置により血圧を検知する．図4はBP-203RPEⅢ（OMRON社）装着測定時のイメージである．正常値は0.7～1.0である．なお，足趾に潰瘍がある場合や，CLIにより足趾脈波が消失している場合はTBIの使用を控えるべきである．また，寒冷時血管収縮により血圧を正確に測定できない可能性があり，測定時に注意が必要である．

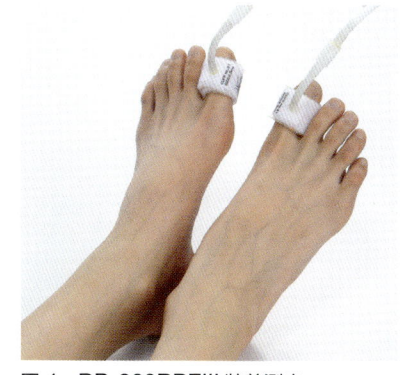

図4　BP-203RPEⅢ装着測定（OMRON社）（下図：本体）

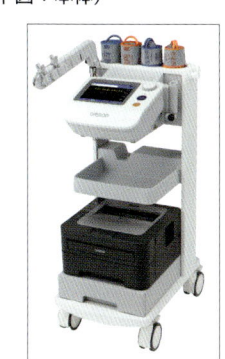

## Ⅲ 皮膚灌流圧（SPP）/ 皮膚再灌流圧（SRPP）

SPP（skin perfusion pressure）は，ABIでは評価困難な高度石灰化病変や浮腫の影響を受けにくく，創傷治療予測の評価や，デブリードマンの時期，血行再建術の必要性，下腿切断部位の評価等，治療方針決定に有用である．

SPP測定法は，足趾や足中にレーザードプラセンサをカフ内側に装着し，カフを加圧し駆血後カフの圧を下げながら，皮膚微小循環が認められる再還流時の圧を測定する．これは，皮膚表面から1mmの深さの皮膚血流を反映している．図5は，PAD4000（カネカメディックス）モニター機器と装着測定時のイメージである．測定時間は10分前後であり，比較的短時間で測定できる．また，SPPのレーザードプラセンサは足指，足裏も測定することができ，創傷部位近傍の血流を把握するのに有効である．

表2はCastronuovo JJらの報告[3]であるが，血行再建を必要とせず皮膚潰瘍創傷治癒が見込まれた患者のSPP測定値と，創傷治癒率とのロジスティック回帰分析結果を示したものである．SPPが40 mmHg以上であれば創傷治癒を認めており，保存的治療が可能である．一方，40 mmHg未満では血流不足による創傷治癒が見込めず，バイパス手術やEVT等の血行再建術を考慮する **Point 3**．血行再建後のSPP測定値は，術後の血流改善により，足趾創傷の保存的治療が可能となったか，あるいは下肢切断を考慮すべきか，CLI評価判定にも有用である．

SRPP（skin reperfusion pressure）はSPPと同様，原理および測定，評価方法は同じであるが，SPPに比べてより測定時間が短縮され，血流計プローブが体動に強いため，ノイズによるアーチファクトが少ない．さらに，2チャンネル測定が可能となったことで足背，足底部の同時測定を可能としている．

> **Point 3**
> SPP値と創傷治癒の評価
> 40 mmHg以上：創傷治癒を認め，保存的治療が可能
> 40 mmHg未満：創傷治癒が見込めず，バイパス手術やEVT等の血行再建術を考慮する

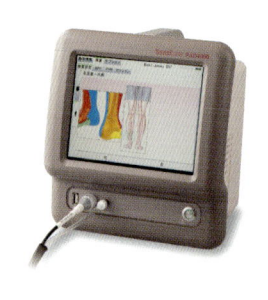

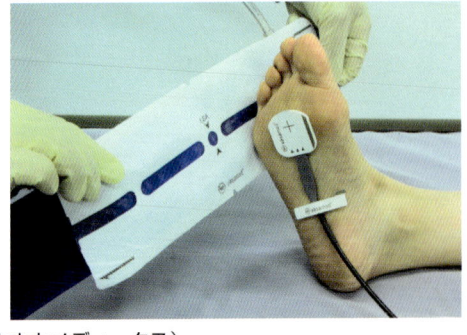

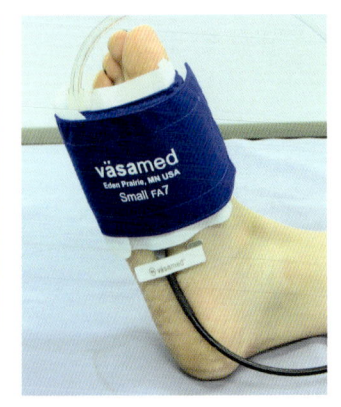

図5　PAD4000と装着測定（カネカメディックス）

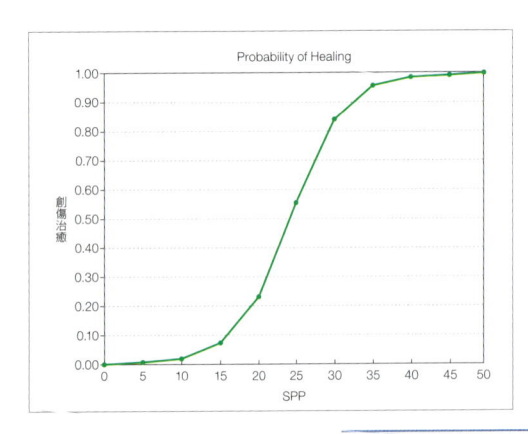

表2　SPPと創傷治癒の関係[3]

なお，カフで駆血することができない症例や，測定時カフ圧により痛みを伴う可能性のある症例もあり，SPP/SRPP使用時にはこの点に留意する．

## IV 経皮的酸素分圧（tcPO$_2$）

tcPO$_2$（transcutaneous oxygen tension）はABIで評価困難な高度石灰化病変やCLI重症度の評価が可能である．とくに非侵襲的に皮膚内酸素分圧を測定し，微小循環を直接評価できる．これにより虚血の診断はもとより，創傷治癒予測，切断部位評価，切断部位治癒予測等，バイパス手術やEVT等の血行再建術後効果のモニタリングに適している．

図6はtcPO$_2$原理およびRADIOMETER装着測定イメージと下肢の代表的なtcPO$_2$測定部位である．SPPと異なるのは，マンシェットによる加圧の必要がなく，加圧時の疼痛の増悪を避けることができる点である．

tcPO$_2$測定法は，tcPO$_2$電極を測定部位に接着させ，測定部位の皮膚を徐々に温め，動脈を拡張させ皮膚内酸素分圧を測定する．このためtcPO$_2$電極を測定部位の皮膚上にしっかり接着させる必要があり，足底や足指は測定できず，安静を保つ必要がある．また，熱による毛細血管の拡張を必要とするため測定部位が十分温まるまで時間を要し，周辺温度を考慮することや，測定時間が15～20分かかることに留意する．浮腫が強いと測定値の信頼性が低下することがある．

一般に健常者の下肢のtcPO$_2$測定値は30～70 mmHg，PAD患者の下肢のtcPO$_2$測定値は0～70 mmHgと幅がある．TASC IIではCLI評価における生理学的検査として，足関節血圧が虚血性潰瘍を伴う場合は50～70 mmHg，安静時疼痛を伴う場合は30～50 mmHg，

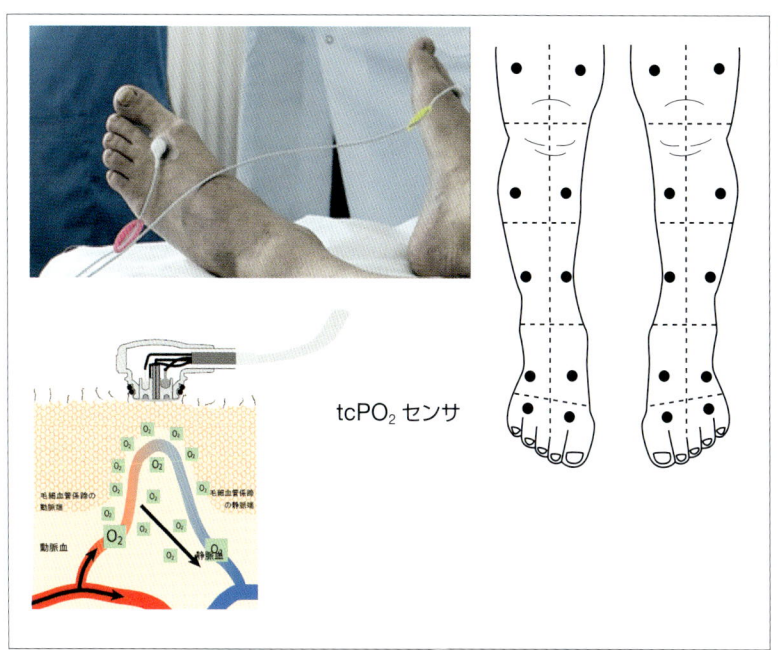

図6 tcPO₂測定イメージと下肢の代表的なtcPO₂測定部位[8]

tcPO₂ センサ

また，足趾血圧は糖尿病患者で50 mmHg未満，さらにtcPO₂値30 mmHg未満が含まれている**Point 4**．

図7にtcPO₂測定による虚血重症度評価手順を示す[4]．まず足関節血圧が60 mmHg未満となるような虚血を認める患者が対象となる．仰臥位測定によりtcPO₂値が10～15 mmHg未満であれば，下垂位をとらせる．これは，CLIのtcPO₂が下垂により顕著に増加するためである．下垂位のtcPO₂値が40～45 mmHg未満であった場合，重症下肢虚血と診断する．

tcPO₂値による創傷治癒予測は，仰臥位測定で20 mmHg未満は創傷治癒困難であり，40 mmHg以上であれば創傷治癒の見込みが高い．また，局部還流指数（regional perfusion index：RPI）を用いて診断する．これは心肺系の影響を排除する目的で，対照として前胸部にもtcPO₂電極を貼付し，下肢測定部位tcPO₂と前胸部tcPO₂との比で表す．RPIが0.4以下の場合，下肢虚血の転帰は不良であり，0.6以上だと転帰良好と報告されている[5]．

tcPO₂値による切断部位評価は，下肢のtcPO₂レベルをマッピングし，組織の酸素化を把握し最適な切断レベルを評価する．これにより，皮膚縫合不全や皮膚潰瘍再発など，再切断を免れることができる．Misuri Aらの報告[6]では切断に適切と評価されるtcPO₂基準値レベルは20 mmHgとしている．

Harward TRらの報告[7]によると，膝より10 cm遠位の下腿で測定した参考値だが，tcPO₂値が10 mmHgより高値かつ100%酸素吸入10分後のtcPO₂値が10 mmHgより高値であることが，切断端治癒の評価レベルとされている．

**Point 4**
tcPO₂測定値…
健常者下肢：30～70 mmHg
PAD下肢：0～70 mmHg
重症下肢虚血（CLI）：
下垂位で40～45 mmHg未満

**図7 tcPO$_2$測定による虚血重症度評価手順[4]**

足関節血圧が60 mmHg未満となるような虚血を認める患者が対象となる．仰臥位測定によりtcPO$_2$が10～15 mmHg未満であれば下垂位をとらせる．下垂位のtcPO$_2$が40～45 mmHg未満であった場合，重症下肢虚血と診断する．

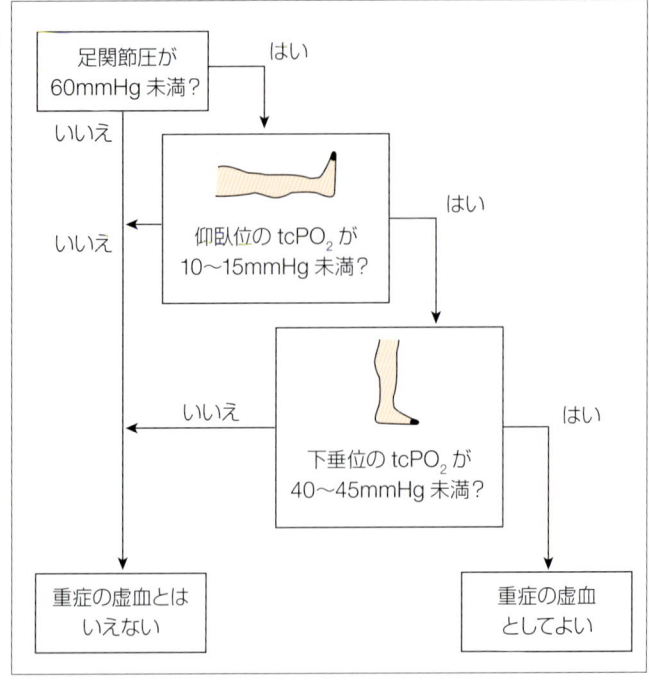

## おわりに

　この項では，非侵襲的下肢虚血診断検査の測定から評価方法までを解説した．各検査の特徴を理解し，各患者に応じて使い分ける必要がある．いずれの検査も測定値の妥当性を慎重に検討する必要があり，患者の臨床症状や危険因子の確認，理学所見として下肢皮膚色調や創傷を視診し，下肢動脈（大腿動脈，膝窩動脈，足背動脈，後脛骨動脈）を触診して左右差や冷感を確認し，ドプラ音が聴取できるか確認する．また，聴診器で腹部大動脈や左右の腎動脈，腸骨動脈，大腿動脈の血管雑音を確認し，非侵襲的下肢虚血検査の診断精度を高めることが重要である．

#### 文献

1) Ouriel K: Lancet 358: 1257-1264, 2001
2) Norgren L et al: J Vasc Surg 45 suppl S: S5-67, 2007
3) Castronuovo JJ Jr et al: J Vasc Surg 26: 629-637, 1997
4) Scheffler A, Eggert S, Rieger H: Eur J Clin Invest 22: 420-426, 1992
5) Hauser CJ: Arch Surg 122: 1128-1130, 1987
6) Misuri A et al: J Cardiovasc Surg (Torino) 41: 83-87, 2000
7) Harward TR et al: J Vasc Surg 2: 220-227, 1985
8) RADIOMETER tcPO2 ハンドブック TCM400 http://www.acute-care.jp/document/handbook/pdt/handbook-1.pdf

〈佐久間理吏，野出孝一〉

# 2章 末梢動脈疾患(PAD)患者の下肢病変

## 4 検査と重症度判定　②画像診断

### 本項のポイント

① 超音波検査(US)は非侵襲性で，どこでも，即座に評価できる検査法であり，スクリーニングとして簡便な検査を行うには適している．ただし，完結させるには，時間がかかりすぎ，検者の技量で差がでることが欠点である．

② CTは広範囲の血管内外の情報を得ることができる検査法である．スクリーニングから術前検査までカバーでき，one stop examinationが可能である．ただし，被曝や造影剤使用が必須であり，注意を要する．

③ MRIは診断性能が向上してきている．造影と非造影MRAがあり，非造影MRAでは造影剤も使用することなく，非侵襲性に行うことが可能である．

④ 血管造影検査は，PADの診断に必須ではなくなったが，術前検査として有用であり，引き続き血管内治療を行える利点がある．

### Key Words
画像診断 diagnostic imaging，診断精度 accuracy

## はじめに

末梢動脈疾患(peripheral arterial disease：PAD)の治療はTASC Ⅱ(Trans-Atlantic Inter-Society Consensus Ⅱ)が提唱されて以来，血管内治療の適応が拡大されるようになり，その診断および治療方針決定における画像診断が果たす役割は重要となっている[1]．

PADに対する画像診断方法としては，従来golden standardとされてきた血管造影検査のほかに，超音波検査，CT，MRIがある．近年の画像診断装置の進歩は著しく，画像診断の第一選択は，より低侵襲なCTやMRIを用いることが一般的となってきている．CTやMRIを用いると，下肢全長の描出，立体的な血管走行，分枝形態，血管壁の性状などの血管内腔以外の情報も評価でき，治療方針を決定するうえで重要な情報を得ることができる．

本項では，PADの診断におけるエコー，CT，MRI，血管造影の一般的知識，検査の使い分け，注意点などについて概説する．なお，TASC Ⅱの詳細に関しては他項で解説されているため(→p.50)，割愛する．

表1 USプローブの種類

| | コンベックス | リニア | セクタ |
|---|---|---|---|
| 観察部位 | 腹部大動脈<br>腸骨動脈 | 大腿動脈<br>膝窩動脈<br>脛骨動脈<br>足背・足底動脈 | 狭窄部（血流速度） |
| 撮影方法 | Bモード法<br>ドプラ法 | Bモード法<br>ドプラ法 | ドプラ法 |
| 主な周波数 | 3.5-5MHz | 7.5-11MHz | 2.5MHz |
| 他の用途 | 腹部全般 | 頸部領域<br>乳腺 | 心臓 |

# I 超音波検査（US）

・USとは

超音波検査（ultrasonography：US）の長所は，①非侵襲性，②リアルタイム性，③任意の断面で評価可能であること，④ドプラ法により血流情報が得られること，⑤装置が小型で移動が容易であり，任意の場所で検査ができること，などがあげられる．短所としては，①骨や空気により検査できない部位があること，②観察視野が狭いこと，③検者の技量に依存すること，④検査時間が長いことなどがあげられる．

US検査のPADにおける診断精度としては，パルスドプラ法（後述）での計測で，感度は84%，特異度は75%と報告されている[2]．複数の論文をまとめたレビューでは感度88%（80～98%），特異度96%（89～99%）と報告されている[3]．

・US検査の予備知識

探触子（プローブ）には，リニア，コンベックス，セクタ型があり，良好な画像を得るためには適切なプローブ選択が重要である（表1）．腹部大動脈から腸骨領域などの深部の血管を評価するにはコンベックス，下肢動脈などの表在近くの血管評価にはリニア型を用いる．セクタ型は高度狭窄部の高流速血流の評価に必要な場合がある point 1．

・撮影方法

①Bモード法：動脈硬化による内膜肥厚，プラークの形態・性状，狭窄病変の部位や程度を評価する．

②カラードプラ法・パワードプラ法：狭窄・閉塞部での血流変化を観察する．

③パルスドプラ法：FFT解析（高速フーリエ変換）を用いてスペクトル表示することで，任意の血流情報（血流波形）を得ることができる．血流波形の変化により観察部より中枢側の狭窄病変の有無を類推することができる（図1）．なお，計測の際にはプローブの血流に対する入射角度は60度未満にすることは重要である point 2．

正常例では，Bモード法で血管壁は高・低・高の3層構造として描出され，カラードプラ法で血管内腔はほぼ同一の色調にカラー表示される．

**Point 1**
USを使いこなすコツ①…
適切なプローブ選択が必要．
・深部血管：コンベックス
・表在近く：リニア型
・高流速血流：セクタ型

**Point 2**
USを使いこなすコツ②…
血流波形を評価する際には入射角度を60度未満にする必要がある．

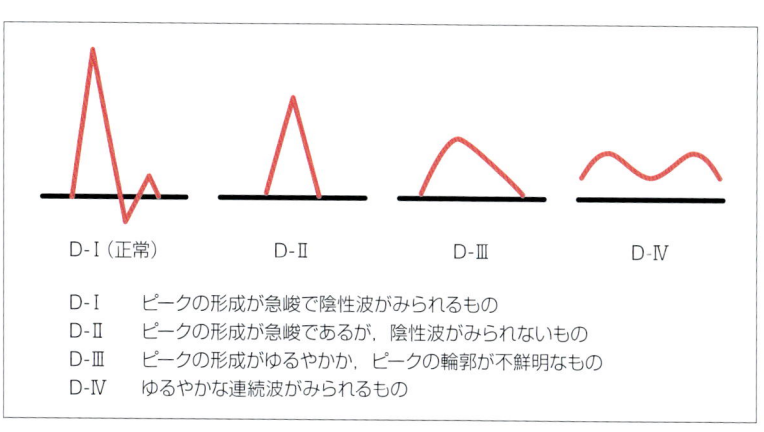

図1 パルスドプラ法：血流波形による評価（文献4より転載，改変）

D-I（正常）　D-II　D-III　D-IV

D-I　ピークの形成が急峻で陰性波がみられるもの
D-II　ピークの形成が急峻であるが，陰性波がみられないもの
D-III　ピークの形成がゆるやかか，ピークの輪郭が不鮮明なもの
D-IV　ゆるやかな連続波がみられるもの

パルスドプラ法で収縮期の急峻な上昇脚（acceleration time：ACT），拡張期の急峻な下降脚がみられ，逆流成分とそれに続く小さな山をつくる3相波形が得られる．この正常波形がみられた部位より中枢側に高度狭窄や閉塞はないと推測される[4]．また，ACTの正常値は100 msec程度とされているが，150 msec以上に延長していれば，計測部より中枢側の狭窄病変が疑われる．

・US検査の実際

① 狭窄部の検索

　まず鼠径部（大腿動脈），膝窩部（膝窩動脈），足背部（足背動脈），内顆部（後脛骨動脈）をチェックする．Bモード法で血管を描出し形態を観察する．カラードプラ法で内腔の血流を確認し，パルスドプラ法で血流波形を評価する[point 3]．この時，左右同一部位を同一条件で観察すると左右差の評価が容易となる．

　血流波形により中枢側の狭窄が疑われれば，中枢側の観察を行い，狭窄病変を同定し，評価を行う．

② 狭窄部の描出

　Bモード法で内膜石灰化，血栓やプラークが描出される．石灰化は血管壁の最内層に音響陰影を伴う高エコー陰影として描出される．血栓は血管内部エコーとして描出され，プラークは低〜高エコーと内部性状によりさまざまである．カラードプラ・パワードプラ法にて，狭窄部において乱流（モザイク）血流の描出や，狭窄率を算出する．ただし，狭窄率は径から算出するか，面積から算出するかによって異なるため注意が必要である．

　血流波形を用いた判定に，狭窄部での収縮期最高血流速度比（peak systolic velocity ratio: PSVR）がある[Point 4]．狭窄部と中枢側の収縮期最高血流速度（peak systolic velocity: PSV）を測定し，両者の比を求める．PSVRが2以上であれば，狭窄率50〜93％に相当し，有意狭窄を疑う指標となる．とくに，PSVRが5以上であれば，75％以上の高度狭窄を強く疑う指標となることが報告されている[2]．

③ 留意点

　TASC II分類を行う際に，病変長の評価は重要であるが，USでは一

**Point 3**
血流波形をみるポイント…
末梢へいくほど，血流速度は低下するが，血流波形に変化はない．

**Point 4**
血流波形を用いた判定…
PSVR＞2…　有意狭窄
PSVR＞5…　高度狭窄

## II CT

### ・CT angiography（CTA）とは

　1998年にマルチスライスCTが登場してから，CTの診断精度は飛躍的に向上し，末梢血管の良好な描出が可能となった．1mm以下の断層写真を重ね合わせることによって，良好な画質の3D画像が作成可能となり，造影剤を投与することによって血管の描出が可能となる[point 5]．これにより血管造影検査で得られていたような画像を三次元的に描出することができるようになり，CT angiographyという表現が用いられている．CTでは，血管の描出のみならず，血管壁の性状評価や分枝との関係も描出可能となっている．狭窄の診断は血管造影に匹敵するようになってきており，血管内腔以外の情報も得られることからは，血管造影以上の情報量となっている．

　PADでの診断精度は，64列CTを用いると感度，特異度ともに96％，正診率は98％と報告されている[5]．複数の論文をまとめたレビューでは感度91％（89〜98％），特異度91％（83〜97％）と良好な成績が報告されている[2]．

### ・CTAの実際

　CTAでの血管描出には，100ml程度の造影剤が必要である．撮影した画像は，ワークステーションで画像解析して評価を行う．画像解析には，評価が容易となるようにさまざまな画像再構成方法が用いられる．再構成画像[point 6]には，MPR画像，CPR画像，VR画像，MIP画像などがある．

① MPR画像（multi-planar reconstruction）

　ワークステーション上で任意の断面で観察することができ，血管に直行する断面での内腔評価が可能となる．血管径や狭窄率の計測に適している（図2）．

② CPR画像（curved multiplanar reconstruction）

　三次元的に屈曲した血管を二次元画像として表示でき，血管内腔と血管壁の描出が可能となる．また，血管の中心を抽出した画像であり，血管や病変の長さの計測が可能となる．血管に直行する断面も作成するため，狭窄率の評価も容易である（図3）．

③ VR画像（volume rendering）

　CT値に応じてさまざまな色づけをし，連続した多数の画像を重ね合わせて三次元的な画像として表示する方法（図2④）であり，血管の形態的特徴を視覚的にイメージしやすい画像となっている．また，骨などを同時に表示することが可能であり，解剖学的位置関係の把握も容易となり，術前シミュレーションや患者さんへの説明などに用いることに適している．

---

**Point 5**
CTA…
CTで評価する際には，評価対象の大きさより薄い撮影スライス厚が必要となる．

**Point 6**
再構成画像とは…
血管評価には様々な角度からの評価が必要であり，再構成画像が必要となる．

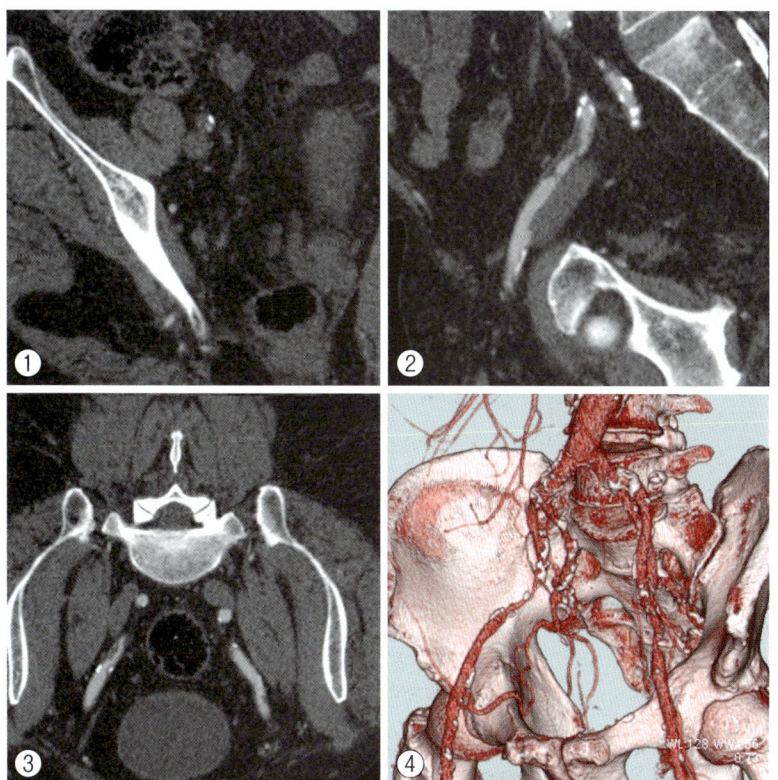

**図2 MPR 画像と VR 画像**
①〜③ MPR 画像：血管の走行に沿って断面を作成でき，①は血管に沿った軸位断，②は矢状断，③は冠状断面となる．狭窄部の評価が可能である．
④ VR 画像：一見して全体の把握が可能である．

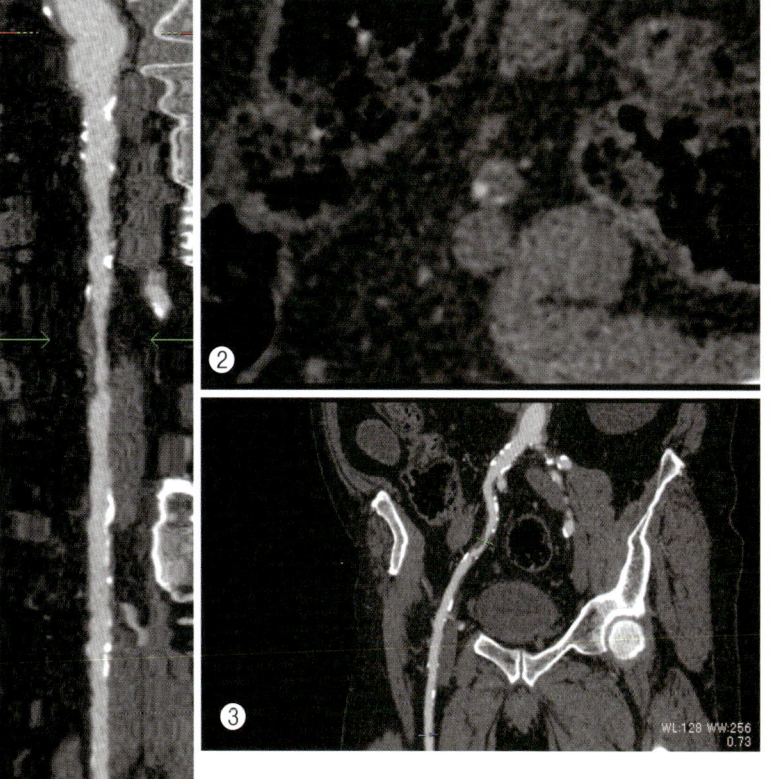

**図3 CPR 画像**
①は通常の CPR 画像で，内腔の中心を抽出し直線的に描出している．狭窄の評価が容易である．
②は直行断面，③はストレッチ CPR である．二次元画像に立体感を持たせ，周囲組織との関係の把握が容易となる．

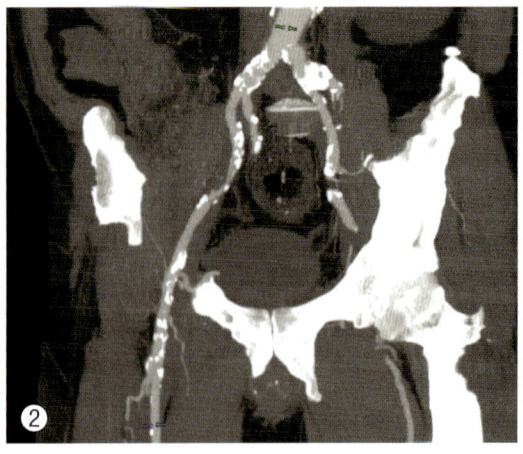

**図4 再構成画像スライス厚**
同じCPRデータであるが，①は1mm，②は30mmの厚みを持たせた再構成画像である．CPR画像にpartial MIPを併用した再構成方法である．狭窄部の詳細は不明瞭化するが，周囲組織や血管分岐などの解剖評価は容易となる．

#### ④ MIP画像（maximum intensity projection）

CT値の最大値を示すものを投影する表示法であり，高吸収部分のみが描出されるので，血管造影写真と類似した画像を表示することができ，石灰化の分布がみやすいという利点がある．観察対象範囲のみを取り出したpartial MIPという画像もあり，任意の血管を簡便に描出することが可能となる（図4）．

VR画像もMIP画像も造影剤部分を反映した画像となるため，血栓やプラークなどの血管構造は反映されないことは注意が必要であり，血管壁の性状評価には不適当である．

また，VR画像の欠点として，作成者の主観，技量により画像が左右され擬陽性を作りやすく，また症例によっては画像処理に長時間かかることもあげられる．

### ・CTAの留意事項

CTAは多くの情報を得ることが可能な検査となっているが，造影剤使用を必須とすることが欠点となる．PADを罹患する患者は，高齢者や糖尿病患者が多く，腎機能障害を有する場合が多い．造影剤による腎障害には注意が必要である．また，高度石灰化を生じている場合には，正確な内腔評価は困難となることが多いことも留意すべき事項となる（図5）．

## III MRI

### ・MR angiography（MRA）とは

MRIを用いて血管像を描出する方法で，MRAはMRI画像のひとつである point 7．MRAは「流れている血液」を見やすく加工した画像であり，通常のMRAはMIP画像として描出されていることが多い．ただし，このMIP画像もMRAの見方のひとつにすぎない．

> **Point 7**
> MRA…
> MRAはMRI画像の1つであり，血流を見やすく表示した画像である．

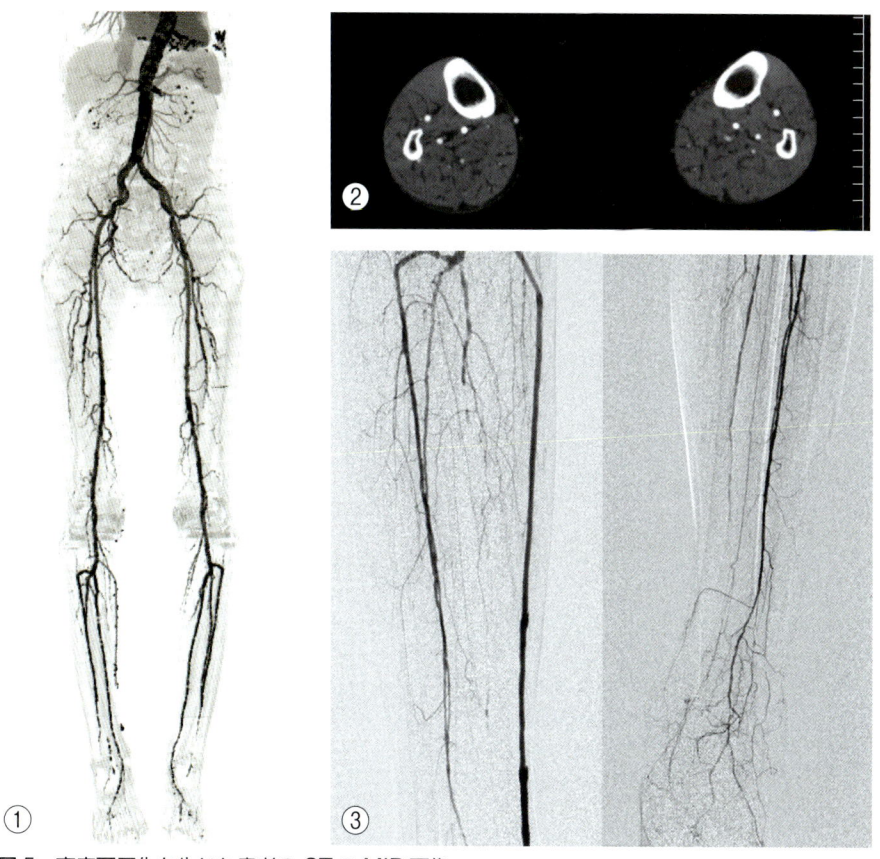

**図5 高度石灰化を生じた患者のCTのMIP画像**
① MIP画像は最大値を投影するため，血管造影に類似した画像を表示できる．ただし，高度石灰化があると，評価が困難となることが欠点である．
②，③ 同症例の下腿のCT断面（②），血管造影所見（③）．CTでは左後脛骨動脈が開存，前脛骨動脈が閉塞してみえるが，血管造影をすると前脛骨動脈が開存，後脛骨動脈が閉塞している．

　MRAには，大きく分けて造影MRAと非造影MRAがある．非造影MRAでは流速が異なる血管を同時に明瞭に描出することがむずかしい場合があるが，造影MRAが有用なことがある．また，撮影方法としては，造影MRAでは高速グラディエントエコー法が用いられることが多い．非造影MRAでは，従来から行われている① TOF（time-of-flight）法と② PC（phase contrast）法があり，近年，新たな撮影方法として，③ true SSFP（steady-state free precession）法，④ FBI（fresh blood imaging）法，⑤ time-SLIP（spatial labeling inversion pulse）法が注目されている．

・**PADでの診断精度**

　MRAのPADでの診断精度としては，造影MRAで感度92％，特異度100％と報告されている[6]．複数の論文をまとめたレビューでは，造影MRAで感度95％（92～99.5％），特異度97％（64～99％），非造影MRAでは感度92％（79～94％），特異度88％（74～92％）と報告されている[2]．

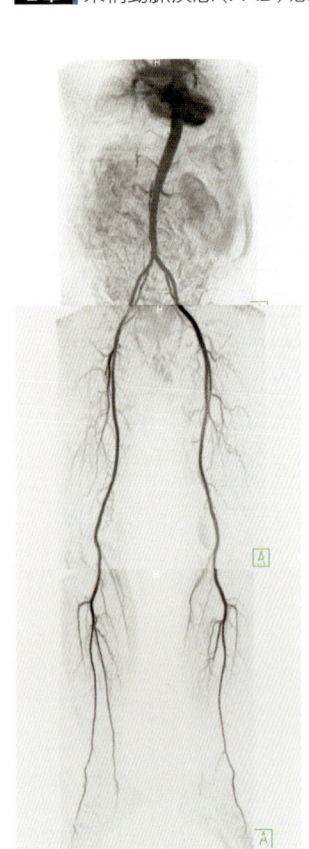

**図6 造影MRA画像（1）**
造影MRAでは末梢まで描出が良好である．

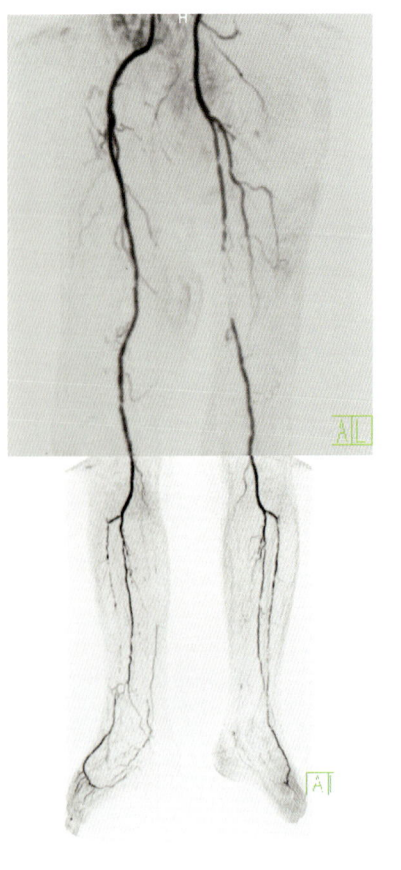

**図7 造影MRA画像（2）**
浅大腿動脈閉塞があり，末梢は側副路から描出される状態であるが，本症例では足背動脈末梢まで良好に描出されている．

> **Point 8**
> MRAのメリット…
> MRAは造影剤の使用により画質が向上するが，造影剤を使わずにMRAを撮像することができる．これは，腎機能低下症例で有用である．

## ・MRAの実際 point 8

　一般的には，造影MRAは非造影MRAより検査時間が短く，動脈の屈曲・蛇行などの解剖学的問題，血流速度などによる影響が少ないため，狭窄の描出に優れ，末梢動脈まで描出可能であるとされている（図6）．

　造影MRAは，造影剤を経静脈的に注入し，造影剤のT1短縮効果を利用することによって血管内腔を高信号に描出する撮影方法である（図7）．CT同様に目的血管内に造影剤が存在する間に撮影を行う．造影剤が存在することが必須であり，動脈閉塞部の末梢側で著明な血流低下を生じている場合などは，描出不良となることもある．

　非造影MRAは，前述のごとくさまざまな撮影方法がある．

① TOF法：撮影範囲外から流入する血液が高信号を呈する，in flow効果を応用して画像化する方法．
② PC法：血液の流れにより発生する位相差を画像化する方法であり，任意の血流速度を設定し血流を描出する．
③ true SSFP法：血液と組織との緩和時間の違いをもとに画像化する方法．
④ FBI法は心周期における血流速度の差異（信号の強度差）を用いて画像化する方法である（図8）．
⑤ time-SLIP法は任意の部位でIR（inversion recovery）パルスを加え標識した血液が，血管内を移動していく動きを画像化する方法．

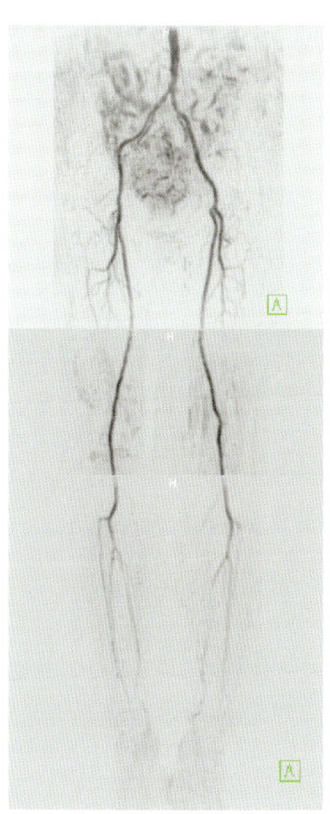

図8　非造影 MRA 画像（FBI 法）
心周期による血流速度の差異を用いて（FBI 法），画像化した非造影 MRA である．有意狭窄がない症例ではあるが，非造影であっても下腿末梢まで比較的良好に描出されている．

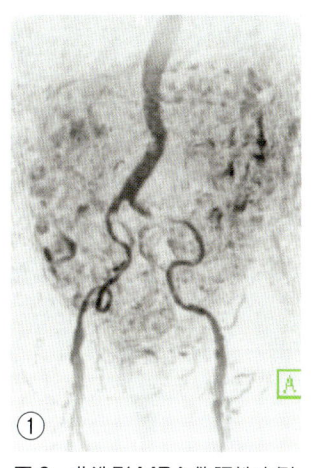

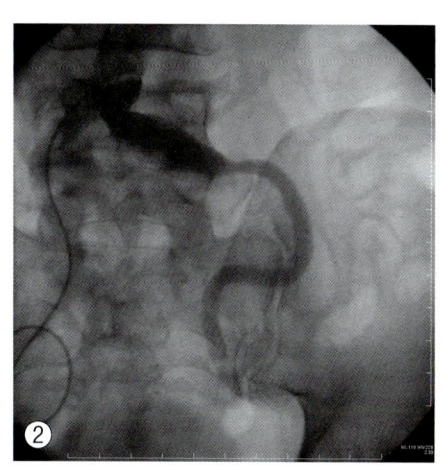

図9　非造影 MRA 偽陽性症例
非造影 MRA（①）では左総腸骨動脈に描出不良部がみられ，閉塞も疑われるが，血管造影（②）で瘤化がみられた症例である．動脈瘤部での血流停滞によるアーチファクトと考えられる．

・MRA の留意点

　MRA は CTA に比較して空間分解能や時間分解能が低く，撮影時間が長くなるため，安静が保てない場合は，画質不良となり不適である．
　また，頭蓋内器具，脊髄刺激装置，ペースメーカー，人工内耳などの禁忌事項があることも留意点である．さらに，非造影 MRA では流速が異なる血流があると偽陽性所見を呈することがあり，注意を要する（図9）．

## IV 血管造影検査

・血管造影検査とは

　動脈内に挿入したカテーテルやシースなどから直接造影剤を注入し，血管内腔，血流を評価する検査方法である．以前は PAD の診断の golden standard であったが，CT や MRI などの非侵襲的検査の精度向上に伴い PAD に対する第一選択として行う検査ではなくなった．ただし，依然として空間分解能や時間分解能では優れており，側副路発達や末梢 run off の程度などの評価ができ，PTA（percutaneous transarterial angioplasty）や下肢動脈バイパス術などの血行再建前には必要な情報を得ることができる．さらに，DSA（digital subtraction angiography）を行うことで，骨の重なりをなくした画像を得ることができるうえ，狭窄部前後での圧格差を測定することにより，治療が必要な病変の評価が可能となる．また，対象血管のみへ選択的に造影剤を注

入し，検査することにより，少量の造影剤での評価が可能な点も有用である．

・**血管造影検査の実際**

通常は，局所麻酔下に大腿動脈もしくは上腕動脈などからセルジンガー法を用いて動脈内へアプローチを行う．腹部大動脈の評価が必要であれば，ピッグテールカテーテルを使用する．選択的造影を行う場合は患側の総腸骨動脈以遠までカテーテルを進め，造影を行う．狭窄病変以遠まで進めてしまうと，末梢の run off が不良となることがあり，注意を要する．また，圧格差を測定する場合も，狭窄部をカテーテルが通過した状態では通常より低圧となることを知っておく必要がある．

・**血管造影検査の留意点** Point 9

二次元画像であるため，プラークの局在や性状の評価はむずかしく，ときとして狭窄病変近傍に潰瘍形成があった場合，狭窄の評価がむずかしいこともある．また，蛇行が強い血管では病変長の評価がむずかしく，正確な長さの計測にはスケール付ワイヤーが必要なこともある．

侵襲的検査であるため，手技自体による合併症にも注意が必要である．カテーテル操作に伴う血管損傷や遠位塞栓などは重篤な合併症となりうるため，慎重な操作を要する．シース挿入に伴う合併症として穿刺部の皮下血腫，仮性動脈瘤形成，動静脈瘻があり，造影剤アレルギーにも注意が必要である．

> **Point 9**
> 血管造影検査の留意点…
> ・プラークの局在，性状の評価がむずかしい
> ・近傍に潰瘍がある場合の狭窄の評価がむずかしい
> ・蛇行が強い血管では病変長の評価がむずかしい
> ・カテーテル操作に伴う血管損傷，遠位塞栓
> ・シース挿入に伴う穿刺部の皮下血腫，仮性動静脈瘤形成，動静脈瘻
> ・造影剤アレルギー

## V まとめ

以上，4種の画像診断のまとめと比較を表2，3に示す．

PADの画像診断は，非侵襲的検査の飛躍的な進歩により血管造影検査からCTやMRIへと移行してきていると思われる．

CTは，検査時間の短さ，検査設定の簡便性，空間分解能の高さ，病変性状評価能，石灰化や周囲組織の描出能などにより他モダリティより一歩先んじていると考えられる．CTの欠点としては，被曝，造影剤使用，高度石灰化の場合評価が困難となる，などがある．

MRIの空間分解能は向上してきており，石灰化に影響を受けずに明瞭に描出できることや，非造影MRAでは造影剤が不要となるなど，有用な点は多い．ただし，MRIは検査時間が長いこと，撮影装置の性能により診断精度に差がでやすいこと，CTに比べると空間分解能は低いことなどが欠点となる．

USは，簡便に施行でき，非侵襲性であることがもっとも有用な点であるが，検者の技量により診断精度に差ができること，下肢動脈全体を評価するには長い検査時間が必要となることが欠点となる．

実臨床において，画像診断の第一選択としてUS，CT，MRIの使い分けに絶対的な基準は提示できないが，各種モダリティの特徴や限界を考慮し，最適な画像検査を選択すべきと考える．

表2　まとめ①：それぞれの画像診断の比較

|  | US | CT | MRI | 血管造影 |
|---|---|---|---|---|
| 侵襲度 | なし | 低い | なし～低い | 高い |
| リアルタイム性 | 高い | 低い | 低い | やや高い |
| 検査場所 | 制限なし | 制限あり | 制限あり | 制限あり |
| 検査時間 | 長い | 短い | 長い | やや長い |
| 検者技量 | 影響大 | 影響小 | 影響中等度 | 影響やや大 |
| 空間分解能 | やや高い | やや高い | やや低い | 高い |
| 造影剤の有無 | 不要 | 必須 | 不要～必須 | 必須 |
| 放射線被曝 | なし | あり | なし | あり |
| 石灰化 | 影響中等度 | 影響大 | 影響なし | 影響なし |
| アーチファクト | やや多い | やや多い | 多い | 少ない |

表3　まとめ②：それぞれの画像診断の利点と欠点

|  | 利点 | 欠点 |
|---|---|---|
| US | 非侵襲性<br>リアルタイム性<br>検査場所に制約がない<br>血流情報が得られる | 観察不能な部位がある<br>検査時間が長い<br>検者技量に影響される |
| CTA | 空間分解能が高い<br>血管内腔以外の情報が得られる<br>3次元的画像が作成可能 | 造影剤が必要<br>高度石灰化やステントがあると，評価が難しいことがある<br>放射線被曝 |
| MRA | 低侵襲（造影剤不要，被曝なし）<br>高度石灰化でも評価可能 | 検査時間が長い<br>人工物などがあると禁忌<br>アーチファクトが多い |
| 血管造影 | 確立された診断手法 | 侵襲的検査 |

### 文献

1) 日本脈管学会：下肢閉塞性動脈硬化症の診断・治療指針Ⅱ，メディカルトリビューン，東京, 2007
2) 清水 信, 佐々木 久, 鈴木 健：脈管学 51: 197-201, 2011
3) Collins R et al: BMJ 334: 1257, 2007
4) Hirai T et al: Radiat Med 16: 411-416, 1998
5) Napoli A et al: Radiology 261: 976-986, 2011
6) van den Bosch HC et al: Radiology 266: 337 346, 2013

（江頭秀哲，入江裕之）

# 2章 末梢動脈疾患（PAD）患者の下肢病変

## 5 治療 ①薬物療法

### 本項のポイント

① 下肢動脈疾患を有する患者の治療に関しては，(1) 動脈硬化に対する治療，(2) 間歇性跛行に対する治療，(3) 疼痛や創傷への血流増加を期待する治療，の大きく分けて3つに分類される．

② 下肢閉塞性動脈硬化症を有する患者は，全身に動脈硬化症を認めることが多く，禁煙，生活習慣病の管理，抗血小板療法が必要であり，とくに生活習慣病はより厳格なコントロールを行い動脈硬化の進行を抑制し2次予防を心がけなければいけない．

③ 間歇性跛行には運動療法，血行再建術がもっとも効果を期待できる．薬物療法としてはシロスタゾール，L-カルニチン，スタチン製剤などにより末梢循環を改善し，跛行距離を延ばすことができる．

④ 慢性重症下肢虚血においては，血行再建術と感染予防が重要である．薬物療法としてはプロスタグランジン製剤による微小循環改善と疼痛管理になるが，あくまでも補助的療法である．

### Key Words

閉塞性動脈硬化症 arteriosclerosis obliterans，末梢動脈疾患 peripheral arterial disease，間歇性跛行，重症下肢虚血 critical limb ischemia，抗血小板剤（クロピドグレル），シロスタゾール

## はじめに

下肢動脈疾患を有する患者の治療に関しては，別項のTASC II ガイドライン[1])に準じて行われている．治療の基本となる薬物療法においては，(1) 動脈硬化に対する治療，(2) 間歇性跛行に対する治療，(3) 疼痛や創傷への血流増加を期待する治療，の大きく分けて3つに分類される．

## I 動脈硬化疾患に対する薬物療法

下肢閉塞性動脈硬化症（arteriosclerosis obliterans：ASO）**Point 1**は，冠動脈疾患や脳血管疾患よりも大きい動脈における動脈硬化であり，動脈硬化のなかでもより末期像を呈していると考えられている．

本邦におけるデータ（REACH registry（reduction of atherothrombosis for continued health registry)[2])でも，末梢動脈疾患（peripheral arterial disease：PAD）患者の43.8％が脳血管疾患あるいは心疾患を有していると報告している．そのため，PADが存在することがわかった時点でpoly-vascular diseaseと考え，症候性か無症候性かにかかわらず，動脈硬化に対する治療を開始する必要がある．

治療のポイントは大きく3つに分けられ，禁煙，生活習慣病に対する介入，抗血小板療法となる．生活習慣病に対する介入では糖尿病，脂質異常症，高血圧は厳重な管理を要する．脂質異常症に関しては，冠動脈疾患の目標値と同じくLDL < 100 mg/d$l$，可能ならば< 70 mg/d$l$

### Point 1

PADとASO…
PAD（peripheral arterial disease）は末梢動脈疾患の総称であるが，欧米諸国ではASO（arteriosclerosis obliterans：閉塞性動脈硬化症）と同義に用いられている．
しかし，日本ではバージャー病，閉塞性血栓血管炎（thromboangiitis obliterans：TAO）が慢性閉塞性動脈疾患の中心を占めてきた歴史があり，（↗）

または初期値と比べて50％以上の低下を目指す．薬物療法ではとくにスタチン製剤は脂質低下作用のみならず，動脈硬化安定化作用などの多面的効果も期待できる．また，高血圧に対しては，ただ降圧薬を内服するのみではなく血圧140/90 mmHg未満を達成することが重要になる．糖尿病はHbA1cを7.0％未満，可能であれば6.0％に近づける努力が必要である．

さらに，末梢動脈疾患が全身動脈硬化疾患であることを考えれば，脳梗塞や心筋梗塞の発症リスクは高く，抗血小板剤療法が必要となる．実際に，PAD患者において抗血小板剤を投与し，心血管系疾患の2次予防効果を評価した多施設のメタ解析であるATT（antiplatelet trialists' collaboration）[3]では，抗血小板剤の内服が有意に心血管イベントを減少させた．TASC IIにおいてはアスピリンもしくはクロピドグレルの内服とされているが，現在本邦において適応があるのはクロピドグレル（プラビックス®）のみである．その他にもEPA（エイコサペンタエン酸，エパデール®）は跛行症状の改善などには効果は明らかではないものの，心血管イベントの減少が期待されている Point 2．

## II 間歇性跛行に対する薬物療法

間歇性跛行（Fontaine分類Ⅱ度）により日常生活に支障がある場合，足の創傷がなければ，まずはトレッドミルによる運動負荷療法が基本である．しかし，それだけでは十分でないことも多く，血管拡張作用や血管内皮機能改善，骨格筋代謝改善などによる症状軽減を目的とした薬物療法も補助的に行われる．そのなかでも，本邦で現在使用可能な薬剤のうち臨床的有用性において十分なエビデンスを得ているもの，または支持的なエビデンスを有しているものについて述べる．

### ① シロスタゾール（プレタール®）

シロスタゾールは血管拡張，血管内皮機能改善，代謝改善，抗血小板作用を有するPDE（ホスホジエステラーゼ）Ⅲ阻害薬である[4]．

Regensteinerらによる6施設，1,761人の跛行患者のランダム化比較試験のメタ解析によれば，プラセボに比較してシロスタゾール100〜200 mg/日 Point 3 の投与は最大跛行距離を50〜70 m延長し，QOLも改善させている[5]．

シロスタゾールには平滑筋細胞増殖抑制効果もあり，浅大腿動脈領域におけるステント治療後の再血行再建術を抑制する効果も報告されている[6]．抗血小板作用を有してはいるものの，下肢動脈領域へのステント留置後（とくに薬剤溶出性ステント）のステント内血栓症予防効果は不十分であるとの指摘もあり，抗血小板剤としての使用の是非については今後のデータが待たれる．一方で跛行距離改善および再狭窄予防においては有用性が期待できる．

### ② L-カルニチン（エルカルチン®）

跛行患者は，単に下肢血流の低下のみならず，下肢骨格筋の代謝異常も来していると考えられている．L-カルニチンは，代謝改善によるダ

---

（↗）TAOがASOとは異なる一疾患単位であることを明らかにするために，わが国ではPADをASOと同義とはせず区別して用いてきた．

しかしながら，近年TAOは激減し，高齢化社会の出現や食生活を含めた生活様式の変化を背景にASOが急増し，慢性閉塞性動脈疾患の95％以上を占めるに至った．

このような近年の急速な疾病構造の変化から，現在ではわが国でもPADをASOと同義に用いることが多くなっている[3]．（→p.392も参照）

**Point 2**

PAD患者に対する処置…
PAD患者にはまず禁煙の指導，生活習慣病の管理，抗血小板剤（クロピドグレル）の投与を考える．スタチン，DPP-4阻害薬なども血管機能改善効果が期待されており，注目されている．

**用語**

間歇性跛行 → p.12
Fontaine分類 → p.46

**Point 3**

シロスタゾール投与時の留意点…
シロスタゾールには副作用として頻脈の問題がある．心不全や頻脈性不整脈を有する場合は100 mg×2（朝，夕）から開始し，可能であれば200 mg×2（朝，夕）への増量を検討していくのが望ましい．

イエット効果などがうたわれており，昨今ダイエットサプリメントとして注目されている．骨格筋の酸化代謝にも作用しており，内服後6カ月において跛行距離の有意な改善を認めている[7]．

### ③ 脂質低下薬（スタチン製剤）

スタチンは，動脈硬化疾患のリスク管理としての脂質低下作用はもちろん，PAD患者において，アテローム血栓性動脈硬化症に続発する血管内皮機能障害を改善し，運動耐用能を改善させる[8]．

その他に，セロトニン受容体拮抗薬であるナフチドロフリルは有効性が示されているが，本邦未承認である．同じくセロトニン受容体拮抗薬のサルポグレラートは血管拡張作用や筋代謝改善による跛行の改善などが期待されているが，総合的な効果を明らかにするためには，さらなる臨床試験の結果が待たれる．

## III 重症下肢虚血（下肢創傷を伴う場合）の内服治療

重症下肢虚血（critical limb ischemia：CLI）とは，安静時疼痛や，潰瘍，壊疽などの虚血性皮膚病変を伴うものを指し，Fontaine分類III〜IV度，Rutherford分類IV〜VI群に該当する．

血行再建術が望まれるが，多くは膝下（below the knee：BK）の動脈硬化病変を有しており，治療に難渋することが多い．治療の目標としては，疼痛管理，潰瘍の治癒，下肢切断の回避である．そこにおいて薬物療法は補助的な治療として使用される．

- ・疼痛管理：疼痛は主に虚血性潰瘍および虚血性安静時疼痛があげられる．内服としてはNSAIDs（非ステロイド性消炎鎮痛剤）があるが，それのみで疼痛コントロールはむずかしく，しばしばオピオイド系鎮痛薬を必要とする．
- ・潰瘍治癒，下肢切断の回避：これには血行再建術と感染予防がもっとも効果のある方法である．

・プロスタグランジン製剤

プロスタグランジン製剤は血小板活性化と白血球活性化を阻害するため，毛管内皮を保護し微小循環を改善することが期待されており，プロスタグランジン$E_1$（$PGE_1$）は潰瘍が縮小したとのデータもある．プロスタグランジン$I_2$（$PGI_2$）（ドルナー®，プロサイリン®）は本邦において適応である．しかし，下肢切断回避や潰瘍縮小が大規模試験において証明されているわけではなく，薬物療法はあくまでも補助的なものと考えていただきたい．

## おわりに

PAD患者をみれば，まず禁煙，生活習慣病の管理，抗血小板剤（クロピドグレル），さらに間歇性跛行にはシロスタゾール，虚血性潰瘍にはプロスタグランジン製剤の使用を検討する[point 4]．

ステント治療を行った場合の抗血小板剤に関しては，とくに最近本邦でも使用可能となった薬剤溶出性ステントの場合はシロスタゾールのみ

---

**Point 4**

PAD患者への対応…
以下の順に検討する．
① 禁煙指導
② 生活習慣病管理
③ 抗血小板剤投与
④ （間歇性跛行に）シロスタゾール投与
⑤ （虚血性潰瘍に）プロスタグランジン製剤投与

ではステント内血栓症が疑われる報告もあるため，アスピリンとクロピドグレルの併用療法が基本である．ただし，どういう組み合わせが好ましいのかは，今後の臨床試験の結果が待たれる．

### 文献
1) Norgen L et al: J Vasc Surg 45 (Suppl S): S1-S67, 2007
2) Yamazaki T et al: Circ J 71: 995-1003, 2007
3) 日本循環器学会：末梢閉塞性動脈疾患ガイドライン.2009
4) Antithrombotic Trialists' Collaboration: BMJ 324: 71-86, 2002
5) 五十嵐慶一, 岡林宏明: Coronary Intervention 8: 12-39, 2012
6) Regensteiner JG et al: J Am Geriatr Soc 50: 1939-1946, 2002
7) Soga Y et al: J Am Coll Cardiol 53: 48-53, 2009
8) Goldenberg NA et al: Vasc Med 17: 145-154, 2012
9) Mohler ER 3rd, Hiatt WR, Creager MA: Circulation 108: 1481-1486, 2003

〔樋渡 敦，野出孝一〕

# 2章 末梢動脈疾患（PAD）患者の下肢病変

## 6 治療 ②血管内治療

### 本項のポイント

① 下肢の血管内治療の適応については，大きく分類して腸骨動脈領域，大腿動脈～膝上領域，膝下領域の3つに分けて考える．
② 腸骨動脈や大腿動脈～膝上領域に関しては病変形状をTASC IIの分類に基づいて行っているが，治療方針に関してはより積極的に血管内治療を選択するようになりつつある．
③ 膝下領域に関しては依然としてバイパス手術が第一選択であるが，創傷治癒目的の一時的な血流改善を期待して，血管内治療を行うことがある．

### Key Words
血管内治療（EVT），腸骨動脈領域 aorto-iliac lesion，浅大腿動脈領域 femoro-popliteal lesion，膝下領域 infra popliteal lesion / below the knee，balloon-expandable stent，self-expandable stent

## はじめに

用語
TASC II → p.50

下肢動脈の血管内治療（EVT）の選択は，基本は別項（→ p.50）で述べられるTASC IIに基づいて行われている．しかし，最近はニチノール製ステントなど血管内治療用デバイスの進歩もあり，2011年に発表されたESCガイドラインではTASC IIのA～Cまでが血管内治療を第一選択とするなど適応が拡大されてきている[1]．

本項においては，腸骨動脈領域（aorto-iliac lesion），浅大腿動脈領域（femoro-popliteal lesion），膝下領域（infra popliteal lesion / below the knee）に分けて述べたい．

## I 腸骨動脈領域（aorto-iliac lesion）

用語
腸骨動脈領域 → p.390

腸骨動脈における血行再建術は，循環器内科側からすれば冠動脈インターベンション時のアクセスルート確保のために，血管外科側からすれば大腿動脈以下へのバイパス時のin-flow確保のために重要であり，技術，デバイスの進歩もあって最近はより血管内治療の選択が増えている．

腸骨動脈領域におけるカテーテル治療は，バルーン拡張のみではなくステント留置まで行うこと（primary stenting）が基本となっている **Point 1**．

ステントに関しては，balloon-expandable stent（バルーン拡張型ステント）とself-expandable stent（自己拡張型ステント）の大きく2種類に分類される．

### Point 1
腸骨動脈領域のカテーテル治療…
腸骨動脈領域へのEVTは原則ステント留置を行う．自己拡張型ステント留置の場合，1 size径が小さいバルーンで後拡張をする．

・**balloon-expandable stent**
利点はradial forceが強く，位置決めしてから留置する際のズレが少なく，より正確な位置決めが可能なことである．総腸骨動脈分岐部で腹部

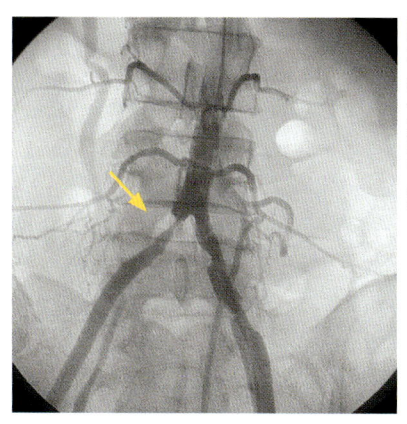

**図1 症例1①**
右総腸骨動脈に90％狭窄を認めた．
左総腸骨動脈にも壁不整は認めるものの，圧較差は10 mmHg未満であり有意狭窄ではないと判断した．

**図2 症例1②**
右総腸骨動脈にステント留置．ステント留置後に収縮期血圧110 → 163 mmHgと圧較差は消失した．

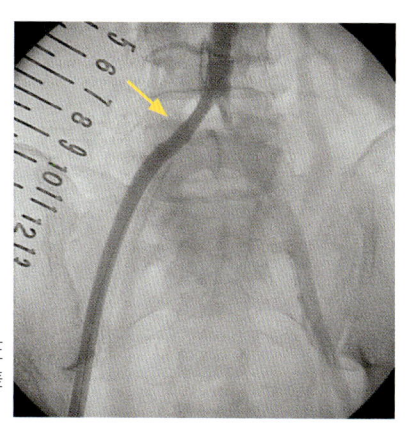

大動脈にかからないようにきっちり留置したい場合によいと考えられる．

・self-expandable stent

　特徴としては，曲がった血管への追従性のよさであるが，留置の際に位置がずれたりステントが短縮してしまうことがあり，慣れを必要とする．また，balloon-expandable stentはφ 8 mm以上のステントは7 Fr. シースを必要とするのに対して，self-expandable stentは基本的に6 Fr. シースで使用可能であり，一部は5 Fr. シースで可能なものもある．

　腸骨動脈領域の高度狭窄の場合，豊富なプラークが存在することが多く，バルーン拡張により末梢塞栓を来す可能性がある．リスクを減らすには，IVUS（血管内超音波）を使用して病変性状の確認を行うことが望ましい．

◆**症例1：50歳台，男性．**
・主訴：間歇性跛行．
・病歴：1年前から200 mの間歇性跛行を認めていた．未加療の2型糖尿病，脂質異常症があり，冠動脈CTで3枝病変が疑われ当院へ入院．カテーテル検査の結果，冠動脈は3枝病変を有し，また，下肢造影で右総腸骨動脈に90％狭窄を認め，右内胸動脈より右外腸骨動脈へ側副血行路がみられた．
　間歇性跛行があること，右内胸動脈を冠動脈バイパスグラフトに使用したいことから，右総腸骨動脈へEVTを施行する方針となった．
・Fontaine：Ⅱ度，Rutherford：2群．
・術前ABI：右0.68，左0.92．
・動脈硬化リスクファクター：2型糖尿病，脂質異常症，高血圧，喫煙．
・手技：右総腸骨動脈90％→ステント留置（図1, 2）．

　右大腿動脈よりアプローチし，ガイドワイヤーを通過させた．治療前の外腸骨動脈の収縮期血圧は110 mmHgであった．

　φ 7 mmのバルーンでバルーン拡張を行った後，自己拡張型ステント（S.M.A.R.T® control™ 8.0 × 30 mm）を留置した．前述のバルーンで後拡張を追加し，良好な拡張を得た．治療後には外腸骨動脈の収縮期血圧は163 mmHgへと改善した．

　治療後のABIは0.97（← 0.68）へと改善を認めた．

**動画をcheck!**
2-6 症例1：
https://gakken-mesh.jp/kashi/movie1.html

・術前血管造影
・ステント留置
・術後血管造影　など

※上記のURL，QRコードから動画を見ることができます．
※本サービスは予告なく内容の変更・終了することがございます．予めご了承ください．

## II 浅大腿動脈領域（femoro-popliteal lesion）

浅大腿動脈領域は，TASC ⅡでEVTの適応が拡大されたが，2011年のESCのガイドラインではTASC Ⅱのtype CでもEVTをまず検討し，type Bまではprimary stentingが推奨されるなど，さらに適応が拡大されつつある．本邦においても浅大腿動脈領域のステントが適応となったこともあり，EVT施行が増加している．

治療に関しては，まずバルーン拡張を行う．解離を来す可能性もあるため，長い病変の場合は長いバルーンを用いて低圧で長時間の拡張を行うこともある．

限局性の病変や石灰化が強い病変にはCutting Balloon™を用いて拡張することも多い．バルーンについた刃で病変部に割を入れることで，予想しない方向への解離の進展を防ぐとともに石灰化の強い部分でも良好な拡張を得られる．

長い病変や閉塞病変においては，バルーン拡張のみでは長期開存は期待しがたく，解離を伴うことも多い．ABSOLUTE試験[2)]において浅大腿動脈病変への自己拡張型ナイチノールステントの有効性が示され，また，屈曲やねじれに強い構造の浅大腿動脈用ステントも開発されており，長期開存性の向上が期待されている．しかし注意しなければならないのは，総大腿動脈，膝窩動脈に関しては関節可動領域に重なる場合であり，ステント留置は避けるべきである **Point 2**．

薬剤溶出性ステント（drug eluting stent：DES）**Point 3** も，冠動脈ステントの3倍量のパクリタキセルを使用したステント（Zilver®-PTX®）が本邦でも適応となっている．再狭窄率の減少にはつながっているが，抗血小板剤の種類によってはステント内血栓症の頻度が増加するとの報告がある．さらに，薬剤溶出性ステントを連続して留置した場合に，2枚重ねとなった部分が血管内膜で被覆されるまで相当の時間を要し，かなり遅延する可能性も指摘されている．

薬剤溶出性バルーン（drug eluting balloon：DEB）**Point 4** は本邦ではまだ未承認であるが，ステント内再狭窄をくり返す症例や，ステント留置不可な病変への使用に有効ではないかと期待されている．

◆症例2：60歳台，男性．
- 主訴：左足部潰瘍．
- 病歴：糖尿病腎症により2年前より透析導入となった．半年前，右足部に難治性潰瘍あり，右浅大腿動脈にステント留置を行い治癒．

今回，左足背に低温熱傷を契機とした潰瘍，壊疽を認め，当院形成外科で処置を行うも増悪してきた．造影CTで左浅大腿動脈にびまん性狭窄が疑われたため，治療目的で当科へ紹介となった．
- Fontaine：Ⅳ度，Rutherford：5群．
- 治療前ABI：右0.84，左0.48．
- 動脈硬化リスクファクター：2型糖尿病，高血圧，脂質異常症，慢性腎不全維持透析，喫煙．

---

**Point 2**
浅大腿動脈病変のステント留置の注意点…
浅大腿動脈用ステントが適応となったことで，今後本邦においてもステントの使用が増加してくると考えられる．浅大腿動脈病変を有する患者は大腿深動脈を通して側副血行路を有することが多いので，ステント留置などで大腿深動脈を閉塞してしまわないように注意が必要である．

**Point 3**
薬剤溶出性ステント（DES）…
従来のステント（bare-metal stent）の問題点であった再狭窄を防ぐため，平滑筋増殖抑制作用のある薬剤をコーティングしたステント（DES）が登場し，再狭窄率が大幅に減少した．しかし，複数の抗血小板薬を内服する必要があること，ステント内血栓症の頻度が増加することが問題点となっている（本文）．

**Point 4**
薬剤溶出性バルーン（DEB）…
drug coated ballon（DCB）ともよぶ．DESに生じた再狭窄を治療するために開発されたバルーン．追加のステント留置の必要がないことが利点．

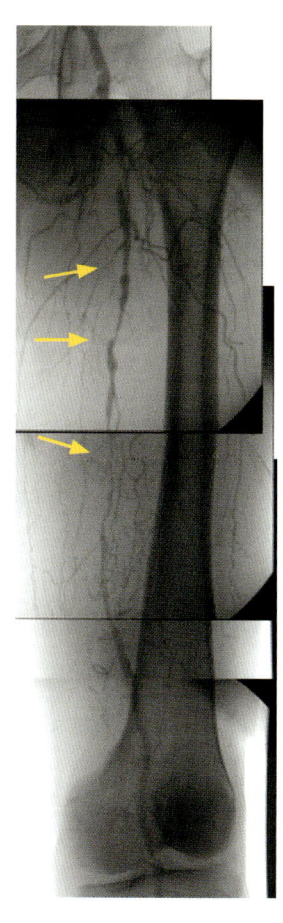

**図3 症例2①**
左浅大腿動脈に90〜100％の狭窄を認めた.

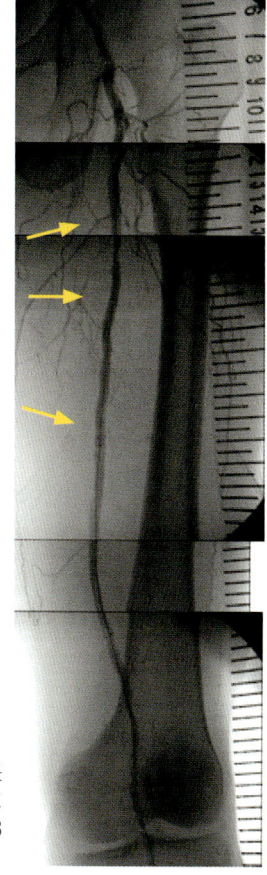

**図4 症例2②**
左浅大腿動脈の長いびまん性病変に対し,ステント3本留置した.

**動画をcheck!**
2-6 症例2:
https://gakken-mesh.jp/kashi/movie2.html

・術前血管造影
・バルーン拡張
・術後血管造影　など

※上記のURL,QRコードから動画を見ることができます.
※本サービスは予告なく内容の変更・終了することがございます.予めご了承ください.

- 手技:左浅大腿動脈90〜100％→ステント3本留置(図3,4).

　右大腿動脈よりアプローチし,マイクロカテーテルを併用して順行性にガイドワイヤーの通過に成功,φ4 mmのバルーンでバルーン拡張後,自己拡張型ステント(Misago® 6.0×100 mm)を留置した.非常に長い病変であったため,ステント3本を必要とした.φ5 mmのバルーンで後拡張を行い,良好な血流を得た.

　治療後ABI(左)は0.82(← 0.48)と改善を認め,潰瘍も縮小した.

◆**症例3:70歳台,女性.**
- 主訴:左足趾潰瘍.
- 病歴:15年前より維持透析中.1年前より左第1趾および足底に潰瘍を認め,当院形成外科で治療を行うも改善に乏しく増悪してきた.

　下肢動脈造影検査で左膝窩動脈に75％狭窄を認め,膝下への血流遅延がみられたため,治療を行う方針となった.

- Fontaine:Ⅳ度,Rutherford:5群.
- 治療前ABI:右0.95,左0.64.
- 動脈硬化リスクファクター:2型糖尿病,高血圧,慢性腎不全維持透析.
- 手技:左膝窩動脈75％→バルーン拡張(Cutting balloon™)(図5〜7).

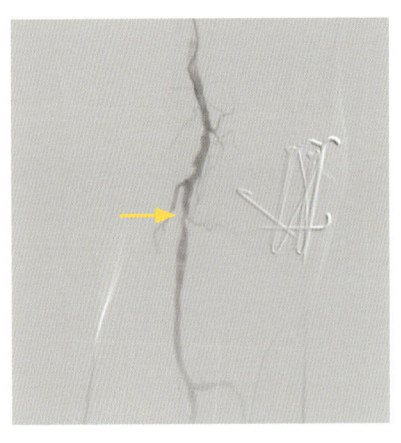

**図5 症例3①**
膝窩動脈に75%狭窄と末梢への造影遅延を認めた．

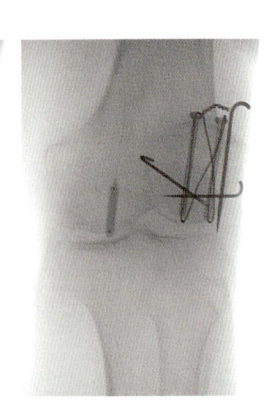

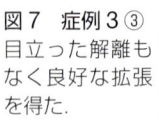

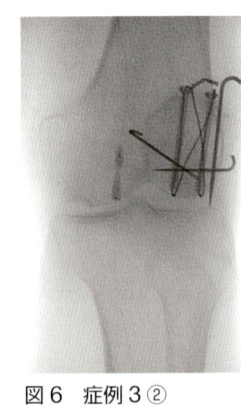

**図6 症例3②**
Cutting balloon で拡張．

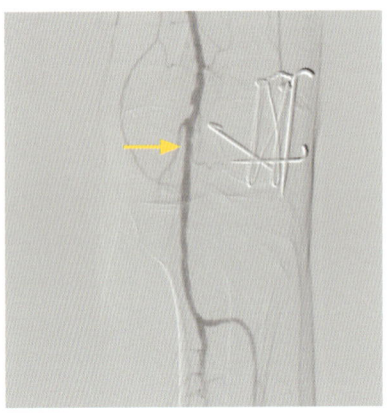

**図7 症例3③**
目立った解離もなく良好な拡張を得た．

**動画 を check!**

2-6 症例3：
https://gakken-mesh.jp/kashi/movie3.html

・術前血管造影
・バルーン拡張
・術後血管造影 など

※上記のURL，QRコードから動画を見ることができます．
※本サービスは予告なく内容の変更・終了することがございます．予めご了承ください．

　ADLは主にベッド上で生活するレベルあり，膝の屈伸はほとんどできない状態であったためEVTを行うこととした．
　右大腿動脈よりアプローチし，ガイドワイヤーを通過させた．石灰化を伴う限局性病変であり，$\phi$ 3.5 mmのCutting balloonを用いて拡張，良好な拡張を得て終了した．
　術後ABI（右）は0.78（← 0.64）に改善し，潰瘍の縮小を認めている．

## III 膝下領域 (infra popliteal lesion / below the knee)

　血管内治療とバイパス術を比較したBASIL trial[3]の結果からは，膝下領域の血管内治療の長期成績は不良である．長期開存率を考えればバイパス術（distal bypass）が第一選択となるが，実際には全身状態が不良であったりして手術が困難な症例にしばしば遭遇する．
　血管内治療は，長期開存という目的ではバイパス術に及ばないことは明白である．がしかし，CLI（重症下肢虚血）を有する患者において，創傷治癒を得るための一定期間（約3カ月）の血流維持による大切断回避を目的とするならば，それなりの結果を得ることができている．
　すなわち，全身状態不良，超高齢者などのハイリスクなCLI患者において，血管内治療は選択肢となりうる．
　膝下領域の血管内治療は主にバルーン拡張である．解離を形成した場合などにbail out用のステントは本邦にはないため，なるべく解離を形成しないように，病変が長い場合はできるだけ長いバルーンを用いて，低圧で長時間拡張を行う必要がある．
　また，この領域の血管形成術において重要となるのは，膝下3分岐のどの血管が責任病変であるかを判断することである．多くの場合は複数が閉塞または高度狭窄しており，側副血行路も複雑である．

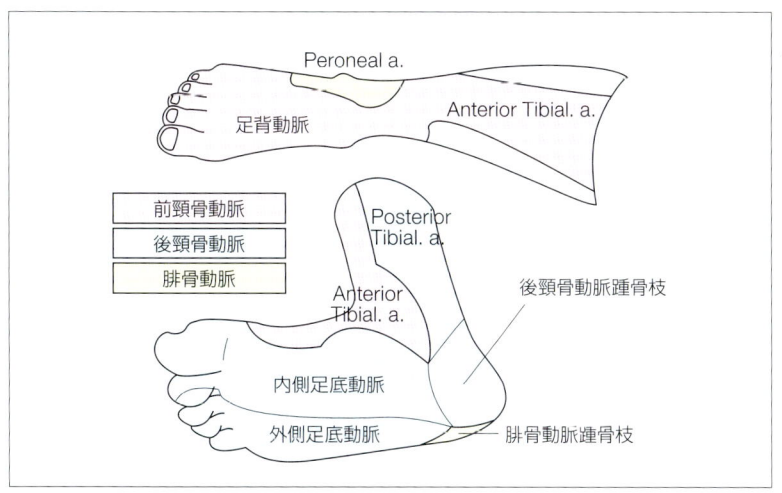

図8 足関節，足部のangiosome[5]

　Iidaらは，Taylor[4]が皮弁形成のための皮膚や組織への動脈血流の分布を示したangiosome concept（図8）に基づいて行った血管内治療が，病変部への直接血流を増加させ，末梢のrun-offの数よりも創傷治癒に有効であると報告している[5]．

　しかし，angiosomeに基づいた治療に固執するあまりに，retrograde approachにより腓骨動脈や側副血行路を損傷してしまい，治療が不成功に終わった場合は治療前よりも末梢血流はさらに悪化してしまうこともある．

　angiosomeに基づいた直接の血流があることが望ましいとは思うが，それにこだわりすぎてはいけない．治療前よりも治療後が悪化することは絶対に避けねばならず，術者自身の技量を正確に把握し，それに応じた治療法を選択すべきであろう．

**用語**
angiosome（アンギオサム）
→p.392 図6も参照．

## おわりに

　近年，血管内治療用デバイスはlow profileやワイヤー，バルーンの通過性の向上など進歩を遂げており，血管内治療の適応が拡がってきている．

　しかし，血管内治療とバイパス術の適応，メリットをそれぞれ理解し，患者にとってよりよい選択をする必要がある．

　当院でも形成外科，血管外科，循環器内科，放射線科合同でのカンファレンス（下肢救済カンファレンス）を行い，治療方針を決定している**Point 3**．

**Point 3**
下肢動脈病変のチーム医療
下肢動脈病変は，血管外科，形成外科，皮膚科，内科などの複数科にまたがる疾患であり，チーム医療が欠かせない．

### 文献
1) European Stroke Organisation: Eur Heart J 32: 2851-2906, 2011
2) Schilliger M et al: N Engl J Med 354: 1879-1888, 2006
3) Bradbury AW et al: J Vasc Surg 51: 32S-42S, 2010
4) Taylor GI: Clin Plast Surg 30: 331-342, 2003
5) Iida O et al: Catheter Cardiovasc Interv 75: 830-836, 2010

〈樋渡 敦，野出孝一〉

# 2章 末梢動脈疾患（PAD）患者の下肢病変

# 7 治療 ③バイパス術

> **本項のポイント**
> ① 末梢動脈疾患（peripheral arterial disease：PAD）に対する外科治療は，バイパス術および血管内治療を含む血行再建が原則であり，血行再建術の選択に際し，国際的ガイドラインであるTrans-Atlantic Inter-Society Consensus（TASC）分類に基づく治療が推奨されている．
> ② バイパス術は解剖学的バイパス術と，非解剖学的バイパス術に分けられるが，それぞれの利点，欠点を把握したうえで，治療戦略を決定する．
> ③ 動脈病変が下腿から足部まで広範囲に及ぶ糖尿病，腎不全を合併した重症下肢虚血（critical limb ischemia：CLI）症例が増加している．動脈病変の早期診断，早期介入が必要であり，distal bypassが可能と判断された場合には，全身状態を考慮しつつ，時期を逸せず積極的に血行再建を行うことで救肢率を向上させ，患者のQOL（quality of life）を高めることが重要である．
>
> **Key Words**
> バイパス術 bypass，末梢動脈疾患 peripheral arterial disease，重症下肢虚血 critical limb ischemia，distal bypass，下肢切断 limb amputation

## はじめに

PADに対する外科治療は，バイパス術および血管内治療を含む血行再建が原則であり，運動・薬物療法では治療効果が不十分な間歇性跛行症例や安静時疼痛や壊疽を伴う重症下肢虚血（CLI）に対して行われる．血行再建術の選択に際し，国際的ガイドラインであるTASC分類に基づく治療が推奨されている[1]．腸骨動脈領域では血管内治療が第一選択であるが，血管内治療がうまくいかなかったとき，石灰化が強いなどの理由でできないときにはバイパス術が適応となる．

また，鼠径部より末梢の動脈で病変の長さが長いものや，とくにCLIによくみられる下腿から足部にわたる広範囲の病変に対しては，バイパス術がより一般的に施行されている．本項では大動脈腸骨動脈閉塞性疾患におけるバイパス術（解剖学的バイパス術，非解剖学的バイパス術）と，CLIに適応となるdistal bypassについて3症例を提示して概説する．

## I 大動脈腸骨動脈閉塞性疾患におけるバイパス術

バイパス手術は本来の動脈に沿ってバイパスを作製する解剖学的バイパス術と，本来の動脈の通り道とは異なる部位にバイパスを通す非解剖学的バイパス術に分けられる．非解剖学的バイパス術は解剖学的バイパス術と比べて一般的に長期の開存率は劣る[1]（図1）．そのため何らか

解剖学的バイパス術後 5 年および 10 年開存率

| 術式 | 5 年開存率（範囲）% | 10 年開存率（範囲）% |
|---|---|---|
| 大動脈両側大腿動脈バイパス術 | 87（80〜88） | 81（78〜83） |

非解剖学的バイパス術後 5 年開存率

| 術式 | 5 年開存率（範囲）% |
|---|---|
| 腋窩片側大腿動脈バイパス術 | 51（44〜79） |
| 腋窩両側大腿動脈バイパス術 | 71（50〜76） |
| 大腿動脈バイパス術 | 75（55〜92） |

図 1　解剖学的バイパス術と非解剖学的バイパス術の長期開存率の比較

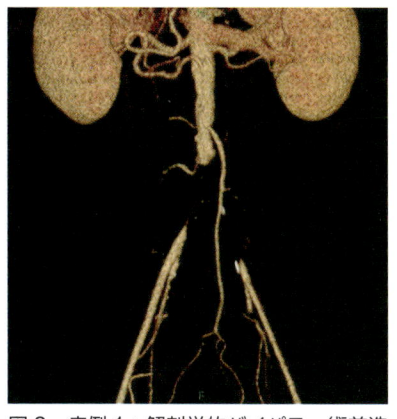

図 2　症例 1：解剖学的バイパス．術前造影 CT

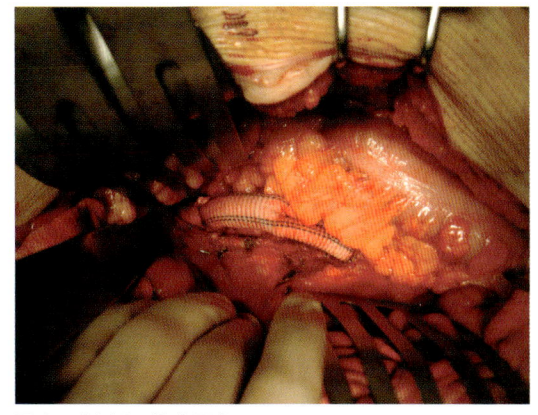

図 3　症例 1：術中写真
腹部大動脈－両側外腸骨動脈バイパス術を施行した．

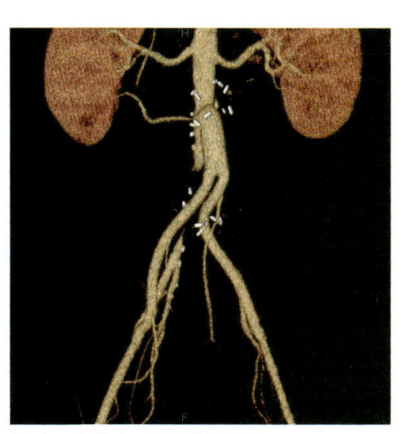

図 4　症例 1：術後造影 CT

**動画を check!**

2-7　症例 1：
https://gakken-mesh.jp/kashi/movie4.html

・術前 CT
・術後 CT

※上記の URL，QR コードから動画を見ることができます．
※本サービスは予告なく内容の変更・終了することがございます．予めご了承ください．

の理由で解剖学的経路にバイパスを通せない場合や，全身状態が不良のため解剖学的バイパスが不可能と考えられた場合に適応となることが多い．

◆症例 1：解剖学的バイパス

　35 歳，男性．5 年ほど前から運動時の下肢の痺れを自覚していた．その後，徐々に症状が悪化し，50 m 程度の歩行での下肢痛および両下肢末梢の冷感が出現するようになった．ABI（ankle brachial pressure index）は右 0.56，左 0.56 と低下していた．

　術前造影 CT（図 2）にて腹部大動脈分岐部〜両側総腸骨動脈にかけてまったく造影効果がなく，側副血行路を介して総腸骨動脈の遠位〜末梢の描出を認めた．

　手術は全身麻酔および硬膜外麻酔下に腹部正中切開で，開腹下に Y 字型の Polyester 製の人工血管（14×7 mm）を用いて，腹部大動脈－両側外腸骨動脈バイパス術を行った（図 3）．

　術後造影 CT（図 4）で人工血管の開存を確認し，術後，ABI は右 1.10，

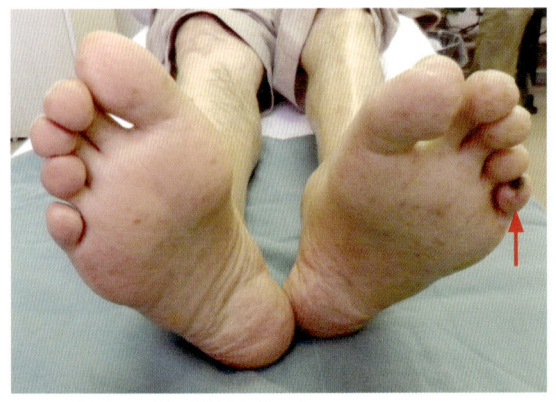

**図5 症例2:非解剖学的バイパス**
左踵部,左第5趾(矢印)に皮膚潰瘍を認める.

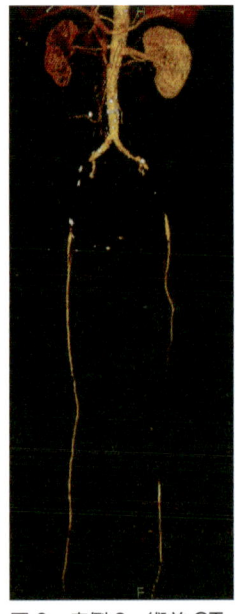

**図6 症例2:術前CT**

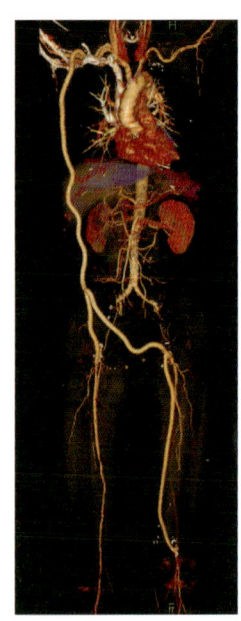

**図8 症例2:術後CT**

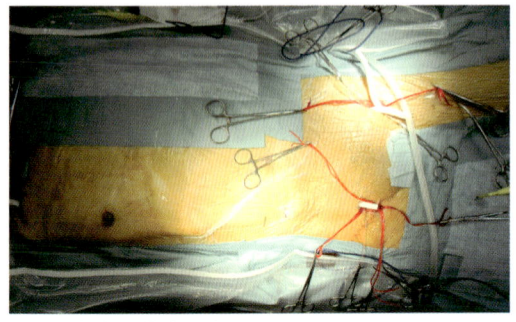

**図7 症例2:術中写真**
右腋窩動脈-両側大腿動脈バイパス術,およびPTFE製の人工血管8 mm～6 mm taper graftを用いて左大腿動脈-膝窩動脈(膝上)バイパスを行った.

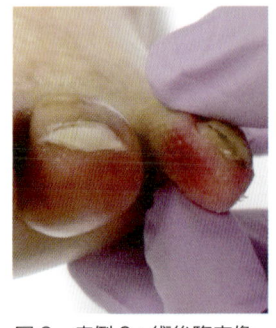

**図9 症例2:術後臨床像**
潰瘍形成がある左側の足底部,足背部のSPPも改善を認め,その後,左踵部と左第5趾潰瘍部のデブリードマン,植皮術を追加して完治した.

動画 を check!

2-7 症例2:
https://gakken-mesh.jp/kashi/movie5.html

・術前CT
・術後CT

※上記のURL,QRコードから動画を見ることができます.
※本サービスは予告なく内容の変更・終了することがございます.予めご了承ください.

左1.12に改善した.間歇性跛行,両下肢の末梢冷感は消失し,術後10日目に軽快・退院となった.

・症例1のポイント

　本術式の利点としては,血流が生理的であり,大口径人工血管の使用が可能で,かつグラフト長が短いことによりグラフトの長期的な開存が得られることである.一方で,開腹が必要であることや,術中血行動態の変動が比較的大きいことなど,手術侵襲が大きいことが欠点であり,併存症の少ない全身状態が安定した,比較的若年者に行われることが多い.

◆症例 2：非解剖学的バイパス

　83歳，男性．糖尿病で内服加療されていた．10年前より間欠性跛行が出現し，数カ月前から左踵部，左第5趾に皮膚潰瘍を認めた（図5）．ABI 右 0.47，左 0.35 と低下していた．

　術前 CT では，両側外腸骨動脈は起始部で閉塞し，側副血行路を介して両側大腿動脈の描出を認めた．また，左浅大腿動脈も起始部で閉塞し，膝窩動脈以下は側副血行路を介して描出を認めた（図6）．

　手術は全身麻酔下に 8 mm の T 字型の Polytetrafluoroethylene (PTFE) 製の人工血管を用いて右腋窩動脈−両側大腿動脈バイパス術，および PTFE 製の人工血管 8〜6 mm taper graft を用いて左大腿動脈−膝窩動脈（膝上）バイパスを行った．右腋窩〜両側大腿動脈にかけて皮下トンネルを作成し，人工血管を通した（図7）．

　術後 CT（図8）でグラフトは良好に開存し，術後 ABI は右 0.80，左 0.70 に改善した．潰瘍形成がある左側の足底部，足背部の SPP (skin perfusion pressure) もそれぞれ術前 26 mmHg → 術後 45 mmHg，術前 12 mmHg → 術後 53 mmHg と改善を認め，その後，左踵部と左第5趾潰瘍部のデブリードマン，植皮術を追加して完治した（図9）．

・症例 2 のポイント

　本術式は小口径の人工血管で，グラフト長が長いことより解剖学バイパス術と比較して開存性は劣る．しかしながら術中血行動態の変動が少なく，開腹不要で低侵襲で行える利点があり，呼吸機能，心機能，腎機能などに高いリスクがある高齢者や，腹部大動脈領域の人工血管感染症例，複数回の開腹手術による高度癒着症例にとって有用な術式である．

　本症例においても年齢や腎機能，呼吸機能のリスク，ADL (activities daily living) などを考慮して右腋窩動脈−両側大腿動脈バイパス術を選択した．また，大動脈−腸骨動脈閉塞病変を有する症例は，大腿動脈−膝窩動脈領域にも病変があり，末梢側の run-off が悪いと有意に人工血管の開存率が下がる[3]ため，同時に左大腿−膝窩動脈バイパスも必要と考えた．

## II Distal bypass 術

　Distal bypass とは，下腿 3 分岐より末梢の動脈を out flow とするバイパスのことである．

　近年，糖尿病罹患率の増加と，糖尿病腎症からの透析患者が増加した影響もあり，動脈病変が下腿から足部まで広範囲に及ぶ CLI 症例が急増している．救肢するためには血行再建は必須であるが，下腿動脈への血管内治療はいまだ満足のいくものではなく，感染や全身併存疾患の評価および対策を行ったうえで distal bypass が必要となる．

　膝関節を超えるバイパスのグラフトは常に関節の屈曲と進展を受けるため，人工血管でのバイパスは自家静脈と比べると開存性が劣ること[4]，および易感染症例が多く，人工血管感染からの敗血症を契機に下肢大切断となる危険性があることより，原則として自家静脈を使用している．

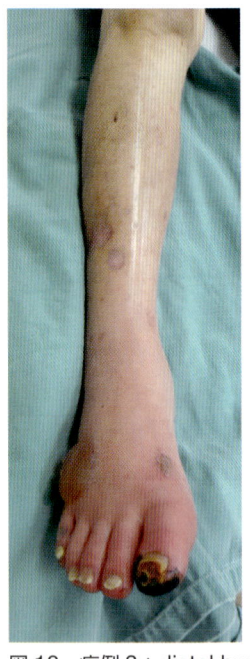

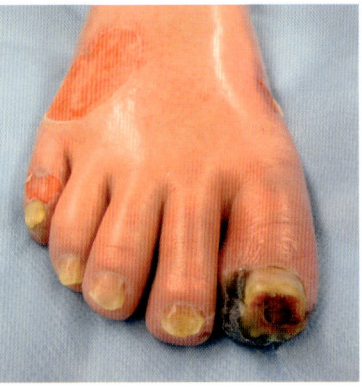

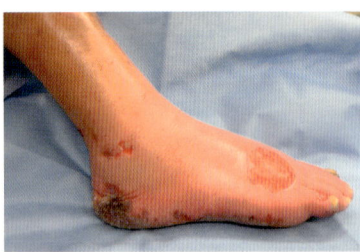

**図10 症例3：distal bypass 術**
3カ月前，右側母趾周囲の発赤，腫脹，疼痛を自覚し，その後，発赤，腫脹は下腿中部まで急激に増悪した．

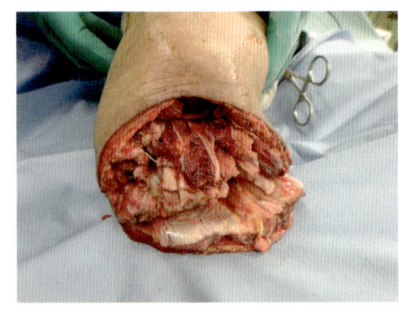

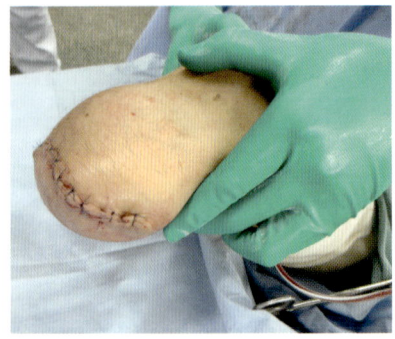

**図11 症例3：救命のため緊急で右下腿切断を施行した**

### 動画をcheck!

**2-7 症例3：**
https://gakken-mesh.jp/kashi/movie6.html

・術前CT

※上記のURL，QRコードから動画を見ることができます．
※本サービスは予告なく内容の変更・終了することがございます．予めご了承ください．

#### Point 1

自家静脈グラフト（大伏在静脈）…
① reversed法：
静脈を取り出し，中枢側と末梢側を反転する．
② non-reversed法：
静脈を取り出し，反転せずに静脈弁を切開して用いる．
③ *in situ* 法：
静脈を取り出さずに，皮下においたまま用いる．

また distal bypass は，足関節レベルの直径約2 mm 程度の小口径動脈に末梢吻合部を置くことが多い．いまだ臨床に応用できる口径4 mm 以下の小口径の人工血管は存在しないため，グラフトの size miss match を回避するため自家静脈を使用せざるを得ないのが現状である．

術前のCT，血管造影検査でバイパス方法を検討し，超音波検査で中枢，末梢吻合予定部位の動脈壁の性状を評価することが重要である．そのとき，採取可能な自家静脈長がバイパスデザインの決定要因となることもある．

自家静脈グラフトの使用方法は reversed 法，non-reversed 法，*in situ* 法の3種類がある<sup>Point 1</sup>．筆者らは reversed 法，non-reversed 法のどちらかで行っており，その選択は術中に採取した自家静脈を拡張させた状態での静脈径および性状を確認し，静脈弁カッターが使用可能であれば non-reversed 法で行っている．

◆ **症例3：distal bypass**

68歳，女性．30年前に糖尿病の指摘あり，インスリン加療されていた．8年前に狭心症，重症3枝病変にて冠動脈バイパス術，5年前に両側糖尿病網膜症にて網膜光凝固術，4年前に糖尿病腎症にてシャント造設術を施行し，透析導入となった．1年ほど前から両側母趾の黒色変化を認め，近医皮膚科で経過観察されていた．3カ月前，透析時に右側母趾周囲の発赤，腫脹，疼痛を自覚した．その後，発赤，腫脹は下腿中部まで急激に増悪（図10）し，当院に紹介入院となった．

入院時，白血球 45,000/μl，CRP 24 mg/dl と炎症所見が高値で，

図12　症例3：術後CT

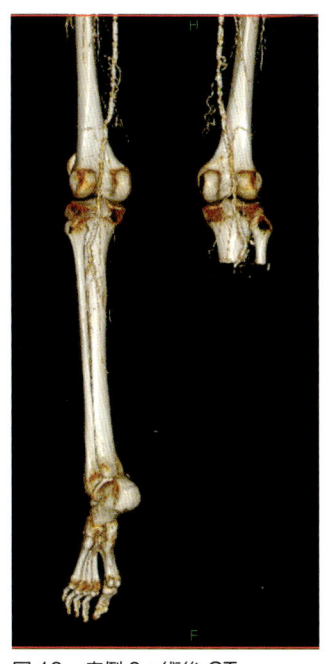

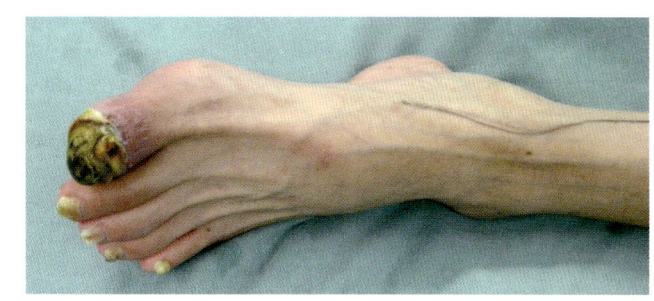

図13　症例3：左側母趾壊疽部

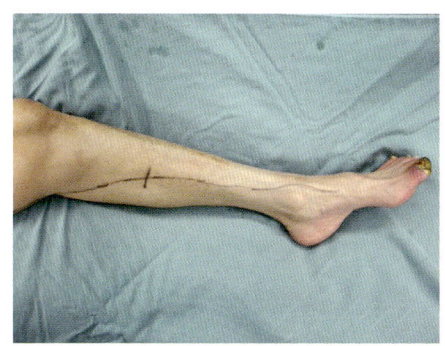

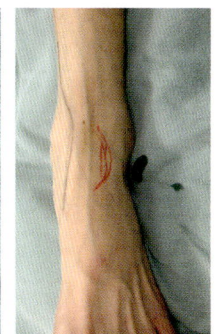

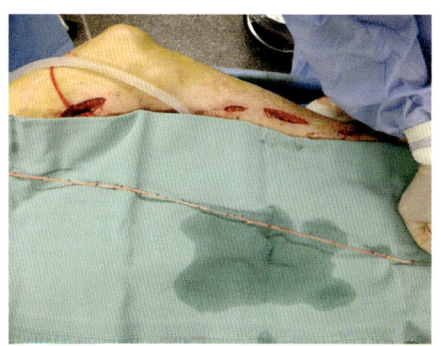

図14　症例3：術前のデザインと術中写真
大伏在静脈と末梢吻合予定部の足背動脈をマーキングし，左膝上から足関節部の大伏在静脈をskip incisionで剥離採取した．

　敗血症と診断した．薬物療法の効果なく，救命のため緊急で右下腿切断を施行した（図11）．その後，敗血症状態から離脱し，全身状態は回復に向かい，右下腿切断端も治癒した．

　左母趾壊死に対しては足背部のSPPが20 mmHgと低下し，壊死部の切断のみでは治癒は不可能と判断した．CT（図12）および血管造影を含めた全身精査後に，左側母趾壊疽部（図13）からの感染再燃を回避すべく，救肢目的で，可及的早期にdistal bypassを行った．

　術直前に超音波検査にて大伏在静脈と，末梢吻合予定部の足背動脈をマーキングし，左膝上から足関節部の大伏在静脈をskip incisionで剥離採取した（図14）．採取し，拡張させた大伏在静脈は径が細めであったため，reversed法で使用し，膝窩動脈（膝上）－足背動脈バイパス術

**図15 症例3：術後血管造影**
グラフトは開存し，足趾末梢までの血流が確認できた．

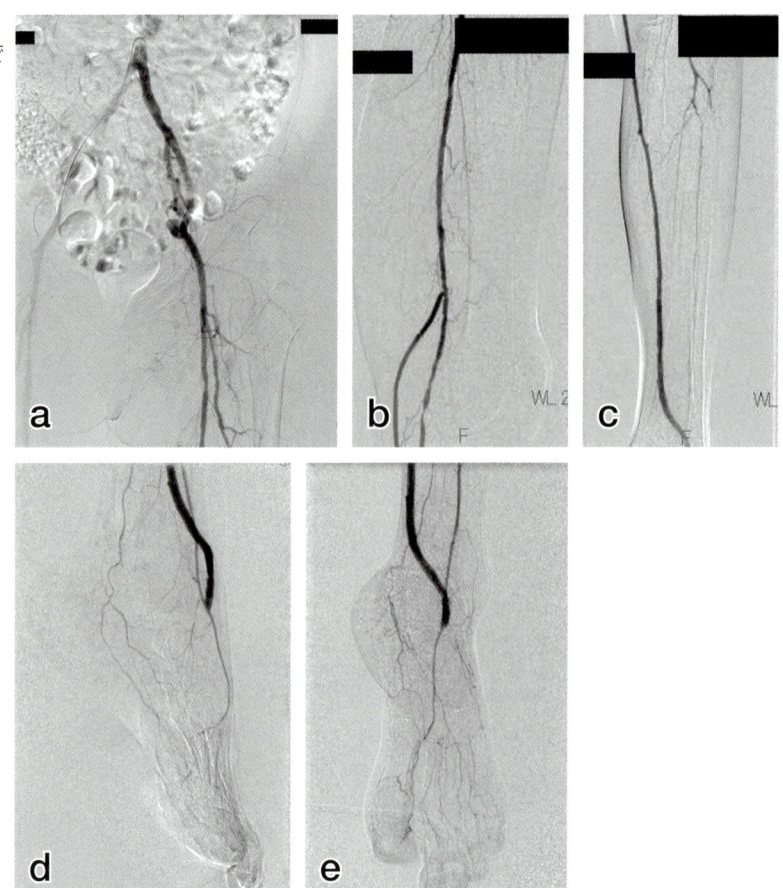

**動画をcheck!**
2-7 症例3：
https://gakken-mesh.jp/kashi/movie6.html

・術後血管造影

※上記のURL，QRコードから動画を見ることができます．
※本サービスは予告なく内容の変更・終了することがございます．予めご了承ください．

を施行した．同時に左母趾壊疽部は切断し，断端形成を施行した．

術後血管造影でグラフトの開存，および足趾への造影効果を確認できた（図15）．その後，左足背部のSPPは60 mmHgに改善し，感染徴候もなく，母趾断端形成部も治癒した（図16）．

・症例3のポイント

本症例のように，重症糖尿病，透析症例のCLIにいったん感染を併発すると，敗血症となり，救命のために近位レベルでの下肢切断を余儀なくされる．近位切断術の部位が高くなるにつれて，リスクもより高まるといわれる．

下腿切断術後2年の転帰は，対側あるいは大腿部での切断を要するのが30％，死亡率は30％と予後不良であり[1]，可能な限り遠位レベルでの下肢の一次治癒を得ることが，下肢切断術の絶対的な目標である．それによって軽量の義足使用が可能となり，歩行エネルギーを最小限に抑え，より老年の，あるいはより虚弱な患者の自立歩行を可能にする[5]．

CLIにおいては，まず疑うことからの動脈病変の早期診断，早期介入が必要である．虚血の進行を予防するとともに，distal bypassの適応と判断した際には，全身状態を考慮しつつ，時期を逸せず積極的に血行

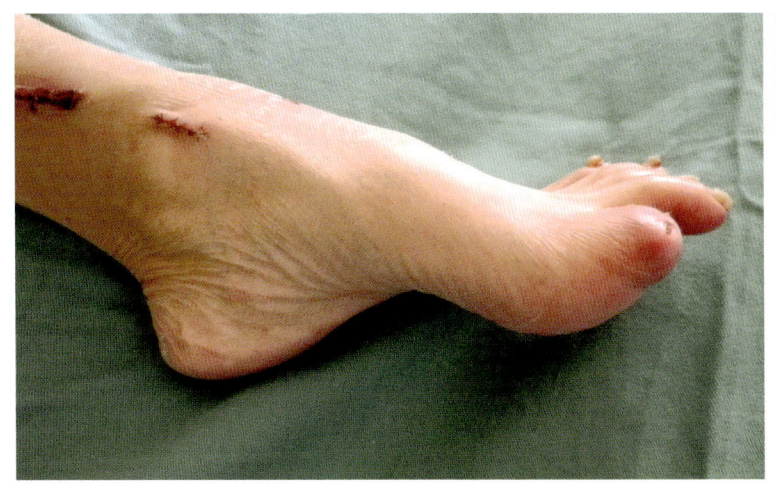

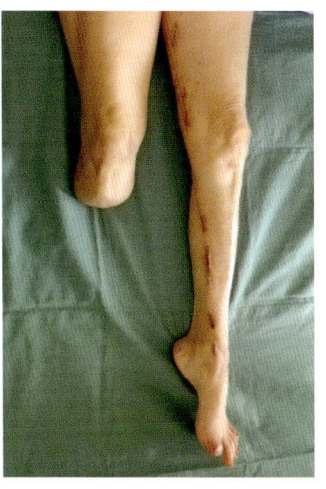

**図16 症例3：術後臨床像**
左足背部のSPPは改善し，母趾断端形成部も治癒した．感染徴候もない．

再建を行うことで救肢率を向上させ，患者のQOLを高めることが重要である．

## III 今後の展望

　高齢者や糖尿病，維持透析のPAD症例が急増するなか，今後もさらに血行再建術が発展していく必要がある．将来，iPS細胞などの再生医療を用いた小口径血管の開発や，新たな血管内治療のデバイスの開発により，より積極的なハイブリッド治療が期待される．

### 文献
1) Norgren L et al: J Vasc Surg 45: S1-S68, 2007
2) de Vries SO, Hunink MG: J Vasc Surg 26: 558-569, 1997
3) Kusaba A et al: Jpn J Surg 10: 238-244, 1980
4) Albers M et al: J Vasc Surg 37: 1263-1269, 2003
5) Cutson TM, Bongiorni DR: J Am Geriatr Soc 44: 1388-1393, 1996

〈伊藤 学〉

# 第2章 末梢動脈疾患（PAD）患者の下肢病変

## 8 治療 ④血管内治療とバイパス術の選択

### 本項のポイント

① 末梢動脈疾患（peripheral arterial disease：PAD）に対する血行再建術は，国際的ガイドラインであるTrans-Atlantic Inter-Society Consensus（TASC）II 分類に基づいた治療が推奨されている．
② 病変形状を TASC II 分類に基づいて評価し，各病変に適した治療法，つまり外科的バイパス術か血管内治療（endovascular treatment：EVT）かを選択する必要がある．
③ 治療法の選択においては，TASC II 分類に基づく病変評価だけでなく，患者の耐術能を含めた全身状態も十分に考慮すべきである．すなわち，TASC II 分類のみによる治療法決定ではなく，各患者の生活背景および全身状態から最終治療目標を設定し，治療目標達成にもっとも適した治療法（バイパス術，EVT，ハイブリッド治療）を施行すべきである．
④ 患者の病態によっては，膝下病変に対し創傷治癒を優先して一時的な血流改善を期待して EVT を施行することもある．逆に，腸骨動脈領域の病変であっても高度石灰化のためガイドワイヤー通過困難あるいは拡張不十分といった理由から外科的バイパス術に方針変更する場合もあり得る．

### Key Words
末梢動脈疾患 peripheral arterial disease，血管内治療 endovascular treatment，バイパス術 bypass，重症下肢虚血 critical limb ischemia，distal bypass，下肢切断 limb amputation

### 用語
TASC II → p.50

## はじめに

PAD に対する治療法は，大きくバイパス術と EVT に分かれる．どちらの血行再建術を選択すべきかは，TASC II 分類に基づくことが推奨されている[1]．概略すると，各領域の病変を動脈硬化の程度，範囲により A〜D の4つの型に分類し，治療法決定の目安としている．腸骨動脈領域では血管内治療が第一選択である．さらに，近年では，EVT デバイスの進歩に伴い大腿〜膝窩動脈領域の A〜C 病変に対しても，EVT の適応が拡大されている[2]．一方，バイパス術は，C・D 病変が主に適応となる．大腿動脈より末梢で病変の長さが 15 cm を超えるような病変，とくに重症下肢虚血（critical limb ischemia：CLI）によくみられる下腿から足部にわたる広範囲の病変に対しては，バイパス術がより一般的に施行されている．

ただ，実際の臨床の場においては，TASC II の治療指針のみでなく，各患者の生活背景や全身状態から最終治療目標を設定し，治療目標達成にもっとも適した治療法を施行すべきである．実際，近年では，全身状態不良（高齢，ADL 低下，認知症等）あるいは合併疾患（虚血性心疾患，脳血管疾患，透析を要する慢性腎不全）を有する CLI 症例が増加し，外

科的バイパス術は周術期のリスクが高いためEVTにシフトする傾向がある．これは，一時的な創傷治癒および大切断回避のために低侵襲であるEVTを選択していると思われるが，一方で，低侵襲を理由にくり返されるEVTは必ずしもCLI患者にとって満足できる結果を導くとは限らない．CLI患者の下腿動脈病変においては，バイパス術の絶対血流量増加効果および遠隔期開存率の有利性とEVTの低侵襲性とを組み合わせたハイブリッド治療は，よい結果を導くこともある．

本稿では，TASC II分類のみでなく，各患者の病態を十分考慮し治療方針を決定した2症例を提示して概説する．

## I 腸骨動脈領域の単独病変に対する血行再建術 Point 1

腸骨動脈領域の病変は比較的若年者に多く，単独病変が多いため長期成績が重要とされる．同部位へのEVTに関しては，ステントの登場により外科的バイパス術と同等の初期および遠隔成績が得られるようになった[3]．近年では，ステントの進歩により短期のみならず長期予後のさらなる改善も報告されており，TASC IIにおいても腸骨動脈領域においてはEVTが第一選択であるべきと述べられている．

今後，この領域はEVTの占める割合が増加してくるのは明らかである．しかしながら，高度石灰化を伴う長い閉塞性病変のためガイドワイヤー通過困難あるいは拡張不十分が予想される患者においては，外科的バイパス術が選択されるべきである．外科的バイパス術は，解剖学的バイパス術と非解剖学的バイパス術に分けられる．後者は前者と比べて一般的に長期の開存率は劣る[4]．両術式の使い分けは，病態（間歇性跛行かCLI），手術侵襲，患者の耐術能，術後予想されるADL（activities daily living）等を総合的に判断し，決定すべきである．

### ◆症例1：70歳台，男性．

- 主訴：間歇性跛行．
- 病歴：1年前より数10m歩行で間歇性跛行を認めていた．ABI（ankle brachial pressure index）を計測した結果，右0.5と低下しており，造影CTでは右総腸骨動脈完全閉塞（図1）を認めたため，EVT目的で入院となった．
- リスクファクター：陳旧性心筋梗塞，2型糖尿病，脂質異常症，高血圧，喫煙．
- Fontaine：II度．Rutherford：2群．
- 術前ABI：右0.2，左1.07．
- 治療経過：右大腿動脈より病変部にアプローチし，ガイドワイヤー通過を試みたが通過しなかったため，上腕動脈よりantegradeに再度病変部にアプローチしたが，ガイドワイヤー通過不成功に終わった．そのため外科的バイパス術に方針変更した．

手術は全身麻酔下で両側鼠径部縦切開下にリング付きePTFE人工血管8 mmを用いて，大腿～大腿動脈バイパス術を行った．術後造影CT（図2）で人工血管の開存を確認し，術後，ABIは右1.01，左0.98に改

---

**Point 1**

**腸骨動脈領域のEVT選択**

- 第一選択はEVT
- 高度石灰化を伴う閉塞性病変でガイドワイヤー通過困難など→外科的バイパス術
- 非解剖学的バイパス術は解剖学的バイパス術と比べて長期の開存率で劣る

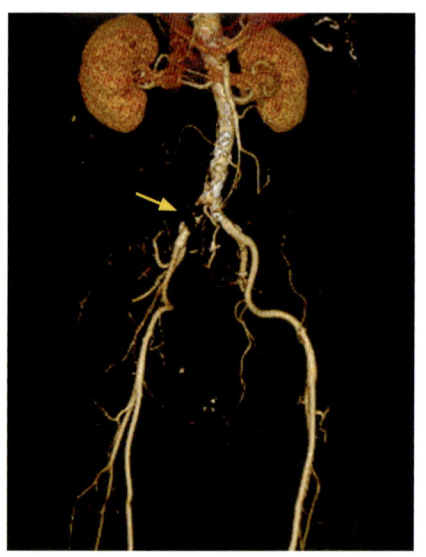

**図1 症例1① 初診時造影CT**
右総腸骨動脈の高度狭窄を認めた（矢印）.

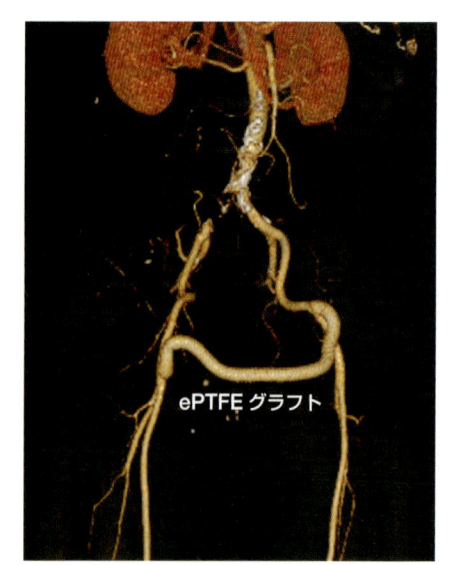

**図2 症例1② 術後造影CT**
大腿〜大腿動脈バイパス術後. ePTFEグラフトの良好な開存を確認した.

### 動画 を check!

2-8 症例1：
https://gakken-mesh.jp/kashi/movie7.html

・術前CT
・術後CT

※上記のURL, QRコードから動画を見ることができます.
※本サービスは予告なく内容の変更・終了することがございます. 予めご了承ください.

善した. 間歇性跛行, 両下肢の末梢冷感は消失し, 術後7日目に軽快退院となった.

・**症例1のポイント**

　本術式は, 解剖学バイパス術である腸骨〜大腿動脈バイパス術と比較して開存性は劣り, グラフトの非解剖学的走行による術後QOL（quality of life）の低下という問題点を有する. 一方で, 手術侵襲および術中血行動態の変動が小さいことなどが利点であり, 併存症が多く耐術能に問題のある患者に選択されることが多い.

## II 腸骨—膝下領域に及ぶ多発閉塞型病変に対するハイブリッド治療

　近年, 動脈病変が下腿から足部にまで広範囲に及び, CLIを呈する症例が急増している. 背景には, 生活の欧米化に伴う動脈硬化症および糖尿病患者の増加がある. CLI症例のうち, 糖尿病合併例は下腿病変のみでもCLIとなるが, 非糖尿病, PADでは下腿病変に加え腸骨〜大腿膝窩病変を伴う3領域多発閉塞例がCLI, 壊疽を発症する. 多発閉塞型CLIにおいては, inflow, つまり腸骨〜大腿膝窩病変に対してEVTによる血行再建を行い, 末梢病変に対して外科的バイパス術を行うハイブリッド治療が有効となる症例が増加してきた<sup>Point 2</sup>. 症例によっては, EVTによるin flow再建を先行して施行し, 改善が得られない場合に局所感染, 潰瘍, 壊疽等の状態を考慮しながら, 外科的バイパス術によるout flow再建を追加するストラテジーも選択肢の一つといえる.

◆**症例2：80歳台, 男性**.

・**主訴**：左足趾安静時痛.

### Point 2

**多発閉塞型CLIの治療…**
腸骨〜大腿膝窩病変にはEVTで血行再建し, 末梢病変に対しては外科的バイパス術を行うハイブリッド治療が有効

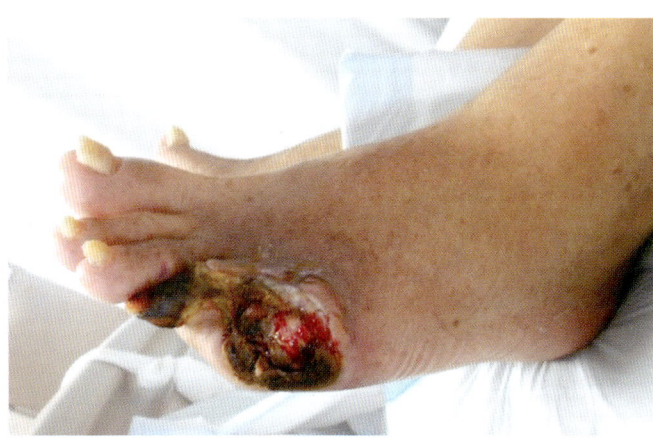

**図3 症例2①　初診時臨床像**
左第4,5趾の潰瘍,壊疽を認める.

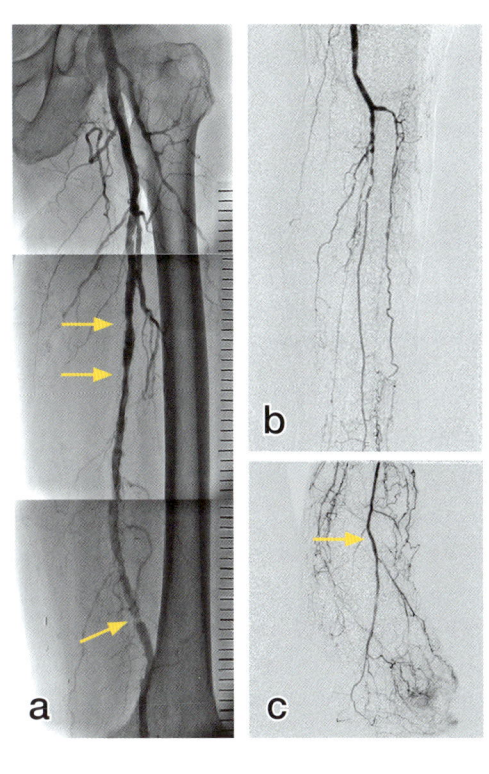

**図4 症例2②　術前下肢アンギオグラフィー像**
(a) 左浅大腿動脈に多発狭窄病変を認めた. In flow 再建として高度狭窄部位に対して Cutting Balloon による EVT を施行した.
(b) 左下腿動脈の高度狭窄および閉塞を認めた.
(c) 側副血行路により足背動脈が描出. 末梢の run-off は比較的保たれていた.

**動画 を check!**

2-8 症例2と同一症例の右足
https://gakken-mesh.jp/kashi/movie8.html

・術前血管造影
・バルーン拡張
・術後血管造影

※上記のURL,QRコードから動画を見ることができます.
※本サービスは予告なく内容の変更・終了することがございます.予めご了承ください.

- **病歴**:20年来の糖尿病に対し加療中であった.2年ほど前より両側下肢の痺れ,冷感を自覚するようになった.半年前より左足趾周囲の発赤,腫脹,疼痛を自覚した.その後,発赤,腫脹は第4,5趾全体まで急激に増悪(図3)し,当院に紹介入院となった.
- **リスクファクター**:陳旧性心筋梗塞(冠動脈バイパス術後),2型糖尿病,高血圧,喫煙.
- **Fontaine**:Ⅳ度,**Rutherford**:3群.
- **術前ABI**:右0.72,左0.40.
- **治療経過**:下肢血管造影で左腸骨〜大腿膝窩〜下腿の3領域に多発病変を認めた(図4).造影CTでは,多発狭窄および閉塞病変に加

### 動画をcheck!

2-8 症例2：
https://gakken-mesh.jp/kashi/movie8.html

・術前CT
・術後CT

※上記のURL，QRコードから動画を見ることができます．
※本サービスは予告なく内容の変更・終了することがございます．予めご了承ください．

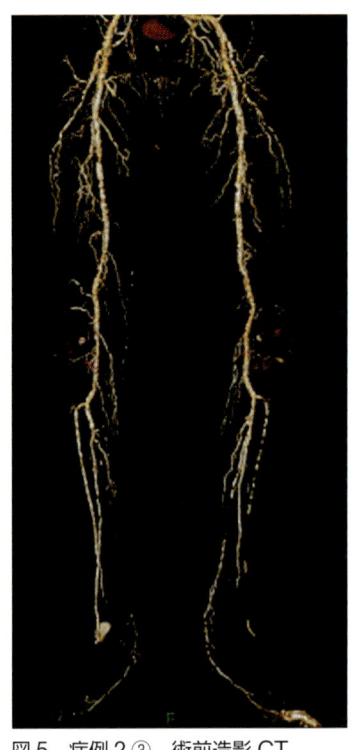

**図5 症例2③　術前造影CT**
CTにより多発狭窄，閉塞の重症度に加え石灰化病変の範囲が把握できる．

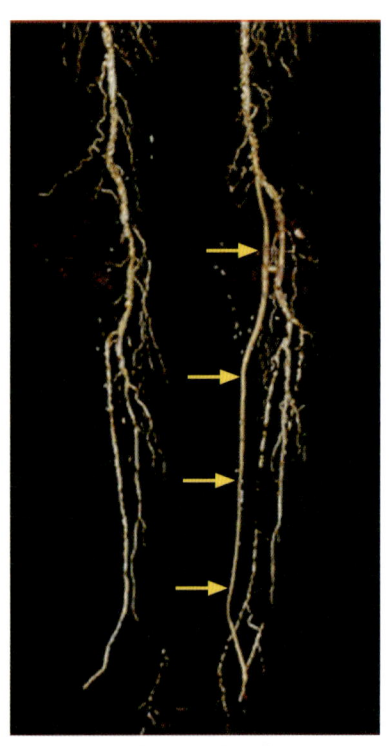

**図6 症例2④　術後造影CT**
大伏在静脈によるdistal bypassの良好な開存を確認した（矢印，図5と比較されたい）．

え著明な石灰化を認めた（図5）．左足趾潰瘍，壊疽近傍のtcPO$_2$は8 mmHgと著明に低下し，O$_2$負荷においても有意な改善を認めなかった．以上より，局所感染併発による敗血症から救命目的の大切断を回避するため，早期の血行再建術，デブリードマン，断端形成術が必要と判断された．治療戦略としては，まず，左浅大腿動脈の90%狭窄部位に対してin flow確保目的にEVTを施行した．アプローチは左総大腿動脈を使用した．強い石灰化を伴っていたため，Cutting Balloon™を用いて狭窄解除を行った．その後，全身麻酔下で大伏在静脈を用いて，左膝窩（膝上）～足背動脈バイパス術による末梢側血行再建と，左足趾壊疽部切断および断端形成を同時に施行した．術後ABIは1.07と改善し，術後造影CTでグラフトの開存を確認できた（図6）．その後，局所の感染徴候もなく断端形成部も治癒した（図7）．

・**症例2のポイント**
　本症例のような糖尿病合併のCLI症例にとってもっとも重要なことは，局所感染併発前の速やかな血行再建による下肢切断回避あるいは切断が必要な状況においても可能な限り遠位レベルでの切断に留め，著しいADL低下を予防することである．TASC IIでは，CLI症例の5年予後は50%，10年では10%と報告されている．なかでも下肢切断後の生命予後は非常に不良である[1, 5]．よって，血行再建術による救肢の臨

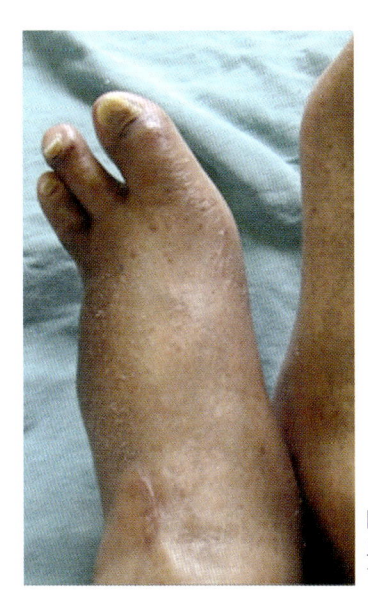

図7 症例2⑤ 術後約6カ月の臨床像
血行再建後施行した断端形成創の治癒は良好であった.

床的意義はきわめて高いことになる.

治療法の選択は,患者の全身状態,責任血管病変,患肢重症度によって決定されるべきである.本症例では,高齢,虚血性心疾患,ADL低下を考慮し,in flow再建に低侵襲のEVTを,out flow再建には絶対血流量増加および高い開存率が期待できるバイパス術を選択し救肢し得た.

## おわりに

CLI患者における最大の目標は救肢である.そのためには,患肢の創傷治癒を導き得る絶対的血流量の増加が必要であり,この観点から外科的バイパス術の優位性が高いことは明らかである.ただ,実際の臨床では,全身状態不良や心血管疾患合併によりCLI全症例にバイパス術が可能とは限らない.最終的には治療法の選択は,個々の患者の最終治療目標を設定したうえでバイパス術,EVTあるいはハイブリッド治療のなかから決定されるべきである.

高齢者や糖尿病,維持透析のPAD症例が急増するなか,CLIは全身性動脈硬化症の一部分症であることを認識し早期血行再建術および動脈硬化症の進行予防,リスクファクター評価といった集学的アプローチが救肢ならびに生命予後の改善につながることを忘れてはならない.

### 文献
1) Norgren L et al: Eur J Vasc Endovasc Surg 33 Suppl 1: S1-S75, 2007
2) Tendera M et al: Eur Heart J 32: 2851-2906, 2011
3) Sullivan TM et al: J Vasc Surg 25: 829-839, 1997
4) de Vries SO, Hunink MG:J Vasc Surg 26: 558-69, 1997
5) 重松 宏:日外会誌 108: 171-175, 2007s

(蒲原啓司)

# 3章

# 糖尿病神経障害患者の下肢病変

1. 総論：糖尿病足病変のメカニズム，原疾患の治療，疫学 —— 98
2. 糖尿病足病変の重症度判定 —— 101
3. 治療アルゴリズム —— 104
4. 骨髄炎の診断と治療 —— 106
5. シャルコー足の病態と対策 —— 110
6. 糖尿病神経障害患者の皮膚病変 —— 113
7. 有痛性糖尿病神経障害（PDN）の疼痛管理 —— 116
8. うつ病と糖尿病の関係について —— 119

# 3章 糖尿病神経障害患者の下肢病変

## 1 総論：糖尿病足病変のメカニズム，原疾患の治療，疫学

> **本項のポイント**
> ① 糖尿病足病変患者は切断にいたると生命予後が不良であり，死因は心血管系疾患である．
> ② 糖尿病神経障害は感覚・運動・自律神経に障害を来し，足病変をひきおこす．
>
> **Key Words**
> 凹足変形 pes cavus，ハンマートゥ hammer toe，クロウトゥ claw toe，垂れ足 drop foot，鶏性歩行 steppage gait，シャルコー足 Charcot's foot

## I 糖尿病足病変の定義と疫学

糖尿病足病変はWHOの定義により，神経障害や末梢血流障害を有する糖尿病患者の下肢に生じる感染，潰瘍，深部組織の破壊性病変とされている[1]．

2005年の段階では世界で30秒間に一つの足が糖尿病足病変のために切断されていると報告があったが，2011年には20秒間に一つの足が失われ，その数は増加傾向にある[2]．わが国における足壊疽の有病率は，厚生労働省の国民健康・栄養調査によると，糖尿病といわれた人のなかで足壊疽のある人は1997年に0.5%，2002年に1.6%，2007年に0.7%であった．下肢切断の85%に足潰瘍が先行するといわれており[1]，足潰瘍の成因として，上記の神経障害と末梢血流障害がある．とくに末梢動脈疾患（peripheral arterial disease：PAD）による末梢血流障害を合併する虚血性潰瘍は，血流障害のない神経障害性潰瘍に比べ切断率が高く，生命予後も不良である[3]．糖尿病は症候性PADに対して喫煙と並び最大のオッズ比をもち，重症下肢虚血（clitical limb ischemia：CLI）に対しては喫煙・脂質異常・年齢65歳以上・足関節上腕血圧比（ankle brachial pressure index：ABI）などの危険因子を超えてもっとも高く，オッズ比4.0を有する[4]．

下肢切断後の生存率は非糖尿病患者に比べ糖尿病患者では低く，切断例の死亡率は周術期で10%，1年後で30%，3年で50%，5年で70%と報告されている[1]．その死因は心血管疾患である．糖尿病足病変患者はすでに長期の糖尿病罹病期間を有していることが多く足だけではなく全身に多数の糖尿病合併症を有している **Point 1**．

> **Point 1**
> 糖尿病足病変を診る際のポイント……
> 糖尿病合併症として，網膜症，腎症，神経障害，脳血管障害，冠動脈疾患，末梢動脈疾患などがあり，どの程度の状態かをしっかりと把握することが必要である．

## II 糖尿病神経障害と下肢病変のメカニズム

糖尿病足病変のメカニズムにおいて，末梢神経障害では感覚・自律・運動神経のすべての神経線維が関与している．

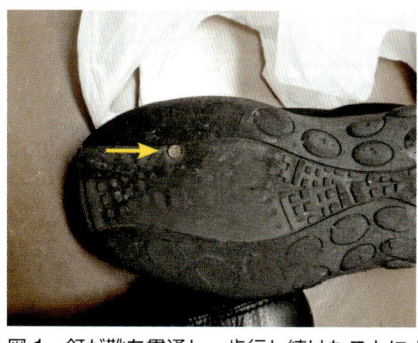

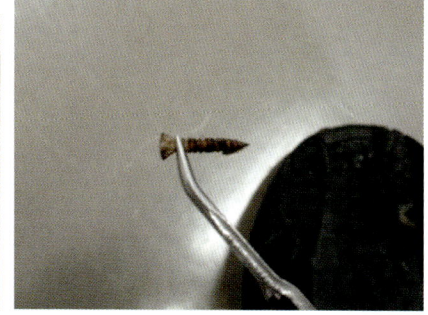

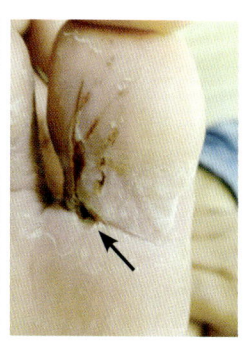

**図1 釘が靴を貫通し，歩行し続けたことによる足病変**
「足が真っ赤になった」といって受診．入院翌日にいつもはいている靴を持ってきてもらい，釘が刺さっていることが判明した（→）．本人はまったく自覚症状がなかった．

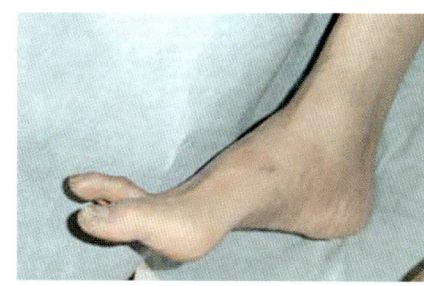

**図3 凹足変形（pes cavus）**
凹足とは，足の甲が高くなり，中足骨骨頭部が下に突出する変形．

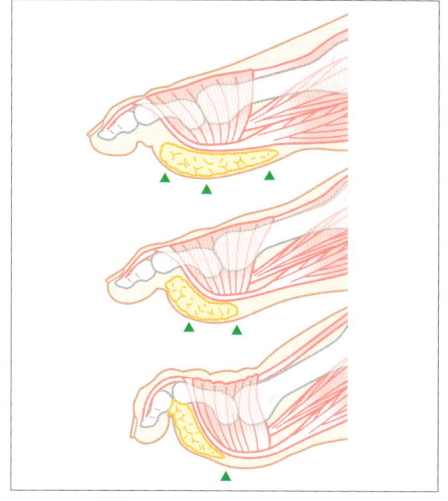

**図2 運動神経障害による足変形**

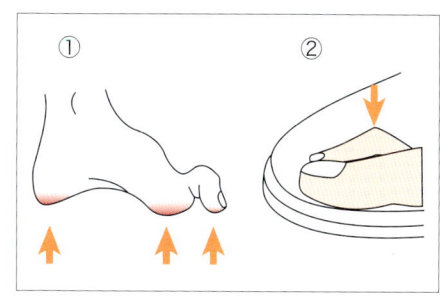

**図4 足変形による糖尿病足潰瘍の発生**
①：足変形を生じると接地部分に高い圧がかかる（→）．
②：靴の内部では足趾の足背部分が靴ずれをおこす．

　感覚神経の障害は，足潰瘍をひきおこすもっとも重要な因子である．靴ずれや外傷，低温熱傷などを生じても気がつかず，歩行し続けることで足潰瘍を形成する（図1）．糖尿病足潰瘍の成因の約45～60％は神経障害であり，45％が神経障害と末梢血流障害の両方を有しているものであったとの報告がある[5] **Point 2**．

　運動神経障害は，前脛骨部の筋萎縮や足部の内在筋の萎縮を来し（図2），その結果凹足変形（図3），ハンマートゥ（PIP関節屈曲，DIP関節伸展変形），クロウトゥ（PIP関節屈曲，DIP関節屈曲変形）などをひきおこす．ただし，足変形は糖尿病神経障害以外でも生じることがあるため，注意を要する．下肢の筋力低下や感覚障害のために動揺性歩行などを生じ，足底部にずり応力を来しやすく足潰瘍の原因となる．また，腓骨神経麻痺では垂れ足（drop foot）や鶏性歩行となる[6]．

　足変形に至ると，足底部は接地部分に過剰な圧が加わり，胼胝（べんち）や鶏眼を来す．その際，感覚障害も生じていることが多く，胼胝下に潰瘍を形

**Point 2**
糖尿病性足潰瘍の成因……
約45～60％が神経障害．
45％が神経障害と血流障害の両方を有していた[5]．

成することが多い．また，足趾の足背部分は靴ずれなどを生じやすくなる（図4）．

自律神経の障害は皮膚の乾燥をひきおこし，細菌の侵入門戸となる皮膚のひび割れや亀裂を生じる．

> **用語**
> シャルコー足 → p.110

シャルコー足はシャルコー関節症や神経病性関節症（neuropathic osteoarthropathy）といわれ，病態は十分には解明されていない．糖尿病などで神経障害が進行した足に発症し，関節の亜脱臼や脱臼，病的骨折を来し，著明な足変形を生じる．骨破壊が生じる原因として，自律神経障害による骨への血流が増加して骨塩減少が生じることなどがあげられる．詳細についてはシャルコー足の項（→p.110）を参照いただきたい．

## III 糖尿病神経障害の治療

糖尿病神経障害治療で，重要なのは良好な血糖コントロールである．厳格な血糖コントロールが神経障害の発症予防や悪化を止めることができ，ある程度の改善も期待できる．

注意しなければならないことは，長期に高血糖が続いている患者に対し，急激に血糖値を是正するとピリピリ感やジンジン感といった自発痛が増悪することがある（治療後有痛性神経障害）．もしこの治療後神経障害がおこっても，良好な血糖コントロールを維持すれば，やがて改善するため，治療を中断しない・させないことが大切である．神経障害の発症や進展には高血圧，喫煙，飲酒などがあるため，これら生活習慣の指導も重要である．

薬物療法では，アルドース還元酵素阻害薬（エパルレスタット）は神経障害の程度が中等度以下の罹病期間の短い症例に有効であることが報告されている[7]．

また，痺れや痛みなどの有痛性神経障害の症状改善に対しては，$\alpha 2\delta$ リガンドであるプレガバリンやセロトニン・ノルアドレナリン再取り込み阻害薬であるデュロキセチン，抗うつ薬，抗てんかん薬，ビタミン剤，血流改善薬，抗不整脈薬などの薬剤を症状に応じて適宜併用する．また，歩行などの運動療法（理学療法），マッサージ，就寝前の入浴なども自発痛などの症状を和らげる効果があるとされている．

### 文献

1) International Working Group on the Diabetic Foot: International Consensus on Diabetic Foot and Practical Guideline on the Management and the Prevention of the Diabetic foot: Amsterdam.on CD-ROM, 2011
2) van Houtum WH. Diabetes Metab Res Rev 28(Suppl 1): 1-2, 2012
3) Moulik PK, Mtonga R, Gill GV: Diabetes Care 26: 491-494, 2003
4) 日本脈管学会編：下肢閉塞性動脈硬化症の診断・治療指針Ⅱ（TASC Ⅱ），メディカルトリビューン，東京，2007
5) Reiber GE et al: Diabetes Care 22: 157-162, 1999
6) 河野茂夫：糖尿病フット・マネージメント，診断と治療社，東京，2003
7) 後藤由夫ほか：医学のあゆみ 152: 405-416, 1990

（竹之下 博正）

# 3章 糖尿病神経障害患者の下肢病変

## 2 糖尿病足病変の重症度判定

### 本項のポイント
① 足病変の重症度判定に使用できる分類は，多数報告されている．
② 各分類の長所・短所を把握する必要がある．

下肢病変の検査は，神経評価や検査の項（→ p.24）を参照．

### Key Words
分類 classification，Wagner 分類，UTSA（Texas）分類，PEDIS 分類，経皮的酸素分圧（tcPO$_2$）

## I 糖尿病足病変の分類

適切な足病変の分類には，全体的なアセスメントが必要である．足潰瘍の分類にはさまざまなものがあるが，地域や施設にてどの程度その分類が使用しやすいか，すなわちその施設がどこまで詳細な検査ができ，それをどう重症度判定に組み込むのか，などの検討が必要である．（例えば，後述するように PEDIS 分類では血流評価を tcPO$_2$ で測定することが推奨されているが，日本では SPP を用いる施設が多い，などを考慮する必要がある．）

本項では一部の代表的な分類を提示する．

#### ① Wagner 分類

Wagner 分類は創の深さ，壊死の組織への広がりによって6つの Grade に分けられる（表1）．この分類においては，感染や下肢血流障害などの評価は含んでいない[1]．

#### ② UTSA もしくは Texas 分類

UTSA もしくは Texas 分類（University of Texas San Antonio system）はいくつかの臨床研究や，フットセンターなどで使用されている[2]（表2）．

#### ③ PEDIS 分類

また，これらをさらに詳細に分類したものとして IWGDF（International Working Group on the Diabetic Foot）の推奨する PEDIS 分類がある[3]（表3）．これは P：perfusion, E：extent/size, D：depth/tissue loss, I：infection, S：sensation の5つのカテゴリーに分かれている．各カテゴリーごとに細かくグレード分けされているが，使用するには，詳細な部分で海外の医療との違いがあることに注意が必要である．

たとえば，血流評価部分では足関節上腕血圧比（ankle brachial pres-

## 3章 糖尿病神経障害患者の下肢病変

**Point 1**

Wagner 分類（Wagner-Meggitt 分類）……
分類分けとしてはもっとも簡便であり，臨床症状のみで評価できる．その一方で，感染，下肢血流障害の評価に乏しい．

表1 Wagner 分類 [Point 1]

| Grade | Lesion |
|---|---|
| 0 | 変形や蜂窩織炎 |
| 1 | 表面の潰瘍 |
| 2 | 腱や関節包に至る深部潰瘍 |
| 3 | 膿疱，骨髄炎，関節炎を伴う深部潰瘍 |
| 4 | 前足部または踵の局所的な壊死 |
| 5 | 足部全体の壊死 |

**Point 2**

Texas 分類……
Wagner 分類より詳細な分類法で，感染と下肢血流障害の評価も含む．

表2 UTSA（もしくは Texas）分類 [Point 2]

| | | Grade | | | |
|---|---|---|---|---|---|
| | | 0 | I | II | III |
| Stage | A | 以前の潰瘍部分が完全に上皮化している | 腱や関節包，骨に達していない表面の創傷 | 腱や関節包に達する創傷 | 骨もしくは関節に達している創傷 |
| | B | 感染あり | 感染あり | 感染あり | 感染あり |
| | C | 虚血あり | 虚血あり | 虚血あり | 虚血あり |
| | D | 感染と虚血がある | 感染と虚血がある | 感染と虚血がある | 感染と虚血がある |

**Point 3**

PEDIS 分類……
Texas 分類をさらに詳細にした，IWGDF 推奨の分類．使用にあたっては，欧米との地域差や検査の違いを考慮する必要がある．

Diabetes Metab Res Rev 20(Suppl 1): S90-95, 2004 より転載，一部改変．

SIRS : systemic inflammatory response syndrome

表3-1 PEDIS 分類 [Point 3]

| | | Grade | | | |
|---|---|---|---|---|---|
| | | 1 | 2 | 3 | 4 |
| P | Perfusion 血流（→表3-2） | 正常 | PAD はあるが CLI ではない | CLI | |
| E | Extent/size 大きさ（cm²） | デブリードマンした面積（記載可能な場合） | | | |
| D | Depth Tissue loss 深さ | 皮膚表面 | 皮下 筋膜 筋・腱 | 骨・関節 | |
| I | Infection 感染（→表3-3） | なし | 軽度 | 中等度 | SIRS 全身性炎症反応症候群 |
| S | Sensation 感覚 | 正常 | 保護感覚の消失 | | |

CLI : critical limb ischemia（重症下肢虚血）

表3-2 PEDIS 分類：Perfusion の Grade

| Grade1 | 正常（PAD なし） | 足背動脈と後脛骨動脈触知　OR<br>ABI 検査　0.9～1.10　OR<br>TBI 検査　0.6 以上　OR<br>経皮的酸素分圧（tcPO₂）60mmHg 以上 |
|---|---|---|
| Grade2 | PAD はあるが CLI ではない | 間歇性跛行の存在　OR<br>ABI 検査 0.9 未満だが，足関節圧は 50mmHg 以上　OR<br>TBI 検査 0.6 未満だが，収縮期足趾圧 30mmHg 以上　OR<br>経皮的酸素分圧（tcPO₂）30～60mmHg |
| Grade3 | CLI である | 収縮期足関節圧 50mmHg 未満　OR<br>収縮期足趾圧 30mmHg 未満　OR<br>経皮的酸素分圧（tcPO₂）30mmHg 未満 |

表 3-3　PEDIS 分類：Infection の Grade[4]

| IDSA GUIDELINE 2012 | PEDIS Grade | IDSA Infection Severity |
|---|---|---|
| 感染徴候※や症状なし<br>※感染徴候とは下記の 2 項目以上を満たす<br>・局所の腫脹または硬結　・潰瘍周囲の発赤が 0.5 cm 以上<br>・圧痛　・熱感　・排膿<br>ただし，他の皮膚の炎症性疾患を除く<br>（外傷・痛風・急性期シャルコー，骨折，血栓，静脈炎など） | 1 | Uninfected |
| 皮膚や皮下組織の局所感染<br>（深部組織や感染の全身徴候を認めない）<br>発赤は潰瘍周囲の 0.5 cm 以上 2 cm 未満 | 2 | Mild |
| 発赤が 2 cm 以上　OR　皮下組織より深部組織<br>（膿瘍・骨髄炎・感染性関節炎・筋膜炎）の局所感染<br>下記の SIRS 徴候の感染徴候を含まない | 3 | Moderate |
| 局所感染と下記 2 項目の SIRS 徴候あり<br>・体温 38℃以上 OR 36 度未満<br>・心拍数 90 以上<br>・呼吸回数 20 以上　OR　$PaCO_2$　32 mmHg 未満<br>・WBC　12,000 以上　OR　4000 未満　OR　桿状球 10％以上 | 4 | Severe |

（p.41 表 1 を再掲）

sure index：ABI）検査の正常値が 0.9 ～ 1.1 までと狭く，1.1 以上からは動脈の石灰化により ABI が高値に出ている可能性があるとされている．日本国内で多く使用されている Form ABI 検査では 1.3 以上が異常高値とされている．

PEDIS 分類では，血流評価として経皮的酸素分圧（$tcPO_2$）を使用することが推奨されているが，日本では経皮的酸素分圧は保険収載されておらず，皮膚灌流圧検査（SPP：skin perfusion pressure）を使用している施設が多い．

また，神経障害の検査としての 128 Hz の振動覚検査は，PEDIS 分類においては糖尿病足病変の診察の際は母趾にあてて検査をすることが推奨されており，内踝部分で振動覚をとることの多いわが国の診療とは，やや詳細な内容が異なっていることに注意が必要である．

◆ 文献
1) Wagner FW: Foot and Ankle 2: 64-122, 1981
2) Armstrong DG, Lavery LA, Harkless LB: Diabetes Care 21: 855-859, 1998
3) International Working Group on the Diabetic Foot: International Consensus on Diabetic Foot and Practical Guideline on the Management and the Prevention of the Diabetic foot: Amsterdam. on CD-ROM, 2011
4) Lipsky BA et al: Clin Infect Dis 54: e132-173, 2012

（竹之下 博正）

# 3章 糖尿病神経障害患者の下肢病変

## 3 治療アルゴリズム

> **本項のポイント**
> ① 糖尿病足病変患者の治療は足だけではなく，全身状態の把握が必要である．
> ② 足病変治療のためにさまざまな職種によるチーム医療を！
>
> **Key Words**
> チーム医療 team medicine，再発予防 relapse prevention，患者教育 education for patients

## I 糖尿病足病変の治療

　糖尿病足病変の治療は局所治療，免荷，感染症コントロール，代謝障害コントロール，血流障害コントロール，形成外科的手術，外科的治療，患者へのフットケア指導に分類される（図1）[1]．

　診断や治療に対しては，糖尿病歴が長く，合併症を多数有する患者であることが多い．たとえば，足病変で入院していた患者が足病変は治癒傾向にあったが，退院前に心筋梗塞で死亡することもある．そのため，糖尿病足病変患者は，足だけでなく全身状態の把握が必要とされる．

　また，糖尿病足病変はさまざまな病態が絡み合うため，単一科だけでは治療は不可能である．形成外科，血管外科，循環器内科，整形外科，皮膚科，腎臓内科，糖尿病内科，専門看護師，理学療法士，義肢装具士などでチームを編成し，治療を行うことが望ましい．

　さらに，可能であれば各職種が集まったカンファレンスを定期的に行うべきである．これにより職種間の風通しも良好となり，お互いの専門外の部分の負担が軽減でき，全体的な理解を深めることが可能となる．

　治療の流れは末梢動脈疾患（PAD）の項（→ p.47の図1参照）にもあるため割愛するが，主体は下肢虚血と感染症への対応となる．

　しかし，足病変は再発率が高く，治療後に再度入院となるケースも多い．そのためには，治療開始早期から再発予防のための患者教育も行っていく必要がある．たとえば，創傷被覆材の日々の付け替えや，デブリードマン時に神経障害のために痛みがないことを患者自身に自覚させることも必要であるし，足病変の発症原因を早期につかみ，傷のあるうちに患者とともに発症予防を考えることなどが必要になってくる．

## 糖尿病足病変の治療

| 局所治療 | 免荷 | 感染コントロール | 代謝コントロール | 血流障害コントロール |
|---|---|---|---|---|
| ・デブリードマン<br>・ドレッシング | ・ベッド上安静<br>・車椅子<br>・松葉杖<br>・トータル・コンタクト・キャスト<br>・ウォーキング・ブレイス<br>・ハーフ・シューズ<br>・ヒーリング・サンダル<br>・パッド<br>・足底板 | ・広域スペクトル抗生物質<br>・細菌培養の結果で変更 | ・血糖コントロール<br>・全身コントロール脱水，電解質異常，腎障害，心不全 | ・薬物治療<br>・PTA<br>・バイパス手術<br>・遺伝子治療 |

形成外科的移植術 ／ 外科的治療

↓

治 癒

↓

靴・装具の調整

↓

歩行リハビリテーション

↓

再発予防フットケア教育

↓

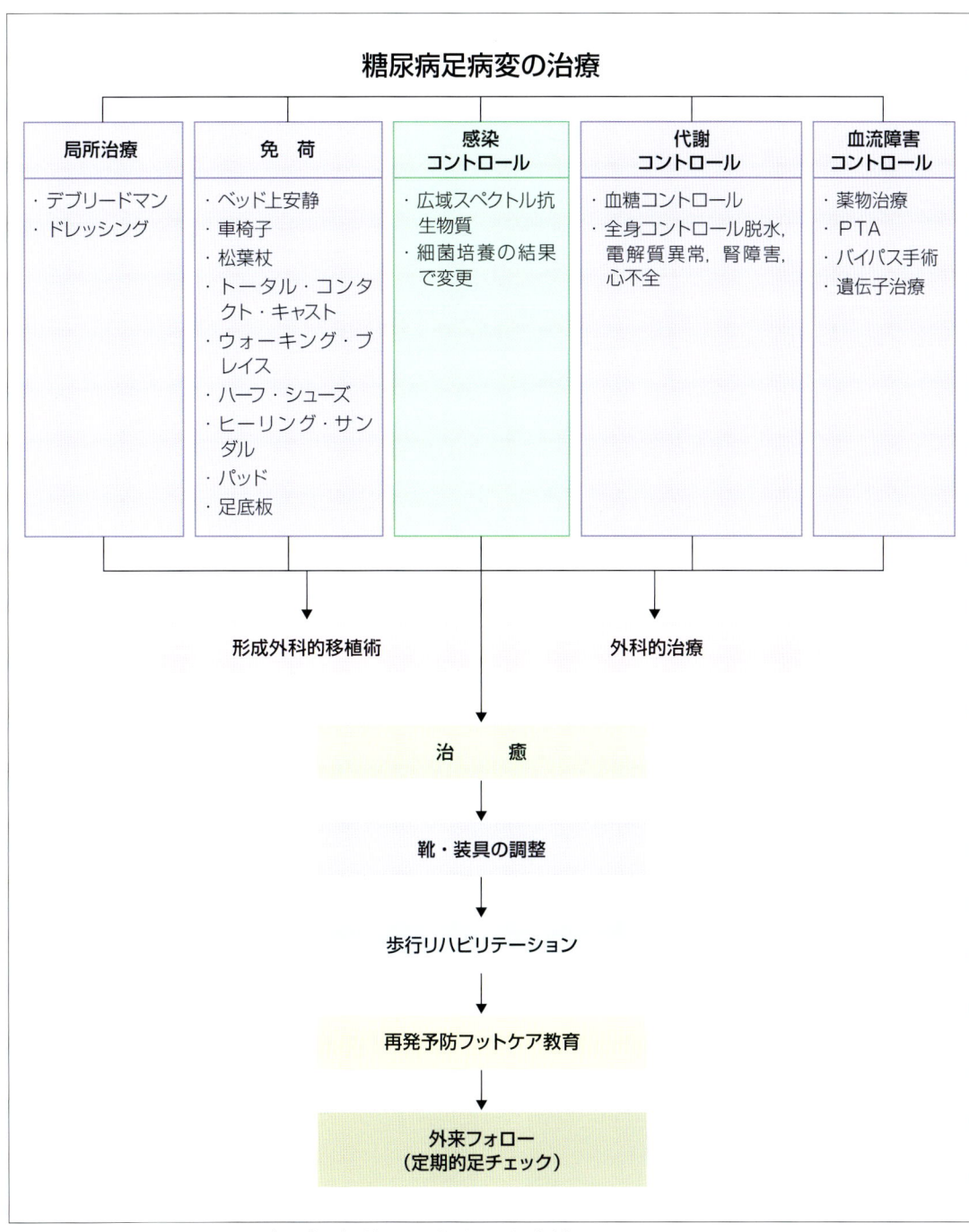

外来フォロー（定期的足チェック）

図1 糖尿病足病変の治療アルゴリズム（文献1より転載，一部改変）

### 文献
1) 河野茂夫：国立京都病院糖尿病センター 糖尿病 フット・マネージメント，診断と治療社，東京，2002

（竹之下 博正）

# 3章 糖尿病神経障害患者の下肢病変

## 4 骨髄炎の診断と治療

> **本項のポイント**
> ① 慢性骨髄炎は，皮膚軟部組織からの感染や壊死により骨皮質が障害されることにより生じるケースがほとんどである．
> ② 慢性骨髄炎の診断は，しっかりとした創部の臨床所見と複数回のレントゲンが必要となる．
> ③ 慢性骨髄炎の治療は，デブリードマンによる腐骨などの感染組織の除去，十分な洗浄，創部血流の改善策（バイパス術や血管内治療など）が原則となる．
>
> **Key Words**
> 慢性骨髄炎 diabetic foot osteomyelitis (DFO)，全身性炎症反応症候群 systemic inflammatory response syndrome (SIRS)，骨シンチ，白血球シンチ，PET-CT・SPECT

### はじめに

一般的な骨髄炎の分類として，急性骨髄炎と慢性骨髄炎に分類されるが，本項では糖尿病合併の下肢に生じる慢性骨髄炎 (diabetic foot osteomyelitis：DFO) について述べる．

### I DFO の診断

骨髄炎の発症様式として，細菌の血行性転移，開放骨折や整形外科手術等の要因により骨髄へ細菌の定着を生じる場合もあるが，DFO では

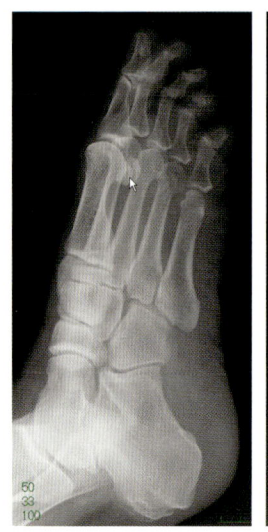

図 1-a 症例（右足，単純 Xp）
糖尿病に伴う DFO．

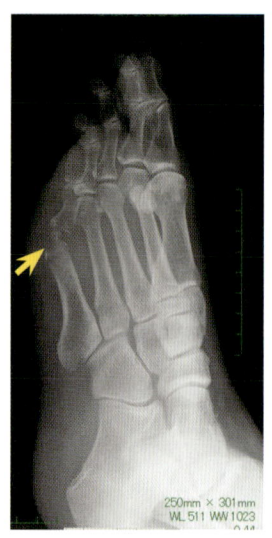

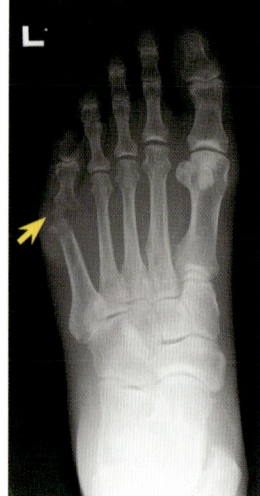

図 1-b 症例（左足，単純 Xp）
対側にはみられない第 5 中足骨遠位の骨融解像を認める（矢印）．

皮膚軟部組織からの感染や壊死の直接進展により骨皮質が障害され生じるケースがほとんどである．

つまり，創部所見にて以下のような所見を示す場合，骨髄炎を念頭に置く必要がある．

### 1．DFO を疑う所見

- 十分な血流がある患側で，適切な創ケア，除圧を行っているにもかかわらず潰瘍が 6 週間以上治らない場合
- 骨の露出がある場合
- 2 cm 以上の潰瘍面積
- 3 mm 以上の深掘れ潰瘍
- 過去の DM foot の既往歴
- 再発性 or 多発の潰瘍
- 緊満した足趾（sausage toe）
- 瘻孔の残存，持続する排膿

また，滅菌ゾンデで潰瘍面がどこまで深いかを探る→骨にあたれば骨髄炎合併を疑う．ゾンデ試験（probe-to-bone test）は簡便で有用であり，陽性的中率が 89％との報告もある[1]．

> **用語**
> probe-to-bone test（PTB test） → p.42 も参照．

### 2．画像評価

#### ① 単純 Xp

DFO を疑う場合に推奨するが，単純レントゲン写真上で骨髄炎と診断される前に，骨は骨融解，骨膜反応，腐骨，骨枢，ブロディ膿瘍などにより 30％から 50％破壊されているはずである．これらの骨破壊は発症後ゆっくり進行し，単純レントゲン写真にはっきり描出されるまでに約 2 週間かかるとされている．そのため，感度・特異度の報告にはばらつきがあるが，骨髄炎の有無の診断能力は単回では決して高くないことに留意する．

必ず 2〜4 週間の期間を置き比較すること，左右を比較することが重要である．

明らかな骨の異常（変性，溶解）の検索，軟部組織のガス産生，体内異物の有無の確認については非常に有用である（図 1，2）．

#### ② MRI

軟部組織の膿瘍が想定される場合，骨髄炎の可能性がはっきりしない場合に推奨される．MRI の感度は 90％，特異度 79％とする報告がある（図 2）．詳細は p.42，1 章 5「感染の評価（Ⅳ）画像検査」を参照いただきたい．

創が骨へ到達していたり，単純 Xp で骨浸潤が明らかな場合は診断目的では不要であり，手術操作範囲の決定のための範囲検索など，明確な目的を持って施行されるべきである．

#### ③ その他の画像診断

MRI が不可能な場合，骨シンチと白血球シンチの組み合わせにより

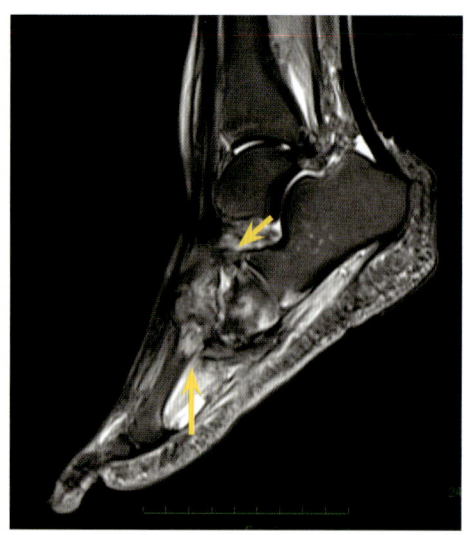

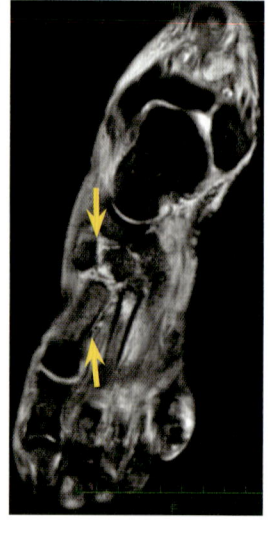

**図2 症例（MRI：T₂強調）**
左足の舟状骨，立方骨の変形，信号上昇を認める．中足骨近位にも同様の信号上昇があり，骨髄炎の所見である．

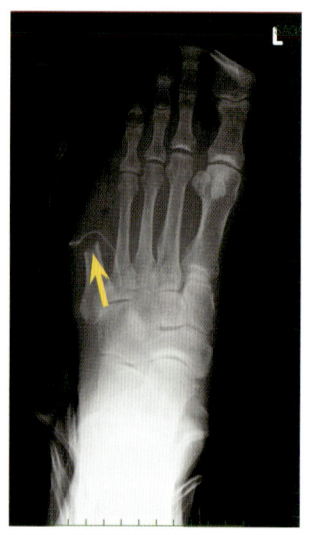

**図3 症例（単純Xp）**
図1に対し，左第5趾切断（中足骨レベル）による感染除去後のXp像．

診断精度80〜85％とする報告や，PET-CT・SPECTを用いた報告もあるが，コストパフォーマンスに優れず，ルーチン検査とはなりえないであろう．

しっかりとした創部の臨床所見，複数回のレントゲンをとることが診断の要と思われる．

## II DFOの治療

DFOは血流障害の合併も必発であり，通常の骨髄炎の内科的治療である安静，抗生剤投与のみでは難治である．

そのため，治療の基本としては外科治療（表1）としてデブリードマンによる腐骨などの感染組織の除去（図3），十分な洗浄がなされた後，状況に応じ創部血流の改善策（バイパス術，血管内治療，筋皮弁術による再建，高気圧酸素療法など）が原則となる．

とくにSIRSの存在，感染の急速な進展，画像検査で組織内ガス像の存在がみられる場合や，新たに生じた創部の感覚消失，臨床的に想定される範囲より広い疼痛領域（神経障害でほぼ無知覚の場合でも骨髄炎部の圧痛は陽性であることが多い），広範囲の骨破壊，適切な治療で感染の改善がみられない場合には，早期の外科的介入（表2）が望ましい．

血流改善が望めない場合，デブリードマンに伴う足趾喪失などを患者が受け入れがたい場合はやむを得ず保存的治療（表3）を選択することとなるが，骨髄炎の状態で歩行，荷重を続けることは必ず早期感染の進展を招くことになるため，十分なリスクの説明と，シーネ固定などによる運動制限は必須である．

> **用語**
> SIRS…
> systemic inflammatory response syndrome
> （全身性炎症反応症候群）

表1　外科治療を考慮する状況[2]

- DFO によると思われる Sepsis syndrome が持続する場合
- 適切な抗菌薬加療を行うことが困難な場合
- 適切な治療にかかわらず骨の荒廃が進行する場合
- 足機能が回復不可能なほど骨破壊が進行している場合
- 軟部組織創部のコントロールを良好にするため,あるいは一次閉鎖を目指す場合
- 長期の抗菌薬加療は避けたほうがよい or 効果的でないと考えられる場合（腎機能障害の存在など）

表2　早期の外科的介入を要することが想定される徴候[2]

- SIRS の存在
- 感染の急速な進展
- 広範囲の壊死 or 壊疽
- 捻髪音,画像検査で組織内ガス像
- 広範囲な斑状出血 or 点状出血
- 水疱,とくに出血性
- 新たに生じた創部の感覚消失
- 臨床的に想定される範囲より広い疼痛領域
- 新たに生じた神経機能の喪失
- 重症の患肢の虚血
- 広範囲の軟部組織の喪失
- 広範囲の骨破壊,とくに中足部,後足部
- 適切な治療で感染の改善がみられない

表3　保存的治療を試みることを考慮する状況[2]

- Sepsis が持続しない場合（48～72時間以内）
- 適切な抗菌加療を受けることができ,耐えられる場合
- 足機能が回復不可能なほど骨破壊が進行していない場合
- 患者が手術を避けたい場合
- 併存症／合併症により手術がハイリスクな場合
- 長期の抗菌薬加療に対する禁忌がない場合（CDI のハイリスクなど）
- 近接する軟部組織感染・壊死のコントロールのため手術を必要としない場合

### 文献

1) Grayson ML et al: Department of Medicine, New England Deaconess Hospital, Boston, Mass 02215, 1995
2) Lipsky BA et al: Clin Infect Dis 54: e132-173, 2012

（石原康裕）

# 3章 糖尿病神経障害患者の下肢病変

## 5 シャルコー足の病態と対策

> **本項のポイント**
> ① シャルコー足とは，主に糖尿病神経障害の随伴症状として足に出現するシャルコー関節（神経病性関節症）のことである．
> ② 骨破壊を伴う非可逆性の関節症で，放置すると骨突出を伴う足全体の変形となるため，早期に予防する必要がある．
> ③ 糖尿病患者が足に熱感を訴えた場合には感染症か，この疾患を疑う．
>
> **Key Words**
> シャルコー足 Charcot's foot，神経病性関節症（シャルコー関節）neuroarthropathy，糖尿病神経障害 diabetic neuropathy，Brodsky 分類 Brodsky's anatomic classification

## I シャルコー足とは

シャルコー関節は神経病性関節症ともいい，19世紀の神経内科医である Jean-Martin Charcot（1825-1893）が報告した，神経障害を原因とする骨の破壊を示す病態のことである．よって糖尿病神経障害だけでなく，さまざまな神経疾患に付随してみられる．

足に生じるシャルコー関節をシャルコー足とよび，とくに糖尿病神経障害の随伴症状として，注意が必要である．

## II シャルコー足の原因疾患

シャルコー関節の原因疾患としては，脊髄癆，脊髄空洞症，そして2分脊椎などが代表的である．昔は梅毒感染に伴う脊髄癆が多かったが，現代では糖尿病合併症としての末梢神経障害に随伴しておこるシャルコー関節が多くなっている．この場合ほとんどが足関節以遠におこり，骨・関節の破壊，靱帯の緩みにより，足のアーチが消失する（シャルコー足，図1〜3）．

とくに糖尿病の神経症に随伴する骨破壊の機序として，運動神経障害による足部内在筋の萎縮がおこり，外力による足の構造保持力の破綻により脱臼・骨折を来すこと，また糖尿病の自律神経障害に伴う AV シャントによる骨再吸収の亢進が相乗されるものと考える．

## III シャルコー足の分類

シャルコー足の分類では，破壊される関節の位置による Brodsky の

5 シャルコー足の病態と対策

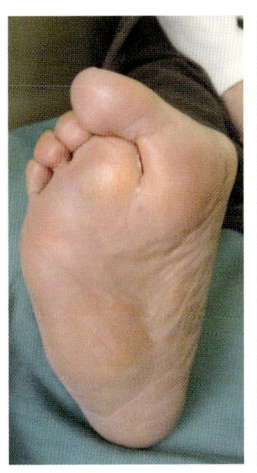

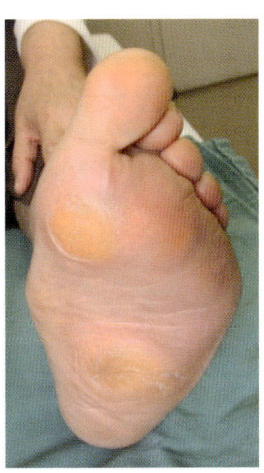

図1 シャルコー足：両側部外観（足底側）

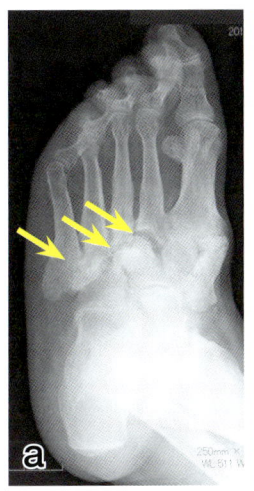

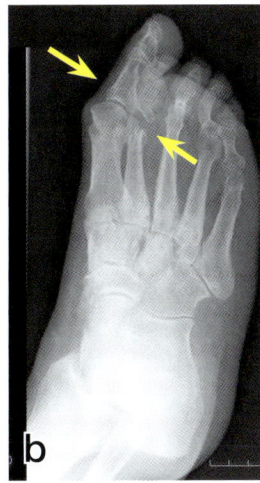

図2 シャルコー足の両足部単純Xp画像
(a) 右足に著明な骨破壊がみられる（矢印）．Brodsky type 1．
(b) 左足には足趾の変形がみられる（矢印）．Brodsky type 1．

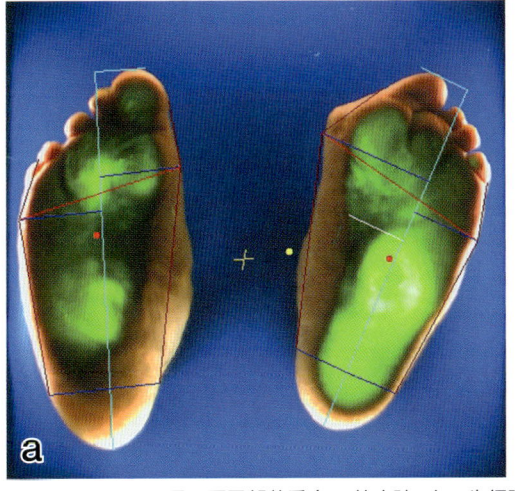

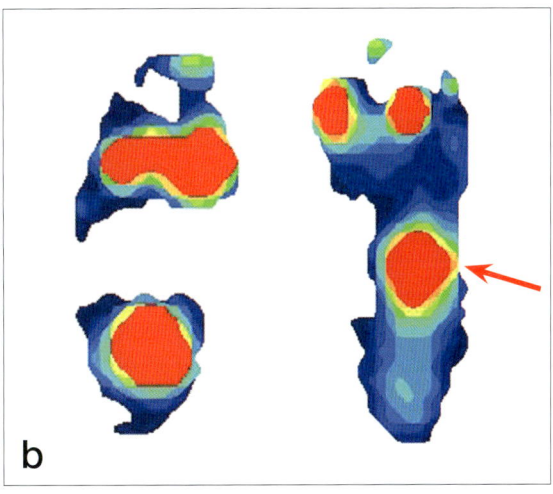

図3 シャルコー足の両足部荷重（a：静止時，b：歩行時）
(a) Foot Photographerによる測定．緑の部位が荷重部で，荷重部位の乱れがみられる．
(b) Foot Scan IIによる測定．赤い部位が荷重部で，右足は中足部に異常な荷重がみられる（矢印）．

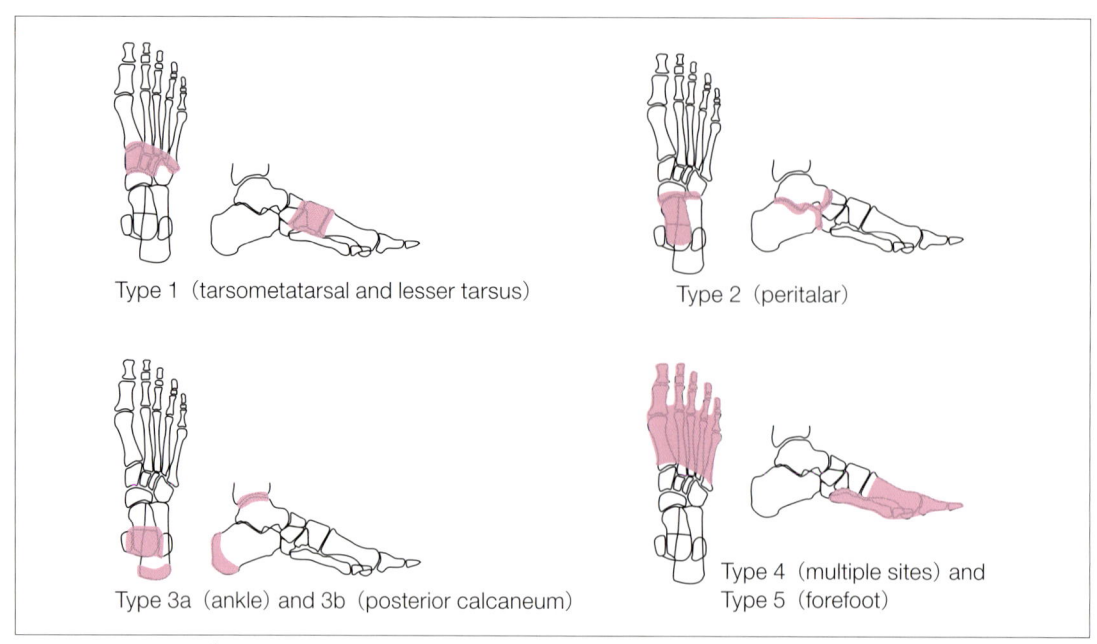

**図4 Brodsky分類**[1]
Type 1（足根中足型），Type 2（距骨型），Type 3a（足関節型）および 3b（後部踵骨型）と，足部遠位から近位にかけてタイプがわかれる．Type 4 はこれらの複合，Type 5 は前足部型．

分類が有名である（図4）．さらに感染などを伴うと骨破壊が進行し，足の骨突出が生じる．

## IV シャルコー足の診断と治療，足変形の予防

診断で一番大切なのは，診察で糖尿病患者が足に熱感を訴えた場合に，シャルコー足を疑うことである．すなわち，傷がなく足の温度の左右差（2℃以上）がある場合である．初期では通常単純 Xp では指摘できない．そのためシャルコー足を疑ったら連日診察を行い，感染症を除外できれば，早期にギプス固定を行って安静を保つことが重要である．その期間は3～6カ月と長期を要する．

病態が安定すれば，装具・靴などで対処すれば，変形の予防は可能である．しかし，図1のように変形が進行してしまった場合には，骨の突出に潰瘍がくり返し生じて感染を併発することがあるため，突出した骨の切除や関節固定術などの手術が必要となる場合がある．

### 文献
1) http://www.foothyperbook.com/elective/diabetes/diabeticClassnCharcot.htm

（上村哲司）

# 3章 糖尿病神経障害患者の下肢病変

## 6 糖尿病神経障害患者の皮膚病変

### 本項のポイント
① 糖尿病神経障害には知覚神経障害，交感神経障害，運動神経障害が含まれる．
② 潰瘍形成には，神経障害以外に血管障害，感染症が関与する．
③ 皮膚症状から糖尿病の存在が疑われる場合がある．

### Key Words
直接デルマドローム direct dermadrome，間接デルマドローム indirect dermadrome，神経障害 neuropathy，微小血管障害 microangiopathy

## はじめに

糖尿病患者ではいろいろな皮膚病変が出現する（表1）．そのなかには，糖尿病に特有な代謝異常と関わりが強い特異的皮膚病変（直接デルマドローム）と，糖尿病患者におこりやすく，増悪しやすい非特異的皮膚病変（間接デルマドローム）とがある[1,4] **Point 1**．神経障害のみが原因ではなく，皮膚症状の出現にはいくつかの原因が関与している．本項ではとくに，下肢に生じる皮膚病変について記載する．

**Point 1**
デルマドローム…
種々の全身性疾患と直接的あるいは間接的に関連して出現している皮膚症状を，とくにデルマドロームと呼んで注意喚起する．全身性疾患の発見に役立つ．

## I 潰瘍，壊疽 ulcer, gangrene

糖尿病性神経障害，血管障害，感染症が関与して出現する．知覚神経障害により，外傷や機械的刺激に気づかず，湯たんぽによる低温熱傷（図1）**Point 2**や新しい靴による靴ずれがおこりやすい．交感神経障害により発汗障害から皮膚が乾燥し，亀裂ができたり搔破をくり返したりするこ

**Point 2**
低温熱傷…
比較的低い温度の熱でも長時間作用すると深い熱傷になる．通常の熱傷と違い，表面は軽症に見えても重症である場合が多い．

表1 糖尿病患者にみられる皮膚病変の分類

| 分類 | | 疾患名 |
|---|---|---|
| 直接デルマドローム | 結合織代謝障害 | 糖尿病性浮腫性硬化症，Dupuytren拘縮 |
| | 糖質代謝障害 | 澄明細胞汗管腫 |
| | 脂質代謝障害 | 糖尿病性黄色腫 |
| | 血管障害 | 壊疽，リポイド類壊死症，播種状環状肉芽腫，前脛骨部色素斑，糖尿病性水疱，糖尿病性顔面潮紅 |
| | 末梢神経障害 | 糖尿病性無汗症 |
| 間接デルマドローム | 反応性皮膚疾患 | 湿疹・皮膚炎，皮膚瘙痒症，口角炎 |
| | 皮膚感染症 | 真菌症，膿皮症，帯状疱疹 |

井上勝平，糖尿病，皮膚でわかる内科疾患（西山茂夫編），p.100，2000，南江堂（文献4）より許諾を得て抜粋改変し転載

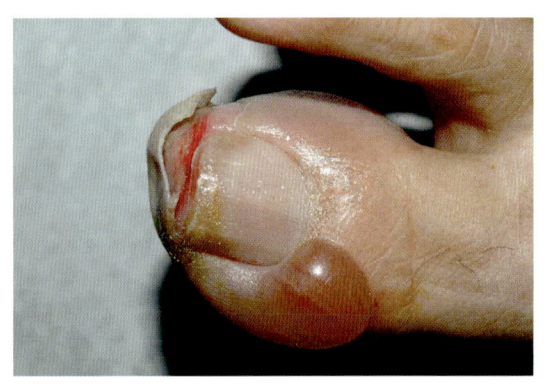

**図1 湯たんぽによる低温熱傷**
趾尖の潰瘍と，第1趾外側の緊満性水疱.

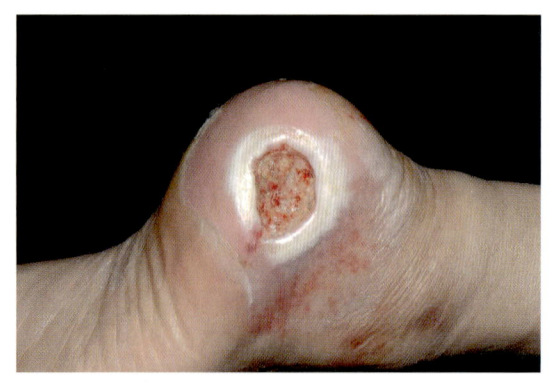

**図2 感染を合併した潰瘍**

用語
鶏眼・胼胝 → p.35

用語
緊満性水疱・血疱 → p.33

とも原因となる．運動神経障害からの足趾の屈曲変形も原因となり，荷重負荷がかかるところに潰瘍を生じ，鶏眼や胼胝を生じやすくなる[2]．

びらん，潰瘍はいったん生じると血管障害により治りにくく，感染を合併し（図2），壊疽へと進行する危険が高い．

## II 糖尿病性水疱 bullosis diabeticorum

糖尿病患者の四肢を中心に，誘因なく突如生ずる緊満性水疱および血疱であり，糖尿病に特異的な病変と考えられている．コントロール不良で合併症のある糖尿病患者に多いといわれているが，水疱の出現から糖尿病の存在が疑われて診断がつくこともある．糖尿病による微小血管障害や末梢神経障害が原因だと考えられている．通常は瘢痕なく治癒するが，壊疽や潰瘍に進展した報告もある[5]．

## III 前脛骨部色素斑 pretibial pigmented patches（図3）

前脛骨部を中心に単発または多発する類円形の褐色萎縮斑．糖尿病患者の7％〜49.7％に認められるとされ，頻度は報告により幅がある．原因として，微小血管障害と神経障害が考えられている．末木らは，単発型，散在型，多発型，線状配列型，局面型の5型に分類し，多発型，線状配列型，局面型などの場合は糖尿病のコントロールが不良である可能性が高いと述べている[3]．局面型の場合は，リポイド類壊死症との鑑別が問題になることがある．

## IV リポイド類壊死症 necrobiosis lipoidica（図4）

下腿伸側の境界明瞭な紅褐色局面．微小血管障害などによる真皮膠原線維の変性に対する肉芽腫性組織反応である．中年女性の下腿伸側に発症し，2/3は両側性である．出現頻度は糖尿病患者の0.3％との記述もあり稀である[4]．しかし，本症患者では耐糖能異常を有する症例が多いとされている．治療は，ステロイド外用，アスピリン，ジピリダモール内服などを行う[1]．

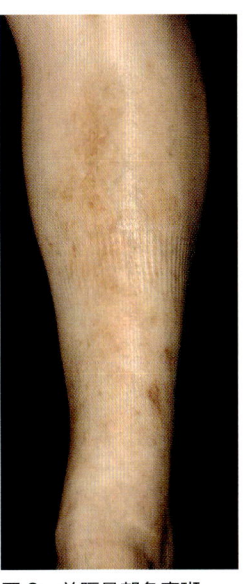

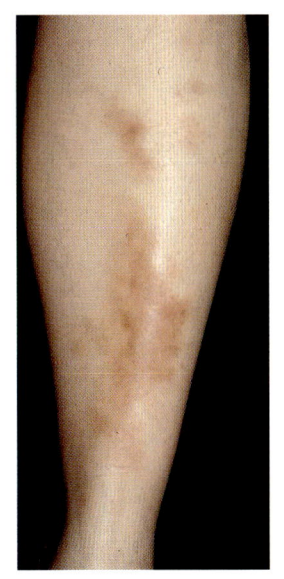

図3　前脛骨部色素斑　　図4　リポイド類壊死症

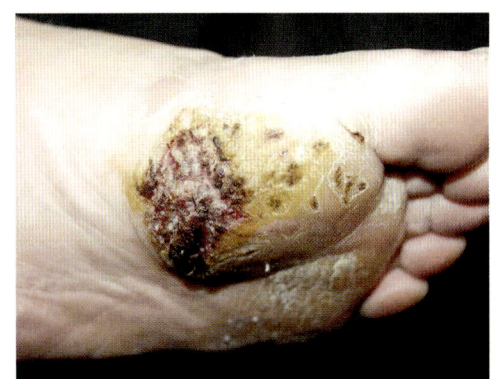

図 5　Verrucous skin lesions on the feet in diabetic neuropathy (VSLFDN)

## V　Verrucous skin lesions on the feet in diabetic neuropathy (図5)

　神経障害や循環障害を基盤に生ずる角化性疣贅状局面．病理学的に表皮の偽癌性増殖を示す．糖尿病歴が長く，コントロール不良な症例に多い．足底の母趾球部，趾腹部，足縁などの加重，慢性刺激を受けやすい部位に一致して生じる．尋常性疣贅や verrucous carcinoma（疣状癌）との鑑別が重要であり，診断のため生検が必要である．頻度は少ないが，糖尿病の存在が疑われる症状の一つである．治療は，削皮術とデブリードマン，抗潰瘍療法を行う[1, 6]．

### 文献
1) 末木博彦：最新皮膚科学大系 18: 中山書店，東京，p.42-56, 2003
2) 落合豊子：MB Derma 87: 45-49, 2004
3) 末木博彦：MB Derma 85: 30-34, 2004
4) 井上勝平：糖尿病，皮膚でわかる内科疾患（西山茂夫 編），南江堂，東京，p.100, 2000
5) 伊藤宗成ほか：皮膚臨床 51: 907-909, 2009
6) 秋山正基：MB Derma 85: p.25-29, 2004

（井上卓也）

# 3章 糖尿病神経障害患者の下肢病変

## 7 有痛性糖尿病神経障害(PDN)の疼痛管理

> **本項のポイント**
> ① 糖尿病性神経障害は早期より出現する．痛みを伴う有痛性糖尿病神経障害(PDN)ではADLを著しく妨げる．
> ② PDNの治療の主体は薬物療法である．薬物療法でコントロール不良の際には神経ブロックを検討する．
> ③ 第一選択の薬物療法でコントロール不良の場合は，ペインクリニックなどの専門科へ紹介する．
>
> **Key Words**
> 神経障害性疼痛 neuropathic pain, 有痛性糖尿病神経障害 painful diabetic neuropathy, 薬物療法 pharmacologic management

## はじめに

糖尿病神経障害は糖尿病のtriopathyの一つである．網膜症や腎症と比べ発症早期より出現し，両側対称性の四肢末梢の感覚低下やしびれ感が緩徐に進行する．進行するとしびれだけではなく痛みが出現し，有痛性糖尿病神経障害(painful diabetic neuropathy：PDN)の臨床像を呈する．痛みのため睡眠や日常生活が著しく妨げられることも多い．

## I PDNの症状 Point 1

**Point 1**
有痛性糖尿病神経障害(PDN)…
左右対称性の神経障害性疼痛(持続性のジンジンした痛み，ピリピリした痛みなどの，不快なしびれ感)．

左右対称性に生じ，夜間安静時に増悪することが多い．不快なしびれ感と表される持続性のジンジンした痛みやピリピリした痛み，針で刺されるような痛み，発作性電撃痛など多彩な痛みが出現する．このような痛みは神経障害性疼痛の特徴である．

治療は抗うつ薬，抗痙攣薬，抗不整脈薬などを使用した薬物療法が主体である．神経ブロックによる管理を行うこともある．

## II 薬物療法

**Point 2**
PDN患者の薬物療法…
第一選択薬としてプレガバリン，デュロキセチン，ノルトリプチリン．

近年，国際疼痛学会や日本ペインクリニック学会など各種学会から薬物療法におけるガイドラインが提唱されている[1, 2]．いずれのガイドラインにおいても三環系抗うつ薬(TCA)，プレガバリン，デュロキセチンが中心となっている Point 2．日本ペインクリニック学会による有痛性糖尿病神経障害薬物療法アルゴリズムを図1に示す．

神経障害は他の合併症よりもグルコース感受性が高く，予防と治療には血糖コントロールが必須である．

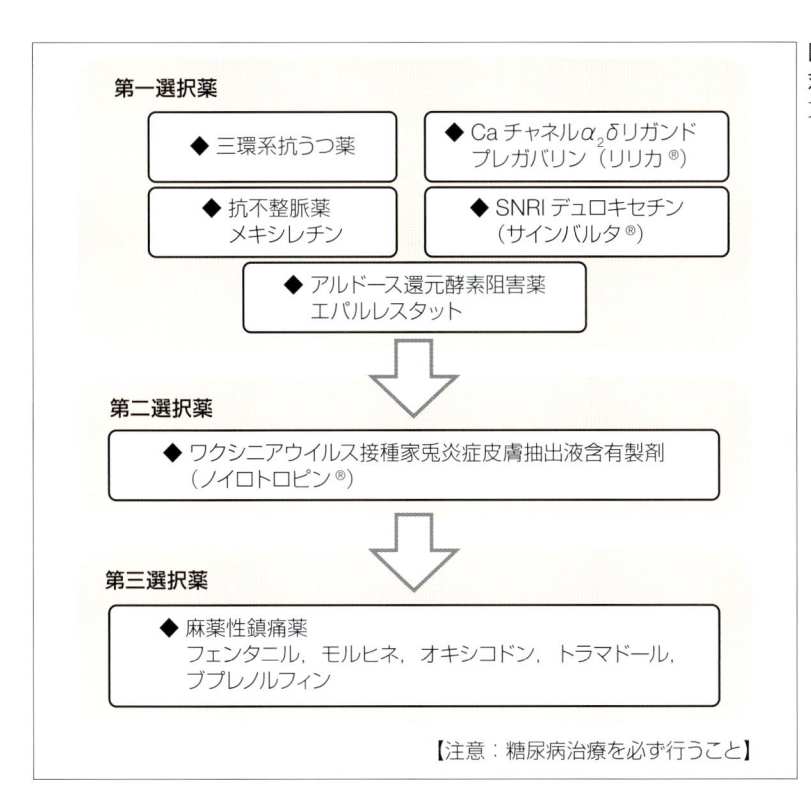

**図1 有痛性糖尿病性神経障害に対する薬物療法アルゴリズム**
文献2より転載，一部改変．

**第一選択薬**
- ◆ 三環系抗うつ薬
- ◆ Caチャネルα₂δリガンド プレガバリン（リリカ®）
- ◆ 抗不整脈薬 メキシレチン
- ◆ SNRI デュロキセチン（サインバルタ®）
- ◆ アルドース還元酵素阻害薬 エパルレスタット

↓

**第二選択薬**
- ◆ ワクシニアウイルス接種家兎炎症皮膚抽出液含有製剤（ノイロトロピン®）

↓

**第三選択薬**
- ◆ 麻薬性鎮痛薬
  フェンタニル，モルヒネ，オキシコドン，トラマドール，ブプレノルフィン

【注意：糖尿病治療を必ず行うこと】

　また一般頻用される鎮痛薬の非ステロイド性抗炎症薬（NSAIDs）は神経障害性疼痛には効果が乏しい．PDN患者は腎症を合併していることが多く，腎機能保護の観点からもNSAIDsの使用は望ましくない．

### A．アルドース還元酵素阻害薬（エパルレスタット）

　糖尿病性末梢神経障害に伴う自覚症状（痛み，しびれ感）に対し，承認・市販．末梢神経障害の原因の一つに細胞内のソルビトール蓄積（ポリオール代謝異常）がある．アルドース還元酵素阻害薬はポリオール代謝経路を是正することで神経変性進展抑制作用が確認されている．その一方で痛みに対する有効性ははっきりしていない．神経変性のmodulatorとして症状の悪化を予防する効果は期待できる[3]．

### B．三環系抗うつ薬

　抗うつ薬として承認・市販．セロトニン・ノルアドレナリン再取り込みを阻害し，下行性疼痛抑制系に働くことで効果を発揮し，古くから神経障害性疼痛に対し使用されている．抗コリン作用があるため，口渇，便秘，尿閉，眠気などの副作用が高率に出現する．とくに高齢者では投与に注意が必要である．

　代表的薬剤としてアミトリプチリン，ノルトリプチリンがあるが，後者のほうが副作用が少なく，忍容性に優れる．両薬剤とも10 mg分1を入眠前より開始し，25〜75 mgまで漸増する．

### C．プレガバリン

　末梢性・中枢性神経障害性疼痛に対し，承認・市販．カルシウムチャネル$\alpha_2\delta$サブユニットに結合することで興奮性神経伝達物質の遊離を

抑制し，鎮痛効果を発現する．多くの神経障害性疼痛に対し第一選択薬として用いられている．睡眠の質を改善する効果も報告されており，夜間痛が強い場合などにも効果がある．

添付文書には150 mg分2から開始するように記載があるが，とくに高齢者では投与開始初期にめまい，ふらつきが出現することが多いため，25 mg分1，もしくは50 mg分2から開始し，漸増していく．腎排泄性薬剤であるため腎機能障害を有する患者では注意が必要である．

#### D．デュロキセチン

セロトニン・ノルアドレナリン再取り込み阻害薬（SNRI）で，うつ病・有痛性糖尿病神経障害に対し，承認・市販．TCAと同様に抗うつ作用とは無関係に下行性疼痛抑制系を賦活化し，鎮痛効果を発揮する．TCAと比べ副作用が少なく使用しやすい．副作用は傾眠・悪心が出現しやすい．20mg分1から開始し，40〜60 mgまで漸増していく．

#### E．メキシレチン

有痛性糖尿病神経障害に対し，承認・市販．作用機序はナトリウムチャネル遮断である．急性の自発痛に対し効果がある．日本ペインクリニック学会のガイドラインでは第一選択薬となっているが，海外のガイドラインでは優先度は高くない．300mg分3で無効であれば中止を検討する．投与中は不整脈の出現に注意し，定期的な心電図検査が推奨される．

## III 神経ブロック

薬物療法で治療困難な際にブロック治療を検討する．急性痛に対しては硬膜外ブロック・坐骨神経ブロック・大腿神経ブロックなどを行う．糖尿病による易感染性の問題もあり，とくにカテーテルを留置した持続ブロックの際の管理は注意を要する．

温度・血流低下を伴う慢性痛に対しては，腰部交感神経節ブロックにより痛みが軽減することも多い．

> **用語**
> 硬膜外ブロック，腰部交感神経節ブロック　→ p. 288

## IV ペインクリニックへの紹介時期

プレガバリン，デュロキセチン，TCA単剤投与にて効果が乏しい場合には，上記薬剤の併用や神経ブロックを考慮する．その際には専門科に紹介が望ましい．また麻薬性鎮痛薬を使用する際にも副作用や忍容性の問題があるため，専門科への相談が必要と考える．

#### 文献

1) Dworkin RH et al: Pain 132: 237, 2007
2) 日本ペインクリニック学会：神経障害性疼痛薬物療法ガイドライン 第1版, 真興交易（株）医書出版部, 東京, 2011
3) 馬場正之：ペインクリニック 33: 849, 2012

（上村裕平，平川奈緒美）

# 3章 糖尿病神経障害患者の下肢病変

## 8 うつ病と糖尿病の関係について

### 本項のポイント

① うつ病の病態生理の基本は，セロトニンをはじめとするモノアミンの神経細胞における不足によるとする「モノアミン仮説」である．
② うつ病と糖尿病との間の双方向性の関係が疫学的に指摘されている．
③ うつ病と糖尿病との間の双方向性の関係の背景には"慢性炎症"という共通基盤がある可能性がある．
④ 糖尿病患者に合併するうつ病を適切に診断・治療することは，糖尿病やその合併症である下肢病変の予後改善にも重要である．

### Key Words

セロトニン serotonin, 視床下部－下垂体－副腎皮質 hypothalamic-pituitary-adrenal (HPA) axis, 炎症性サイトカイン inflammatory cytokines

## はじめに

2013年度(平成25年度)から，従来の癌・脳卒中・心筋梗塞・糖尿病の重要"四大疾病"に，精神疾患が加わり，"五大疾病"の時代がわが国でスタートした．このことにはうつ病および認知症の患者数の激増も背景にあると考えられるが，実は両疾患ともに糖尿病との関係が深いことが近年の研究で指摘されている．

さらに，合併するうつ病を適切に診断・治療することが，"四大疾病"の予後改善や認知症発症予防にも大きく寄与することが近年の研究で指摘されている．この項では下肢病変の最大の原因である糖尿病とうつ病との関係についての現在の考え方を紹介したい．

## I うつ病の病態生理に関する最近の考え方

1950年代に結核治療薬として開発されたイプロニアジドと抗ヒスタミン薬として開発されたイミプラミンと呼ばれる薬物に偶然にも抗うつ作用があることが発見された．イプロニアジドはMAO（モノアミン酸化酵素）を阻害し，イミプラミンはモノアミントランスポーターを阻害して，神経細胞のシナプス間隙よりのモノアミン再取り込みを阻害する．結果として，これら2つの薬剤は両方ともにシナプス間隙のモノアミン濃度を高める働きを有することから，シナプス間隙のモノアミン濃度上昇によって抗うつ作用が発揮されるという「モノアミン仮説」が1960年代に提唱されるようになった．

モノアミンにはセロトニン，ノルアドレナリン，ドーパミンなどが含まれる．一般的にセロトニンの不足は抑うつ，不安，衝動性の亢進，ノルアドレナリンの不足は意欲の低下，ドーパミンの不足は興味や快楽の喪失などの症状を呈すると考えられている．

イミプラミンを雛形として，多数の三環系抗うつ薬（TCA）が開発されたが，さらに副作用の少ない選択的セロトニン再取り込み阻害薬（SSRI）やセロトニン・ノルアドレナリン再取り込み阻害薬（SNRI），ノルアドレナリン・セロトニン作動性抗うつ薬（NaSSA）と呼ばれる抗うつ薬が開発されて，わが国においてもうつ病の薬物治療の中心となっている．これらの薬剤によるシナプス間隙のモノアミン濃度上昇が比較的短時間に生じるにもかかわらず，うつ病の症状の回復には少なくとも4～6週間の期間がかかるということと，すべてのモノアミン再取り込み阻害薬が抗うつ効果を発揮するわけではないという2つの問題点が「モノアミン仮説」にはある．

現在では，セロトニンやノルアドレナリンのようなモノアミンが気分を調整しているという古典的な理解から，これらの神経伝達物質受容体の下流にある細胞内情報伝達系の障害，あるいは神経細胞や神経突起あるいはシナプスの数の変化といった神経可塑的な変化が気分変調をひきおこすという「神経可塑性仮説」が現在注目されているが，その仮説に基づいて開発される抗うつ薬の出現は当分先のことと考えられる[1]．

## II うつ病と糖尿病の関係についての疫学的知見と両疾患の共通基盤

### ① うつ病と糖尿病の関係についての疫学

17世紀の著名な英国の医学者であるThomas Willisは「悲哀感情は糖尿病を誘発する」とその著書のなかで述べていた．2006年のmeta-analysis論文では，うつ病患者は2型糖尿病の発症リスクが約1.4倍であり**Point 1**，背景にはうつ病患者のセルフケアの問題や視床下部－下垂体－副腎皮質（hypothalamic-pituitary-adrenal：HPA）axis機能亢進によるインスリン抵抗性惹起があるとされた．2013年の最新のmeta-analysisでも，おおむねこの内容は支持されている．

一方，2型糖尿病患者のうつ病の有病率は非糖尿病患者の約2倍，あるいはそれ以上であるとされている．2型糖尿病の原因となりやすい肥満がうつ病とは双方向の関係があることも近年指摘されている．さらに，2013年のmeta-analysisでは，うつ病は糖尿病患者の死亡率を約1.5倍にすると報告されている[2〜5]**Point 1**．

このように，うつ病と糖尿病の間の双方向の関連はきわめて重要な問題となっているが，この関連にはどのような共通基盤があるのだろうか？

### ② BDNFとの関係

抗うつ薬の慢性投与によって，セロトニンおよびノルアドレナリン受容体を介して，cyclic AMPなどの細胞内シグナル伝達系が活性化されて，転写因子の一つであるCREBがリン酸化して活性化され，神経栄

---

**Point 1**
2型糖尿病とうつ病の疫学
・うつ病患者は2型糖尿病の発症リスクが，非うつ病患者の1.4倍．
・2型糖尿病患者のうつ病の有病率は，非糖尿病患者の2倍か，それ以上．
・うつ病の糖尿病患者の死亡率は，非うつ病糖尿病患者の1.5倍．

養因子の1つであるBDNF（brain-derived neurotrophic factor）およびその受容体であるtrkBの発現が増加することが明らかにされている．BDNFは海馬で含有量が高く，学習・記憶やシナプス伝達の長期増強（long-time potentiation：LTP）の成立などに深く関与している．

　BDNFは神経栄養因子の一つで，神経細胞の生存・成長・シナプスの機能亢進といった神経細胞の成長を一生にわたって調節する神経系の液性タンパク質であり，ストレス実験モデルにおいては，ラット海馬のBDNF発現は減少することが示されている．種々の抗うつ薬投与だけでなく，うつ病の治療に使われる電気痙攣療法では海馬のBDNF発現が増加する．うつ病モデルラットにおいて，BDNF脳内投与が抗うつ効果を発揮することや，うつ病患者においては血清中BDNFレベルが減少すること，および抗うつ薬投与によってそれが正常化することも指摘されている．

　一方，古典的には成体脳では新たに神経細胞はつくられないと考えられていたが，近年の研究では海馬歯状回などの脳内部位において，いわゆる神経新生（neurogenesis）が生じることが証明されている．種々の抗うつ薬や電気痙攣療法により，海馬の神経新生が促進されることが明らかにされた．マウスの海馬神経新生をX線照射によって阻害すると，抗うつ薬慢性投与に伴う行動変化が生じなくなることにより，神経新生が抗うつ薬の発現メカニズムに不可欠である可能性も示唆された．さらに気分障害にも頻発する睡眠障害そのものが神経新生を抑制することも近年指摘されている．

　これらのことを総合すると，海馬における神経新生が抗うつ薬の作用機序に関与しており，BDNFがその調節因子としての重要な役割を演じている可能性がある．

### ③ HPA axisとの関係

　精神的・身体的ストレスが，うつ病と深く関与することは周知の事実である．ストレスに対する反応として，HPA axisを介して，副腎皮質ステロイドであるグルココルチコイドの分泌が増加する．この反応が慢性・長期的に持続すると，中枢神経系に対する有害な作用をもたらす．血中グルココルチコイドが長期に高値に維持されると，記憶形成に重要な海馬錐体細胞や顆粒細胞数の脱落やシナプスを形成するspineの減少が生じるとともに海馬におけるBDNFの減少および神経新生の抑制が起きる．

　海馬錐体細胞や顆粒細胞は，グルココルチコイド受容体（GR）を脳内でもっとも高密度に含む場所であり，HPA axisに抑制をかける重要な部位である．海馬歯状回における神経新生細胞はこのHPA axisに抑制をかける重要な役割を担うことが最近明らかにされた．

　したがって，グルココルチコイドの海馬神経毒性により，HPA axisへのネガティブフィードバック機構の破綻が生じ，HPA axisがさらに過活動の状態となる．実際の脳画像でもうつ病患者の海馬萎縮が指摘されている．抗うつ薬の慢性投与は海馬のGR発現を臨床的な抗うつ効果

**図1 うつ病のモノアミン仮説における炎症性サイトカインの役割**
IDO：indoleamine 2,3-dioxygenase, SERT：セロトニントランスポーター, MAO：モノアミン酸化酵素, 5-HT：セロトニン（●はセロトニンを示す）

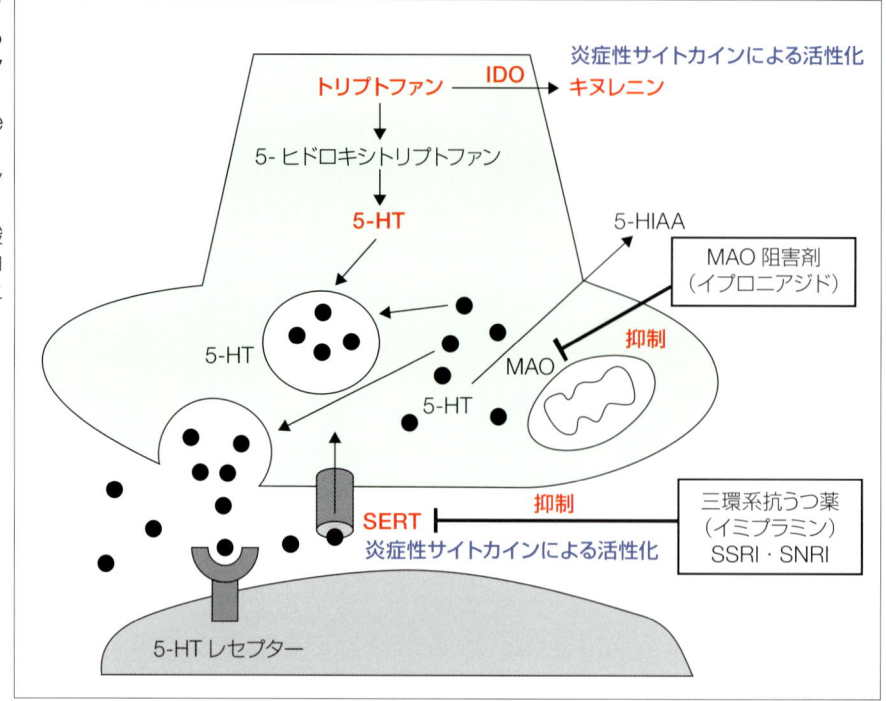

発現と近似した時間経過で増加させるために，抗うつ効果の機序の一つとして注目されている．

#### ④ 炎症性サイトカインおよび慢性炎症との関係

増殖因子や神経栄養因子を含めた生体内の多彩な細胞間情報伝達を担う可溶性タンパク質がサイトカインであり，炎症性サイトカインにはTNF-$\alpha$，IL-1$\beta$，IL-6，IFN-$\gamma$などが含まれる．慢性の炎症状態では，炎症性サイトカインやフリーラジカルの産生亢進が認められるが，うつ病においても同様の状態が生じているとの報告が，最近数多くなされている．

IFN-$\gamma$やTNF-$\alpha$などの炎症性サイトカインは，セロトニンの原料となるトリプトファンをキヌレニンに分解する酵素であるIDO（indoleamine 2,3-dioxygenase）を活性化させて，結果的にトリプトファンからセロトニンへの生合成を阻害する．これら炎症性サイトカインはセロトニントランスポーターも活性化して，さらにシナプス間隙のセロトニンを減少させる．したがって，炎症性サイトカインは「モノアミン仮説」に一致した機序でうつ状態を生じさせる可能性が示唆される（図1）．

一方，炎症性サイトカインは海馬の神経新生を抑制し，HPA axisを活性化することも知られている．したがって，「神経可塑性仮説」の共通の病態として，慢性の炎症性変化がうつ病の背景に存在している可能性が示唆される．糖尿病や心血管障害の病態の背景には慢性の炎症性変化があることがすでに明らかにされているが，アルツハイマー病のよう

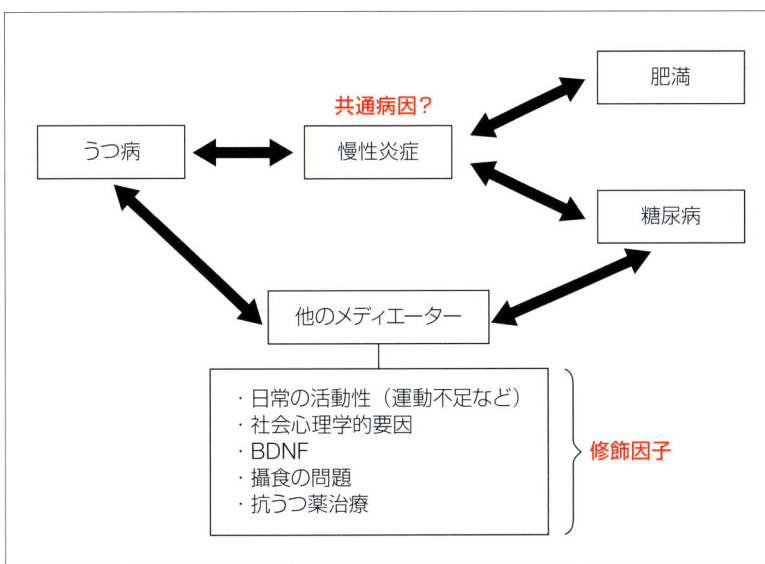

**図2 うつ病と糖尿病と"慢性炎症"の関係**[8]
糖尿病とうつ病との間には"慢性炎症"という共通病因の存在の可能性があるが,日常の活動性,BDNF,摂食の問題,抗うつ薬治療の影響などさまざまの修飾因子があると考えられる.

な神経変性疾患でも同様の現象が生じることが近年指摘されている.

また,うつ病がアルツハイマー病のリスクファクターである可能性,糖尿病がうつ病およびアルツハイマー病双方のリスクファクターである可能性も最近指摘されている[6〜8].

したがって,"慢性炎症"がうつ病と糖尿病の共通基盤であるとの考え方は,うつ病におけるBDNFや神経新生の役割,HPAシステム異常とも矛盾しない合理的な仮説と思われる(図2).

## おわりに

これまで述べてきたように,うつ病と糖尿病には双方向性の関連があり,その背景には"慢性炎症"という共通基盤がある可能性がある.糖尿病患者に合併するうつ病を適切に診断・治療することは,糖尿病やその合併症である下肢病変の予後改善にも重要であることを再度強調して,この項を終えることとする.

#### 文献
1) Kupfer DJ, Philips ML: Lancet 379: 1045-1055, 2012
2) Golden SH et al: JAMA 299: 2751-2759, 2008
3) Luppino FS et al: Arch Gen Psychiatry 67: 220-229, 2010
4) Rotella F, Mannucci E: J Clin Psychiatry 74: 31-37, 2013
5) Van Dooren FEP et al: PLos One 8: e57058, 2013
6) Dantzer R et al: Nat Rev Neurosci 9: 46-56, 2008
7) Kolb H, Mandrup-Poulsen T: Diabetologia 53:10-20, 2010
8) Stuart MJ, Baune BT: Neurosci Behav Rev 36: 658-676, 2012

(門司 晃)

# 4章

# 透析患者の下肢病変

**1** 透析患者をとりまく社会情勢 —————————126
**2** 透析患者におこりうる合併症 —————————130
**3** 透析患者の下肢病変と足切断のリスク ——————134
**4** 透析患者の下肢病変と，透析患者特有の症状————138

# 4章 透析患者の下肢病変

## 1 透析患者をとりまく社会情勢

### 本項のポイント

① 日本の維持透析患者数は2011年末に30万人を超え，徐々に減速しているものの，依然増加傾向にある．
② 糖尿病を原疾患とする患者は，全透析患者の36.6％，新規導入患者の44.2％に及び，原疾患の第1位である．
③ 死因のおよそ40％を心臓血管病が占めており，末梢動脈疾患（PAD）発症のハイリスク群である．
④ 透析患者の平均年齢は66.5歳と高齢化し，65歳以上の高齢者が過半数を占めている．
⑤ 透析患者にかかる医療費は年間1兆円を超え，全医療費に対するウェイトの大きさから診療報酬のマイナス改定が続いており，診療内容への影響が大きくなっている．

### Key Words

糖尿病腎症 diabetic nephropathy，腎硬化症 nephrosclerosis，心臓血管病 cardiovascular disease，異所性石灰化 ectopic calcification

## はじめに

日本の維持透析患者数は年々増加しており，2011年末にはついに30万人を突破した．透析医療は末期慢性腎不全に対する標準的治療として確立しており，現在国内には約4,000の透析施設が存在する．治療形態は大半の患者がこれらの施設で血液透析療法を受けており，腹膜透析は3.2％にあたる1万人弱，在宅の血液透析はわずか0.1％の327人にすぎない[1]．

## I 基礎疾患

下肢切断症例における基礎疾患の多くは，透析患者においても糖尿病，そして末梢動脈疾患（PAD）である．2011年末の全透析患者のなかで，糖尿病を原疾患とする患者は107,985人と36.6％に上っている．また同年の新規透析導入患者数38,893人のうち44.2％が糖尿病腎症であり，原疾患の第1位である．第2位の慢性糸球体腎炎（20.4％）の減少傾向は続いているが，第3位の腎硬化症は11.7％と増加傾向にある（図1）[1]．人口の高齢化に伴い，今後も腎硬化症患者の増加が予想されている．

### Point 1

透析患者の死因…
1位 心不全
2位 感染症
※心臓血管病の頻度は，心不全に加え心筋梗塞，脳血管障害まで含めると40％に及ぶ．

## II 死因とその背景 Point1

2011年の透析患者の死亡数は30,831人で，その粗死亡率は10.2％ときわめて高いハイリスク集団である．その死因についても，一般人と

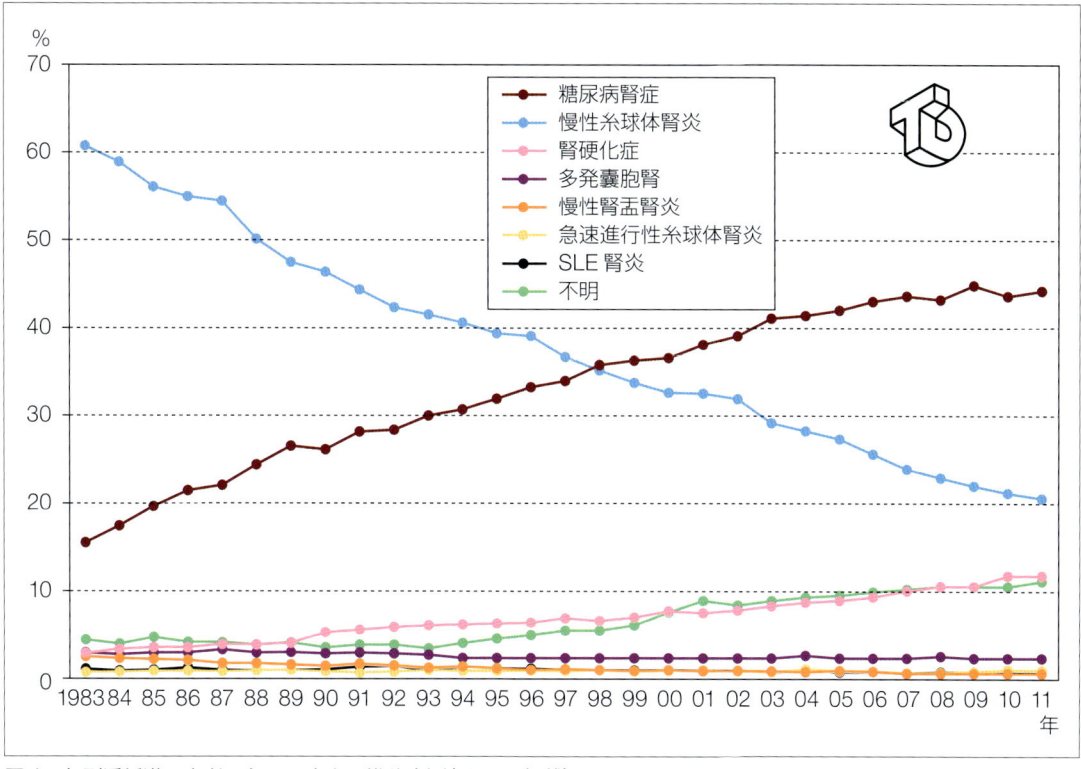

図1 年別透析導入患者の主要原疾患の推移（文献1より転載）

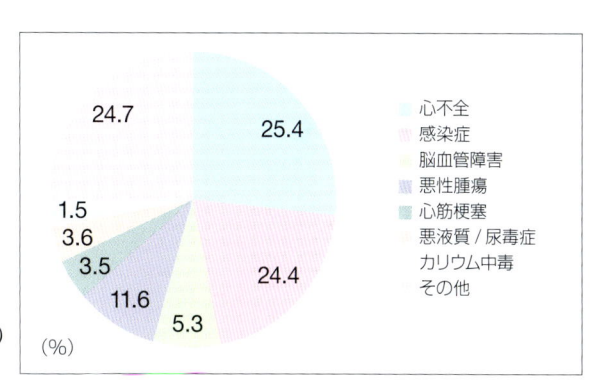

図2 透析患者の死因（2011年）
（文献1より転載）

比較すると特殊性があり，死因の第1位は心不全，第2位は感染症である．心筋梗塞，脳血管障害まで含めると心臓血管病の頻度はおよそ40％を占めている（図2）[1]．

その背景には慢性腎臓病に伴う骨・ミネラル代謝異常（chronic kidney disease-mineral and bone disorder：CKD-MBD）による血管の異所性石灰化が関与しており，透析患者のPAD発症の最大の基盤となっていると考えられる Point 2．CKD-MBDはもっとも頻度の高い合併症の一つであるが，従来は腎性骨異栄養症としての骨病変がクローズアップされてきた．

近年，Ca/P代謝異常による血管石灰化のほうが生命予後により大き

Point 2
透析における心臓血管病の成因…
血管石灰化（Ca/P代謝異常）＞CKD-MBD

な影響を及ぼすことが明らかとなった．そのため，最近では全身性疾患として捉え，CKD-MBDと呼ばれるようになっている．CKD患者に特徴的なメンケベルグ型中膜石灰化は，血管平滑筋細胞が骨芽細胞に分化するという能動的機序が推察されており，高Ca血症や高P血症が主要な石灰化促進因子として作用している[2]．

また，死因第2位の感染症は下肢病変においては大切断に至る大きな要因となる．透析患者における易感染の原因は，尿毒症に起因する好中球機能障害や細胞性免疫の低下，透析の長期化や高齢化，栄養障害による免疫能の低下が影響していると考えられている[3]．

## III 高齢化問題

さらに，透析患者においても高齢化が問題となっている．透析患者の平均年齢は66.5歳となっており，65歳以上の高齢者の割合は58％と過半数を超え，75歳以上の割合も28.6％に上っている．その背景には長期透析患者の増加だけでなく，導入時年齢の高齢化（67.8歳）が存在する[1]．

## IV 最近の問題

近年，高齢者人口や糖尿病患者の増加を反映して，既存の脳血管障害によるADL低下や認知症，心肺機能低下などの問題を抱えた末期慢性腎不全，もしくは回復しない急性腎不全症例が急増している．

これらの患者は透析施設への通院困難，透析療法への非協力，透析困難症などさまざまな可能性を抱えており，透析非導入の選択も検討されているが，最終的には倫理的・人道的な問題などから透析導入が選択されることが多い．さらには維持透析患者の高齢化に伴う同様の問題も重なり，それらの患者の入院先，入居施設の不足も深刻な問題となりつつある．

## V 医療費問題

透析に関わる医療費も無視できない問題である．厚生労働省の報告によると，2011年（平成23年）度の医療費は過去最高の37.8兆円となった．透析患者にかかる一人あたりの医療費を月額40万円とすると，年間医療費は1.4兆円を超え，30万人の透析患者に対して全体の4％近い医療費が必要な現状が存在する．そのため透析医療に関する診療報酬においては実質マイナス改定が続いており，これにより透析提供体制（人的および物的資源）が破綻することが懸念されている．

また，透析患者の下肢切断は長期入院を余儀なくされる状況に至る一因としても重要である．在宅医療の推進が目標とされる昨今の社会状況のなかで，入院透析の継続は病院経営の立場からも望ましくない．さらには，下肢救済にはバイパス手術や血管内治療などの集学的治療を必要とすることが多く，患者個々の生命予後，ADL維持の観点のみならず，医療経済の面からも無視できない喫緊の課題である．

## VI 実態調査 Point 3

　日本フットケア学会，日本下肢救済・足病学会などは2012年に透析患者4,102人を対象に「透析患者の足病変診療に関する実態調査」を行っている．この結果，PADの疑いがある人は56.9％，重症下肢虚血（CLI）の疑いがある人も16.7％に上ったが，CLIの疑いがある人の29.6％は医療機関に相談も受診もしていないことが明らかとなった．また，PADについて聞いたことがある人は77.6％にとどまり，このうちの44.8％はCKDおよび透析がPADの危険因子であることを知らなかった．また，非糖尿病透析患者ではPADに関する認識，理解度がより低い傾向を示した．患者自身の足の健康管理に対する意識も概して低く，医療機関でフットケアを受けていない人も43.5％にのぼることなどが判明した．

　今後の患者教育の充実，そして透析に関わる医療機関の積極的介入が下肢切断の予防，下肢病変の早期発見には必要不可欠である．

> **Point 3**
> 透析患者4,102人のうち
> ・PAD疑い……56.9％
> ・CLI疑い……16.7％
> ・CLI疑いのうち，医療機関に相談も受診もしていない……29.6％
> ・フットケアを受けていない……43.5％

### 文献
1) 日本透析医学会 統計調査委員会：図説　わが国の慢性透析療法の現況 2011年12月31日現在（日本透析医学会，2012年発行，東京）12頁 図表11，17頁 図表16
2) 日本透析医学会：透析会誌 45: 301-356, 2012
3) 臨床透析編集部：臨床透析 25: 19-90, 2009

（岸 知哉，池田裕次）

# 4章 透析患者の下肢病変

## 2 透析患者におこりうる合併症

### 本項のポイント

透析患者におこりうる合併症は，以下の9点である．
① 肺水腫
② 高カリウム血症（高K血症）
③ 腎性貧血
④ 慢性腎臓病に伴う骨・ミネラル代謝異常（chronic kidney disease-mineral and bone disorder：CKD-MBD）
⑤ 皮膚合併症
⑥ 血圧異常
⑦ シャント関連合併症
⑧ 透析アミロイドーシス
⑨ MIA症候群

#### Key Words
肺水腫 lung edema，高K血症 hyperkalemia，腎性貧血 renal anemia，慢性腎臓病に伴う骨・ミネラル代謝異常 chronic kidney disease-mineral and bone disorder（CKD-MBD）

### はじめに

本項では，透析医以外でも知っておくべき透析患者の合併症とその管理，注意点につき述べる．

透析患者は，通常週3回の血液透析療法により生命を維持している．間欠的治療であるがゆえに，蛋白代謝物を中心とする尿毒症物質やカリウム，無機リンなどは，透析後を底値として次の透析までに再び上昇を示す．そのため，透析患者においては，蛋白，カリウム，リンの摂取制限が必要である．また，水分貯留を最小限に抑える目的での減塩と水分制限も重要となる．日本では，週明け（透析2日空き）の採血データや体重増加量をもって患者の食事療法，治療が適切になされているかの判断がなされることが多い．

透析患者に多く認められる合併症として，①肺水腫，②高K血症，③腎性貧血，④CKD-MBD，⑤皮膚合併症，⑥血圧異常などが重要である．

### I 透析患者のおもな合併症

#### ① 肺水腫 Point 1

体重増加が契機となるため透析2日空きの状況で発症することが多く，心不全を基礎疾患にもつ患者に合併することが多い．また，下肢救

#### Point 1
肺水腫…
・体重増加が契機．
・心不全患者に合併．
・（下肢救済患者において）低蛋白血症も誘因となる．
・基礎体重の減少が関与．

済が問題となる患者においては，炎症や低栄養に伴う低蛋白血症を呈することが多く，これも誘因となりうる．また，背景には基礎体重の減少（いわゆる痩せ）が関与していることが多く，目標体重（dry weight）の下方修正が必要となる．

発症予防のため，定期的な胸部レントゲン撮影で心胸郭比，胸水貯留の有無を確認し，血圧の推移などにも注意して目標体重の調節および透析間体重増加を抑制することが重要となる．

② 高K血症 Point 2

維持透析患者においても，高カリウム（K）血症は致死的合併症となりうる．2011年の年末調査でも透析患者の死亡原因の第7位であり，管理には留意する必要がある．K吸着剤は透析患者に多く認められる便秘を助長することもあり，治療原則はKの摂取制限である．また，輸液などが必要な際には，極力Kを含有しない製剤を使用するよう注意する．

③ 腎性貧血 Point 3

維持透析患者においてはエリスロポエチン産生低下に伴う腎性貧血は必発の病態である．患者の8割以上においてESA（erythropoiesis-stimulating agents）製剤が投与されており，日本透析医学会のガイドラインに示されているHb 10～11g/dl（若年者は11～12g/dl）を目標として維持管理がなされている．現在はESA製剤も多様化しており，投与間隔なども異なるため注意が必要である．

鉄剤もトランスフェリン飽和率（血清鉄/総トランスフェリン）20％以下およびフェリチン値100mg/dl以下を基準としての併用が推奨されている[1]．

また，出血性合併症のため循環動態などに影響がある際には，ESA製剤の効果発現には時間を要するため輸血療法にて対応する必要がある．輸血の際には，製剤中に含まれるクエン酸，カリウムや循環血液量の増加などが問題となる可能性もあるため，緊急性がなければ透析療法中の投与が望ましい．

④ 慢性腎臓病に伴う骨・ミネラル代謝異常（CKD-MBD）Point 4

慢性腎不全では腎機能障害の進行に伴いリン（P）排泄障害が認められ，高P血症を呈するようになる．一方，ビタミンDの活性化障害により血中$1,25(OH)_2D$濃度が低下し，腸管からのカルシウム（Ca）吸収障害により低Ca血症が進行する．低Ca血症は血清Caを上昇させるために副甲状腺に働いて強い副甲状腺ホルモン（parathyroid hormone：PTH）分泌刺激となるが，高P血症もそれ自体血清Caを低下させる方向に働くと同時に，直接的にPTHの合成・分泌を促進し，細胞増殖を刺激する（図1）．

カルシウム（Ca）値は，前述のように本来は低Ca血症を示すが，維持透析患者においてはビタミンD製剤やP吸着剤（炭酸Ca製剤），PTH上昇，透析液などの影響で高Ca血症を呈することもしばしば認められる．ガイドラインでは異所性石灰化などを回避する目的から，Ca値はalb補正値で8.4～10.0 mg/dl，P値3.5～6.0 mg/dlでの維

**Point 2**
高K血症…
・致死的合併症．
・Kの摂取制限が原則．

**Point 3**
腎性貧血…
・維持透析患者に必発．
・ESA製剤，鉄剤の投与を推奨．
・輸血の際には，製剤に含まれるクエン酸，Kに注意．

**Point 4**
CKD-MBD…
・骨病変は易骨折性，骨関節痛を伴う．
・Ca/P異常を示す．
・PTHの異常を伴う．

図1 慢性腎不全におけるCa, P, VitD, PTH代謝異常[5]

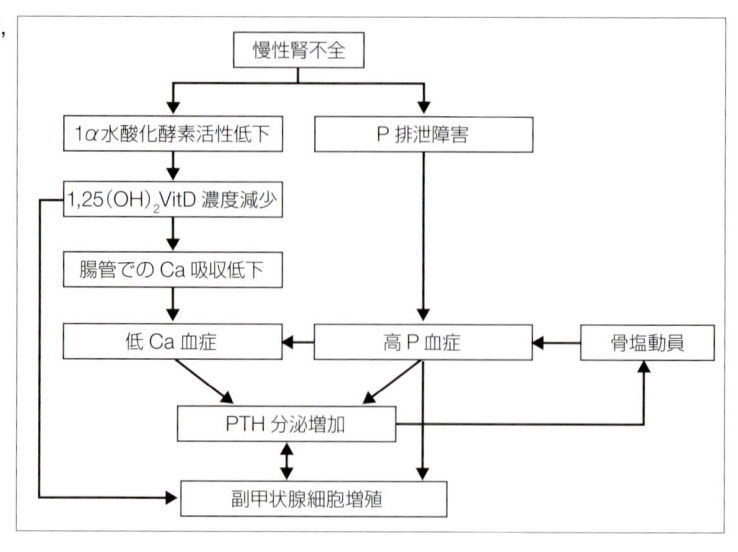

持管理が目標とされている．

透析患者の骨病変は易骨折性や骨関節痛を伴うことがあり，とくに長期透析患者において問題となる．骨病変はPTH値の異常を伴って進展することから，ガイドライン上PTH値目標（intact PTH 60～240 pg/ml）が定められており，治療としてCa/Pのコントロールに加え，ビタミンDおよびアナログ製剤，シナカルセット塩酸塩などが使用される．

### ⑤ 皮膚合併症 Point 5

透析患者には皮膚乾燥，皮膚瘙痒症が多く認められる．スキンケアと外用薬を中心に，抗アレルギー薬，ナルフラフィン塩酸塩などの内服薬も使用される．また，足白癬，爪白癬は下肢切断につながる感染症の侵入門戸として重要である．透析患者における白癬患者の割合は20～70％に及ぶといわれており[3]，フットケアにおいては重要なポイントである．

また，慢性腎不全の患者においてはMRI造影剤に含有されるガドリニウムと腎性全身性線維症（NSF：nephrogenic systemic fibrosis）の因果関係が指摘されており，下肢の画像評価の際には注意する必要がある．

### ⑥ 血圧異常（高血圧，透析時低血圧）Point 6

透析患者においては，水，塩分貯留，レニン‐アンギオテンシン‐アルドステロン系の亢進，動脈硬化などに伴う高血圧の頻度が高く，しばしばコントロール不良である．また，透析の際の除水が契機となり乏血性ショック（Hypovolemic Shock）を来すことも多く，内服や注射で血管収縮剤が使用される．いずれも透析間体重増加の抑制と目標体重の適正化が治療原則となる．

## II その他の合併症

その他，頻度は下がるが透析患者固有の合併症として，⑦シャント関連合併症，⑧透析アミロイドーシス，⑨MIA症候群などが認められる．

**Point 5**
皮膚合併症…
・皮膚乾燥
・皮膚瘙痒症
・足白癬，爪白癬
※その他，発汗異常，色素沈着，爪の異常など，さまざまな皮膚合併症が報告されている[7]．

**用語**
NSF → p.140

**Point 6**
血圧異常…
・高血圧
・透析時低血圧
・乏血性ショック
・透析間体重増加の抑制と，目標体重の適正化が治療原則

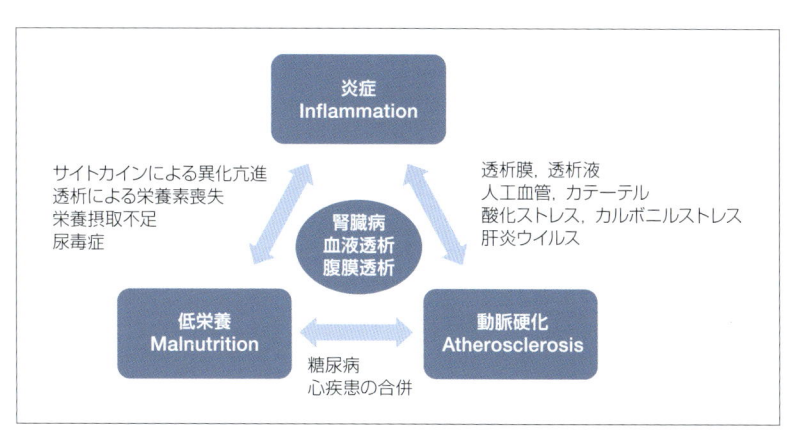

**図2 MIA症候群の病態と関連する因子**[6]
低栄養(M),炎症(I),動脈硬化(A)が相互に関係し合うことによって,病態のさらなる悪化を招く.

### ⑦ シャント関連合併症（スティール症候群，静脈高血圧，シャント感染）

血液透析患者における血管アクセスの形態としては，自己血管動静脈吻合，もしくは人工血管留置による内シャントが一般的である．還流静脈の狭窄によるシャント肢浮腫（静脈高血圧）やシャント末梢部の虚血（スティール症候群）などの合併症を生じることがある．

また，主に反復するシャント穿刺を契機として，シャント感染をおこし，敗血症に至ることがあるため，とくに人工血管シャント症例では注意が必要である．

### ⑧ 透析アミロイドーシス

透析アミロイドーシスはβ2ミクログロブリンを前駆蛋白とする全身性アミロイドーシスである．長期透析患者に好発し，手根管症候群や破壊性脊椎症などの骨関節障害のみならず，消化管アミロイドーシスや皮下沈着などを来すこともある．

### ⑨ MIA症候群（図2）

透析患者の予後が不良である原因として，MIA症候群という概念が1999年Stenvikelらにより提唱された[4]．これは，透析患者において認められる低栄養(malnutrition)，炎症(inflammation)，動脈硬化(atherosclerosis)の頭文字をとって命名されている．これら3つの因子は相互に関係しあうことによって，病態のさらなる悪化を招くという疾患概念であるが，下肢救済が問題となる患者においては根底に存在する病態と考えられる．その病因はいまだ解明されてはいないが，下肢救済にあたっては適正な透析，栄養管理，CKD-MBDの厳格な管理が必要とされる．

#### 文献
1) 日本透析医学会:透析会誌 41: 661-716, 2008
2) 日本透析医学会:透析会誌 45: 301-356, 2012
3) Kuvandik G et al: BMC Infect Dis. 7: 102, 2007
4) Stenvinkel P et al: Kidney Int 55: 1899-1911, 1999
5) 衣笠えり子, 吉田典世:透析フロンティア 17: 6-10, 2007
6) 蓮池由起子, 中西 健:透析フロンティア 19: 2-6, 2009
7) 服部 瑛: J Visual Dermatol 3: 464-467, 2004

（岸 知哉，池田裕次）

# 4章 透析患者の下肢病変

## 3 透析患者の下肢病変と足切断のリスク

> **本項のポイント**
> ① 透析患者は PAD の有病率が高い．症候が乏しく進行も早いことから CLI で発見され，治療抵抗性となることが多いため，早期診断と早期治療が重要である．
> ② 糖尿病を基礎にもつ場合はさらに PAD の有病率が高くなる．予後も不良なため，積極的な治療介入を必要とする．
> ③ 透析患者に PAD を合併した場合，当然ながら下肢切断のリスクは上昇する．生命予後も不良であり，死亡率は一般的に悪性腫瘍よりも高いといわれている．
>
> **Key Words**
> 末梢動脈疾患 peripheral arterial disease（PAD），重症下肢虚血 critical limb ischemia（CLI）

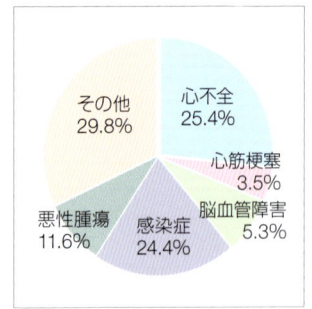

図1 透析患者の死亡原因[1]

（心不全 25.4％，心筋梗塞 3.5％，脳血管障害 5.3％，感染症 24.4％，悪性腫瘍 11.6％，その他 29.8％）

## はじめに

わが国の透析患者は 2011 年 12 月現在で約 30 万人，新規導入患者は約 4 万人／年[1]と増加している．しかし一方で，透析患者のうち年間約 3 万人が死亡しているのが現状である．死因としては，全身の動脈硬化（polyvascular disease）からの心・脳血管障害，また感染症が主たる死亡原因（図1）[1]である．

全身の動脈硬化性疾患の一つとして，末梢動脈疾患（peripheral arterial disease：PAD）がある．PAD 患者の死因としては，並存疾患としての心・脳血管障害だけでなく，潰瘍壊死部からの感染症によるものが多い．PAD 患者の予後は不良であり，一般的には死亡率は悪性腫瘍よりも高いといわれる．

### Point 1
透析患者と PAD の関連…
- 慢性腎臓病は PAD の独立した危険因子であり，透析患者では下肢病変に対して注意すべきである．
- 透析患者における PAD は，間歇性跛行などの症状に乏しい．
- PAD の有病率にはさまざまな報告があるが，慢性腎臓病患者では 20～30％ 程度と考えられている．

## I 透析患者の下肢病変

慢性腎臓病は PAD の独立した危険因子と位置づけられ，糖尿病の有無にかかわらず透析患者では下肢病変に対して注意すべきである．

透析患者の PAD **Point 1** の特徴としては，症候が乏しく進行も早いことから重症下肢虚血（critical limb ischemia：CLI）で発見され，治療抵抗性となることが多い．また，病変は膝関節以下の末梢病変の場合が多く，高度の石灰化病変を伴う例（図2）が多いとされる．透析患者の PAD の特徴を表 1 に示す．

慢性腎臓病と PAD の関連は深く，重要な危険因子の 1 つである．2004 年 O'Hare らは，非透析の慢性腎臓病患者で PAD の有病率を調

表1 透析患者におけるPADの特徴

1. 下肢の末梢に病変が多い
2. 石灰化が多く，治療に難渋する
3. 低栄養・免疫不全のため，創傷治癒が遅れる
4. いわゆる多血管病として冠動脈・脳血管などの障害をあわせもち，治療困難
5. 体液過剰・尿毒症病態の皮膚への影響がある
6. PADの早期病変は症状に乏しく，かなり進行して重症下肢虚血（critical limb ischemia: CLI）となるまで医療者側に認識されにくい

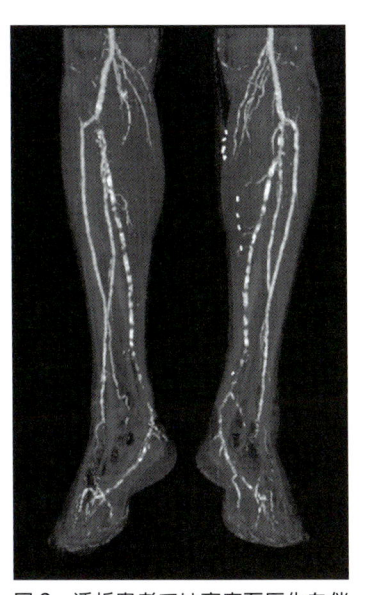

図2 透析患者では高度石灰化を伴う膝関節以下の末梢病変が多い（CT像）

表2 ABIでみた場合の透析患者のPAD有病率[3]

| 著者 | 患者数（人） | 対象 | ABI＜0.9の患者（％） |
| --- | --- | --- | --- |
| Fishbane, et al（1996）[5] | 132 | 米国 | 35.0 |
| Al Zahrani, et al（1997）[6] | 60 | サウジアラビア | 38.3 |
| Testa, et al（1998）[7] | 226 | フランス | 33.0 |
| Ono, et al（2000）[8] | 774 | 日本 | 16.6 |
| Okamoto, et al（2006）[9] | 140 | 日本 | 16.7 |

査した[2]．

冠動脈疾患を有する閉経後女性2,763人を8年間にわたって前向きに調査し，新規PAD発症率（下肢切断，下肢動脈形成術，下肢動脈バイパス術）が，クレアチニンクリアランス（Ccr）30 m$l$/分/1.73 m$^2$未満では2.73％で，Ccr 60 m$l$/分/1.73 m$^2$以上の0.55％と比べて有意に高く，腎機能障害が新規のPAD発症の独立した危険因子であったことを報告した．

慢性腎臓病患者におけるPADの有病率についての大規模調査は少ないが，いくつかの報告を表2に示す[3]．各国からの報告があるが，全体としては16～38％と，有病率は一般人口に比して高い．

## II 糖尿病を基礎にもつ場合

糖尿病は心血管イベントにおける重要なリスク因子であり，PADにおいても同様である．非透析患者における統計であるが，The NHANES study[4]によると，糖尿病のオッズ比は2.71と高値であり，独立した危険因子であることが示された．もっとも強いリスク因子で

図3 糖尿病を合併すると下肢血行再建術後の予後も不良である[5]

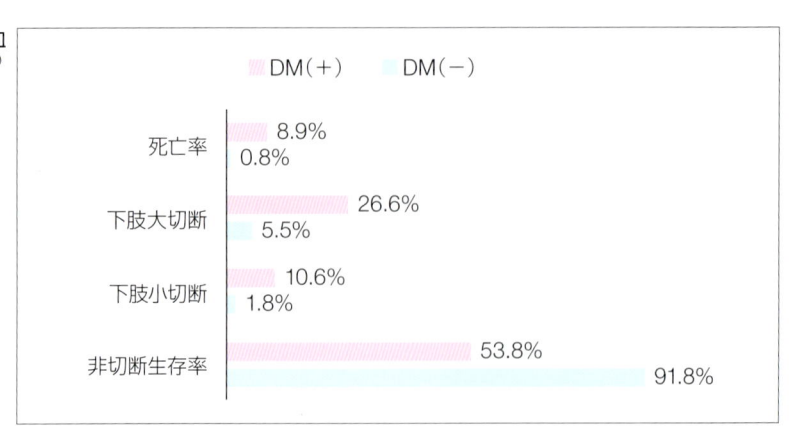

```
           DM(＋)    DM(－)
死亡率       8.9%
             0.8%
下肢大切断   26.6%
             5.5%
下肢小切断   10.6%
             1.8%
非切断生存率 53.8%
                    91.8%
```

あったものは喫煙のオッズ比4.46であり，禁煙も重要であることが示されている．

PADの治療成績においても糖尿病は重要な因子である．下肢血行再建術後の予後を評価した報告[5]がある．下肢切断術に関しては，糖尿病群26.6％に対して非糖尿病群5.5％と，約5倍の頻度で下肢切断を余儀なくされている．一方で死亡率に関しては，糖尿病群8.9％に対して非糖尿病群0.8％と，約10倍の死亡率（図3）[5]があった．

これらのとおり，糖尿病はPADの重要なリスク因子として示されており，とくに糖尿病を基礎疾患とした透析患者においては積極的なPADのスクリーニングを行うべきである **Point 2**．さらに，CLIの状態となれば感染のリスクも高くなり，生命が危機的状況にさらされる可能性がある．また，血糖コントロールが不良であればPADの治療成績や予後が不良になるとの報告も散見され，PADを指摘された後も積極的な糖尿病に対する治療が必要である．

> **Point 2**
> 糖尿病を基礎にもつPADの特徴…
> ・糖尿病はPADの独立した危険因子であり，糖尿病を基礎にもつ透析患者では，下肢病変にさらなる注意を要する．
> ・下肢切断を余儀なくされる透析患者のうち，70％は糖尿病腎症を基礎疾患としている．

## III 下肢切断のリスクと生命予後

透析患者がPADを合併すると，下肢切断のリスクが増加する．慢性腎臓病患者の下肢切断に関して，血行再建治療を行ってもその後100人/年あたり16件の下肢切断があるとの報告[6]がある．

一方，わが国で下肢切断を余儀なくされている透析患者の割合は表3のとおりであり，年々増加している[1]．また，患者の70％は糖尿病透析患者であることがわかる．

PADは下肢切断はもちろんのこと，生命予後をも既定する重要なリスク因子である．非透析患者も含めた5,394人の検討では，ABIの値と生命予後および心血管イベントは相関を認めた[7]．ABI＜0.7の群では5年生存率は60％以下であった．多変量解析ではABIの値は生命予後の独立した危険因子であることが示されており，ABIを積極的に測定することで，生命予後に対するリスク層別化が可能である．

透析患者の下肢切断後の生命予後 **Point 3** は非常に不良であり，在院死亡率は非透析患者が7％なのに対して，透析患者では24％ときわめて

> **Point 3**
> 下肢切断と生命予後…
> 下肢切断の透析患者の予後は不良であり，死亡率が2～3倍になると報告されている．

表3 透析患者における下肢切断率[1]

|  | 2000年12月 | 2003年12月 | 2005年12月 |
|---|---|---|---|
| 非糖尿病透析患者 | 1.6% | 2.2% | 2.6% |
| 糖尿病透析患者 | 4.4% | 5.3% | 5.7% |

高いとの報告[8]がある．とくに，膝上での下肢大切断術後の在院死亡率は約40%と非常に高率であった．下肢切断術後の2年生存率に関しても，非透析患者で79%なのに対して，透析患者では27%と著明に不良であった．

## おわりに

以上のとおり，透析患者がPADを合併した場合，当然ながら下肢切断のリスクは上昇する．一方で生命予後も不良であり，死亡率は一般的に悪性腫瘍よりも高いといわれている．そのため，早期発見と早期治療が重要であり，積極的なスクリーニングと治療介入が必要である．

### 文献

1) 日本透析医学会統計調査委員会：図説　わが国の慢性透析療法の現況 2011年12月31日現在 (http://docs.jsdt.or.jp/overview/index2012.html)
2) O'Hare AM et al: J AM Soc Nephrol 15: 1046-1051, 2004
3) 日本透析医学会：日透析医学会誌 44: 337-425, 2011
4) Selvin E, Erlinger TP: Circulation 110: 738-743, 2004
5) Mellière D et al: Eur J Vasc Endovasc Surg 17: 438-441, 1999
6) United States Renal Data System: Annual Data Report. Bethesda, MD, National Institutes of Health, National Institute of Diabetes and Digestive and Kidney Diseases, Division of Kidney, Urologic, and Hematologic Diseases, 339-348, 2000
7) Diehm C et al: Circulation 120: 2053-2061, 2009
8) Dossa CD et al: J Vasc Surg 20: 14-19, 1994

〈梶原正貴，新谷嘉章，川崎友裕，古賀伸彦〉

# 4章 透析患者の下肢病変

## 4. 透析患者の下肢病変と，透析患者特有の症状

### 本項のポイント

① 透析患者では，
  a．心血管疾患の危険因子が多数併存し，末梢動脈疾患(PAD)の合併頻度が高い．
  b．間歇性跛行などの症状を呈さず，重症下肢虚血(CLI)の状態で診断されることが少なくない．
  c．足関節上腕血圧比(ABI)の正常範囲は，1.02～1.42にシフトしている．
  d．非透析患者に比べ，治療成績や生命予後が不良である．
② カルシフィラキシスは多発性・難治性皮膚潰瘍を主症状とする疾患で，症例の多くは透析患者である．

### Key Words

末梢動脈疾患 peripheral arterial disease (PAD)，重症下肢虚血 critical limb ischemia (CLI)，足関節上腕血圧比 ankle brachial pressure index (ABI)，Ca・P代謝異常 abnormal calcium/phosphate metabolism，カルシフィラキシス calciphylaxis

## はじめに

2011年には透析患者数が30万人を超え，糖尿病腎症が原疾患の第1位となった(→p.127，図1参照)．長期透析患者の増加，患者の高齢化も進んでおり，末梢動脈疾患(peripheral arterial disease：PAD)の合併症例は増加している[1]．

PADの合併はquality of life (QOL)を低下させ，生命予後を悪化させる原因となるため，早期発見・早期治療が重要である．

本項では，透析患者における特徴を中心に述べる．

## I 疫学

### ① 発症頻度

透析患者のPAD合併頻度は一般人口に比べ高い．臨床症状による頻度は15.0～23.0％，ABI＜0.9でみた頻度は16.6～38.3％と報告されている**Point 1**．当院ではABI＜0.9の頻度は29.2％であったが，糖尿病腎症患者に限ると44.2％，75歳以上に限ると53.8％と高率であった．

### ② 危険因子

透析患者では，心血管疾患の危険因子が多数併存している．古典的危険因子である高血圧，脂質異常，糖尿病，左室肥大の合併頻度は高く，加えて慢性腎臓病関連危険因子の高ホモシステイン血症**Point 2**，Ca・P代謝異常**Point 3**，慢性炎症なども有する(表1)[2]．

---

**Point 1**
透析患者のPAD合併頻度
ABIでみた一般人口(米国)でのPAD合併頻度は50～59歳で2.5％，70歳以上で14.5％であるが，それに対して，透析患者(欧米)での頻度は33.0～38.3％と高い．

**Point 2**
高ホモシステイン血症
ホモシステインは分子量135の含硫アミノ酸であり，透析患者では血中濃度が高値になっている．ホモシステインは血管内皮細胞障害を介して動脈硬化の進展に関与するとされる．

表1　心血管疾患の危険因子[2]

| 古典的危険因子 | 加齢，男性，高血圧，高LDL血症，低HDL血症，糖尿病，喫煙，運動不足，更年期，心血管病の家族歴，左室肥大 |
|---|---|
| 慢性腎臓病関連危険因子 | アルブミン尿，ホモシステイン，リポ蛋白（a）およびアポリポ蛋白（a），リポ蛋白レムナント，貧血，Ca・P代謝異常，細胞外液過剰，電解質異常，酸化ストレス，炎症（CRP），栄養不良，血栓形成因子，睡眠障害，NO/エンドセリンバランス変化 |

表2　透析患者の下肢虚血検査における
カットオフ値，感度，特異度

| 検査法<br>（カットオフ値） | 感度（％） | 特異度（％） |
|---|---|---|
| ABI (0.9) | 29.9 | 100.0 |
| TBI (0.6) | 45.2 | 100.0 |
| $tcPO_2$ (50) | 61.1 | 70.0 |
| SPP (50) | 84.9 | 76.9 |

## II 症状

間歇性跛行，安静時疼痛，皮膚潰瘍・壊疽など末梢循環障害による症状を呈する．

安静時疼痛は循環血漿流量が急激に減少する透析中に出現しやすく，下肢を低い位置にすることで軽減することがある．

心機能低下，脳血管障害，骨関節障害や糖尿病網膜症の合併による行動制限や，糖尿病神経障害による感覚障害のために，間歇性跛行の症状を呈さず，病状がかなり進行してから重症下肢虚血（critical limb ischemia：CLI）の状態で診断されることが少なくない Point 4．

## III 検査所見

### ① 機能検査

足関節上腕血圧比（ankle brachial pressure index：ABI）はもっとも重要なスクリーニング検査であり，症状の有無にかかわらず，年1回測定することが推奨される．通常の正常範囲は0.9～1.3であるが，血管石灰化が強い透析患者では，1.02～1.42とシフトしている．

血管石灰化によるABI上昇のために高度狭窄があっても0.9以下にならない偽陰性の症例があるが，このような症例でも足趾にまで石灰化病変が及んでいることは稀なため，足趾上腕血圧比（toe brachial pressure index: TBI）の有用性は高い．また，経皮的酸素分圧（transcutaneous $PO_2$：$tcPO_2$）と皮膚灌流圧（skin perfusion pressure：SPP）も血管石灰化の影響を受けにくい[3]（表2）Point 5．

**Point 3**
Ca・P（カルシウム・リン）代謝異常…
腎機能の低下に伴い，尿中へのP排泄が低下するため，P値が高くなる．また，活性型ビタミンDが不足し，腸管からのCa吸収が減るため，Ca値が低下する．Ca値の低下，P値の上昇により副甲状腺ホルモンの分泌が増す．

**Point 4**
透析患者のCLIの発見が遅れる理由…
透析患者では，間歇性跛行の症状を呈さないために，病状がかなり進行してから重症下肢虚血（CLI）の状態で診断されることが少なくない．

**Point 5**
透析患者のABIの偽陰性…
透析患者では，血管石灰化のためABIの正常範囲は1.02～1.42とシフトしている．下肢虚血の症状があるのにABIが正常範囲（＞0.9，偽陰性）の場合は，TBI，$tcPO_2$，SPPが有用である．

図1 透析患者における動脈石灰化
腹部大動脈から下肢の末梢動脈まで広範囲に動脈石灰化を認める.

② 画像検査

　透析患者は動脈石灰化が高度であるため，超音波検査やCTアンギオグラフィー（computed tomography angiography: CTA）では，とくに下腿において内腔の評価が困難なことが多い（図1）.

　MRアンギオグラフィー（magnetic resonance angiography: MRA）に関しては，透析患者ではガドリニウムによる腎性全身性線維症（nephrogenic systemic fibrosis：NSF）[Point 6]が危惧されるため，造影剤を用いずに撮影する必要がある.

　血管造影では，動脈の石灰化，蛇行や狭窄～閉塞などによりバスキュラーアクセスが困難なことが少なくなく，穿刺部での仮性瘤形成など合併症を生じる危険性が非透析患者に比べ高い.

## IV 治療

### ① 薬物療法

　虚血に対しては非透析患者と同様に抗血小板薬を中心とした治療を行う[Point 7].

　PADを有する患者は冠動脈疾患や脳血管疾患を高率に合併しており，高血圧，脂質異常，糖尿病など危険因子の管理も重要である．加えて透析患者では，Ca・P代謝異常の治療も重要であり，予後の検討からP＞Ca＞PTHの順に管理を優先する.

　Pのコントロールは，十分な透析量の確保と食事指導によるP摂取制限が基本であるが，多くの症例でP吸着薬が必要となる．P吸着薬にはCa含有P吸着薬とCa非含有P吸着薬がある.

　Ca非含有P吸着薬は，現在，塩酸セベラマー，炭酸ランタン，ビキサロマー，クエン酸第二鉄が使用できる．塩酸セベラマー，炭酸ランタンはCa含有P吸着薬の炭酸カルシウムに比べ，動脈石灰化を進展させにくいとの報告がある[4,5].

　炭酸カルシウムにおいては，投与量が多い症例で動脈石灰化が進展していることが示されており，3g／日を投与量の上限とする.

### ② 血行再建法

#### a．血管内治療

　透析患者での膝下領域の動脈病変への血管内治療については，初期成功率は92.2%～97%と高いが，潰瘍治癒率は低く（透析25%：非透析55.4%），1年および3年救肢率も低い（1年救肢率は透析52.5%：非透析84.4%．3年救肢率は透析52.5%：非透析80.2%）[6,7].

#### b．外科的血行再建術

　透析患者での外科的血行再建術（バイパス手術）は周術期死亡率が高

---

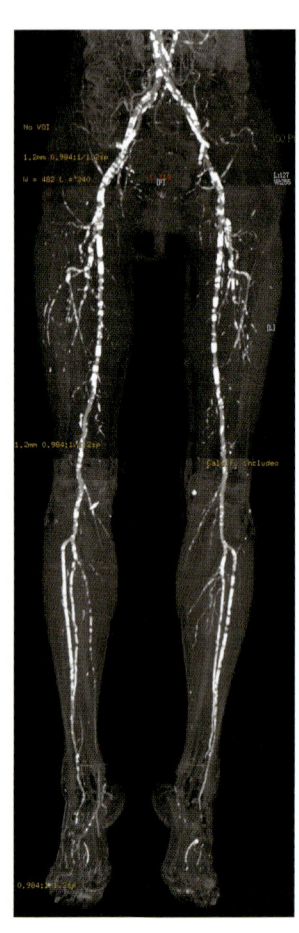

**Point 6**

腎性全身性線維症（nephrogenic systemic fibrosis：NSF）…
腎不全の患者（とくに透析患者）において，ガドリニウム造影剤の投与数日から数カ月後，時に数年後に，皮膚の腫脹や硬化，疼痛などにて発症し，進行すると四肢の拘縮を生じる疾患.

**Point 7**

薬物療法のポイント…
シロスタゾールはTASC Ⅱにおいて有用性が実証されている薬剤だが，頻脈の副作用があり，うっ血性心不全患者には禁忌である．心血管系の合併症がとくに多い透析患者では要注意である.

く（透析18％：非透析0％），観察期生存率が低い（透析45％：非透析85％）[8]．

理由として，冠動脈や脳血管の障害を合併することが多いことが指摘されており，十分に術前評価を行うことが重要である．

### ③ 下肢切断

透析患者での下肢切断後の予後は不良である．Dossaらによると，下肢切断術後の在院死亡率は非透析患者の7％に対し，透析患者は24％であった[9]．

Aulivolaらによると，下肢大切断術後の1年および5年生存率は非透析患者の75.4％，42.2％に対し，透析患者は51.9％，14.4％であった[10] **Point 8**．

> **Point 8**
> 下肢切断の予後…
> 透析患者では，血行再建術や下肢切断術の治療成績・生命予後が，非透析患者に比べて劣る．

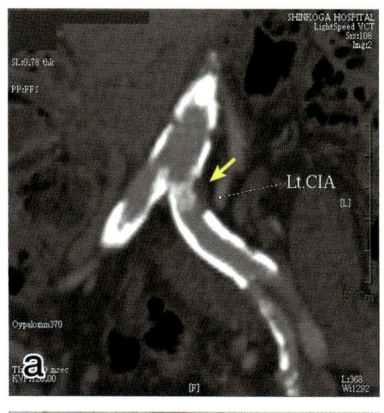

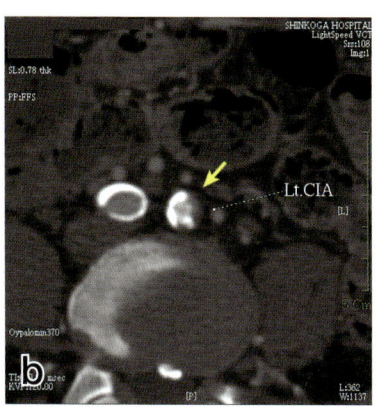

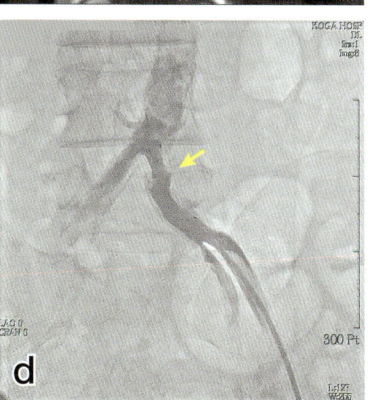

## V 症例提示

56歳，男性．透析歴29年．導入原疾患は慢性糸球体腎炎．

100mほどの歩行にて腓腹筋部の疼痛が出現するようになったため，ABI検査を行った結果，右）0.67，左）0.60と低値であった．超音波検査では両側とも大腿動脈以下で単相性波であり，CTAでは左総腸骨動脈に高度石灰化を伴う高度狭窄病変を認めた．血管造影では同部に内腔に突出する石灰化プラークによる狭窄を認めた．

ステント留置を行った結果，下肢虚血症状は軽減した（図2）．

図2 症例
(a, b) CTA：左総腸骨動脈に石灰化による高度狭窄を認める．
(c) 血管内治療前の血管造影：左総腸骨動脈は，内腔に突出する石灰化プラークにより狭窄している．
(d) 血管内治療後の血管造影：ステント留置後，狭窄部は拡張できている．

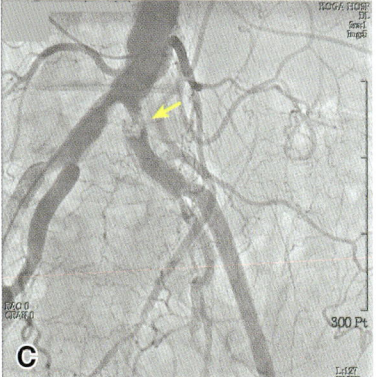

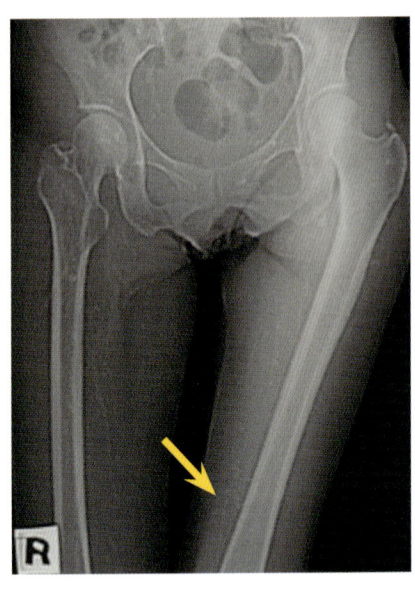

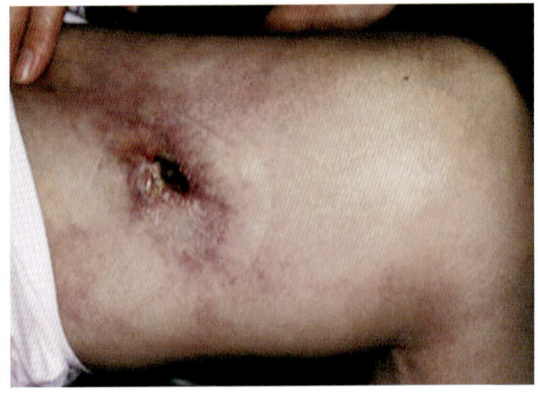

図3 カルシフィラキシス
① 中等度から細動脈の中膜におこる血管石灰化で，該当する血管支配領域が壊死する．
② 腎不全患者（とくに中年女性）にみられ，きわめて予後が悪い（主に2次性の敗血症で死亡）．
③ 好発部位は四肢末端，大腿，下腹，臀部．
④ 組織学的には血管壁，脂肪織への石灰沈着，血管内腔の線維化，静脈内血栓形成．
（症例提供・説明文：滋賀医科大学医学部皮膚科　中西健史先生）

## VI カルシフィラキシスについて

### ① 概要

カルシフィラキシス（calciphylaxis）は，多発性・難治性皮膚潰瘍を主症状とする疾患（図3）で，皮膚からの感染により敗血症を併発することが多く，死亡率は50%を超えると報告されている．症例のほとんどは透析患者である Point 9．

### ② 診断基準

厚生労働省難治性疾患克服研究事業「Calciphylaxis の診断・治療に関わる調査・研究」班による診断基準案を表3に提示する．

**Point 9**
カルシフィラキシス…
カルシフィラキシスは，多発性・難治性皮膚潰瘍を主症状とする疾患で，症例のほとんどは透析患者である．死亡率が非常に高い．

### 文献

1) 日本透析医学会統計調査委員会：日透析医学会誌 46: 1-76, 2013
2) Sarnak MJ et al: Circulation 108: 2154-2169, 2003
3) Okamoto K et al: Am J Kidney Dis 48: 269-276, 2006
4) Chertow GM et al: Kidney Int. 62: 245-252, 2002
5) Toussaint ND et al: Nephrology (Carlton) 16: 290-298, 2011
6) Aulivola B et al: Ann Vasc Surg 19: 762-768, 2005
7) Brosi P et al: J Endovasc Ther 12: 704-713, 2005
8) Kimura H et al: Eur J Vasc Endovasc Surg 25: 29-34, 2003
9) Dossa CD et al: J Vasc Surg 20: 14-19, 1994
10) Aulivola B et al: Arch Surg 139: 395-399, 2004

表3　カルシフィラキシス診断基準(案)

| 以下の臨床症状2項目と皮膚病理所見を満たす場合，<br>または臨床症状3項目を満たす場合 calciphylaxis と診断される. |
|---|
| 【臨床症状】<br>1. 慢性腎臓病で透析中，または糸球体濾過率 15 ml/min 以下の症例.<br>2. 周囲に有痛性紫斑を伴う，2カ所以上の皮膚の有痛性難治性潰瘍.<br>3. 体幹部，上腕，前腕，大腿，下腿，陰茎に発症する，周囲に有痛性紫斑を伴う皮膚の有痛性難治性潰瘍. |
| 【皮膚病理所見】<br>皮膚生検は，可能な場合に実施する．臨床症状の2項目を満たす場合，他の疾患との鑑別困難な場合は，とくに皮膚生検を行うことを推奨する．<br>特徴的な皮膚生検所見は下記の通りである．<br>皮膚の壊死，潰瘍形成とともに，皮下脂肪組織ないし真皮の小〜中動脈における，中膜，内弾性板側を中心とした石灰化，および，浮腫性内膜肥厚による内腔の同心円状狭窄所見を認める．<br>注：とくに潰瘍，紫斑がきわめて強い疼痛を伴うことは重要な症状である． |
| 【参考所見】<br>下記除外診断のために，ガドリニウム造影剤使用歴調査と抗核抗体，クリオグロブリン定量，抗リン脂質抗体の各測定を行う．<br>Calciphylaxis に特異的な検査所見はない． |
| 【除外診断】<br>・糖尿病性壊疽<br>・ヘパリン起因性血小板減少症<br>　(heparin-induced thrombocytopenia: HIT) に伴う皮膚壊死<br>・ワーファリン潰瘍<br>・全身性皮膚硬化症<br>・Nephrogenic systemic fibrosis 初期病変<br>・コレステロール塞栓<br>・蜂窩織炎<br>・クリオグロブリン血症<br>・ハイドレアによる皮膚潰瘍<br>・抗リン脂質抗体症候群<br>・低温熱傷<br>・壊死性筋膜炎<br>・下肢静脈瘤に伴う潰瘍病変<br>・異所性石灰化に伴う皮膚症状 |

(厚生労働省難治性疾患克服研究事業「Calciphylaxis の診断・治療に関わる調査・研究」班による診断基準案より転載)

(大坪義彦，古賀伸彦)

# 5 章

# うっ滞性皮膚炎・潰瘍患者の下肢病変[静脈性の病変]

**1** 静脈うっ滞性潰瘍のメカニズム・疫学 ―― 146

**2** 検査と異常弁の位置の確定 ―― 151

**3** 静脈うっ滞性潰瘍の治療アルゴリズム ―― 153

**4** 治療　①圧迫療法 ―― 158

**5** 治療　②ストリッピング，血管内レーザー治療，硬化療法 ―― 162

**6** 治療　③深部静脈血栓症の後遺症に対する治療（抗凝固療法を中心に） ―― 168

**7** 治療　④創傷治療 ―― 173

# 5章 うっ滞性皮膚炎・潰瘍患者の下肢病変[静脈性の病変]

## 1 静脈うっ滞性潰瘍のメカニズム・疫学

> **本項のポイント**
> ① 下腿に生じる難治性潰瘍のうち,もっとも頻度が高いのは静脈うっ滞性潰瘍である.
> ② 下肢静脈には深部静脈と表在静脈があり,それらの弁の異常による静脈機能不全が,静脈うっ滞性潰瘍の原因となる.
> ③ 下腿潰瘍に下腿のだるさ・むくみ・痒み・夜間のこむらがえり等の症状や周囲に色素沈着,皮膚の硬化,静脈拡張などを伴う場合には,静脈うっ滞性潰瘍を念頭に置いて鑑別診断を行う必要がある.
> ④ 静脈うっ滞性潰瘍は,原因となる静脈機能不全に対する治療を適切に行わなければ再発をくり返す.
>
> **Key Words**
> 静脈うっ滞性潰瘍 venous ulcer,慢性静脈機能不全 chronic venous insufficiency,下肢静脈瘤 varicose vein,深部静脈血栓症 deep venous thrombosis

## はじめに

下腿に生じる難治性潰瘍には動脈性,糖尿病性,膠原病性などさまざまな要因があるが,なかでももっとも頻度が高いのが,静脈うっ滞性潰瘍(venous ulcer)である[1] **Point 1**.静脈うっ滞性潰瘍は,深部静脈および表在静脈の弁不全による静脈高血圧の結果ひきおこされる潰瘍であり,しばしば難治性である.

静脈うっ滞性潰瘍は下腿遠位1/3の足関節内果周辺や外果後方にしばしば発生し,周囲に色素沈着,皮膚の硬化,静脈の怒張,下腿のむくみなどを伴うことが多い.

静脈うっ滞性下腿潰瘍の治療においては,漫然と局所療法をくり返しても再発をくり返すため,静脈性疾患・静脈機能不全が疑われた段階で適切な治療を行うことが必須である.

> **Point 1**
> 難治性下腿潰瘍…
> 下腿に生じる難治性潰瘍のうち,静脈うっ滞性潰瘍がもっとも頻度が高い.

## I 下肢静脈の解剖

下肢静脈は大きく分けて深部静脈と表在静脈から構成される.

深部静脈は下腿では腓骨静脈,前脛骨静脈,後脛骨静脈からなり,それらが合流して膝窩静脈,大腿静脈になる.

主な表在静脈としては内果付近から下肢内側を上行し鼠径部で大腿静脈へと合流する大伏在静脈と外果付近から下腿外側を通って膝窩静脈に合流する小伏在静脈がある.

また,大腿から下腿の複数カ所で深部静脈と表在静脈をつなぐ交通枝が何本も存在しており,解剖学的位置によりそれぞれ図のごとく名前が

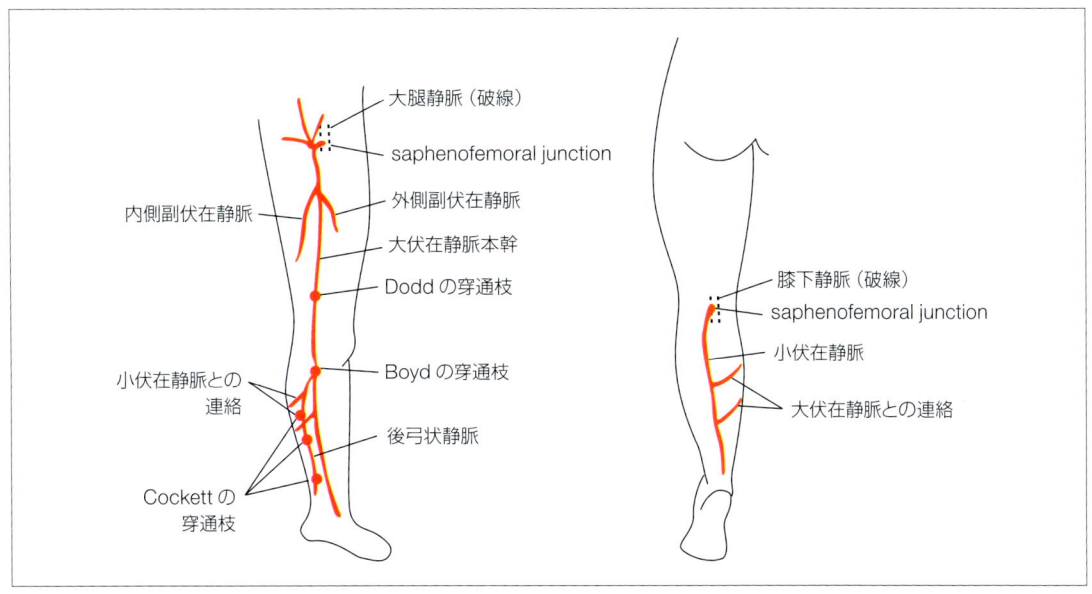

図1 下肢静脈の解剖

付いている（図1）．

　静脈血は下腿の筋収縮によるポンプ作用，呼吸による胸腔，腹腔の圧変動などを動力源に，重力に逆らって心臓へと戻っていく．逆流による静脈血の落下を防ぐためにそれぞれの静脈には多数の静脈弁が存在しているが，この弁の障害がいわゆる静脈機能不全である Point 2．

> **Point 2**
> 静脈機能不全…
> 下肢静脈には深部静脈と表在静脈があり，それらの弁の異常が静脈機能不全の本態である．

## II 静脈うっ滞性潰瘍の病因

　本邦での静脈うっ滞性潰瘍の発生原因の大部分は一次性静脈瘤である[2] Point 3．

　一次性静脈瘤は，表在静脈や穿通枝の弁不全のために静脈血の逆流が発生し，静脈血流がうっ滞し静脈圧が亢進した結果，静脈が拡張して瘤状になっている状態を指す．

　高齢や長時間の立位，肥満，遺伝素因，下肢の機能障害，コルセット（ガードル）の着用などが増悪因子となる．静脈瘤は一般的に女性に多く，とくに妊娠・出産を機に発生することが多い．また，高齢者や麻痺患者においては下肢の筋力が低下することで下腿の筋ポンプ機能が弱くなるのも発生の大きな原因となる．

　第2の発生原因は，深部静脈血栓症（deep venous thrombosis：DVT）による潰瘍である．整形外科や婦人科手術後の深部静脈血栓症を契機に深部静脈の閉塞や逆流がひきおこされ，その後遺症として深部静脈弁不全や穿通枝不全から潰瘍が発生するものである（図2）．

> **Point 3**
> 一次性静脈瘤と二次性静脈瘤…
> 表在静脈の弁不全により逆流を生ずる一次性静脈瘤に対し，深部静脈血栓症の結果としておこる表在静脈の逆流によって発生するのが，二次性静脈瘤である．

## III 静脈うっ滞性潰瘍の病態

　静脈うっ滞性潰瘍の発生機序には諸説ある．一つは，静脈圧亢進による血管透過性の亢進 → 毛細血管周囲へ赤血球が漏出し → 皮下組織へ

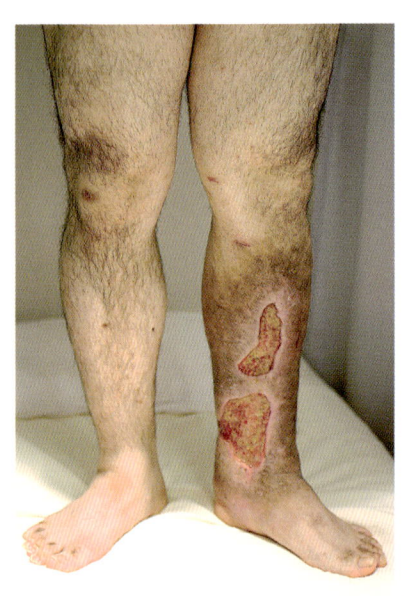

表1　CEAP分類（Cの項目）

| Clinical 分類 | 臨床症状 |
|---|---|
| $C_0$ | 静脈疾患を認めない |
| $C_1$ | 毛細血管拡張または網目状静脈 |
| $C_2$ | 静脈瘤 |
| $C_3$ | 浮腫 |
| $C_{4a}$ | 色素沈着や湿疹 |
| $C_{4b}$ | 皮膚脂肪硬化や白色皮膚萎縮 |
| $C_5$ | 治癒後の潰瘍 |
| $C_6$ | 活動性潰瘍 |

（J Vasc Surg 40: 1248-1252, 2004 を参考に作成）

図2　深部静脈血栓症（DVT）に伴う下腿潰瘍

のヘモジデリンの沈着，および漏出したフィブリンの毛細血管周囲への沈着→皮膚への酸素供給が低下→表皮細胞壊死，皮膚硬化，萎縮→潰瘍形成に至るという説（fibrin cuff theory）である[3]．

もう一つは，血管透過性亢進により血管内皮細胞が接着因子を発現→皮下に白血球が遊走→肥満細胞の蛋白分解酵素の作用で正常な創傷治癒が障害→潰瘍が発生（white blood cell trapping theory）という説である[4]．

どちらにしても静脈圧亢進による血管透過性亢進が主因となっており，静脈うっ滞性潰瘍の治療では，静脈圧を降下させることが重要である．

ゆえに他項で述べられる圧迫療法，硬化療法，外科療法，レーザー焼灼術などのような，下肢静脈の逆流を抑え，静脈圧を降下させる治療が必要となる．逆流に対する治療を行わなければ，入院および患肢挙上によっていったん治癒した潰瘍も，退院して従来の生活スタイルに戻るとまた増悪・再発をくり返し，治療に難渋することとなる[Point 4]．

### Ⅳ うっ血性皮膚炎と硬化性脂肪織炎

CEAP分類（表1）[Point 5] にもあるが，下肢静脈瘤の重症度の進行に伴い，静脈うっ滞性潰瘍に至る前にも下腿内側を中心に皮膚症状が出ていることがある．

#### ①うっ滞性皮膚炎

慢性の静脈機能不全による静脈高血圧を原因としておこる皮膚病変．浮腫・色素沈着・痒みを伴い，最終的には掻破により生じる角質増殖を伴う皮膚の皮革様硬化と肥厚をおこす．症状が進み，硬化性脂肪織炎へと発展する（図3）．

**Point 4**
確実な治癒のために…
下肢静脈瘤を伴う場合には，下肢静脈瘤自体の治療を行わなければ静脈うっ滞性潰瘍を治癒させることはむずかしい．

**Point 5**
CEAP分類…
慢性静脈不全の分類法．
・C→臨床分類（Clinical manifestation）
・E→病因分類（Etiology）
・A→解剖学的分類（Anatomic distribution）
・P→病態生理学的分類（Pathophysiology）
の4項目で評価する．

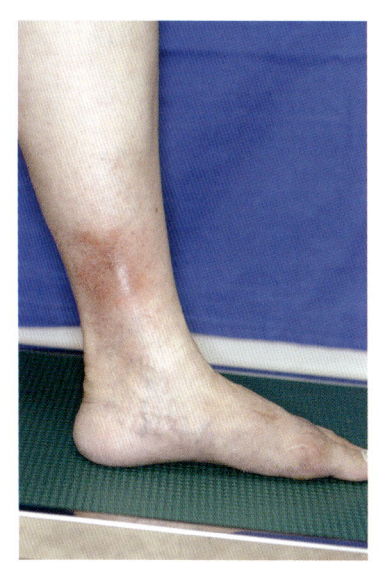

図3　静脈うっ滞性皮膚炎

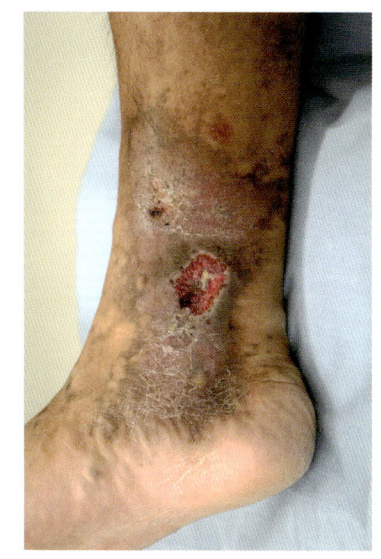

図4　硬化性脂肪織炎

### ②硬化性脂肪織炎

　うっ血性皮膚炎にさらに脂肪織炎，血栓性静脈炎等の慢性炎症が加わり，フィブリン・ヘモジデリン沈着がおこる．最終的には潰瘍形成・治癒をくり返し，石灰沈着もおこして皮膚が硬化する悪循環が形成され悪化していく（図4）．

　前病変として皮膚組織の炎症，すなわち有痛性の炎症性浮腫がおこることが多く，リンパ管炎，蜂窩織炎と鑑別されなくてはならない．

　この①②の段階を経て，最終的に潰瘍化する．

## V 静脈うっ滞性潰瘍に伴う症状

　問診によって確認すべきことは，立位での下腿のだるさ・むくみ・痒み・夜間のこむらがえり等の静脈うっ滞症状の有無，仕事の内容・生活習慣，発症時期，家族内発生の有無，深部静脈血栓症を疑わせる手術，下肢腫脹の既往である．

　また，脊柱管狭窄症や膝・足関節の疾患の有無を確認し，患者の訴えが静脈うっ滞のみからきているものか，その他の要因があるのかを確かめることも重要である．

　静脈うっ滞性潰瘍は，多くが下腿下1/3の足関節内果周辺や外果後方に存在する．一般に動脈性潰瘍や糖尿病に伴う潰瘍と比べて境界が不鮮明で比較的浅く，筋膜や腱に達することは少ない．創面には壊死物質やフィブリン膜が付着し，肉芽はまばらで不整である．デブリードマンを行っても，なかなか良好な肉芽が上がってこない．

　周囲には色素沈着，皮膚の硬化，静脈怒張など高頻度に伴うのが特徴であるが，皮膚の硬化が進行した症例ではかえって静脈瘤は目立たないことが多いので注意を要する（図4）．感染が加わると周囲が発赤し，疼

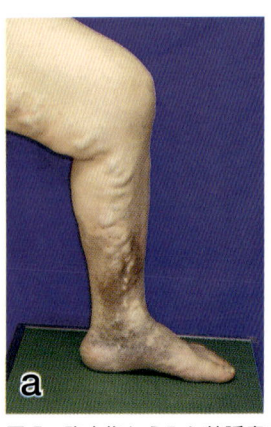

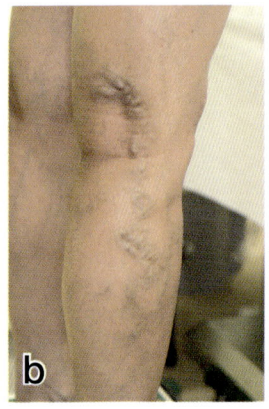

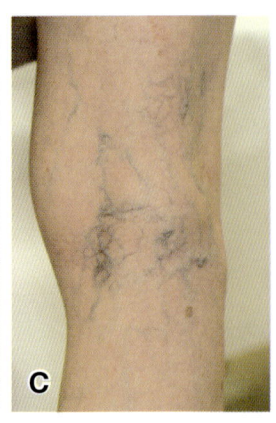

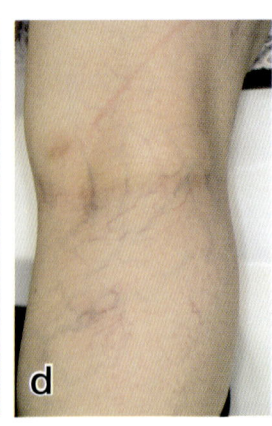

**図5 臨床像からみた静脈瘤の分類**
(a) 伏在静脈瘤, (b) 側枝静脈瘤, (c) 網目状静脈瘤, (d) クモの巣状静脈瘤.

痛を伴って潰瘍が拡大悪化する.

静脈うっ滞, とくに静脈が拡張した下肢静脈瘤の所見を確認するためには, 必ず立位で下肢全体 (鼠径部～足部) を観察する必要がある. 立位になると下腿の表在血管に拡張・怒張が生じ, 臥位となり患肢を挙上すると消失する.

下肢静脈瘤はその肉眼的形態から「伏在静脈瘤」「側枝静脈瘤」「網目状静脈瘤」「クモの巣状静脈瘤」の4型に分類される.「伏在静脈瘤」「側枝静脈瘤」については, 皮下脂肪織内の静脈瘤であり伏在静脈系の逆流がみられる. 一方,「網目状静脈瘤」や「クモの巣状静脈瘤」では弁不全による逆流はほとんどみられず, 潰瘍との直接的な関連はあまりない (図5).

また, 静脈うっ滞性潰瘍に動脈血行障害が合併している場合もある. とくに虚血が強い場合, 単純に静脈うっ滞性潰瘍の治療として圧迫療法を開始すると, 虚血が進行し足部が壊死に至ることさえある. そのため, 触診時には足背動脈・後脛骨動脈の拍動を必ず確認し, 虚血をルールアウトしておくことが重要である.

◆ 文献
1) 太田 敬ほか: 日本静脈学会誌 17: 35-41, 2006
2) Tam L et al: Cardilol Clin 9: 555-563, 1991
3) Brown NL, Burnand KG: Lancet 2: 243-245, 1982
4) Pappas PJ et al: J Vasc Surg 26: 784-795, 1997

(菊池 守)

# 5章 うっ滞性皮膚炎・潰瘍患者の下肢病変［静脈性の病変］

## 2 検査と異常弁の位置の確定

### 本項のポイント

① うっ滞性皮膚炎・潰瘍の原因は下肢の静脈弁不全がほとんどなので，不全静脈弁の位置の特定がほぼ必須である．
② 検査は簡易テスト，ドプラ聴診，パルスドプラ，カラードプラなどがある．

### Key Words

うっ滞性皮膚炎 stasis dermatitis，下肢静脈瘤 varicose vein，トレンデレンブルグテスト Trendelenburg test，ペルテステスト Perthes test，超音波検査 ultrasonography

## はじめに

静脈うっ滞性皮膚炎や潰瘍の原因は，そのほとんどが下肢静脈瘤によるものである．したがって逆流をおこしている不全静脈弁の局在診断が重要である．本項では簡易的診断方法を紹介する．

## I 理学的検査

### ① トレンデレンブルグテスト (Trendelenburg test)

患者を仰臥位にして患肢を挙上させ，静脈瘤内の血液を揉み出す．次に大腿根部に駆血帯を巻き付けた状態で，患者を立位とする．直ちに駆血帯を解除して静脈瘤が出現した場合は，大伏在静脈根部 (saphenofemoral junction) (図1)の弁不全が存在することを意味する．駆血解除前より静脈瘤が出現する場合は，交通枝(図1)の弁不全である (30秒以内に出現すれば可能性が非常に高い)．

### ② ペルテステスト (Perthes test)

患者を立位にして大腿部あるいは下腿部で駆血帯を巻き，歩行または屈伸運動をさせる．このとき静脈瘤が消失すれば交通枝弁不全は無く，深部静脈も開存していることを意味する．静脈瘤が悪化，消退しなければ，交通枝弁不全あるいは深部静脈の閉塞が疑われる．

上記2つの検査は，小伏在静脈弁不全(図1)でも応用できる．

これらの簡易検査で，大まかな静脈弁異常の解剖学的位置がわかる．さらに細かい部位を特定するためには次に述べる超音波法を用いる．

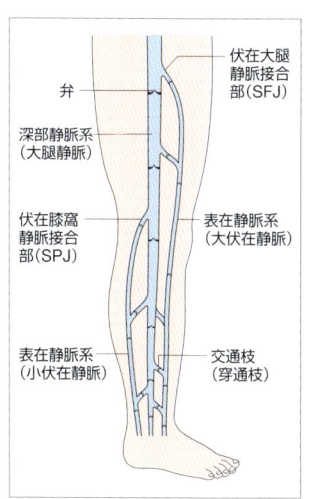

図1 下肢静脈の解剖図(文献1より転載，一部改変)

## II 超音波法

### ① ドプラ聴診器 (図2)

超音波ドプラ聴診器を用いて血流の状態を聴く検査である．下肢静脈

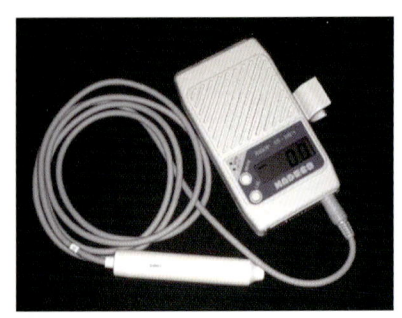

図2　ドプラ聴診器

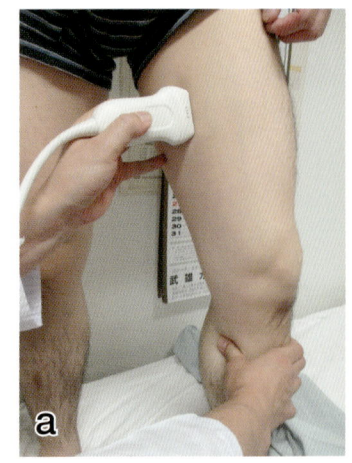

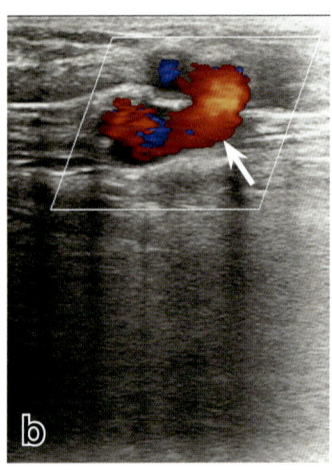

図3　カラードプラを用いた不全交通枝の部位診断
(a) 下腿を圧迫しながら(ミルキング)，プローブを当てる．
(b) 下腿の圧迫を解除すると，逆流が容易に観察される(矢印)．

の検査では必ず立位で行い，血流や表在静脈(大・小伏在静脈とその分枝)の逆流の有無を確認できる．Valsalva法や下腿ミルキング法 Point 1 などにより逆行性血流を生じさせ，逆流音を聴けば異常である．表在静脈では逆流音を聴取しないのが正常である．

### ② パルスドプラ法

超音波ドプラ血流計(duplex scan)を用いて静脈の逆流診断を行う方法である．本検査は，Bモード超音波断層法とドプラ法を組み合わせ，同一画面に表示できるようにしたものであり，より正確に部位診断が可能である．

### ③ カラードプラ法

カラードプラを用いて上記検査を行うことで，交通枝の合流部位などさらに細かい部位診断が可能となる(図3)．

複数の弁不全が疑われる場合は，駆血帯で一方(上方)の弁不全を止めておいてから，上記の検査を行うとさらに正確な診断を得ることができる．

さらに詳しく静脈灌流障害の評価を調べる方法として，空気容積脈波がよく用いられている．これにより血流・血液・容積に関連した情報が得られる[1]．

**Point 1**
ミルキング…
静脈の逆流を誘発させるために，患者の下腿後面を用手的に圧迫すること．逆流誘発には，ミルキングの他にカフを使う方法もある[1]．

#### 文献
1) 八巻 隆：足病変ケアマニュアル(上村哲司 編)，学研メディカル秀潤社，東京，p.62-67，2010

(力武一久)

# 5章 うっ滞性皮膚炎・潰瘍患者の下肢病変[静脈性の病変]

## 3 静脈うっ滞性潰瘍の治療アルゴリズム

### 本項のポイント
① 静脈うっ滞性潰瘍に対する保存的治療は，頻回の洗浄による創の清浄化と軟膏治療，そして確実な圧迫療法を組み合わせて行う．
② 下肢の虚血と静脈うっ滞が併存した病態では，安易に圧迫療法を開始せず，入院下に慎重に行うべきである．
③ 超音波診断で表在静脈の逆流が診断されたら，ストリッピングやレーザー焼灼術，硬化療法などの下肢静脈瘤に対する手術を行う必要がある．

### Key Words
静脈うっ滞性潰瘍 venous ulcer，下肢静脈瘤 varicose vein，ストリッピング手術 stripping，血管内レーザー焼灼術 endovenous laser treatment，フォーム硬化療法 foam sclerotherapy

## I 静脈うっ滞性潰瘍に対する保存的治療

### ① 局所療法

十分な量の生理食塩水，もしくは水道水を用いた洗浄を行って患部を清潔に保ちつつ，創部の状態に合わせて軟膏を選択する Point 1．

壊死組織が付着して感染を伴う場合には，外科的デブリードマンを行いつつ，ポピドンヨード・シュガー（ユーパスタ®など），カデキソマー・ヨウ素（カデックス®）などの抗菌作用を有する外用薬を用いて感染をコントロールする．また，ブロメラインなどの蛋白分解酵素を含んだ外用薬を使用して化学的デブリードマンを行ってもよい．

感染がコントロールされ，創が清浄化されたら，ブクラデシンナトリウム（アクトシン®）やプロスタグランジン製剤（プロスタンジン®），トラフェルミン（フィブラストスプレー®）などの肉芽増殖作用のある外用薬の使用を開始する．

菌の絶対数を減らす意味でも，洗浄の機会は多いほうがよい．入院中はもちろんのこと，可能であれば自宅でも，少なくとも1日1回はシャワーによる洗浄・自己処置を勧めている．

### ② 圧迫療法

これに加えて，静脈うっ滞性潰瘍では長時間の立位の禁止，就寝時の患肢挙上などの生活指導に加え，弾性ストッキング（図2）や弾性包帯（図3）Point 2 による圧迫療法が必須である．とくに浮腫の強い患者の場合には，入院させて確実に圧迫療法を行うことで，比較的早期に効果が実感できる．

**Point 1**
潰瘍治療の基本…
潰瘍治療の基本は，十分な洗浄と適切な軟膏の選択である．

**Point 2**
弾性包帯の注意点…
弾性包帯を巻く際には，下肢のチアノーゼ，痺れ，疼痛などの症状の増悪がないことを確認しつつ，巻いていく．

```
┌─────────────────────────────┐
│         生活指導             │
│ ・長時間の立位を減らす        │
│ ・就寝時には患肢を挙上        │
│ ・圧迫療法の指導             │
│ ・体重の減量（肥満の場合）     │
└─────────────────────────────┘

┌─────────────────────────────┐
│         局所治療             │
│ ・外用軟膏剤                 │
│ ・毎日の洗浄                 │
│ ・壊死組織のデブリードマン    │
└─────────────────────────────┘

┌─────────────────────────────┐
│     圧迫療法（必須!!）        │
│ ・弾性ストッキング，弾性包帯の指導・徹底 │
└─────────────────────────────┘

┌─────────────────────────────┐
│   静脈瘤に対する侵襲的治療    │
│ ・外科的治療                 │
│   ・ストリッピング            │
│   ・高位結紮術・瘤切除術      │
│   ・血管内レーザー焼灼術      │
│   ・内視鏡的筋膜下交通枝切離術（SEPS） │
│ ・硬化療法                   │
│   ・軽度のものに対して        │
│     もしくは外科的治療と合わせて行う │
└─────────────────────────────┘
```

図1　静脈うっ滞性潰瘍の治療アルゴリズム

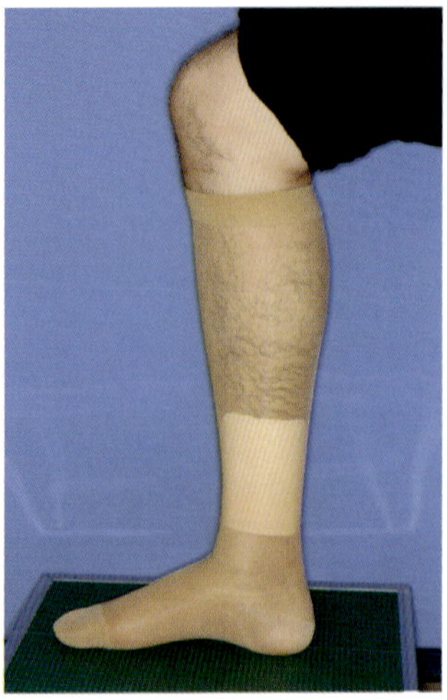

図2
弾性ストッキング
創部に創傷被覆材を貼付し，下腿全体を圧迫する．

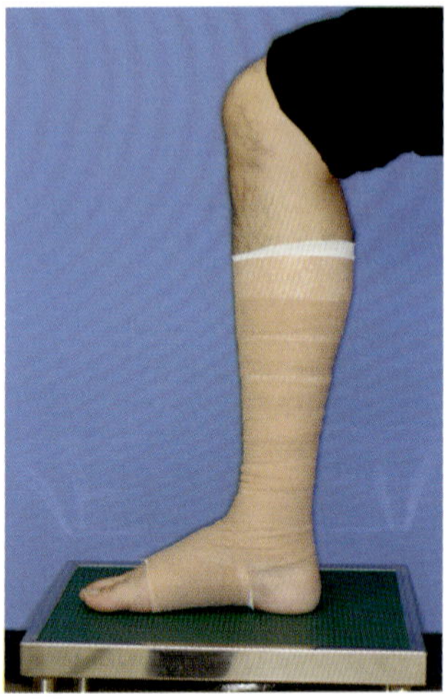

図3　弾性包帯

　弾性包帯による圧迫は正しく行えば効果的だが，時間経過とともに圧迫力が減ったり，施行者や巻き方により圧迫力に違いが生じてしまうため，患者が習得できるまで十分に練習させるか，医療者による管理が望ましい．外来管理とする場合には浮腫がある程度落ちついた段階で患者の下肢の周径を測定し，適正な弾性ストッキングを選択して患者に指示したほうが確実かつ簡便である．

　これらの局所治療および圧迫治療には，患者の長期間の努力と理解が不可欠であり，保存的治療のみでは治癒は困難なことも多い．また，いったん潰瘍が治癒しても静脈の弁不全は残存しているため，再発の可能性も高い．やはり根本的治療のためには次項に述べるような静脈瘤の原因となっている表在静脈の逆流に対する加療が必要である．

　表在静脈の逆流が改善されれば，通常の wound bed preparation によって比較的容易に治癒することが多いが，深部静脈の逆流を伴う症例などでは，表在静脈の治療が完了しても潰瘍が改善しない症例も経験す

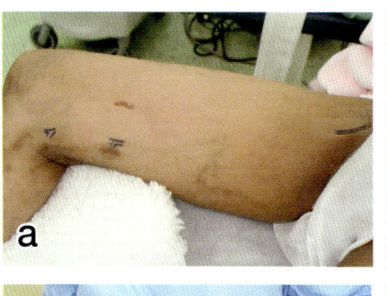

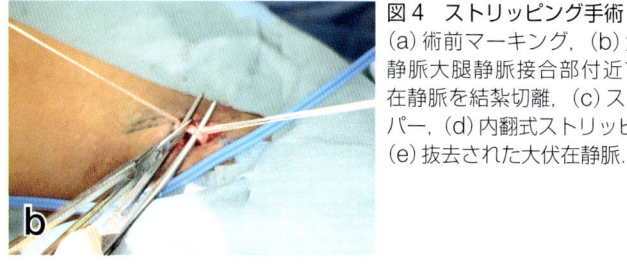

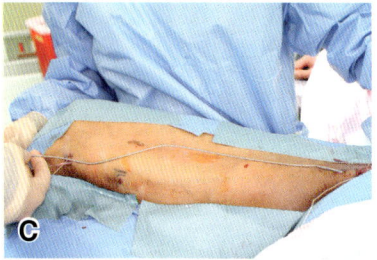

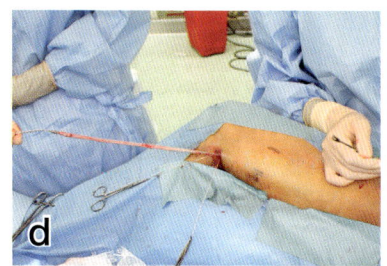

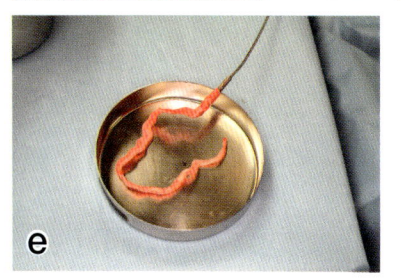

**図4 ストリッピング手術**
(a) 術前マーキング，(b) 大伏在静脈大腿静脈接合部付近で大伏在静脈を結紮切離，(c) ストリッパー，(d) 内翻式ストリッピング，(e) 抜去された大伏在静脈．

る．このような場合には，確実な圧迫と植皮や皮弁を用いた創閉鎖を併用した治療を行う．

ただし，動脈血行障害 ^Point 3 が併存する症例では，静脈うっ滞性潰瘍に不用意に圧迫療法を行うことによって虚血を助長し，足部の壊疽が進行する恐れがあるため，重症下肢虚血では禁忌である ^Point 4．重症下肢虚血ではなくとも閉塞性動脈硬化症を合併する場合には，入院させて弾性包帯による慎重かつ確実な圧迫療法を行ったほうがよい．

最初は患肢挙上かつ弱い圧で均等に弾性包帯を巻き，浮腫を軽減させる．必ず巻き替え直後など1日数回，足趾や突出部位の皮膚血流，ドプラによる血流音などをチェックすることが必要である．

## II 下肢静脈瘤への侵襲的治療

### ① 外科的治療

大・小伏在静脈本幹を抜去するストリッピング手術（図4），本幹を結紮する高位結紮手術が行われている．

従来は高侵襲な治療とみなされていたストリッピングも，近年は低侵襲化が進んでいる．内翻式ストリッパーの使用によって抜去時の周囲組織の損傷を最低限に抑え，以前は腰椎麻酔や全身麻酔が必要であったストリッピング手術を，TLA（tumescent local anesthesia）麻酔や大腿神経のブロック麻酔を使用して日帰り手術で行っている施設もある．

**Point 3**
動脈血行障害…
閉塞性動脈硬化症やバージャー病など．

**Point 4**
圧迫療法の禁忌…
とくに虚血が疑われる場合には，圧迫療法は慎重に行わなければならない．患肢を挙上して足底が蒼白になる場合には要注意！

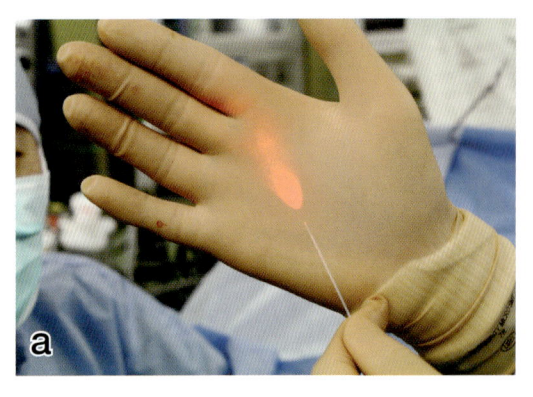

**図5 血管内レーザー焼灼術**
(a) 使用されるファイバーとガイド光.
(b) エコーガイド下に焼灼を行う.

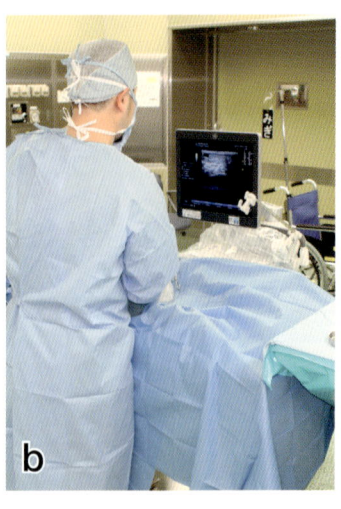

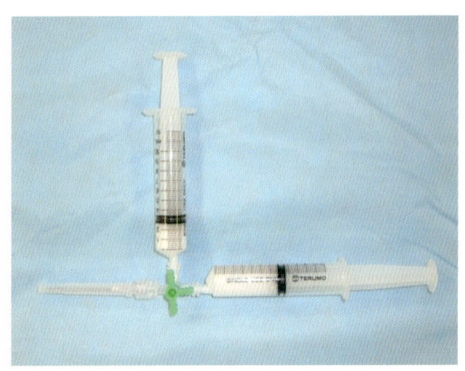

**図6 硬化療法 (foam sclerotherapy)**

　高位結紮手術や末梢の血管結紮手術は局所麻酔下で十分施行が可能である．ストリッピングより再発率が高いといわれている高位結紮手術であるが，以下に述べる foam sclerotherapy と併用することで，再発率の低減と患者負担の軽減を両立させることが可能である．

　2011年よりレーザープローブを伏在静脈に挿入し，血管内皮を焼灼する血管内レーザー焼灼術（EVLT: endovenous laser treatment）（図5）が，保険適応となった．ストリッピング手術と同等の長期成績が報告されており，皮膚切開が必要でないことから希望する患者も増えてきている．現在は学会から実施施設の認定を受けた施設において，治療を受けることが可能である．

　また，とくに不全穿通枝を原因とした静脈うっ滞性潰瘍において，色素沈着が強度で皮膚が硬化した症例や，潰瘍形成により不全交通枝直上からアプローチしにくい症例に対しては治療に難渋するが，硬化療法を併用したり，皮膚病変のない部分から内視鏡を挿入し鏡視下に交通枝を切離する内視鏡的筋膜下交通枝切離術（SEPS：subfaxcial endoscopic perforator surgery）を行っている専門施設もある．

② **硬化療法**

　ポリドカノール（ポリドカスクレロール®）による硬化療法が保険適応

となり，これを用いた加療が行われている．硬化剤の効果を増強するとともに，その使用量を減少させる目的で，硬化剤を空気と混和して泡状にする foam sclerotherapy（図6）が現在の主流であり，日本静脈学会からガイドラインが発刊されている．

網の目状やクモの巣状静脈瘤や外科的治療後の残存静脈瘤がよい適応であるが，単独硬化療法では再発例が多い伏在静脈本幹に対しても，外科的治療との併用療法を行うことで適応が拡がっている．

ただし，静脈うっ滞性潰瘍を呈しているような症例では硬化剤注射により炎症が増悪し，臨床症状が悪化する症例も経験するため，原則的には硬化療法単独での加療は勧められず，やはり外科的治療と圧迫療法を優先すべきであろう．

硬化療法の注入後には確実な圧迫が不可欠であり，弾性包帯や弾性ストッキングを用いた圧迫療法が，術後数日間必要である．

## III 予後と再発対策

いずれの治療の後でも長期間フォローしていく間には，長時間の立位などにより弁不全が発生し，再発することがある．治療を終え，潰瘍が治癒した後においても，①長時間の立ち仕事を減らす，②就寝時には患肢を挙上する，③圧迫療法を継続する，④肥満であれば体重を減少する，などの指導を行い，再発予防に努める．また，潰瘍治癒後も予防的に下肢圧迫療法を継続することが望ましい．

## おわりに

静脈うっ滞性潰瘍は外来診療において遭遇することの多い疾患であるが，正確な診断や適切な治療を受けることなく，長期化する患者も少なくない．表在静脈の逆流を疑わせる所見がある場合には，局所治療と並行して専門施設への紹介を行い，静脈機能不全の改善を図ることが望ましい．

〔菊池 守〕

# 5章 うっ滞性皮膚炎・潰瘍患者の下肢病変[静脈性の病変]

## 4 治療 ①圧迫療法

> **本項のポイント**
> ① 圧迫療法は,静脈疾患またはリンパ浮腫に有用な治療法である.
> ② 圧迫療法には,包帯圧迫療法(バンデージ)と弾性着衣療法(弾性ストッキング)がある.
> ③ 症例に合わせ,包帯もしくは弾性ストッキングを選択する.
> ④ 正しい包帯圧迫の方法,正しい弾性ストッキングの履き方を守ることが治療効果をあげる.
> ⑤ 禁忌疾患を知る.
>
> **Key Words**
> 包帯圧迫療法 bandage compression therapy,弾性ストッキング compression stockings,選択 selection

### はじめに

圧迫療法は,静脈瘤やリンパ浮腫に多く用いられる保存的治療である.
2008年から弾性着衣等にかかわる療養費支給が適応されているが,残念ながら対象疾患は悪性腫瘍術後リンパ浮腫のみである.静脈性病変に対しては,療養費支給対象とはならない.混同しないよう注意する.

### I 目的

圧迫することで静脈弁の機能不全を補助する.下肢を外から圧迫し,血液を下から上へ,表在から深部へ導き,下肢本来の血流の流れに戻すことで,足の浮腫(むくみ)やだるさなどを改善する.
また,血栓予防としても効果がある.

### II 方法

#### ① 包帯圧迫療法:バンデージ

主に弾性包帯(図1)を使用する.リンパ浮腫の場合は,専用のバンデージが使用されるケースが多い.静脈性病変で圧迫包帯が使用されるケースは,浮腫が強く,弾性ストッキング着用が困難な場合や,潰瘍があり頻回な処置が必要な場合,足の変形が強い場合である.高齢者で弾性ストッキング着用がむずかしいケースなどでも,弾性包帯を使用する.

・巻き方

末梢から中枢にむかって巻き上げていく.足指はあけておき,足指運動を可能にしておく.これは,圧迫による阻血確認と歩行時の足指動作を妨げないためである.強く巻く必要はなく,巻く間隔を狭く均等に保つことが大切である.適度な圧迫を保ち,過剰な圧が不均等にかかるこ

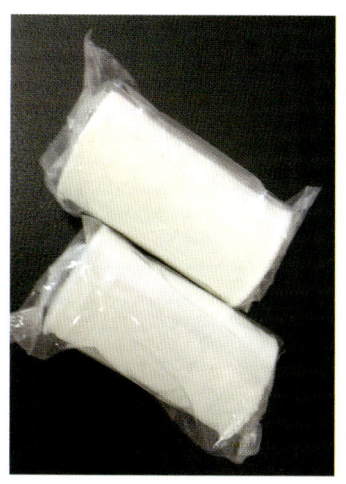

図1　弾性包帯

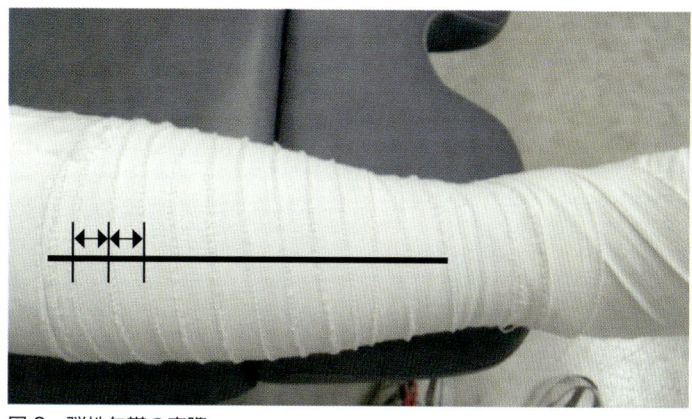

図2　弾性包帯の実際
狭く均等に，等間隔で巻く．

図3　（左）つま先なしショートタイプ，（右）つま先ありロングタイプ

とを予防する．また，巻き崩れを予防することもできる（図2）[Point 1]．

② **弾性着衣療法：弾性ストッキング**

弾性ストッキングは多種多様のものが販売されており，低圧であればドラッグストアでも購入可能である．医療用弾性ストッキングは20 mmHg前後～40 mmHg前後の圧を選択することが可能である．患者の病状に合わせ選択するが[Point 2]，静脈瘤および静脈血栓後遺症は30 mmHg台，高度な浮腫や色素沈着がある場合は40 mmHg台の圧を選択する．深部静脈血栓や静脈瘤予防で使用する場合は20 mmHgの低い圧でよい．

サイズはS・M・Lとあり，足首の太さに合わせてサイズ選択を行う[Point 3]．しかし，製品によってはふくらはぎ優先のストッキングもあるため，必ず製品指示書で確認し，正しいサイズを選ぶことが重要である．

弾性ストッキングには，つま先ありタイプとつま先なしタイプ，ハイソックスタイプとストッキングタイプ・パンストタイプがある（図3）．患者の足の形状，浮腫の状態などによって選択する[1]．

・**正しいはき方（図4a）**

(1) ストッキングを踵の部位までいったん裏返し，足先をストッキングに入れ，ひき上げる．
(2) 踵の部分をたぐり寄せながら合わせ，そのまま上へひき上げる．
(3) しわができれば，その部分を少しずつたぐりあげながらしわを伸ばしていく．
(4) 引っ張りすぎず，しわができないように注意する．

「脱ぎ方」は図4bを参照．

③ **その他のタイプ**

高齢者で細かい作業ができなかったり，力が入らない患者は，弾性ストッキングを買っても履くことが困難で，治療を断念してしまうことがある．

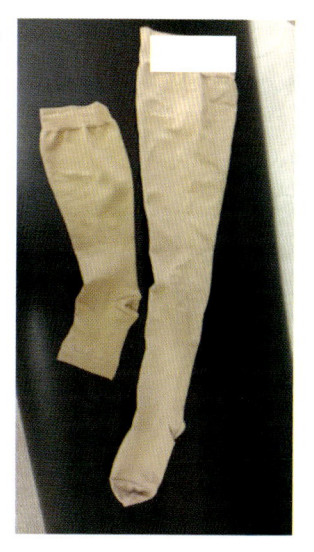

**Point 1**
弾性包帯の巻き方…
均等な圧で，同じ間隔で巻く．

**Point 2**
弾性ストッキングの選び方①…
病状に合わせ，ストッキングの圧を選択する．

**Point 3**
弾性ストッキングの選び方②…
足首で計測し，正しいサイズを使用する．

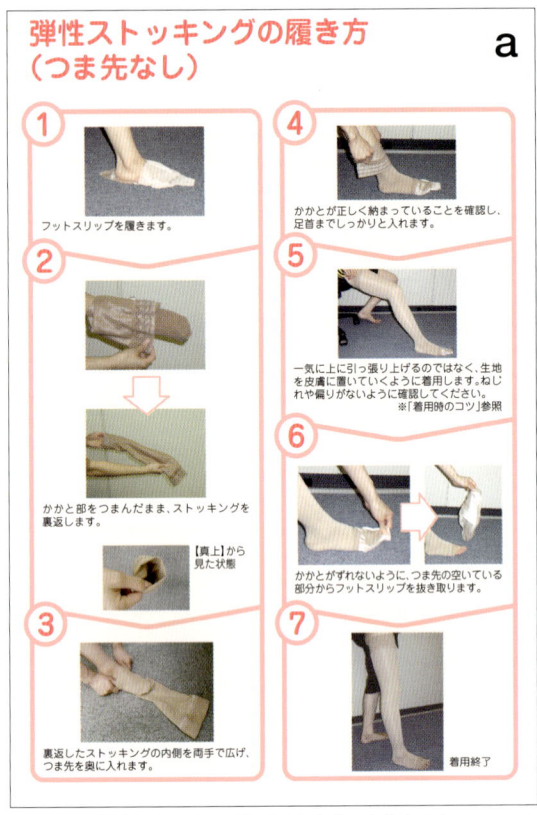

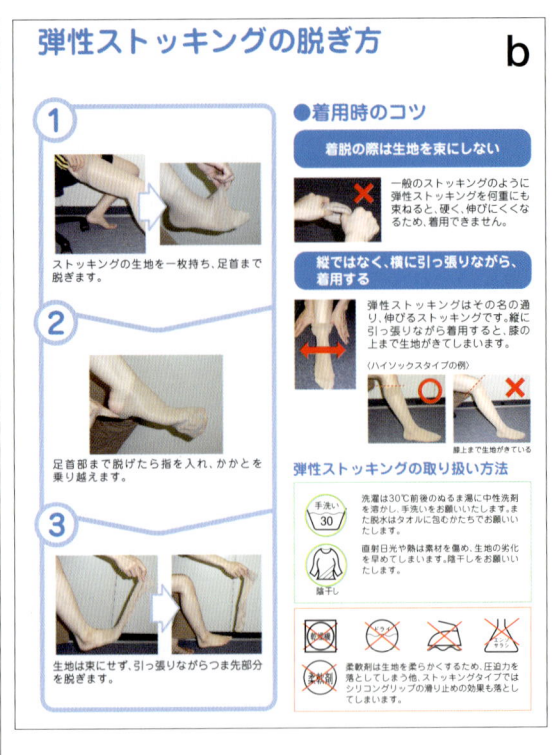

図 4-a　弾性ストッキングの履き方（つま先なし）
図 4-b　弾性ストッキングの脱ぎ方
（外山聡彦監修：弾性ストッキングのご使用について，テルモ株式会社より転載）

最近は履きやすいように 2 枚重ねで圧を維持するタイプや薄手で十分な圧が確保できるタイプ（図 5），ジッパータイプ（図 6），または着用するための器具（図 7，図 8）なども販売されている．

圧迫療法を提案する医師・看護師は，患者のセルフケア能力に合わせ，製品の選択を行い，継続して履けるような手助けが必要である．

## III 圧迫療法の注意点，禁忌

下肢の血流障害がある場合，圧迫療法を行うことで血流障害を増悪させるおそれがある．圧迫療法を開始する前に，必ず下肢の血流評価を施行しておく．

足関節血圧が 65 mmHg あるいは 80 mmHg 未満，ABI（足関節上腕血圧比）が 0.7 未満の場合，圧迫療法は行わないほうがよいとされている Point 4．

心疾患患者は，圧迫することで血液が過度に心臓へ戻り，心負荷がかかることがあるため，注意を要する．

弾性ストッキングは，ナイロンとポリエステルの組み合わせでつくられているものが多く，皮膚障害をおこすこともある．日常的なスキンケアが大事である．症状がひどい場合はいったん中止する．

> **Point 4**
> 圧迫療法の注意点…
> 必ず下肢の血流評価を行うこと．ABI 0.7 未満は使用しない．

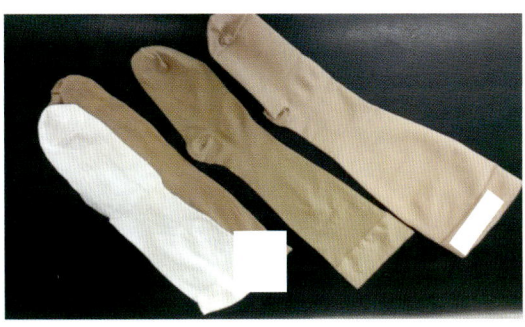

図5 （左）2枚履き，（中）薄手，（右）布厚

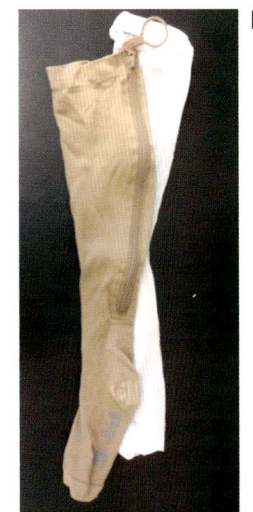

図6 ジッパータイプ

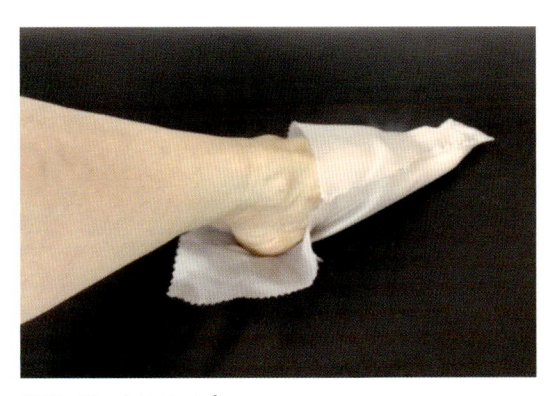

図7 フットスリップ

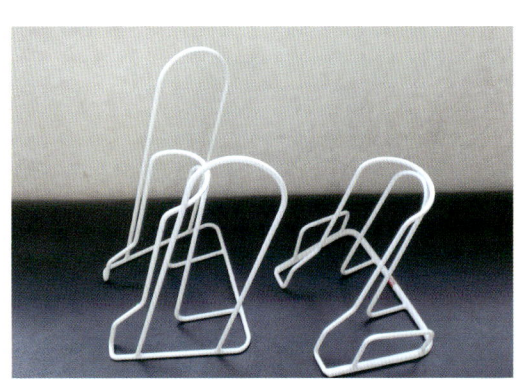

図8 ストッキング着用器具

　圧迫療法を開始すると，その場から足のだるさやむくみが軽減される．継続して使用することで，足のサイズは縮小していく．

　定期的に下腿の計測を行い，ストッキングのサイズが適切であるか確認する Point 5 ．

　また，弾性ストッキングの寿命は約6カ月といわれているため，治療効果を維持するためにも定期的な買い替えが必要である．

> **Point 5**
> 弾性ストッキングの注意点
> 定期的に下肢の計測を行い，サイズを確認する．

## おわりに

　圧迫療法は，診断後すぐに開始できる簡便な治療法である．患者のセルフケア能力に合わせ，方法を選択し，正しい知識のもと使用を継続することが大切である．

◆ 文献
1) 平井正文，岩井武尚，星野俊一：弾性ストッキング・コンダクター 改訂第3版，へるす出版，東京，2006

（石橋理津子）

# 5章 うっ滞性皮膚炎・潰瘍患者の下肢病変[静脈性の病変]

## 5 治療 ②ストリッピング，血管内レーザー治療，硬化療法

### 本項のポイント

① 下肢静脈瘤の病態や重症度を正確に評価，把握したうえで，圧迫療法のみでよいのか，本当に手術が必要なのかを判断しなくてはならない．
② 伏在静脈瘤への治療は，伏在静脈本幹の逆流阻止と静脈瘤それ自体への治療の2本立てで行われる．伏在静脈本幹の逆流阻止方法としては，ストリッピング，血管内レーザー治療，高位結紮術などの手技が一般的である．
③ 各治療の長所，短所を十分理解したうえで，患者のニーズを考慮しつつ，もっとも適切と考えられる治療法を選択することが重要である．

#### Key Words
静脈瘤 varicose vein，外科治療 surgical treatment，ストリッピング stripping，血管内レーザー治療 endovenous laser ablation，硬化療法 sclerotherapy

### はじめに

一次性下肢静脈瘤の根治的な手術としては，ストリッピング手術（静脈抜去術）が主体であった．わが国においては低侵襲性を追求した硬化療法の普及や，2011年1月から血管内レーザー治療が保険収載された影響もあり，手術方法はその組み合わせも含めてきわめて多岐にわたっている．治療に際しては，静脈瘤の病態や重症度を正確に評価，把握したうえで，まずは圧迫療法のみでよいのか，本当に手術が必要なのかを判断しなくてはならない．手術が必要であると判断した際には，患者のニーズを考慮しつつ，もっとも適切と考えられる治療法を選択することが重要である．

本項においては，病態からみた治療法の選択と各手術の長所，短所を明記するとともに，症例を提示し，手術の実際について概説する．

### I 病態からみた治療法の選択 Point 1

病態からみると，伏在静脈逆流の有無により治療法が大きく異なってくる．伏在静脈に逆流のない側枝静脈瘤，クモの巣状静脈瘤，網目状静脈瘤は，症状が軽微なことが多く，美容面などの患者のニーズにもよるが，圧迫療法や硬化療法のみで治療することが多い．ただし，側枝静脈瘤が巨大であれば，外科的に結紮，切除することもある．

一方，伏在静脈に逆流をもつ伏在静脈瘤は，静脈瘤の大きさや範囲，皮膚病変，だるさや浮腫といった症状も高度になりやすい．伏在静脈瘤

---

**用語**
一次性下肢静脈瘤 → p.147

**Point 1**
治療法の選択…
・逆流のない側枝静脈瘤，クモの巣状静脈瘤，網目状静脈瘤＝症状が軽微＝圧迫療法，硬化療法
・逆流のある伏在動脈瘤＝伏在静脈本幹の逆流阻止と静脈瘤自体の治療の2本立て＝逆流阻止としてストリッピング，血管内レーザー治療，高位結紮術など

**用語**
硬化療法 → p.156も参照

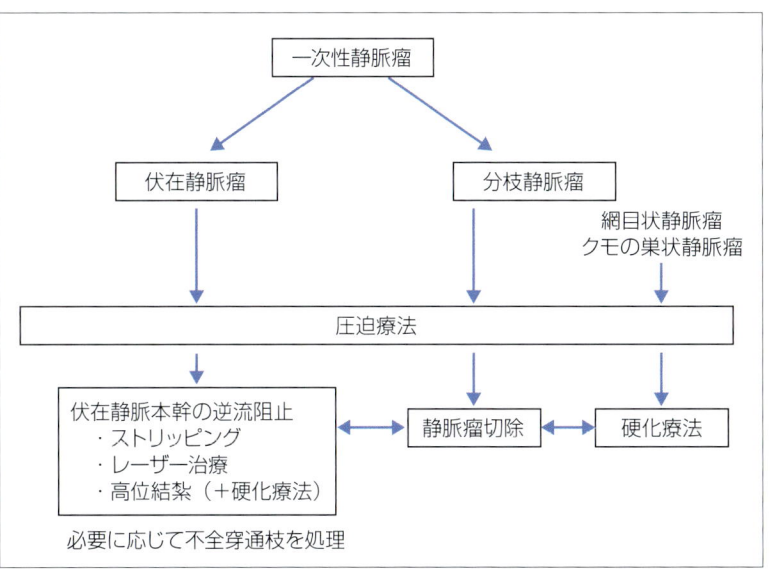

図1 治療法選択のフローチャート

表1 伏在静脈本幹の逆流阻止方法の長所と短所

| | 長所 | 短所 |
|---|---|---|
| 全長ストリッピング | ・根治性が高い | ・術後伏在神経障害の頻度が高い |
| 選択的ストリッピング | ・全長ストリッピングに比して神経障害の頻度が低い<br>・根治性が高い | ・比較的侵襲が大きい |
| レーザー治療 | ・切開が不要で美容的に優れる<br>・伏在神経障害の頻度が低い<br>・出血が少ない | ・レーザーの機械が必要<br>・長期成績が不明（術式の歴史が浅い） |
| 高位結紮（＋硬化療法） | ・低侵襲<br>・伏在神経障害の頻度が低い | ・再発率が高い |

への治療は，病態のうえからも側枝静脈瘤とは治療法が異なり，伏在静脈本幹の逆流阻止と静脈瘤それ自体への治療の2本立てで行われる．また，必要に応じて不全穿通枝の処置が加えられる（図1）．

## II 伏在静脈の逆流阻止方法

伏在静脈本幹の逆流阻止方法としては，ストリッピング，血管内レーザー治療，高位結紮術などの手技が一般的である．おのおのに長所，短所があり，病態，患者背景のみでなく，施設の設備状況によって選択されているのが現状である（表1）．

なお，高位結紮術を併用した伏在静脈本幹の硬化療法は，再発率の高さから現在は第一選択とはならず，慎重な症例選択とインフォームドコンセントによって行われる[1]．

## III 症例

◆症例1：ストリッピング

45歳，男性．10年ほど前より，右下肢静脈の怒張，右下肢のだるさ

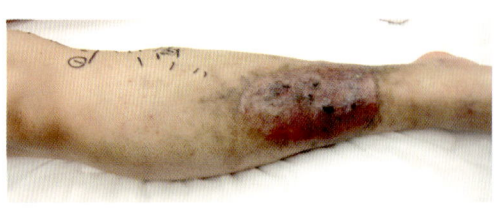

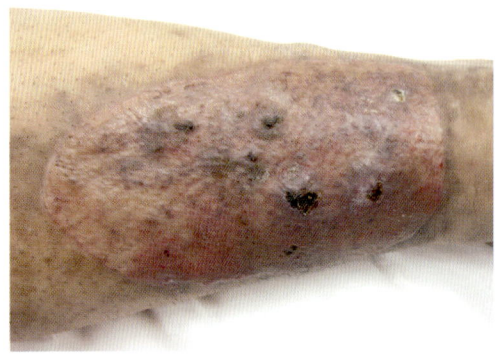

**図2 症例1：初診時臨床像**
下腿部前面に潰瘍形成，色素沈着，および植皮後の強い炎症を認めた．

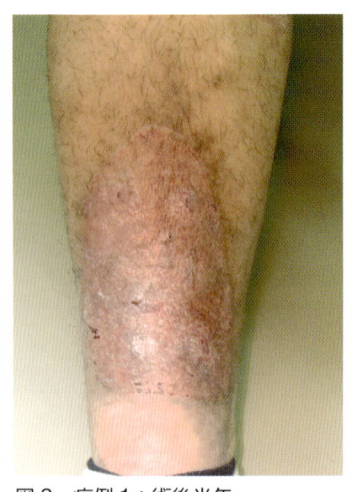

**図3 症例1：術後半年**
術後半年後の外来受診時には，右下腿部静脈の怒張は消失し，皮膚潰瘍部も改善．

を自覚していたが，仕事が忙しいこともあり，放置していた．5年前より，右下腿部前面に皮膚潰瘍を認め，近医皮膚科を受診．その後2回の植皮術を施行されたが，創傷治癒遅延を認め，当院紹介となった．

入院時，下腿部前面に潰瘍形成，色素沈着，および植皮後の強い炎症を認めた（図2）．術前静脈エコーにて右大伏在静脈本幹は12 mmに拡張し，下腿部のミルキングにより大伏在静脈の逆流時間の延長所見（弁不全）を認めた．

手術は腰椎麻酔下にストリッパーを用いて，大腿部から膝上までの選択的ストリッピング，下腿部の静脈瘤切除を施行した．

術後2日目に退院．その後，半年後の外来受診時には右下腿部静脈の怒張は消失し，皮膚潰瘍部も改善した（図3）．

・症例1のポイント

ストリッピング Point 2 は，本症例のように伏在静脈本幹の拡張が著明な場合や，蛇行が強い場合にも対応できることから広く応用されている．全長ストリッピングは根治性が高いが，侵襲が大きく，術後伏在神経障害や皮下出血の頻度が高いという欠点があり，最近は選択的ストリッピングや，内翻法ストリッピング（図4）を導入し，ストリッピング手術の方法も大きく変化している．

施設の設備や患者の重症度にもよるが，内翻法ストリッピングは，大きめのヘッドを装着して伏在静脈をアコーディオン状に折りたたんで抜去するBabcock法ストリッピングと比較して，出血量が少なく，神経障害も軽度である[2]ことから，より上質な手術を目指すためには必要な手技と考える．

> **Point 2**
> ストリッピング…
> ・全長ストリッピング，
> ・Babcock法ストリッピング，
> ・選択的ストリッピング，
> ・内翻法ストリッピング
> などの手法があるが，（症例により適切な術を選択するものの）近年では全長ストリッピングよりさらに負担の少ない選択ストリッピング，内翻法ストリッピングが選択されやすい．

**図4 症例1：内翻法ストリッピング**
ストリッピングワイヤーを静脈内に通した後，静脈の先端に括りつけ，内側に翻転させて抜去する．

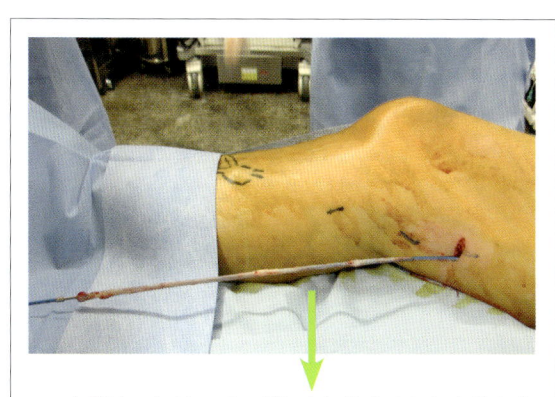

内翻法ストリッピングにより抜去された大伏在静脈．Babcock法と比較して大伏在静脈周囲の神経損傷が少なく，出血も少ない．

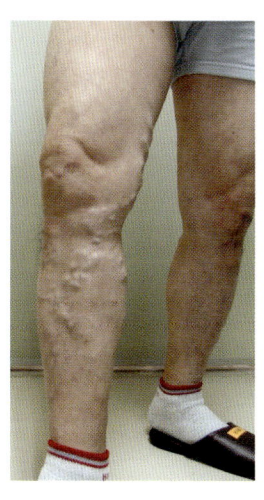

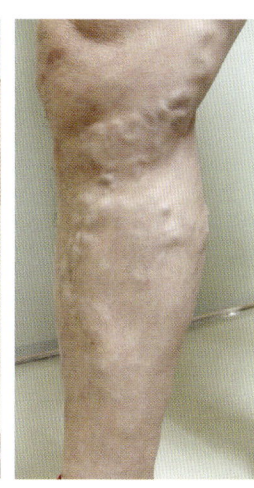

**図5 症例2：受診時の右下肢**
広範囲に静脈の怒張を認めた．

◆症例2：レーザー治療

　61歳，男性．20年ほど前から右下肢静脈の怒張を自覚．その後，徐々に増大傾向を認め，数カ月前から下肢のだるさ，長時間立位時の膝窩部の痛みを伴うようになり受診．

　右大腿部から膝窩部，下腿部前面，後面にかけて広範囲に静脈の怒張を認めた（図5）．色素沈着や潰瘍形成は認めなかった．静脈エコーで大伏在静脈，および小伏在静脈の本幹はそれぞれ8 mm，6 mmに拡張し，ともに逆流時間の延長所見（弁不全）を認めた．

　手術は静脈麻酔下に，まず仰臥位でエコーで大伏在静脈の走行を確認し，大腿部末梢側の容易に穿刺可能な部位を同定．18 Gサーフロー針で穿刺後に0.035 inchのガイドワイヤーを挿入（図6）し，シースを大伏在大腿静脈分岐部2 cm末梢に誘導．カテラン針を用いて大伏在静脈の周囲（saphenous compartment内）にTLA（Tumescent Local Anesthesia）麻酔（図7）を行った後，シース内に光ファイバーを挿入し，中枢側から末梢側に向かって焼灼した（大伏在静脈：焼灼長18 cm，焼

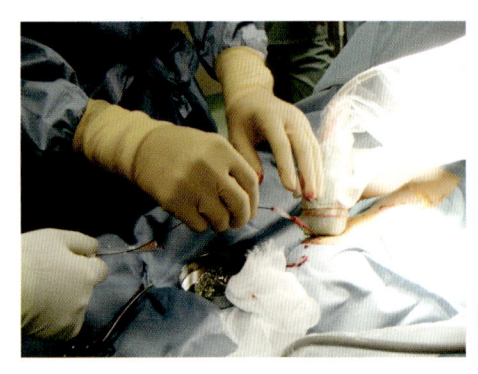

図6 症例2：大腿部末梢側に穿刺後，ガイドワイヤーを挿入

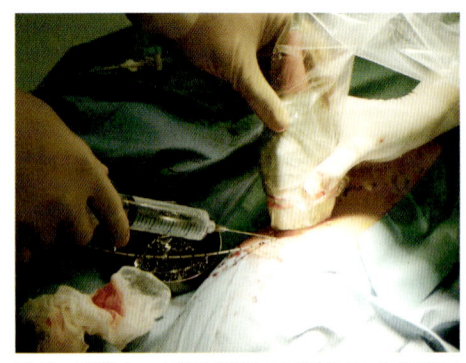

図7 症例2：大伏在静脈の周囲にTLA麻酔を行う

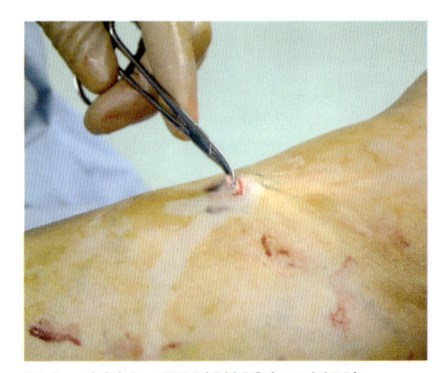

図8 症例2：下腿部静脈瘤の瘤切除

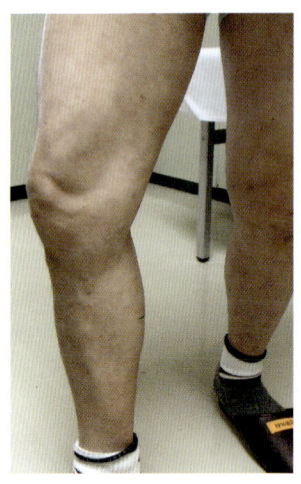

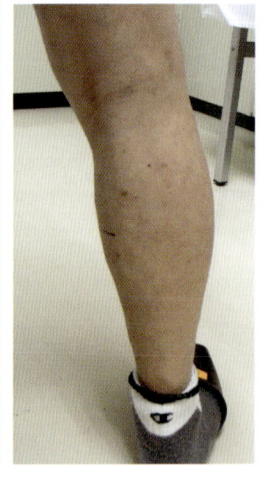

図9 症例2：術後3カ月
下肢静脈の怒張は消失した．

灼エネルギー 1,283 J)．
　その後，体位変換を行い，腹臥位で小伏在静脈にもレーザー焼灼を行った（小伏在静脈：焼灼長 18 cm，焼灼エネルギー 1,248 J)．
　術中，レーザー焼灼部の大伏在，小伏在静脈本幹の血流消失をエコーで確認した．下腿部の静脈瘤は11番メスの先端で小切開を加え，瘤切除（stab avulsion technique）を行った（図8）．
　術後，しびれや皮下出血などなく，翌日退院し，術後3カ月間，弾性ストッキングを着用した．下肢静脈の怒張は消失し（図9），下肢のだ

るさや痛みといった自覚症状も改善し，順調に経過している．

・症例2のポイント

　血管内レーザー治療 Point 4 は，ストリッピングと比較して，術後出血，術後神経障害，美容的観点などから良好な短期治療成績が報告されている[3]．ただし，伏在静脈瘤のなかでも伏在静脈の拡張や屈曲が高度の症例には適応とされないこと[4]や，術式の歴史が浅いため，長期成績が明らかでないという問題点がある．

## おわりに

　下肢静脈瘤の外科治療は，今後の長期成績を踏まえた多くの施設の報告と医療技術の進歩により，さらに変化していくことが予想される．漫然と治療を提供するのではなく，症例ごとの病態と各治療法の特性を十分に理解したうえで，患者のニーズにあった治療計画を立てることが重要となる．

> **Point 4**
> 血管内レーザー治療の適応
> …
> ・伏在静脈に弁不全を有する一次性静脈瘤
> ・深部静脈が開存している．
> ・平均的な伏在静脈径が4 mm以上，10 mm以下（推奨）

### 文献

1) 赤木大輔：下肢静脈瘤に対する治療方針の選択，宮田哲郎（編集）：Knack&Pitfalls 一般外科医のための血管外科の要点と盲点 第2版，文光堂，東京，124-129，2010
2) 孟 真ほか：静脈学 6: 405-409, 1995
3) Hogan BL et al: Ann Vasc Surg 23: 277-287, 2009
4) 広川雅之：下肢静脈瘤血管内レーザー治療，日本医事新報社，東京，40-51，2011

（伊藤 学，大西裕幸）

# 5章 うっ滞性皮膚炎・潰瘍患者の下肢病変[静脈性の病変]

## 6 治療 ③深部静脈血栓症の後遺症に対する治療（抗凝固療法を中心に）

> **本項のポイント**
> ① 深部静脈血栓症の抗凝固療法は，ヘパリンで治療を開始し，ワルファリンカリウムの効果発現を認めるまで併用する．
> ② 低分子ヘパリンであるエノキサパリンは，下肢整形外科手術施行患者およびVTE発症リスクの高い腹部手術施行患者における静脈血栓塞栓症の発症抑制に適応がある．
> ③ ワルファリンカリウムの投与開始量は維持量が主流となっている．プロテインC，プロテインS欠損症に伴うDVT治療においては少量漸増で用いられる．
> ④ Xa阻害剤であるフォンダパリヌクスナトリウムは急性PTEや急性DVTの治療に適応がある．経口Xa阻害剤であるエドキサバンは下肢整形外科手術施行患者におけるVTE発症抑制の適応がある．
>
> **Key Words**
> 深部静脈血栓症 deep vein thrombosis (DVT)，肺血栓塞栓症 pulmonary thromboembolism (PTE)，抗凝固療法，novel oral anticoagulants (NOACs)，血栓溶解療法

## はじめに

深部静脈血栓症（deep vein thrombosis：DVT）治療は抗凝固療法が中心であるが，DVTと肺血栓塞栓症（pulmonary thromboembolism：PTE）は1つの連続した病態であり，DVTの血栓が肺動脈に血栓閉塞することにより肺高血圧症を招き，循環動態が不安定となる．このような一連の病態を静脈血栓塞栓症（venous thromboembolism：VTE）と総称され，PTEの程度によっては抗凝固療法の前に血栓溶解療法が必要となる．また骨盤内静脈血栓等近位側の血栓は，PTEの誘因に成り得る可能性が高く，下大静脈フィルター留置を検討する必要がある．本項ではDVT薬物治療，とくに抗凝固療法を中心に解説する．

## I 深部静脈血栓症の薬物治療

### ①抗凝固療法

DVT診断後の治療は，患者背景にもよるが抗凝固療法が中心である．一般にヘパリン，ワルファリンカリウムを使用するが，ワルファリンカリウムの治療効果発現まで数日を要するため，ヘパリンで治療開始しながら，ワルファリンカリウムの効果発現を認めるまで併用する．ヘパリンはプロテインCやプロテインSに影響を及ぼすため，DVT誘因となる凝固因子測定後に抗凝固療法を開始することが望ましい．

・ヘパリン

　ヘパリンはアンチトロンビンⅢ（ATⅢ）と結合することによりⅩa，Ⅶa，Ⅺa，Ⅸa因子を不活化させ，抗凝固作用を発現する．このためヘパリン投与前にATⅢを測定し確認する必要がある．VTE治療には未分画ヘパリンであるヘパリンナトリウムとヘパリンカルシウムが使用される．低分子ヘパリンであるエノキサパリンは，下肢整形外科手術施行患者およびVTE発症リスクの高い腹部手術施行患者における静脈血栓塞栓症の発症抑制に適応があり，1日1～2回の皮下投与で済み，モニタリングが必要でないため簡便である．

　当科での一般的な使用方法は，ヘパリンナトリウム20,000単位（U）を生理食塩水に溶解し全量40 mlとした後，患者背景によるが3,000～5,000 Uを急速静注し，維持量を1 ml/h（ヘパリンナトリウム500 U/ml）で開始，活性化部分トロンボプラスチン時間（activated partial thromboplastin time：APTT）値が1.5～2.5倍延長するように静脈持続投与量を調節する．APTT測定には時間がかかるため，活性化凝固時間（activated coagulation time：ACT）が参考になる．

　ヘパリンカルシウム皮下注は5,000 U/0.2 mlシリンジを使用して，12時間ごとに0.2 ml皮下注し，APTTを測定しながら適宜投与量を調整する．単回皮下投与による血漿中抗Ⅹa活性測定での$T_{max}$（最高血漿中抗Ⅹa活性到達時間）は3時間であり，APTT測定時間を考慮した効果判定が必要である．ヘパリンカルシウム皮下注在宅自己注射の保険適用が2012年4月に承認され，患者，家族の負担が軽減されるようになった．

　ヘパリン治療の留意点は，出血と血小板減少症である．出血合併症を認め早急にヘパリン効果を失活させるには，プロタミン硫酸塩を投与する．ヘパリン中和に対するプロタミン硫酸塩投与量は，投与したヘパリン量および投与後の時間経過により異なるが，ヘパリンナトリウム1,000 Uに対しプロタミン硫酸塩10 mg/mlが目安であり，1回につきプロタミン硫酸塩50 mgを超えない量で，生理食塩液または5％ブドウ糖液に希釈し，10分以上かけて静注する．

　ヘパリン起因性血小板減少症（heparin-induced thrombocytopenia：HIT）は血小板への直接作用によるⅠ型と免疫反応によるⅡ型反応がある．Ⅰ型は血小板数が10～20％減少するが，ヘパリン治療継続可能である．一方，Ⅱ型は血小板第4因子とヘパリンの複合体に対する免疫グロブリン抗体による免疫反応であり，動静脈血栓症を合併し致命症となりえる．この場合速やかにヘパリンを中止し，HIT抗体を測定する．抗凝固療法の継続が必要な患者には抗トロンビン薬アルガトロバンを投与する．アルガトロバンは希釈後，0.7 μg/kg/分より点滴静注を開始するが，肝機能障害患者や出血リスクのある患者には，0.2 μg/kg/分から投与を開始する．モニタリングはAPTT値が投与前の値の1.5～3倍の範囲かつ100秒以下となるように用量を調節し，出血のリスクのある患者では投与前値の1.5～2倍となるように用量を調節することが

推奨されている.

・**ワルファリンカリウム**

　ワルファリンカリウムはビタミンK依存性凝固因子（Ⅱ，Ⅶ，Ⅸ，Ⅹ）の合成抑制によって抗凝固作用をもたらす薬剤である．DVT急性期から慢性期にかけての抗凝固療法や，DVT再発予防目的で使用する．ワルファリンカリウムは治療効果の発現まで数日を要するため，DVT急性期にはヘパリンとの併用投与が一般的である．

　投与量はプロトロンビン時間国際標準比（prothrombin time-international normalized ratio：PT-INR）を指標とする．ワルファリンカリウム投与開始量は高用量のloading doseから開始し維持量への移行が一般的であったが，プロテインC，プロテインSの合成にはビタミンKが必要であり，高用量ではプロテインCの急激な低下を招き，凝固亢進や血栓増悪を来す可能性がある．このため初回から維持量で開始する投与法が主流となり，プロテインC，プロテインS欠損症に伴うDVT治療におけるワルファリンカリウム開始量は少量漸増で用いられる．

　患者リスクや年齢を考慮し，PT-INRは1.6から2.6（目標INR 2.0）になるように調節し，定期的にモニタリングを行う．PT-INRが4以上では，合併症として出血のリスクが増加する．ワルファリンカリウムの効果が乏しい場合，ブコロームを併用することで効果が増強・安定することがある．高齢者や女性が対象の場合，維持量は2 mg前後の低用量で十分な抗凝固効果を認めることがある．またワルファリンカリウムは多数の薬剤において併用による影響を受け抗凝固効果亢進を認めるため注意を要する．日常の食事においてビタミンKを多く含む納豆，青汁，クロレラは摂取せず，ホウレンソウなど緑黄色野菜は1日摂取量を小鉢程度に控える必要がある．ワルファリンカリウム併用禁忌薬は骨粗鬆症治療用ビタミンK2治療剤メナテトレノンと抗リウマチ剤イグラチモドである．

　また妊娠経過中にDVT合併を臨床現場で認めることが多いが，ワルファリンカリウムは胎盤通過性があるため催奇形性が指摘されており，器官形成期の初期は禁忌である．またワルファリンカリウムは母乳中に排泄される可能性があり，新生児の低プロトロンビン血症誘因の可能性がある．

　ワルファリンカリウムの治療期間について，日本循環器学会「肺血栓塞栓症および深部静脈血栓症の診断，治療，予防に関するガイドライン」では可逆的なリスクファクターのDVT症例は3カ月間治療を推奨している．

　リスクファクターが明らかでない特発性DVT初発症例は，少なくとも3カ月間投与を行い，その後の治療の継続はリスクとベネフィットを勘案して決定することとしている．

　再発例やリスクファクターが持続する場合（癌，アンチトロンビン欠乏症，抗リン脂質症候群等）は，長期治療が考慮される．

しかし癌患者は，血栓症再発のリスクが高く（癌患者27人/100人/年に対し非癌患者9人/100人/年），出血合併症のリスクも高い（癌患者13.3人/100人/年に対し非癌患者2.1人/100人/年）ため，患者に十分に説明してから治療を開始する必要がある[1, 2]．

・Xa阻害剤

フォンダパリヌクスナトリウム皮下注は「VTE発現リスクの高い，下肢整形外科手術施行患者および腹部手術施行患者における静脈血栓塞栓症の発症抑制」として適応承認されたが，現在，急性PTEや急性DVTの治療適応もある．フォンダパリヌクスナトリウムは，血液凝固過程においてXa因子を選択的に阻害し静脈血栓形成を予防する．半減期は約14〜17時間とヘパリンに比べ長いため1日1回皮下投与とし，体重50 kg未満では5 mg，100 kg以上では10 mg，その間7.5 mgの用量設定がされている．腎排泄のためクレアチニンクリアランス30 ml/min未満の高度腎機能障害患者は禁忌である．一般に5日間以上の投与と，併用するワルファリンカリウムによる抗凝固作用が治療域に達するまで継続投与すること，またフォンダパリヌクスナトリウム皮下注開始後72時間以内にワルファリンカリウム投与を推奨している．プロトロンビン時間や活性化部分トロンボプラスチン時間等の凝固能検査は，感度が低く薬効をモニタリングする指標とはならず，臨床症状に注意が必要である．

経口Xa阻害剤や直接トロンビン阻害剤はNOACsと総称されている．経口Xa阻害剤であるエドキサバンは下肢整形外科手術施行患者におけるVTE発症抑制の適応がある．通常30 mgを1日1回内服とし，術後12時間経過し創部からの出血がないことを確認後投与開始される．クレアチニンクリアランスが30 ml/min〜50 ml/minの中等度腎機能障害患者では15 mgを1日1回の内服を推奨しており，30 ml/min未満の高度腎機能障害患者は禁忌である．

現在，経口トロンビン阻害剤ダビガトランのRE-COVER試験，経口Xa阻害剤リバロキサバンのEINSTEIN-DVT試験，経口Xa阻害剤アピキサバンのAMPLIFY試験のように，急性VTE臨床試験が実施されており，経口抗凝固療法剤の有用性が示されている．今後，経口抗凝固療法剤のVTE適応拡大が考えられる．

②血栓溶解療法

最後に血栓溶解療法に触れる．本邦におけるDVT適応血栓溶解剤はセリンプロテアーゼのウロキナーゼ型プラスミノーゲン活性化因子（uPA）であるウロキナーゼ（UK）だけである．ウロキナーゼは，プラスミノーゲン分子中のアルギニンとバリンとの結合を加水分解することで，プラスミンを生成し，フィブリンを分解する．初回1日量6万〜24万単位を点滴静注し，以後漸減し7日間投与するのが一般的である．

しかし，欧米に比べ日本で認可されたウロキナーゼ投与量を考えると，カテーテル血栓溶解療法（catheter-directed thrombolysis：CDT）が有用と考えられるが，血栓吸引術や破砕術を踏まえてもガイドラインで

は Class IIb である．

　超音波検査や静脈造影にて血栓部位を確認し，カテーテル留置後，カテーテルを通して血栓溶解薬を持続的に投与する infusion 法と，カテーテル側孔から血栓溶解剤を間歇的に勢いよく投与して血栓の脆弱化，破砕を同時に期待する pulse-spray 法とがある．カテーテル留置時に UK24 万単位注入後，血栓量に応じて，持続的に 24 万単位／日を 3 〜 7 日間注入する．

　一方，血行動態が不安定な急性 PTE を合併した DVT 症例には遺伝子組み換え型組織プラスミノーゲン活性化因子（t-PA）であるモンテプラーゼが，血栓溶解療法として適応承認されている．1 回最大投与量は 27,500 IU/kg とし，13,750 〜 27,500 IU/Kg を静脈内投与する．生理食塩水で 80,000 IU/m$l$ に溶解し，1 分間あたり約 10 m$l$ の注入速度で投与することが勧められている．出血の危険性が高い症例は 13,750 IU/kg の投与量を推奨している．75 歳以上の高齢者では脳出血リスクが高まるため適用を慎重に検討する必要がある．ただし，モンテプラーゼは現在 DVT 症例の保険適応はない．

## おわりに

　抗凝固療法は Xa 阻害剤や直接トロンビン阻害剤の NOACs が台頭しており，DVT に対する治療効果のエビデンスが集積してきている．今後 DVT 治療としての経口 NOACs の適応拡大が考えられる．

#### 文献

1) 循環器病の診断と治療に関するガイドライン（2008 年度合同研究班報告）：日本循環器学会, 2008
2) 肺血栓塞栓症および深部静脈血栓症の診断，治療，予防に関するガイドライン（2009 年改訂版）：日本循環器学会, 2009

（佐久間理吏，野出孝一）

# 5章 うっ滞性皮膚炎・潰瘍患者の下肢病変[静脈性の病変]

## 7 治療 ④創傷治療

### 本項のポイント

① 下腿内側におこりやすく，ヘモジデリンの沈着を特徴とし，判別は比較的容易である．しかし，静脈血がうっ滞しているため治りにくく，慢性・重症化する．
② 静脈うっ滞による潰瘍に関しては，治療の基本は弾性包帯・ストッキングによる下肢の圧迫と安静挙上であるが，下肢循環障害を否定してから行うのが望ましい．
③ 潰瘍治癒後も容易に再燃しやすいため，患部のスキンケアや保護，弾性ストッキング着用指導などを定期的に行う必要がある．

### Key Words
静脈性潰瘍 venous ulcer，圧迫療法 compression treatment

## 特徴

静脈うっ滞性皮膚炎・潰瘍は，大半が下腿内側 gaiter area とよばれる特有の箇所におこりやすく，ヘモジデリンの沈着を特徴とし，判別は比較的容易である．しかし，二酸化炭素や老廃物を含んだ静脈血がうっ滞しているため，その創傷治癒能力は非常に乏しく，慢性・重症化する Point 1．

CEAP 分類にて評価を行うのが通常であるが，治療の基本は，圧迫と患肢の挙上・安静である（図1）．

圧迫は，緩くては治療効果がなく，足尖から膝上，大腿部までしっかりと巻きあげることが重要で，ある程度，包帯法を習熟する必要がある．動脈性の循環障害を除外してから行わないと，足趾の潰瘍形成や壊疽に

### Point 1
静脈うっ滞性皮膚炎・潰瘍の特徴…
静脈うっ滞性皮膚炎・潰瘍は創傷治癒能力が著しく乏しいため，しばしば慢性・重症化する．

### 用語
CEAP 分類 →p.148

図1 静脈うっ滞性潰瘍の治療の流れ

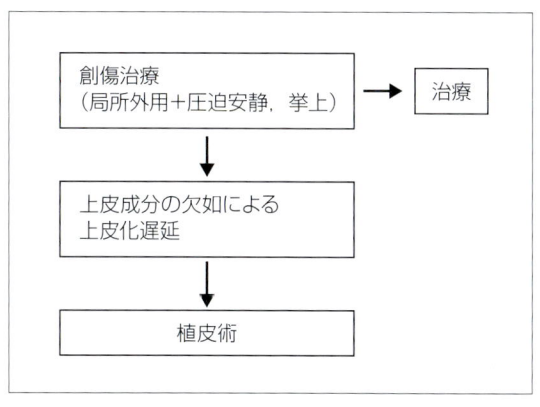

創傷治療（局所外用＋圧迫安静，挙上） → 治療
↓
上皮成分の欠如による上皮化遅延
↓
植皮術

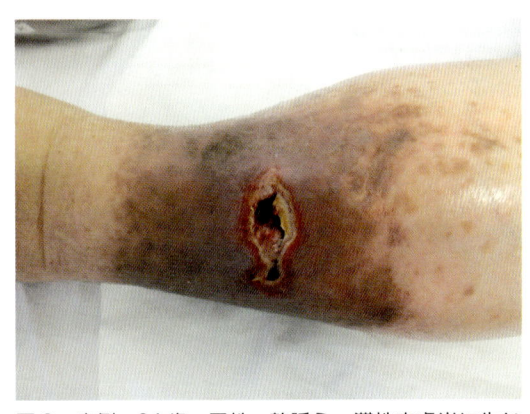

**図2 症例：64歳，男性．静脈うっ滞性皮膚炎に生じた創傷．治療の流れ①**
温泉の岩場に左下腿外側をぶつけて受傷．近医皮膚科で加療受けるも拡大し，当科へ紹介受診した．

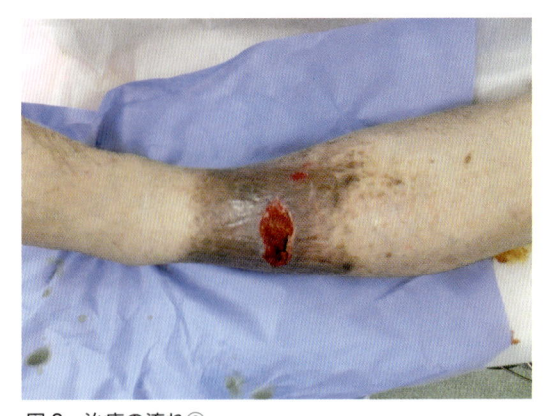

**図3 治療の流れ②**
デブリードマン，圧迫挙上，創に対してはNPWT（陰圧閉鎖療法）を施行し，およそ2～3週間でコントロールできた．

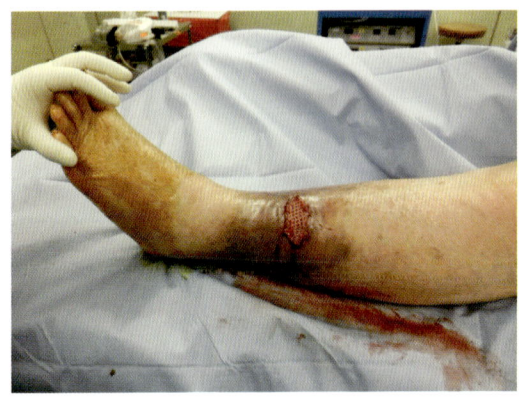

**図4 治療の流れ③**
Wound bed preparationが整ったところで，分層植皮を施行した．

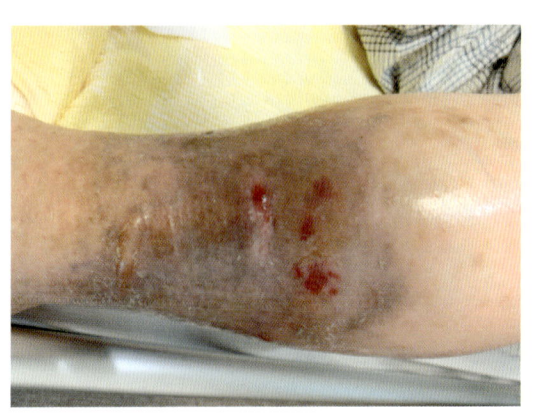

**図5 治療の流れ④**
植皮後6週経過．植皮生着は良好で，創は順調に閉鎖している．

用語
NPWT →p.241

つながる．

　治療抵抗性の場合には，硬化療法，外科的ストリッピング術や下肢不全交通枝結紮術などの手術療法が選択される．

　近年は，軽度のものであればレーザー治療も行われるようになりつつある．

　当科で治療した静脈うっ滞性で難治であった創傷の例と治療の流れを図2～5に示す．

**参考文献**
1) 増本和之：Part7 感染，フットケア創傷治療Q&A（大浦紀彦 編），メヂカルフレンド社，東京，p.89-90，2012
2) 増本和之：足病変ケアマニュアル（上村哲司 編），学研メディカル秀潤社，東京，p.59，2010

（増本和之）

# 6章

# リンパ浮腫患者の下肢病変

1 総論 ―――――――――――――――――――――176
2 検査 ―――――――――――――――――――――180
3 複合的治療としての圧迫療法・リンパドレナージ―182

# 6章 リンパ浮腫患者の下肢病変

## 1 総論

> **本項のポイント**
> ① リンパ浮腫とは毛細血管からのリンパ液の再吸収が阻害された結果,リンパ液がリンパ管外に貯留しておこる.組織間隙にナトリウム（Na）や水が貯留するその他の浮腫とは異なる.
> ② 可逆性リンパ浮腫の段階では pitting edema であることが多いが,不可逆性のリンパ浮腫へと進行すると non-pitting edema となる.
> ③ リンパ浮腫は癌の術後に必発するわけではなく,発症の有無は残存したリンパ高機能の程度や側副路の発達の程度に左右される.
> ④ リンパ浮腫は原発性（一次性）と続発性（二次性）に分類される.続発性は,乳癌や婦人科癌の術後に発症するものが多いため,リンパ浮腫患者の多くは女性である.
> ⑤ 合併症では蜂窩織炎に注意する.慢性的な炎症を呈じ,足切断に至るケースもあるため,注意深い観察が必要となる.
>
> **Key Words**
> リンパ浮腫 lymphedema,圧痕性浮腫 pitting edema,非圧痕性浮腫 non-pitting edema,難治性皮膚潰瘍 intractable cutaneous ulcer,象皮症 elephantiasis,蜂窩織炎 cellulitis

## はじめに

浮腫とは細胞間質に過剰な間質液が貯留する症状のことで,毛細血管内の静水圧の上昇,膠質浸透圧の低下,血管透過性の亢進,そしてリンパ管機能低下が原因でおこる.このなかのリンパ管機能低下が原因で生じるものがリンパ浮腫である.

リンパ管は,皮下を網目状に張り巡らされており,このリンパ管の中にはリンパ液が流れている.リンパ液は,蛋白や白血球などを運搬する.また,腋窩や,頸部,鼠径などには,リンパ節があり,感染や腫瘍が全身へ拡散することを抑える役割をもっている.このリンパ流の障害によりおもに四肢において生じる慢性的な浮腫をリンパ浮腫というが,原因としては種々の異常で毛細血管からのリンパ液の再吸収が阻害された結果,リンパ液がリンパ管外の組織に貯留しておこるものである[1].

## I リンパ浮腫の病態

### ① リンパ浮腫との鑑別—全身性浮腫 Point 1

下肢,その他の浮腫はありふれた主訴であり,浮腫をおこす疾患も多岐にわたるため,リンパ系が原因でおこる浮腫とそれ以外との鑑別を必要とする.

> **Point 1**
> 下肢に浮腫を来す疾患①全身性浮腫…
> ・心不全・腎不全
> ・肝硬変
> ・ネフローゼ症候群
> ・甲状腺機能亢進症／低下症

表　リンパ浮腫のステージ[3)]

| ステージ0 | 自覚症状がなく，浮腫も認められない |
|---|---|
| ステージ1 | 可逆性のリンパ浮腫が認められ，圧迫にて容易に陥凹ができる．患肢挙上にて浮腫が軽減する |
| ステージ2 | 不可逆性のリンパ浮腫で，結合組織が増加し硬化するため，浮腫圧迫しても容易に陥凹ができない |
| ステージ3 | 腫脹部位を圧迫しても陥凹ができない．線維化が強く，皮膚も高度角化などの変化を認める |

　全身性浮腫の原因疾患には，心不全・腎不全，肝硬変，ネフローゼ症候群などがある．また，内分泌疾患では，甲状腺機能亢進および低下症の頻度が比較的高い．とくに機能低下症では，間質に水分とともにムコ多糖類が蓄積し，その影響で押しても圧痕を生じない non-pitting edema（非圧痕性浮腫）を呈する．

② リンパ浮腫との鑑別―局所性浮腫 Point 2

　その他，局所性浮腫としては，毛細血管圧上昇に起因するものとして，①下肢の筋膜下の静脈である深部静脈に生じた血栓が原因でおこる，深部静脈血栓症によるもの，②高齢者や脳梗塞後に生じやすい，筋力の低下による筋駆出ポンプ機能不全や静脈弁の機能低下によって静脈圧が亢進している状態と思われる廃用性浮腫によるもの，③リンパ管の障害によるもの，の3つに分けられる．

③ リンパ浮腫の病態

　そもそもリンパ浮腫は，リンパ流の障害が原因となる．リンパ流が全身のいずれかの部位でうっ滞すると，四肢の末梢組織，とくに皮下組織において間質液の毛細リンパ管への吸収が滞るため，組織間隙に高蛋白の間質液が貯留することとなる．これが組織間隙の膠質浸透圧上昇を来して水をひきつけることで，浮腫が形成されることとなる．組織間隙にナトリウム（Na）や水が貯留するその他の浮腫とリンパ浮腫とは，この点で異なっている．これが non-pitting edema が生じる理由といわれている．しかし実際は，組織間隙内の蛋白質が変性・沈着することや，間質液内の増殖因子によって，線維芽細胞が活性化され膠原線維が増殖することで生じる組織の線維化であり，その結果として四肢の硬化がもたらされているため，実際には non-pitting edema とはならない．後天性にリンパ流障害が生じても，代償的にリンパ系の側副路が皮下組織を中心に発達するため，必ずしもすぐに腫脹がみられるわけではない．このため，リンパ浮腫は癌の術後に必発するわけではなく，発症の有無は残存したリンパ高機能の程度や側副路発達の程度に左右される[2)]．

## II リンパ浮腫の基礎疾患

　リンパ浮腫をひきおこす基礎疾患については，リンパ浮腫の成因として一般的には原因別に，原発性（一次性）と続発性（二次性）に大別される．

① 原発性（一次性）リンパ浮腫 Point 3

　遺伝的に家族性に発症するものや，孤発性に発症するもので，リンパ

**Point 2**

下肢に浮腫を来す疾患②局所性浮腫…
・深部静脈血栓症
・廃用性浮腫
・リンパ浮腫

**Point 3**

原発性（一次性）リンパ浮腫の基礎疾患…
・先天性リンパ浮腫：
　・ミルロイ病
・早発性リンパ浮腫：
　・メージュ病
・遅発性リンパ浮腫
・その他：
　・ターナー症候群
　・ヘネカム症候群　など

の流れに障害のある，原因を特定できないものがこれにあたる．原発性のリンパ浮腫は稀ではあるが，家族性のものよりは孤発性のもののほうが頻度が高いといわれている．発症年齢により，生下時に認める先天性，35歳未満に生じる早発性，35歳以後に生じる遅発性，の3つに分類される．表現型および症状発現時の患者の年齢はさまざまである．

### a．先天性リンパ浮腫

2歳前ごろに現れ，リンパ系の形成不全または低形成により生じる．Milroy病（ミルロイ病）は，常染色体優生の家族性の先天性リンパ浮腫で，VEGFR3（血管内皮細胞成長因子受容体3）の変異に起因する．胆汁うっ滞性黄疸および腸リンパ管拡張症によりおこる蛋白漏出性腸症が浮腫・下痢をひきおこす．

### b．早発性リンパ浮腫

2～35歳の間に発症し，初潮時または妊娠中の女性に多いとされる．Meige病（メージュ病）は常染色体優生の家族性の早発性リンパ浮腫であるが，転写因子遺伝子の変異に起因し，睫毛重生，口蓋裂，四肢，顔面の浮腫をひきおこす．

### c．遅発性リンパ浮腫

35歳以降に生じる．家族性のものと散発性のものとがあるが，遺伝的根拠は不明である．

### d．その他

Turner症候群（ターナー症候群）・Hennekam症候群など，ほかの遺伝的症候群でもリンパ浮腫が著明となることもある．

### ② 続発性（二次性）リンパ浮腫 Point 4

### a．外科的切除や放射線治療によるもの

種々の癌の治療（外科的切除・放射線治療）後におこるが，このなかでも乳癌や婦人科癌（子宮癌や卵巣癌）の術後に発症するものが多い．このためリンパ浮腫患者の多くは女性であるが，稀に前立腺癌や直腸癌の術後でもみられるため，男性患者も存在する．その際は陰嚢などの浮腫を来すこともある．原因は，癌根治術で行われる腋窩や骨盤内リンパ節郭清により，これまでのリンパ流が閉塞することで生じるものである．また，術後のリンパ節領域への放射線治療の影響もあり，放射線単独治療によってもリンパ浮腫が生じる例がある．その他，悪性リンパ腫の化学療法後に生じる症例もみられる．

### b．悪性腫瘍の転移・浸潤

悪性腫瘍のリンパ節転移やリンパ管への浸潤のため，リンパ流が低下することによる．後腹膜腫瘍や悪性リンパ腫によるものが多いとされる．

### c．炎症性

リンパ管炎や蜂窩織炎をくり返すことにより，リンパ管の狭窄・閉塞を来す．

### d．寄生虫感染（フィラリア症）

多くは熱帯・亜熱帯地域の発展途上国でみられる．リンパ管に侵入し

---

**Point 4**

続発性（二次性）リンパ浮腫の基礎疾患…
- 外科的切除・放射線治療によるもの：
  - 乳癌，婦人科癌など．リンパ浮腫の中でもっとも多い．
- 悪性腫瘍の転移・浸潤によるもの
- 炎症性のもの
  - 持続する（くり返す）リンパ管炎・蜂窩織炎など
- 寄生虫感染：
  - フィラリア症
- 外傷性のもの

た寄生虫フィラリアに感染することによる機械的閉塞やリンパ管炎がリンパ浮腫の原因となる．象皮症とよばれる皮膚症状をおこす．

### e．外傷性

四肢軟部組織の外傷後におこる．リンパ節やリンパ管自体が損傷して生じるのかなど，病態は解明されていない．また，潜在的なリンパ系機能低下が外傷によって顕在化した例もあると考えられ，原発性との区別がつきにくいこともある．

## III 足切断のリスク

リンパ浮腫の症状 Point 5 として，初期には病理学的所見としての浮腫は認めずに，潜在性リンパ浮腫としての患肢の重さやだるさ，膨満感を経験する．靴や靴下が履きにくいなどの症状がみられることもあり，おもに夕方に増強する傾向にある．

これを過ぎると実際に近位もしくは遠位から腫脹が生じ，徐々に進行する．当初は安静により改善する，可逆性リンパ浮腫の段階であり，pitting edema であることが多い．

不可逆性のリンパ浮腫へと進行すると，皮下組織の線維性変化が生じてくるため non-pitting edema となる．原則的には無痛性で色調変化のない浮腫であるが，炎症により発赤がみられ，静脈性浮腫の合併では青紫色を示すこともある．片側性浮腫が多いが，下肢における術後性のものでは両側性となることがある．また，うっ滞した間質液が，皮膚の小さな傷を初発とし漏出するリンパ漏や，難治性皮膚潰瘍を生じやすい．

さらに病状が進行すると，皮膚にまで線維性変化が及び，角質肥厚，疣贅を伴う象皮症を来す．合併症としてもっとも注意すべきは，蜂窩織炎である．患肢のリンパ系機能の低下により皮下組織の易感染性や炎症惹起性が増しているため，皮膚に小さな傷が生じると，そこを進入門戸として発症し，容易にくり返される．炎症による血管透過性亢進のため，さらに浮腫は増強し，軽快後も慢性的な炎症を抱えることがある．この蜂窩織炎や難治性皮膚潰瘍が持続することで，全身への炎症や敗血症などの影響がみられるようになると，高度の糖尿病足壊疽や末梢動脈疾患（peripheral arterial disease：PAD）による足病変と同じく，足切断でしか救命できないケースも出てくるため，注意深い経過観察が必要である．

> **Point 5**
> リンパ浮腫の症状…
> ・発症前：
>   無症状．重さやだるさの自覚．夕方に増強．
> ・発症初期：
>   近位もしくは遠位から生じる腫脹，徐々に進行．可逆性，pittng edema（指で押すとへこんだまま元に戻らない）．安静で改善．
> ・さらに進行：
>   不可逆性の変化となり，non-pitting edema（指で押すと元に戻る）となる．無痛性，片側性のことが多い．
> ・重症化：
>   象皮症．合併症として蜂窩織炎・皮膚難治潰瘍が持続すると足切断のリスクが高まる．

### 文献

1) 松井瑞子ほか：見開きナットク！フットケア実践Ｑ＆Ａ，全日本病院出版会，東京，p.72-75，2010
2) 今井智浩，安村和則，前川二郎：診断と治療 95: 77-82, 2007
3) Lymphoedema Framework. Best Practice for the Management of Lymphoedema. International consensus. London：MEP Ltd，2006

（渡邊英孝）

# 6章 リンパ浮腫患者の下肢病変

## 2 検査

### 本項のポイント

① リンパ浮腫の画像診断は発展途上の分野であり，診断基準も確立していない．
② リンパ管の状態を確認する画像診断方法は少なく，一般的には，リンパ浮腫の診断は，他疾患を鑑別することで行われる．
③ リンパ管の状態を確認する画像診断方法として，リンパ管シンチグラフィ，蛍光リンパ管造影，MR lymphangiography が報告されているが，それぞれ，局所の詳細な画像が得にくい，検査技術的に改善の余地がある，保険適応外，などの欠点がある．

### Key Words

リンパ管シンチグラフィ，蛍光リンパ管造影，MR lymphangiography (MRL)，インドシアニングリーン indocyanine green (ICG)，

### はじめに

リンパはホメオスターシスをつかさどる重要な役割を担っており，リンパ流の停滞はさまざまな障害をもたらす．血液循環障害に対する検査は多彩であるが，リンパ還流障害に対する画像診断は，古くはリンパ管造影が行われていたが，侵襲度が高く，現在は行われていない．国際リンパ学会ではラジオアイソトープを用いたリンパ管シンチグラフィが推奨されている[1]．

近年，インドシアニングリーン (indocyanine green：ICG) と近赤外光を用いた蛍光リンパ管造影法，ガドリニウム造影剤を用いた MR lymphangiography (MRL) の有用性が報告されている[2~4]．

### I リンパ浮腫の画像診断

リンパ浮腫の確定診断は，リンパ管の損傷部位の同定，発育・形成不全の状態を確認することで行われるが，現在，簡便にリンパ管の状態を確認する画像診断方法は少なく，一般的には，リンパ浮腫の診断は，他疾患を鑑別することで行われる[5]．

現在，リンパ管の状態を確認する画像診断方法として，リンパ管シンチグラフィ，蛍光リンパ管造影，MRL が報告されている．いずれも，患肢遠位部の皮下に検査薬を注入し，リンパ路へ排泄されていく過程を観察する方法である．

リンパ管シンチグラフィは歴史も古く，手技も確立されている．利点としては，腹腔・胸腔内への流入まで観察できることであるが，欠点と

しては，局所の詳細な画像は得にくいこと，保険適応外であることがあげられる．

　蛍光リンパ管造影は，ICG に 760 nm の近赤外線を照射することで，励起されて 840 nm の蛍光を発するという特性を利用している．ICG はアルブミンと結合しリンパ管へ流入，排泄される．リンパ管内の ICG 動向，リンパ管弁逆流を示す皮膚逆流（dermal backflow）の出現など，リアルタイムに観察できることが利点である．欠点としては，一度注射をすると 2～3 週間は皮下組織に停滞するため，くり返し検査を行うことができないこと，また，近赤外線を用いるため，深部（2 cm 以上）の観察はできないことがあげられる．

　MRL は，ガドリニウム造影剤をごく少量皮下注射し，30～45 分後に撮影を行う．MRL ではリンパ管の描出のみならず，皮下組織，筋・筋膜などの情報も得られること，深部でもリンパ管の走行や形態などの情報が得られることが利点となる．欠点としては，所要時間が長いこと，検査技術的に改善の余地があること，保険適応外であることがあげられる．

## まとめ

　リンパ浮腫の画像診断は発展途上の分野であり，診断基準も確立していない状態である．臨床的にリンパ浮腫と診断される時期では病期が進み，リンパ管や組織が不可逆的に変化してしまっていることが多く，治療に難渋することとなる．そのため，早期でのリンパ浮腫の診断の確立が望まれる．

### 文献
1) International Society of Lymphology: Lymphology 42: 51-60, 2009
2) 佐久間 恒ほか：リンパ学 33: 94-97, 2010
3) 前川 二郎ほか：リンパ学 33: 27-30, 2010
4) 鮑 智伸ほか：リンパ学 32: 10-14, 2009
5) 小川 佳宏：脈管学 50: 705-710, 2010

〈江頭秀哲，入江裕之〉

# 6章 リンパ浮腫患者の下肢病変

## 3 複合的治療としての圧迫療法・リンパドレナージ

### 本項のポイント
① リンパ浮腫の保存的治療として複合的治療が用いられる.
② 複合的治療は,患者教育・圧迫療法・リンパドレナージ・スキンケア・運動療法を組み合わせて行うことである.
 a. 治療方法の選択は,下肢末梢動脈の閉塞状態やリンパ浮腫の病期,慢性静脈疾患の併発の有無,緩和ケア領域,患者への心理的社会的サポートの有無などを用いて決定する.
 b. 下肢リンパ浮腫の圧迫はとくに下肢末梢の閉塞疾患の有無により圧迫圧が変わってくるため,足関節上腕血圧比（ankle brachial pressure index：ABI）評価が重要となる.
 c. 圧迫療法やドレナージには禁忌があり,医師の診断により禁忌項目が除外されたのち,医師の指示により開始が可能となる.
 d. リンパ浮腫における弾性包帯による圧迫療法は多層包帯法(MLLB)が推奨されており,圧迫圧の局所的偏位を防ぐほか,緩みによる圧迫圧の低下が少ない.
③ 複合的治療においては,専門的教育を受けた医師,看護師が治療にあたることが推奨されている.

### Key Words
複合的治療 complex lymphedema therapy, 医療徒手リンパドレナージ manual lymphatic drainage (MLD), ABI, 圧迫圧 compression pressure, 多層包帯法 multilayer lymphedema bandaging (MLLB)

## はじめに

複合的治療は,リンパ浮腫をはじめ,静脈性の浮腫やそのほかの浮腫にも行われる浮腫に対するスタンダードな保存的療法である.

複合的治療は複合型理学療法（complex physical therapy：CPT）に患者の生活教育を加えたものであり,患者の自己管理を視野に入れたものへ発展した.①スキンケア,②医療徒手リンパドレナージ,③圧迫療法,④圧迫下運動療法,⑤患者教育（生活指導）を5本柱として行う治療である.現在,国際リンパ浮腫学会において,リンパ浮腫の保存的療法として唯一認められている方法となっている.

治療は,リンパ浮腫の部位,病期,重症度,複雑度（末梢動脈疾患併発,静脈疾患の合併等）や心理社会的状態の評価が必要となる.

## I 複合的治療の実際

### 1. スキンケア

**目的** 蜂窩織炎の予防,皮膚の損傷防止.
**観察** 次の7点について観察する.①皮膚の乾燥の有無,②リンパ乳頭腫・リンパ漏の出現,③癌の皮膚転移,④リンパ管肉腫,⑤弾性包帯や弾性着衣装着時は圧迫による褥瘡やかぶれ,⑥水虫などの感染徴候,⑦静脈瘤合併患者であれば下腿潰瘍の有無.

用語
蜂窩織炎 →p.190

[方法] 清潔，保湿，機械的・化学的刺激の軽減がポイントとなる．以下に具体的な方法を示す．

①洗浄：患肢は柔かいタオルで泡洗浄を行う．
②保湿：毎日行う．弾性着衣に保湿剤が接触すると着衣の劣化を招くので，就寝前の入浴後に保湿剤の塗布を行ってもらう．保湿剤は，肌の状態を観察し，適切なものを処方していく．
③機械的・化学的刺激の除去
　・虫刺され・傷など：虫刺され・かぶれを防ぐために衣類の工夫をし，素足・素手で過ごさない．また，虫よけスプレーも使用する．調理の時もできる限り長袖の衣類や手袋などを着用し保護する．
　・日焼け：日焼け防止対策を万全に行う．日焼け止めはかぶれにくい低刺激のものを選び，時間ごとの塗り替えが必要．炎天下の外出は控える．
　・血圧測定・採血：上肢の浮腫ではとくに患肢の処置は避ける．
④その他：汗疹，かぶれ等が患肢にできないように注意する．また下肢では陥入爪も考え，爪切りはスクエアカットを行う（→ p.350，「爪切り」参照）．

## 2．医療徒手リンパドレナージ（manual lymphatic drainage：MLD）

[目的] MLDは，皮膚・皮下組織に貯留したリンパ液や組織間液を，表在リンパ管・深部リンパ管を利用して最終的に静脈角まで誘導する手技である．

[適応] 四肢浮腫，四肢付け根の浮腫，体幹・軀幹部の浮腫，理学療法に適さなくなった場合，疼痛管理の補助．

[効果] ①組織間隙に滞った体液をリンパ管に戻しリンパ還流を増加する．リンパ液生産の亢進，②リンパ管の輸送能力の増加，③リンパ管の自動能の上昇，④疼痛緩和効果（gate control）．

[禁忌] [一般禁忌] ①急性蜂窩織炎／丹毒，②腎不全，③心不全，④急性期深部静脈血栓症，⑤緩和ケア以外の進行癌，⑥妊娠期の腹部MLD．

　[相対禁忌] ①頸部疾患，血圧昇降やホルモン分泌の急激な変化が危惧される場合，②腹部疾患，腹部手術，放射線療法直後．

[基本技法] ここでは患者自身が行えるSLD（シンプルリンパドレナージ）の基本技法を図1に示す．表層の毛細リンパ管へのアプローチによりリンパ液を取り込み輸送するため，皮膚1枚を動かす．擦ったり，押したりせず，皮膚と密着させる **Point 1**．

　最終的にリンパ液を流す標的リンパ節に向かっていくように力の方向性を一方向にする．局所的リンパドレナージを行う前処置として深呼吸・肩回しを行い，静脈角や腹部の深部のリンパ管の流れを促していく．下肢であれば患側の腋下リンパ節を利用し排液すると考え，方向に注意して行う．

## 3．圧迫療法

[目的] ①重力の影響の改善，②過剰な血管外漏出の抑制，③静脈・リ

---

**Point 1**
療法前の注意点…
ドレナージや圧迫療法の施行前後には必ず皮膚の状態や静脈疾患を確認しておくこと！

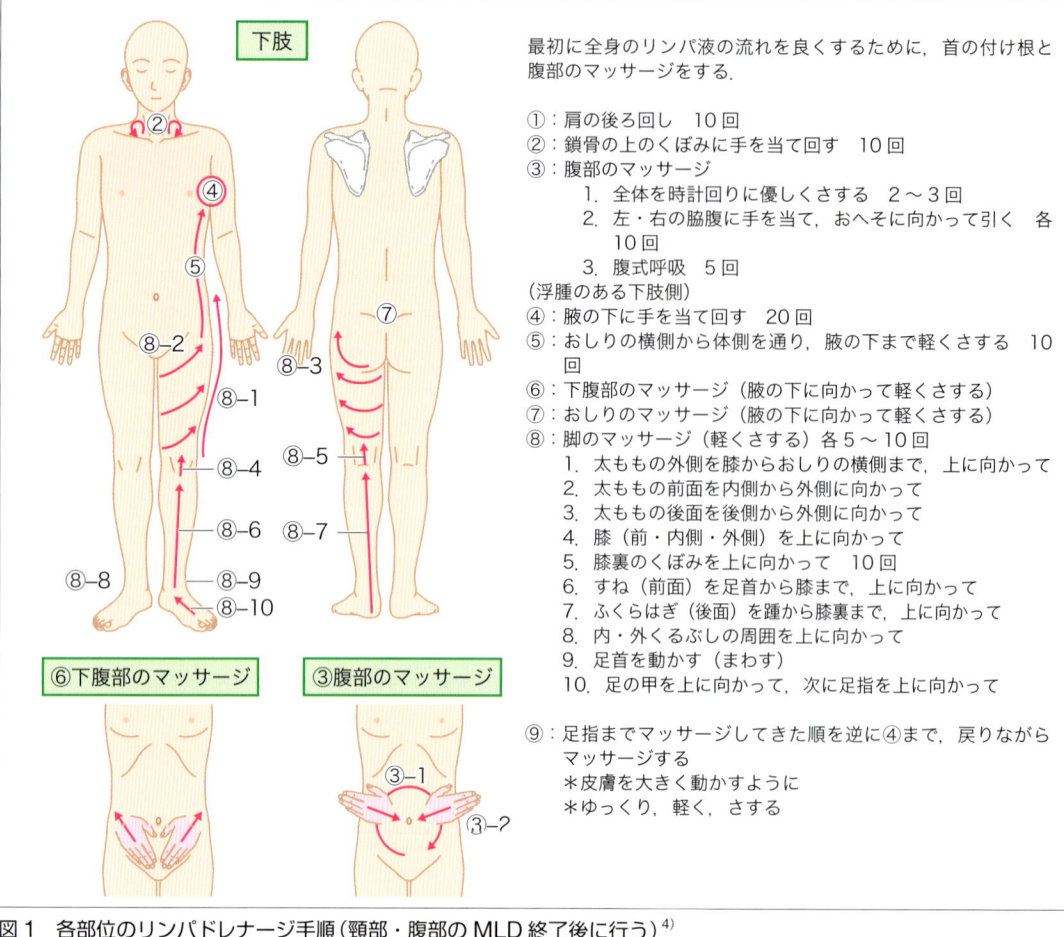

図1 各部位のリンパドレナージ手順（頸部・腹部の MLD 終了後に行う）[4]

**図中テキスト：**

下肢

最初に全身のリンパ液の流れを良くするために、首の付け根と腹部のマッサージをする。

① 肩の後ろ回し　10回
② 鎖骨の上のくぼみに手を当て回す　10回
③ 腹部のマッサージ
　1. 全体を時計回りに優しくさする　2〜3回
　2. 左・右の脇腹に手を当て、おへそに向かって引く　各10回
　3. 腹式呼吸　5回
（浮腫のある下肢側）
④ 腋の下に手を当て回す　20回
⑤ おしりの横側から体側を通り、腋の下まで軽くさする　10回
⑥ 下腹部のマッサージ（腋の下に向かって軽くさする）
⑦ おしりのマッサージ（腋の下に向かって軽くさする）
⑧ 脚のマッサージ（軽くさする）各5〜10回
　1. 太ももの外側を膝からおしりの横側まで、上に向かって
　2. 太ももの前面を内側から外側に向かって
　3. 太ももの後面を後側から外側に向かって
　4. 膝（前・内側・外側）を上に向かって
　5. 膝裏のくぼみを上に向かって　10回
　6. すね（前面）を足首から膝まで、上に向かって
　7. ふくらはぎ（後面）を踵から膝裏まで、上に向かって
　8. 内・外くるぶしの周囲を上に向かって
　9. 足首を動かす（まわす）
　10. 足の甲を上に向かって、次に足指を上に向かって
⑨ 足指までマッサージしてきた順を逆に④まで、戻りながらマッサージする
＊皮膚を大きく動かすように
＊ゆっくり、軽く、さする

⑥下腹部のマッサージ　　③腹部のマッサージ

表1　NYHA（NewYork Heart Association）による心機能分類[1]

| 分類 | 症状の程度 |
| --- | --- |
| Class 1 | 心疾患があるが症状はなく、通常の日常生活は制限されていない． |
| Class 2 | 心疾患患者で日常生活が軽度から中等度に制限されるもの．安静時には無症状だが、普通の行動で疲労・動悸・呼吸困難・狭心痛を生じる． |
| Class 3 | 心疾患患者で日常生活が高度に制限されるもの．安静時は無症状だが、平地の歩行や日常生活以下の労作によっても症状が出る． |
| Class 4 | 心疾患患者で非常に軽度の活動でも何らかの症状を生じる．安静時においても心不全・狭心症症状を生ずることもある． |

【用語】
圧迫包帯，弾性着衣
　→ p.158 も参照．

ンパ管の運搬能を改善する，④浮腫発症部位の減少・維持，⑤皮膚の線維化の改善．

(禁忌) ①蜂窩織炎など，局所急性炎症，②高度血流障害（ABI＜0.8：着圧の低い圧迫，ABI＜0.5：圧迫禁忌），③重症心不全（NYHA の心機能分類（表1）を参考に判断），④重度の末梢性ニューロパチー．

(方法) 弾性着衣選択のためのフローチャート（図2）や禁忌事項による圧迫療法の是非，癌再発や合併症などの身体的評価のほか，患者のモチ

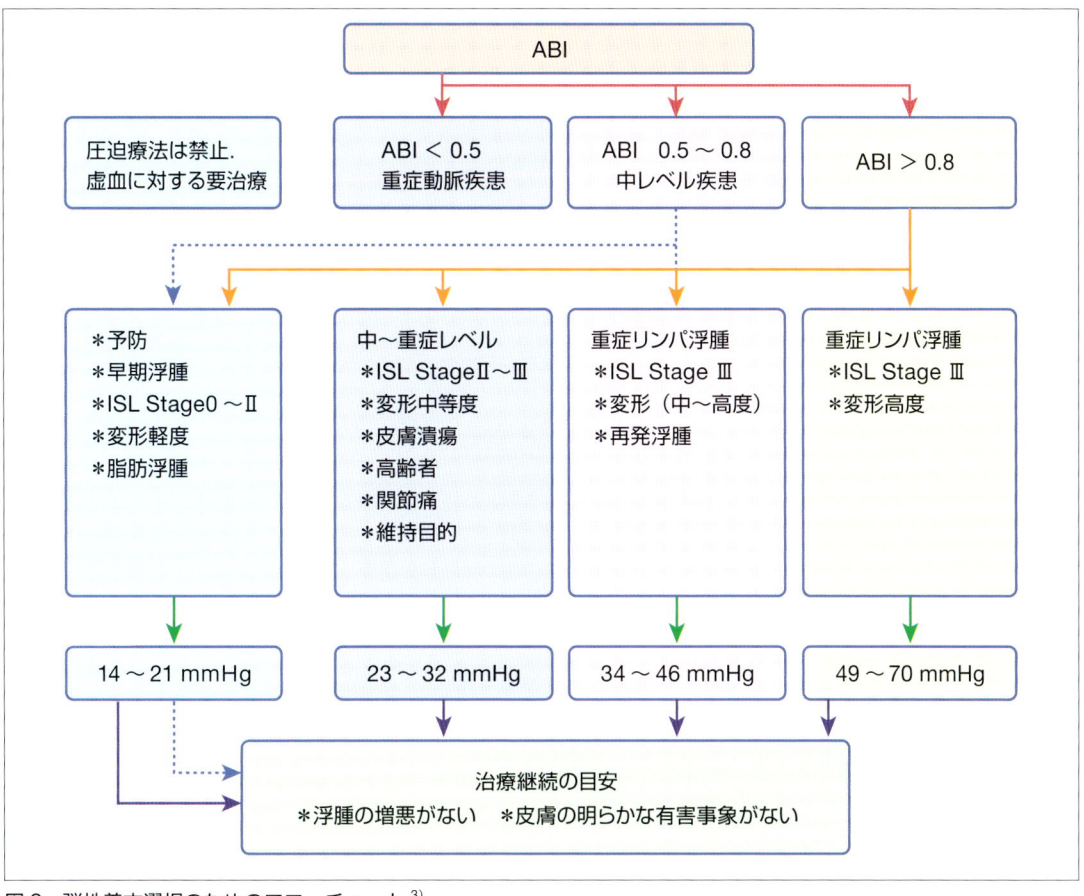

## 3 複合的治療としての圧迫療法・リンパドレナージ

```
                              ABI
        ┌──────────┬──────────┼──────────┬──────────┐
   圧迫療法は禁止．   ABI < 0.5      ABI 0.5〜0.8    ABI > 0.8
   虚血に対する要治療  重症動脈疾患    中レベル疾患
        │          │          │          │
        ▼          ▼          ▼          ▼
   *予防           中〜重症レベル   重症リンパ浮腫   重症リンパ浮腫
   *早期浮腫       *ISL StageⅡ〜Ⅲ  *ISL Stage Ⅲ    *ISL Stage Ⅲ
   *ISL Stage0〜Ⅱ  *変形中等度      *変形（中〜高度） *変形高度
   *変形軽度       *皮膚潰瘍        *再発浮腫
   *脂肪浮腫       *高齢者
                   *関節痛
                   *維持目的
        │          │          │          │
        ▼          ▼          ▼          ▼
   14〜21 mmHg   23〜32 mmHg   34〜46 mmHg   49〜70 mmHg
                         │
                         ▼
                   治療継続の目安
                   *浮腫の増悪がない  *皮膚の明らかな有害事象がない
```

図2 弾性着衣選択のためのフローチャート[3]
※ ABI ＝足関節収縮期血圧/上腕収縮期血圧．正常範囲は 1.0〜1.3．

ベーションや年齢，理解力に基いて行う．高齢や緩和期の患者であれば，ソーシャルサポートまで確認し，患者に適した圧迫方法および圧迫圧を選択する**Point 2**．

**合併症** 動脈血行障害**Point 3**，静脈還流障害，肺水腫，心不全，褥瘡，接触皮膚炎・汗疹，びらん・潰瘍，皮膚感染症，間違った圧迫方法による皮膚損傷・変形，腓骨神経麻痺など[5]．合併症を最小限に止めるために患者の全身状態を把握し，圧迫後の局所状態を初回であれば24時間ごとに必ず確認することが必要である．

**段階的圧迫** 弾性着衣や MLLB いずれの方法を行うにしても，必ず一定の法則がある．遠位ほど圧迫力が強く近位ほど圧迫力が弱くなっている．足関節・手関節部位：下腿部・前腕：大腿・上腕＝ 10：7：4 の法則を理解する．

**弾性着衣** 弾性着衣には以下の6種類がある（図3）．①トップバンド付き片脚ストッキング，②パンティーストッキング，③マタニティーストッキング，④メンズパンティーストッキング，⑤片脚ストッキング，⑥片脚パンティーストッキング．

**Point 2**
圧迫療法の実施ポイント…
禁忌事項を除外するため，糖尿病や高血圧など合併症の聴取も十分行い，CT・血液検査等事前に行う．
とくに重度リンパ浮腫や緩和期・心疾患合併患者へ圧迫前には胸部X線は必ず行う．

**Point 3**
動脈血行障害…
動脈血行障害がおこると，皮膚の色はチアノーゼや蒼白となる[5]．

**図3 弾性着衣の種類**
①トップバンド付き片脚ストッキング，②パンティーストッキング，③マタニティーストッキング，④メンズパンティーストッキング，⑤片脚ストッキング，⑥片脚パンティーストッキング

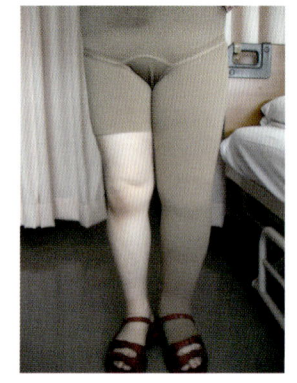

図4 オーダーメイドストッキング

**表2 弾性包帯(MLLB)と弾性着衣[2]**

| 種類 | 利点 | 欠点 |
|---|---|---|
| 弾性包帯<br>(MLLB) | ・状態に応じて細かな圧調節ができる<br>・どのような患肢の状態でも使用できる<br>・主に浮腫の改善に使用<br>・食い込むことが少ない | ・外出に不向き<br>・圧迫方法が複雑で巻き方を習う必要がある |
| 弾性着衣 | ・外出にむいている<br>・患肢の状態で使い分け可能<br>・浮腫の悪化防止・維持 | ・重症例には使用困難<br>・誤った履き方で浮腫が悪化することがある<br>・着脱にコツがあり，高齢者には手伝いが必要 |

**表3 ラプラスの法則と弾性包帯[5]**

・包帯を強く引っ張って巻けば，高い圧迫圧となる
・同じ張力ならば，四肢の細い部分の圧迫圧が高くなり，太い部分は低くなる
　（足首より，大腿の方が低い圧迫圧になる）
・包帯を多く重ねると高い圧迫圧となる
・横断面が楕円形であると，楕円形の細い径の部分が高い圧迫圧になる
　（下腿では，前後方向の圧迫圧が横方向の圧迫圧より高くなる）
・使用する包帯の幅が広いと高い圧になる

　原則としては，リンパ浮腫であればパンティーストッキングを選択することが推奨されるが，年齢や筋力，本人の意欲の程度，皮膚状態，経面などを考えて最適なストッキングを選択する．変形が強い，皮膚硬化が強いなど，問題がある場合は，オーダーメイドストッキング作成を行う（図4）．

　**多層包帯法** リンパ浮腫の圧迫療法での弾性包帯法として選択される．複数の包帯を使用し，重ねて巻くことで，それぞれの包帯単独使用時の短所を補い長所を伸ばす（ラプラスの法則，表3）．第1層・第2層で使用するパッティング包帯や綿包帯により，皮膚の保護のみならず圧迫圧の不均一さが減少する．また，複数の包帯を使用するため，1本の包帯の緩みによる圧迫圧の急激な低下が避けられる．また，下肢の筋収縮時に容積増大への対抗壁を作り，筋ポンプ作用を増強させる．

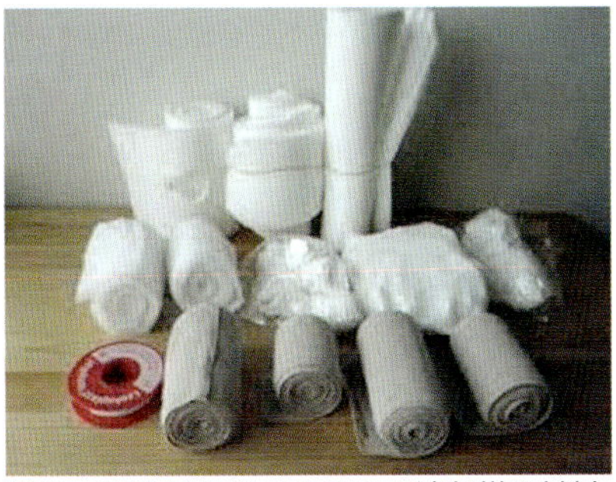

図5 MLLBに用いられる圧迫包帯の材料

表4 弾性包帯の原則

| |
|---|
| ① 末梢から中枢に巻く |
| ② 巻き始めは足指から巻き，必ず末端まで巻く |
| ③ 常に同じ強さで引っ張り，重なりを調節して圧を変化させる（ラプラスの法則） |
| ④ 丁寧に巻いていき，しわを寄せない |
| ⑤ 関節部位を屈曲させ，腓腹筋などを張った状態にする |
| ⑥ 巻き終わったあとは，運動障害，神経障害，循環障害を確認する |

## 4．圧迫下運動療法

**目的** 筋ポンプ採用を利用した体深部リンパ管へのアプローチ，関節可動域の増大，運動量の増加による静脈・リンパ系還流の改善．

**方法** 患肢の場合は，必ず圧迫療法下で行う．

**運動上の注意** ①筋肉痛が生じるほどの高負荷はしない，②呼吸は止めず有酸素運動が効果的，③水分・電解質の適宜補給，④運動後に患肢はシャワーを浴びるなど汗をふきとり，炎症をさける．

**実施のポイント** ①実施前に首の運動・肩回し10回・腹式呼吸を十分に行うとリンパ管の刺激となり，効果が期待できる．②最初は特別な運動は必要なく，上肢であれば，関節の屈曲や指体操，肩の上下運動などを行う．始めは少ない種類で続けられる量にする（高齢者は2種類程度）．下肢では足関節運動・膝屈伸より始め，足踏み・足指運動などを行う．

図6に包帯法で軽快した事例を示した．

## 5．生活指導

スキンケア項目（p.182）で提示したほかに，以下のとおり患者を指導する．

① 標準体重を上回らない（脂肪によるリンパ管圧迫に注意する）．
② 肥満と同じ負担をリンパ管に与えるので，重いものは持たない．
③ 趣味のガーデニング等の屋外での活動は十分に患肢を保護し，けがや感染に注意する．
④ 旅行などで長時間飛行機に乗る場合は，必ず弾性着衣を装着し，患肢の挙上とともにこまめに動かすようにする．
⑤ 一般のマッサージや針・灸は患肢には行わない．

**図6 事例**
入院2週間と退院後の自己管理で包帯法を施行した。4カ月後、浮腫は大幅に軽減した。

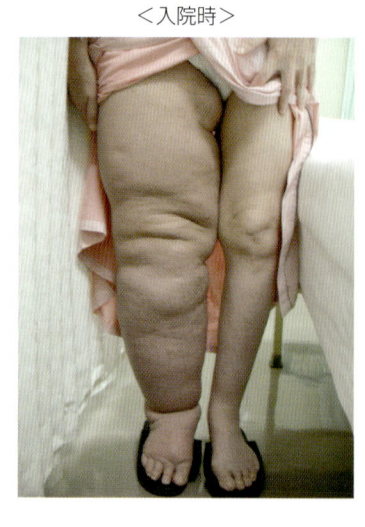

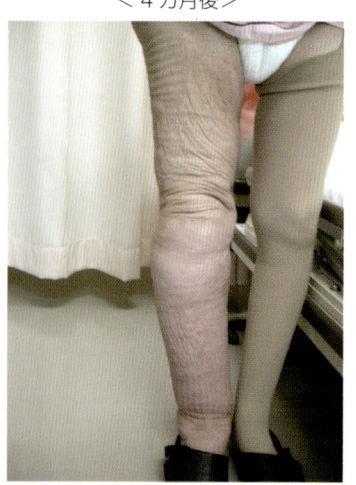

＜入院時＞　　＜4カ月後＞

## Ⅱ 公的医療保険（参考）

　リンパ浮腫の複合的治療は「リンパ浮腫指導管理料」を算定できる。ただし、子宮悪性腫瘍、子宮附属器悪性腫瘍、前立腺悪性腫瘍または腋窩部郭清を伴う乳腺悪性腫瘍に対する手術を行った患者に対し、医師または医師の指示に基づき看護師や理学療法士が、リンパ浮腫の重症化等を抑制するための指導を実施した場合に、入院中1回に限り算定可能。退院後の指導も条件を満たせば、1回に限り算定できる。

　弾性着衣は療養費を申請できるが、支給対象は、リンパ節郭清術を伴う悪性腫瘍（悪性黒色腫、乳腺をはじめとする腋窩部のリンパ節郭清を伴う悪性腫瘍、子宮悪性腫瘍、子宮附属器悪性腫瘍、前立腺悪性腫瘍及び膀胱をはじめとする泌尿器系の骨盤内のリンパ節郭清を伴う悪性腫瘍）の術後に発生する四肢のリンパ浮腫である。弾性包帯においては、医師の判断により弾性着衣が使用できないとの指示がある場合に限る。

#### 文献

1) 北村 薫：リンパ浮腫全書—診断・治療と患者指導，へるす出版，東京，2010
2) 小川佳宏・佐藤佳代子：浮腫疾患に対する圧迫療法—複合的理学療法による治療とケア，文光堂，東京，2006
3) Lymphoedema Framework: Best Practice for the Management of Lymphoedema, International consensus. London：MEP Ltd，2006
4) 廣田彰生：看護師・理学療法士のためのリンパ浮腫の手技とケア，学研メディカル秀潤社，東京，2012
5) 平井正文：データとケースレポートから見た圧迫療法の基礎と臨床，メディカルトリビューン，東京，2013
6) 光嶋 勲：よくわかるリンパ浮腫のすべて，永井書店，東京，2011

#### 参考文献

1) 佐藤佳代子：リンパ浮腫治療のセルフケア，文光堂，東京，2006

〈渡辺直子〉

# 7 章

# 蜂窩織炎・壊死性筋膜炎患者の下肢病変

1. 主な細菌感染症（蜂窩織炎・壊死性筋膜炎・ガス壊疽）の検査と診断 —— 190
2. 抗菌薬による治療 —— 195

# 7章 蜂窩織炎・壊死性筋膜炎患者の下肢病変

## 1 主な細菌感染症（蜂窩織炎・壊死性筋膜炎・ガス壊疽）の検査と診断

### 本項のポイント
① 蜂窩織炎・壊死性筋膜炎・ガス壊疽を疑う場合，細菌感染症の診断につながる臨床所見・検査所見・画像所見をもとに総合的に判断する．
② 細菌培養検査は，初期治療の抗生剤選択に間に合わないとはいえ，その後の治療戦略に重要であるため，治療が開始される前に行う．
③ 蜂窩織炎は壊死性筋膜炎へ進行することもあり，症状の変化を注意深く観察する．
④ 治療開始が遅れるほど予後不良となるため，重症の可能性を排除できない患者や，対応できない医療環境の場合，特定機能病院や地域医療支援病院へ早急に相談・紹介する．

### Key Words
蜂窩織炎 cellulitis，壊死性筋膜炎 necrotizing fasciitis，ガス壊疽 gas gangrene，検査 examination，診断 diagnosis

## はじめに

蜂窩織炎・壊死性筋膜炎・ガス壊疽を疑う場合，まずは臨床的な局所症状からその可能性を検討することが重要である．次に，その症状の進展および全身状態を把握しながら重症度を予想し，血液検査や状況によっては画像検査を行い，その結果を加味して総合的に判断しなければならない．実際の臨床において，早期であればあるほどその診断は困難となり，ときには試験切開により壊死性筋膜炎やガス壊疽との確定に至ることもある．また，治療開始が遅れれば遅れるだけ予後不良となるため，重症の可能性を排除できない患者や，それに対応できない医療環境の場合，集中治療の行える特定機能病院や地域医療支援病院への早急な相談・紹介をお勧めしたい．一方，起因菌同定のための細菌培養検査は，初期治療の抗生剤選択に間に合わないとはいえ，その後の治療戦略に重要であるため，治療が開始される前に行うべきである．

以下に，各疾患における主な所見と診断のポイントを示す．

## I 蜂窩織炎（図1〜3）

### ① 臨床所見
局所の発赤，腫脹，熱感，自発痛，圧痛を認める．中心部が軟化し，膿瘍を形成することもある．発熱，ときに頭痛，悪寒，関節痛などの全身症状を伴う．

### ② 検査所見
白血球増多，核左方移動を伴う好中球増多，CRP高値，血沈の亢進．

1 主な細菌感染症（蜂窩織炎・壊死性筋膜炎・ガス壊疽）の検査と診断

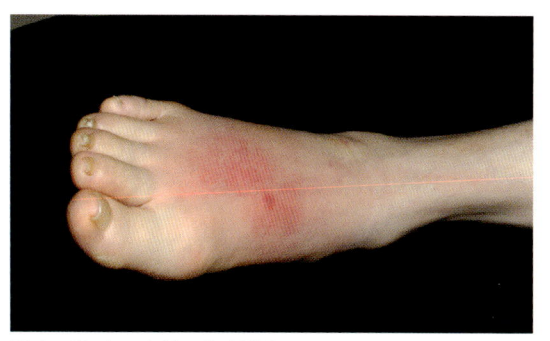

**図1　65歳，女性の蜂窩織炎**
足背の熱感・圧痛を伴う発赤．中枢側に線状発赤（リンパ管炎）を認める．

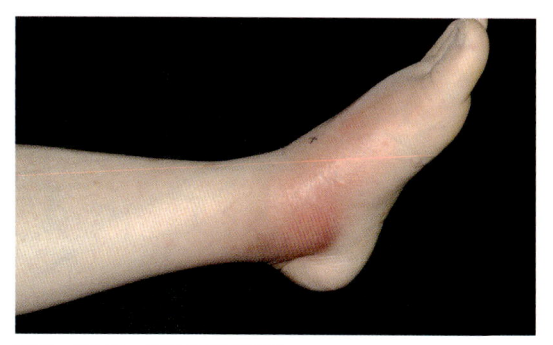

**図2　74歳，男性の蜂窩織炎**
足背〜足関節の熱感・自発痛を伴う発赤・腫脹（腫脹が目立つ）．

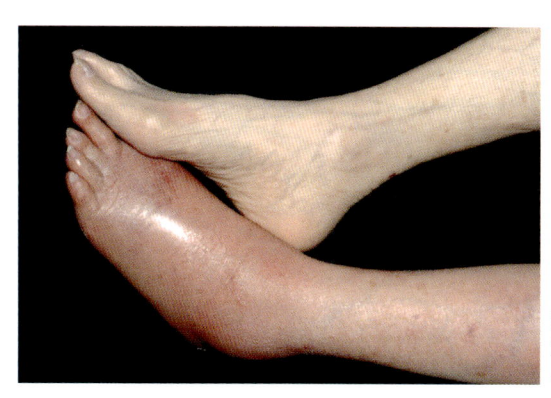

**図3　92歳，女性の蜂窩織炎**
左足全体〜下腿にかけての熱感・自発痛を伴う発赤・腫脹（発赤・腫脹が全体的に拡大）．

病巣の滲出液・膿汁から黄色ブドウ球菌，ときに溶連菌が検出される．

③ **病理組織学的所見**

真皮から脂肪織にかけての稠密な好中球を主体とした細胞浸潤を認める．

④ **画像所見**

一般的に画像検査は必要としないが，壊死性筋膜炎との鑑別に迷う場合は検討する．CT・MRI・超音波検査にて真皮を主体とした脂肪織レベルまでの病変が確認される．

⑤ **診断のポイント** Point 1

・外見的には炎症所見が目立つ．
・WBC ↑，CRP ↑．
・壊死性筋膜炎へ進行することもあり，症状の変化を注意深く観察する．

> **Point 1**
> 蜂窩織炎の診断…
> ①外見的に炎症所見が目立つ，②WBC ↑，CRP ↑，③壊死性筋膜炎へ進行することもあり，症状の変化を注意深く観察する．

## II 壊死性筋膜炎（図4〜6）

① **臨床所見**

激烈な疼痛で始まる．局所の紫斑，水疱（血疱）を形成し，さらに皮膚潰瘍，壊死を認めるようになる．一連の変化は急速に進行する．皮膚症状に比べ全身症状はきわめて強く，高熱であることが多い．ほかに悪寒，意識障害，ショックを来すこともある．

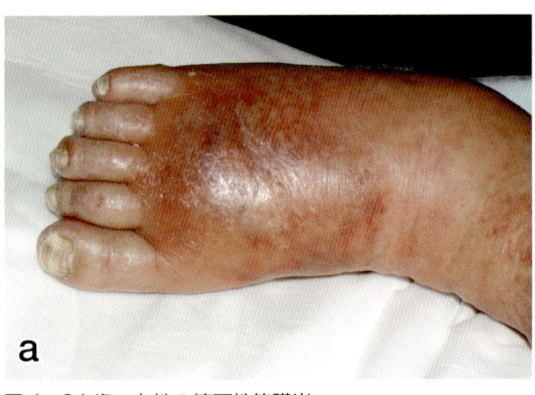

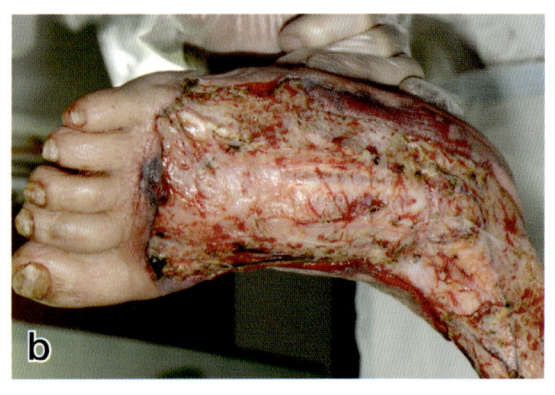

**図4 84歳,女性の壊死性筋膜炎**
(a) 外来受診時臨床像:発赤と著明な腫脹が認められ,足背中央部には紫斑を形成している.
(b) 術中所見:脂肪織までの壊死を除去した状態.血流が途絶えた血管が認められる.

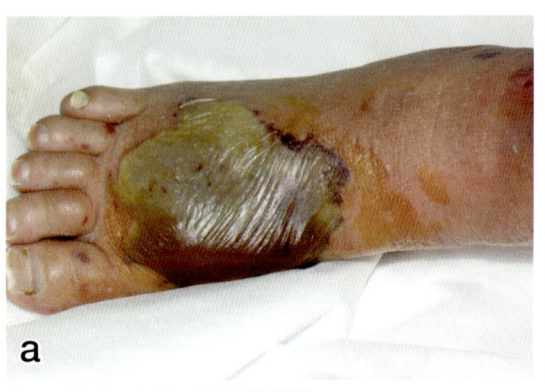

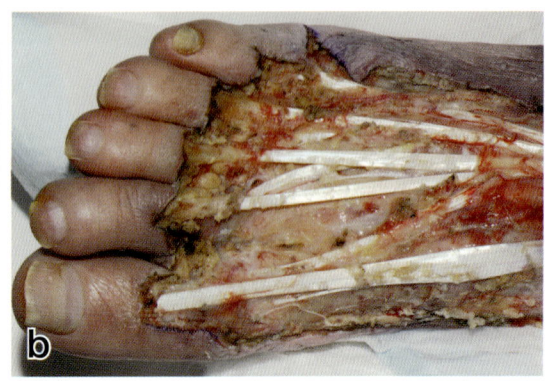

**図5 96歳,女性の壊死性筋膜炎**
(a) 外来受診時臨床像:発赤・腫脹とに加え,大きな血疱を形成している.
(b) 術中所見:図4よりさらに壊死が進行しており,伸筋腱の露出に至る.

### ② 検査所見

　白血球増多,核左方移動を伴う好中球増多,CRP高値,血沈の亢進,肝機能障害,腎機能障害,CPK高値などがあげられる.進行すると凝固系異常がみられ,播種性血管内凝固症候群(disseminated intravascular coagulation:DIC)へと移行することもある.初期治療の抗生剤選択には間に合わないが,起因菌の同定のための細菌培養検査は重要である.病巣の滲出液・水疱液・膿汁・壊死組織から溶連菌,黄色ブドウ球菌,大腸菌などが検出される.混合感染の場合もある.嫌気性菌の可能性も考慮し,嫌気ポーターを用いた培養も行う.

### ③ 画像所見

　CTでは病変部位はhigh densityに描出されるが,軽度の筋や脂肪織の変性は捉えることができない.MRIでは筋膜を中心にT1強調画像でlow density,T2強調画像でhigh densityを呈する.超音波では筋直上にlow densityな領域を認める.脂肪織に炎症が及んでいれば,脂肪織は敷石状に描出される.

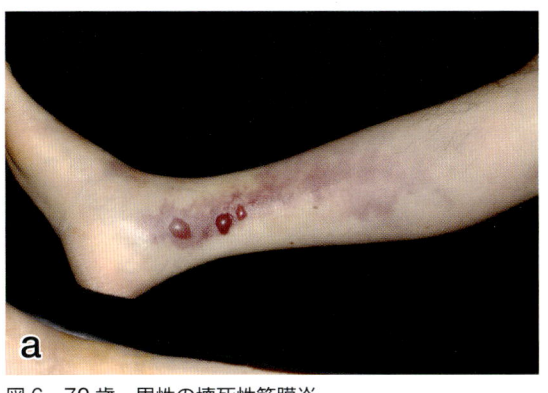

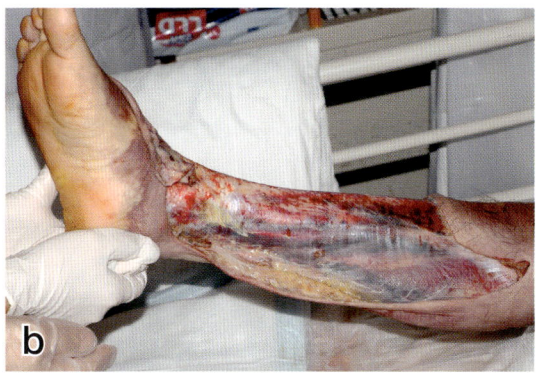

図6 70歳，男性の壊死性筋膜炎
(a) 外来受診時臨床像：紫斑上に血疱を形成している．
(b) 術中所見：(a)の撮影時から約2時間経過した術中の臨床像．急速な紫斑の拡大を認める．

④ **病理組織学的所見**

脂肪織から筋膜を中心に好中球を主体とした細胞浸潤および壊死．血管閉塞像やフィブリン血栓を認める．

⑤ **診断のポイント** Point 2

・臨床所見
　顕著な全身症状と患部の激痛．
　急速な症状の拡大．
　紫斑・水疱（血疱）を伴う．
・画像所見
　筋膜部に病変の波及を認める．
・血液検査所見
　WBC ↑↑，CRP ↑↑，CPK ↑↑．
・試験切開
　筋膜上での組織の剥離が容易．

> **Point 2**
> 壊死性筋膜炎の診断…
> ①顕著な全身症状と患部の激痛，②紫斑・水疱（血疱）を伴う，③画像で筋膜部に病変の波及を認める，④WBC ↑↑，CRP ↑↑，CPK ↑↑．

## III ガス壊疽

広義のガス壊疽はガス産生菌感染症であるが，狭義ではクロストリジウム属の菌によるものをいう．近年，さまざまな疾患に合併して発症する非クロストリジウム性ガス壊疽の報告も多い．病変部にガスが存在することを除けば，ほぼ前述の壊死性筋膜炎と同じ所見といえる．

① **臨床所見**

壊死性筋膜炎に準じる．ガスの貯留に伴い，雪を握るような握雪感を触知する．プチプチという捻髪音も聴取できる．早期の場合，いずれもはっきりとは確認できないので，経過を注意深く観察する．

② **検査所見**

壊死性筋膜炎に準ずる．滲出液のグラム染色を行い，グラム陽性桿菌が観察され，好中球がみられなければクロストリジウム性ガス壊疽の可能性がきわめて高くなる．

表1 Laboratory Risk Indicator for Necrotizing Fasciitis (LRINEC) score

| 項目 | 値 | 点 |
| --- | --- | --- |
| CRP (mg/dl) | < 15 | 0 |
|  | > 15 | 4 |
| WBC (/μl) | < 15,000 | 0 |
|  | 15,000～25,000 | 1 |
|  | > 25,000 | 2 |
| ヘモグロビン (g/dl) | > 13.5 | 0 |
|  | 11.0～13.5 | 1 |
|  | < 11.0 | 2 |
| 血清ナトリウム (mmol/l) | > 135 | 0 |
|  | < 135 | 2 |
| 血清クレアチニン (mg/dl) | < 1.6 | 0 |
|  | > 1.6 | 2 |
| 血糖 (mg/dl) | < 180 | 0 |
|  | > 180 | 1 |

(文献1より転載,一部改変)

表2 LRINEC score 別危険度

| 壊死性筋膜炎の危険度 | LRINEC score 値 | NSTIである確率 (%) |
| --- | --- | --- |
| 低リスク | ≦ 5 | < 50 |
| 中リスク | 6～7 | 50～75 |
| 高リスク | ≧ 8 | > 75 |

NSTI (Necrotizing soft-tissue infection):壊死性軟部組織感染症

**Point 3**
ガス壊疽の診断…
①壊死性筋膜炎と同様の所見に加え,捻髪音や握雪感を認める,②単純X線・CT・MRI・超音波検査でガス像を認める,③WBC↑↑,CRP↑↑,CPK↑↑,④腐敗臭を放つガスと膿汁の排出.

③ 診断のポイント Point 3

・臨床所見
　壊死性筋膜炎と同様の所見に加え,捻髪音や握雪感を認める.
・画像所見
　単純X線・CT・MRI・超音波検査でガス像を認める.
・血液検査所見
　WBC↑↑,CRP↑↑,CPK↑↑.
・試験切開
　腐敗臭を放つガスと膿汁の排出.

～補足事項～

　施設によっては,血液検査の結果を指標とした重症感染症の診断が行われ,とくに壊死性筋膜炎においてCRP・白血球・ヘモグロビン・Na・クレアチニン・血糖値を用いたLaboratory Risk Indicator for Necrotizing Fasciitis (LRINEC) score が利用されている(表1,2).

#### 文献

1) 中村晃一郎:J Visual Dermatol 12: 222-223, 2013
2) 日野治子:J Visual Dermatol 12: 224-228, 2013
3) 黒川一郎,芝岡美枝:J Visual Dermatol 12: 229-231, 2013
4) 清水 宏:あたらしい皮膚科学(第2版),中山書店,東京,p.488-504, 2011
5) Wong CH et al: Crit Care Med 32:1535-1541, 2004

(凌 太郎)

# 7章 蜂窩織炎・壊死性筋膜炎患者の下肢病変

## 2 抗菌薬による治療

**本項のポイント**
① 感染病巣の深達度を意識し，壊死性筋膜炎など致死的な疾患を見逃さない．
② 患者背景や発症起点から起炎菌を想定し，適切な抗菌薬を選択する．
③ 重症度に応じて内服薬による治療も可能である．
④ 病態や患部の炎症所見を参考に，適切な抗菌薬を十分な期間投与する．

**Key Words**
蜂窩織炎 cellulitis，壊死性筋膜炎 necrotizing fasciitis，患者背景 patient's background，起炎菌 causative microorganism，抗菌薬 antimicrobial drug

## はじめに

蜂窩織炎や壊死性筋膜炎など皮膚軟部組織感染症の治療では，①病変の深達度，②患者背景が重要となる．

## I 病変の深達度（図1）Point 1

皮膚軟部組織感染症は病変の深達度により，3つに大別される（図1）．丹毒（erysipelas）は表皮や真皮など皮膚表層に近い組織を侵す．蜂窩織炎（cellulitis）は真皮から皮下組織まで障害され，壊死性筋膜炎（necrotizing fasciitis）は皮下組織から筋膜，筋肉まで障害される．病変の深達度により重症度が異なり，壊死性筋膜炎は致死率が30％と皮膚軟部組織感染症のなかでもとくに重篤な疾患とされる．さらに，壊死性筋膜炎では壊死部の外科的切除が必須であり，抗菌薬など内科的治療のみでは治療不可能であるため，鑑別が重要である．

**Point 1**
病変の深達度……
・丹毒→　表皮 - 真皮
・蜂窩織炎
　　→　真皮 - 皮下組織
・壊死性筋膜炎
　　→　皮下組織 - 筋膜
深くなるほど重症で，壊死性筋膜炎は致死率が非常に高く，鑑別が重要．

## II 患者背景（表1）

抗菌薬治療を行ううえで原因微生物を同定することは重要である．患者背景により原因となる微生物の頻度や，想定しなければならない微生物が異なる．患者背景を知ることは，とくに初期治療を行ううえで参考になる．

市中発症の丹毒や蜂窩織炎は，A群溶血性連鎖球菌（*Streptococcus pyogenes*）が原因であることが多い．外傷後など皮膚に傷を伴う場合は黄色ブドウ球菌（*Staphylococcus aureus*）が原因となり得る．糖尿病罹患者は *Streptococcus pyogenes* や *Staphylococcus aureus* だけでなく，腸内細菌や緑膿菌（*Pseudomonas aeruginosa*），*Bacteroides* に代表される嫌気性

図1 病変の深達度
（佐賀大学感染制御部 濱田洋平先生作成）

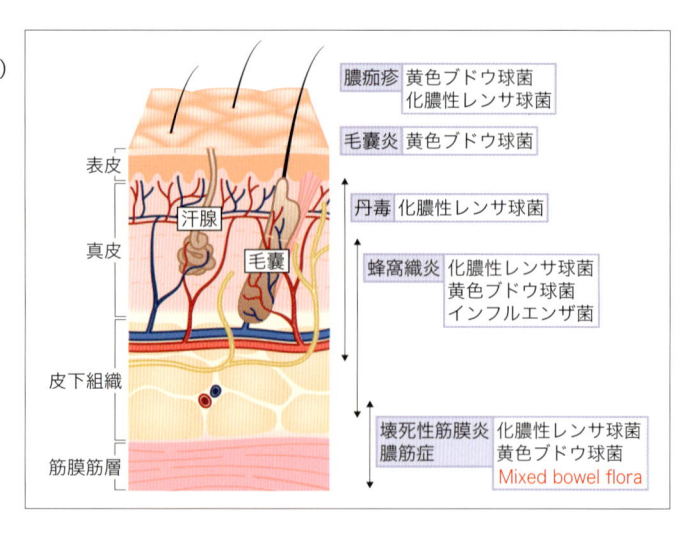

| 深達度 | | 起因菌 |
|---|---|---|
| 表皮 | 膿痂疹 | 黄色ブドウ球菌、化膿性レンサ球菌 |
| | 毛嚢炎 | 黄色ブドウ球菌 |
| 真皮 | 丹毒 | 化膿性レンサ球菌 |
| 皮下組織 | 蜂窩織炎 | 化膿性レンサ球菌、黄色ブドウ球菌、インフルエンザ菌 |
| 筋膜筋層 | 壊死性筋膜炎 膿筋症 | 化膿性レンサ球菌、黄色ブドウ球菌、Mixed bowel flora |

表1 患者背景と原因微生物[1]

| 患者背景 | 原因微生物 | 推奨抗菌薬 |
|---|---|---|
| 市中発症 | *Streptococcus pyogenes, Staphylococcus aureus* | cefazolin, ampicillin-sulbactam など |
| 海水と接触 | *Vibrio vulnificus* | minocycline+ceftazidime, ciprofloxacin など |
| 淡水と接触 | *Aeromonas hydrophilia* | trimethoprim-sulfamethoxazole など |
| ヒト咬傷 | 緑色連鎖球菌（viridans streptococci）, *Eikenella corrodens*, 嫌気性菌 | clavulanic acid/amoxicillin, ampicillin-sulbactam など |
| イヌ・ネコ咬傷 | *Pasteurella sp., Capnocytophaga canimorsus*, 嫌気性菌 | clavulanic acid/amoxicillin, ampicillin-sulbactam など |
| 糖尿病 | *Pseudomonas aeruginosa* 含むグラム陰性桿菌、嫌気性菌など | piperacillin-tazobactam, meropenem など |
| 肝硬変 | *Campylobacter fetus, Vibrio vulnificus, Capnocytophaga canimorsus* | 原因菌に応じて |
| 好中球減少 | *Pseudomonas aeruginosa* 含むグラム陰性桿菌 | piperacillin-tazobactam, meropenem など |
| 細胞性免疫不全 | *Nocardia sp., Cryptococcus sp., Helicobacter cinaedi* など | 原因菌に応じて |

表2 壊死性筋膜炎で複数菌が原因となる臨床状況[2]

① 腹部手術後や穿通性の腹部外傷後
② 褥瘡や肛門周囲膿瘍に伴う場合
③ バルトリン腺膿瘍や外陰部感染に伴う場合

**Point 2**
フルニエ壊疽…
外陰部・会陰部に発症した壊死性軟部組織感染症を、とくにフルニエ壊疽とよび、糖尿病患者に好発する．

菌など複数菌が原因となる．その他，犬咬傷に伴う場合や海水に曝露された場合など，患者背景により原因微生物は異なる（表1）．

壊死性筋膜炎は，起炎菌によりⅠ型とⅡ型に分けられる．Ⅰ型は *Bacteroides* や *Peptostreptococcus* など，少なくとも1種類以上の嫌気性菌と，連鎖球菌や腸内細菌など複数の菌が混合感染を生じる．Ⅱ型は丹毒，蜂窩織炎と同様に *S.pyogenes* や *S.aureus* が単独で感染を生じる．壊死性筋膜炎は単一の菌が原因であることが多いが，表2に示す臨床状況では複数菌が原因となり得る[2]．

陰嚢や陰茎，または外陰部など会陰部に生じた壊死性軟部組織感染症をフルニエ壊疽（Fournier gangrene）とよぶ **Point 2**．糖尿病罹患者に好発するといわれ，会陰部の外傷や肛門周囲膿瘍に続発して生じ，腸内細菌や嫌気性菌など複数菌が原因となる．

## III 治療（表1）

### ① 蜂窩織炎 Point 3

　市中発症の蜂窩織炎は S. pyogenes や S. aureus を対象とした抗菌薬を選択する．軽症の蜂窩織炎は cephalexin（ケフレックス®）や clindamycin（ダラシン®），clavulanic acid-amoxicillin（オーグメンチン®）など内服での治療が可能である[3]．患者の重症度が高い場合や内服が困難な場合，静注での治療が必要となる．静注薬として，第一世代セフェム系である cefazolin（セファメジン®）や ampicillin-sulbactam（ユナシン®）が選択される．薬剤アレルギーで cefazolin や ampicillin-sulbactam が使用できない場合，または腸内細菌などのグラム陰性菌の関与を想定する必要がない症例では，clindamycin や vancomycin が代替薬となる Point 3．

　近年，clindamycin や minocycline（ミノマイシン®）など非βラクタム系抗菌薬に感受性を示す MRSA である市中型 MRSA（community-acquired MRSA：CA-MRSA）が増加傾向である．CA-MRSA であれば，感受性結果にもよるが trimethoprim-sulfamethoxazole（バクタ®）や minocycline，clindamycin など内服での治療も可能とされている．

　糖尿病足病変に伴う蜂窩織炎では，複数菌による混合感染の頻度が高い．黄色ブドウ球菌や大腸菌，クレブシエラおよび嫌気性菌をカバーする場合には ampicillin-sulbactam を選択し，Pseudomonas aeruginosa を含むグラム陰性菌のカバーを広げたい場合には piperacillin-tazobactam（ゾシン®）や meropenem（メロペン®）などの広域抗菌薬が必要となる．初期治療で広域抗菌薬を使用した場合は，創部の培養などから可能な限り起炎菌を同定し，抗菌薬の狭域化を検討する．

　軽症の蜂窩織炎では5日間の抗菌薬投与で治療可能とされている[4] Point 4 が，糖尿病足病変に伴う蜂窩織炎では，微小循環障害により組織中抗菌薬濃度の上昇に時間を要する等の理由により，1〜2週間の抗菌薬投与が必要となる場合もある[5]．バイタルサインや患部の炎症の4徴（発赤，腫脹，熱感，疼痛）Point 5 の改善，白血球数・CRP・赤沈などの検査項目を参考に十分な期間，抗菌薬を投与する．

### ② 壊死性筋膜炎 Point 6

　壊死性筋膜炎は，第一に壊死部の外科的切除が必須である．しかし，蜂窩織炎様の皮膚所見を示す事例も多いため，壊死性筋膜炎としての適切な治療に遅延を生じないよう注意を要する．表3の臨床状況では，壊死性筋膜炎として外科的切除を検討する．

　壊死性筋膜炎の抗菌薬投与は，培養結果が判明するまではグラム陽性球菌，グラム陰性桿菌および嫌気性菌に対して幅広いスペクトラムを有する薬剤を選択する．起炎菌が不明で複数菌による混合感染が推定される場合は，ampicillin-sulbactam や piperacillin-tazobactam に加え clindamycin と ciprofloxacin（シプロキサン®）の両者を併用する．または，meropenem や doripenem（フィニバックス®）などのカルバペ

**Point 3**
蜂窩織炎の治療…
・軽症では S.pyogenes や S.aureus を対象とした抗菌薬（ケフレックス，ダラシン，オーグメンチン）の内服．
重症や内服困難時はセファメジンやユナシンの点滴．
・最近増加している，市中型 MRSA が起炎菌の蜂窩織炎の場合，バクタ，ミノマイシン，ダラシンなどの内服．

**Point 4**
蜂窩織炎の治療期間…
・軽症では5日間．
・重症や糖尿病足病変に伴う場合は，1〜2週間．

**Point 5**
患部の炎症の4徴…
・発赤
・腫脹
・熱感
・疼痛

**Point 6**
壊死性筋膜炎の治療…
外科的切除が必須だが，同時に抗菌薬投与も，起炎菌を想定しつつ表4の条件を達するまで継続して行う．

表3 壊死性筋膜炎を疑う所見[1]

| ① 適切な抗菌薬治療に反応を示さない |
| ② バイタルが不安定，皮膚病変が進行する |
| ③ 病変が筋膜層で容易に剥離する |
| ④ 触診や画像所見で軟部組織内にガスを伴う |
| ⑤ 急速に病変が拡大する |
| ⑥ 皮膚が紫色に変色し，水疱や出血を認める |
| ⑦ 皮膚所見で想定する重症度以上に痛みが強い |
| ⑧ 発赤部を超えた周辺部にも強い圧痛を認める |

表4 壊死性筋膜炎の抗菌薬治療終了の条件[2]

| ① 追加のデブリードマンが不要 |
| ② 臨床的に改善している |
| ③ 48～72時間発熱がない |

ネム系抗菌薬を使用する．起炎菌が不明だが比較的健常者で *S. pyogenes* や *Clostridium* 属を主にカバーする場合は，penicillin（ペニシリンGカリウム®）に加え clindamycin を使用する．clindamycin はグラム陽性球菌や嫌気性菌に対する抗菌活性を期待して使用するだけではなく，*S. pyogenes* や *S. aureus* の毒素産生を抑制し，サイトカインの過剰産生を抑制する[6]とされており，penicillin など β ラクタム系抗菌薬との併用が推奨されている．

*Vibrio vulnificus* による壊死性筋膜炎では ceftazidime（モダシン®）と minocycline の併用療法が推奨されている[7]．

壊死性筋膜炎においては，抗菌薬は少なくとも表4の3つの条件を満たすまで投与を継続することが推奨されている．

デブリードマンや抗菌薬治療で反応が乏しい場合，免疫グロブリン投与や高気圧酸素療法が行われることがあるが，エビデンスは確立しておらず，症例ごとに検討が必要である．

## まとめ

蜂窩織炎や壊死性筋膜炎の治療について述べた．重要なことは病変の深達度を意識し，壊死性筋膜炎など深部の壊死病変を見逃さず適切な治療を行うことである．初期治療で抗菌薬を選択する際は，問診や患者の基礎疾患などから起炎菌を想定する必要がある．創部の培養などから起炎菌の同定を行い，患者のバイタルサインや患部の炎症の4徴を参考に，適切な抗菌薬を十分な期間投与することが重要である．

### 文献

1) 本郷偉元 編：Step up 式感染症診療のコツ，文光堂，東京，p.174-178, 2013
2) Stevens DL et al: Clin Infect Dis 41: 1373-1406, 2005
3) Jorup-Rönström C et al: Infection 12: 390-394, 1984
4) Hepburn MJ et al: Arch Intern Med 164: 1669-74, 2004
5) Lipsky BA et al: Clin Infect Dis 54: e132-173, 2012
6) Zimbelman J, Palmer A, Todd J: Pediatr Infect Dis J 18: 1096-1100, 1999
7) Horseman MA, Surani S A: Int J Infect Dis 15: e157-166, 2011

（山口浩樹，青木洋介）

# 8章

# 膠原病患者の下肢病変

1 総論 ————————————————————200
2 膠原病患者の下肢病変と治療 ————————204
3 関節リウマチと足部病変 ————————————212

# 8章 膠原病患者の下肢病変

## 1 総論

### 本項のポイント
① 膠原病とは自己免疫の機序により発症する全身性の疾患である．
② 皮膚，関節，筋，血管などの結合組織に炎症を生じることが特徴であり，臓器では肺，腎，神経系などにしばしば病変を生じる．
③ 血管炎を基礎的な病態として有する疾患が多く，その場合，循環障害により皮膚や軟部組織に多彩な病変を呈する．
④ 血管炎以外の病態で下肢病変を生じる疾患として強皮症や抗リン脂質抗体症候群がある．

### Key Words
膠原病 collagen vascular disease，リウマチ性疾患 rheumatic disease，自己免疫性疾患 autoimmune disease，血管炎 vasculitis

## はじめに——膠原病とは

膠原病（collagen vascular disease）とは全身性自己免疫疾患の通称であり，皮膚，関節，筋などの結合組織にしばしば炎症が生じることから結合組織疾患（connective tissue disease），あるいはリウマチ性疾患（rheumatic disease）とも呼ばれる．広い意味での「リウマチ性疾患」は関節症状を来す多彩な疾患を包括し，痛風のような代謝性疾患，変形性関節症のような変性疾患も含まれるが，膠原病，あるいは全身性自己免疫疾患といった場合には，免疫異常（多くは自己免疫反応）または原因不明の炎症による疾患を指すことが多い．膠原病の臓器病変 Point 1 としては肺，腎臓，中枢および末梢神経などが多く障害され，肺では間質性肺炎や胸膜炎，腎では糸球体腎炎，神経系では脳炎，髄膜炎，脳血管障害，多発性単神経炎などの病態を呈する．膠原病疾患の多くは厚生労働省が指定する特定疾患として認定されており，医療費の助成が受けられる．

### Point 1
膠原病の臓器病変…
間質性肺炎や胸膜炎，糸球体腎炎，神経系では脳炎，髄膜炎，脳血管障害，多発性単神経炎などの病態を呈する．

## I 膠原病の疫学

主な膠原病疾患の特定疾患認定患者数を表1に示す．もっとも多い全身性エリテマトーデス（SLE）が約6万人，強皮症と皮膚筋炎/多発性筋炎を合わせて4万5千人，以下Behçet病，大動脈炎症候群（高安病）などの血管炎が続いている．関節リウマチは特定疾患ではないが，罹患率はもっとも高く，人口の0.5〜1％と推定されている Point 2．

### Point 2
膠原病患者数…
関節リウマチの罹病率はもっとも高く，人口の0.5〜1％と推定されている．特定疾患では全身性エリテマトーデス（SLE）の認定患者数が約6万人と最も多い．

表1 主な特定疾患の認定患者数(平成23年度)

| 疾患 | 患者数 |
|---|---|
| Behçet病 | 18,451 |
| 全身性エリテマトーデス | 59,553 |
| 強皮症,皮膚筋炎および多発性筋炎 | 45,833 |
| 結節性多発動脈周囲炎 | 8,923 |
| 大動脈炎症候群 | 5,829 |
| 悪性関節リウマチ | 6,302 |
| Wegener肉芽種症 | 1,834 |
| 混合性結合組織病 | 9,939 |

(難病情報センターホームページ www.nanbyou.or.jp より転載)

## II 膠原病の病態

　膠原病の多くは原因不明であるが,遺伝的要因と環境因子から自己の蛋白や核酸に対する免疫反応,いわゆる自己免疫反応が惹起され,それにより全身の炎症が生じると考えられている.発熱などの全身症状のほか,皮膚,関節,筋などの結合組織の炎症,さらに臓器病変を呈する.

　膠原病の基本的な病態の一つとして血管炎がある.血管壁や血管周囲に炎症が生じ,循環障害や虚血による組織の障害を来す.病名に「血管炎」がつく疾患群のほかにも,SLE,Behçet病などでは血管炎による組織障害がしばしば生じる.また,炎症の乏しい血管病変を来す疾患としては,強皮症や抗リン脂質抗体症候群があげられる.強皮症はレイノー現象のような末梢の循環障害を来し,皮膚潰瘍を形成する.抗リン脂質抗体は動静脈の血栓症をおこすのが特徴である[1].

　膠原病は一般に急性に発症するが,活動性が低下した後も慢性に経過し,長期にわたる加療が必要なことが多い.血管病変による障害の進行も2つのタイプがあり,急性の炎症により壊死や神経障害などの病変を来すもの(血管炎など)と,慢性に進行するもの(強皮症や抗リン脂質抗体症候群など)である.急性の場合は炎症が治まってもそれによる障害が残存し,さらにその後も緩徐に進行することが多い.感染症は病変のさらなる増悪を招き,下肢切断に至る重要な要因となる.また,長期にわたるステロイド剤治療の合併症として生じる皮膚の脆弱化,創傷治癒遅延,2次性糖尿病,易感染性なども皮膚,血管病変の進行に多大な影響を及ぼす Point 3.これを避けるためには,免疫抑制剤などの投与でステロイド剤を減らすことや,合併症の予防,治療を積極的に行うことが重要である.

### Point 3
**長期ステロイド剤治療…**
皮膚の脆弱化や易感染性を併発するため,免疫抑制剤などの投与でステロイド剤を減らすことや,合併症の予防,治療を積極的に行うことが重要である.

## III 下肢病変を来す膠原病疾患

　主な膠原病疾患のうち,下肢病変を来す疾患を表2に示す.血管炎によるものが多く主に動脈の閉塞により末梢の循環障害や壊死を生じるが,多くは小動脈の病変であり,足や足趾の切断に至るようなケースは

表2　下肢病変を来す疾患

| 疾患 | 病変 |
|---|---|
| 1. 血管炎によるもの | |
| 　全身性エリテマトーデス | 皮膚潰瘍，壊死，単神経炎 |
| 　皮膚筋炎 | 皮膚潰瘍 |
| 　顕微鏡的多発血管炎 | 皮膚潰瘍，単神経炎 |
| 　結節性多発動脈炎 | 皮膚潰瘍，壊死，単神経炎 |
| 　多発血管炎性肉芽腫症（Wegener 肉芽腫症） | 皮膚潰瘍，壊死，単神経炎 |
| 　悪性関節リウマチ | 皮膚潰瘍，壊死，単神経炎 |
| 　好酸球性多発血管炎性肉芽腫症（Churg-Strauss 症候群） | 皮膚潰瘍，単神経炎 |
| 　Behçet 病 | 血栓症 |
| 　好酸球増多を伴う血管炎 | 壊死 |
| 2. 末梢循環障害によるもの | |
| 　強皮症 | 皮膚潰瘍，壊死 |
| 　混合性結合組織病 | 皮膚潰瘍，壊死 |
| 3. 血栓症によるもの | |
| 　抗リン脂質抗体症候群 | 血栓症，壊死 |

少ない．SLE，皮膚筋炎，顕微鏡的多発血管炎，多発血管炎性肉芽腫（Wegener 肉芽腫症），悪性関節リウマチ，好酸球性多発血管炎性肉芽腫症（Churg-Strauss 症候群）などがこれにあたる．通常は皮膚潰瘍が主体であり，ときに多発性単神経炎を呈して疼痛，痺れ，脱力などを呈する．

　SLE では稀に血管炎や血栓症により手指や足趾の壊死を来すことがある[2]．結節性多発動脈炎は比較的大きな動脈におこり，急速に壊死が進行する疾患である[3]．四肢に病変が生じた場合には切断のリスクも小さくない．Behçet 病は動脈とともに静脈の血管炎が好発するのが特徴である．動脈病変では中〜大動脈の動脈瘤が多く，静脈炎は深部血栓性静脈炎や皮膚の血栓性静脈炎を招くが，末梢の壊死を来すことは稀である．血管炎を伴った膠原病に対する治療としては，ステロイド剤の中等量〜大量投与と免疫抑制剤の併用を行う．

　強皮症や混合性結合組織病は高頻度に末梢循環障害をひきおこし，レイノー現象や皮膚潰瘍を来す（図1）．皮膚潰瘍は手指や足趾の尖端に生じ，冬季に増悪し夏季には治癒〜改善するが，基本的に末梢動脈の病変であり大きな病変を生じることは稀である．しかし，難治性の場合や，感染が加わった場合には足趾切断のリスクが生じることがある．

　抗リン脂質抗体症候群はカルジオリピンなどのリン脂質とその結合蛋白に対する自己抗体により血栓症を来す疾患であり，脳梗塞，深部静脈血栓症，習慣性流産などをもたらす[1]．SLE に合併することが多いが，本症のみの原発性のものもある．四肢末梢の動脈の閉塞をおこすと虚血，壊死，壊疽を呈し，さらに主幹動静脈の閉塞を生じることがある（図2）．通常は慢性に経過するが，稀に急速に虚血，壊死が進行し多臓器不全を

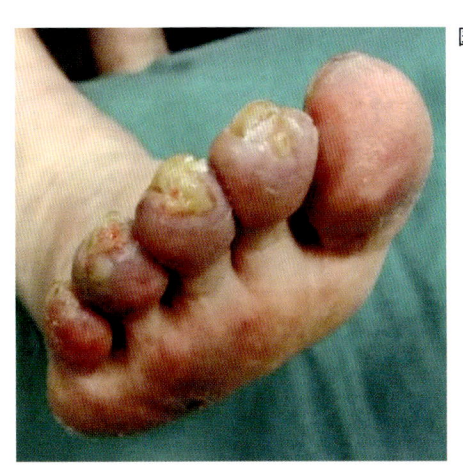

図1　強皮症による足趾の潰瘍と紫斑

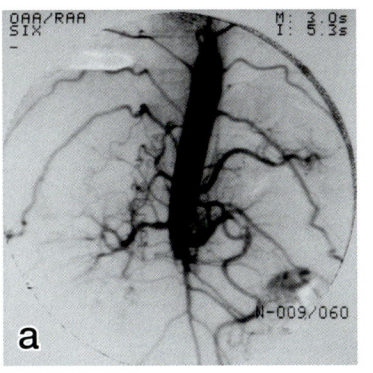

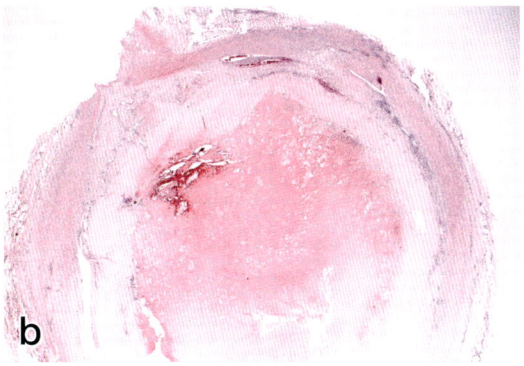

図2　抗リン脂質抗体症候群による腹部大動脈の閉塞
(a) 血管造影像，(b) 組織所見．

来す激症型とよばれる病態があり，その際は予後が不良である．治療は抗凝固剤や抗血小板剤で行い，血栓症の急性期には一般の同静脈血栓症の治療と同様にヘパリンや組織プラスミノーゲンアクチベーターを投与する．

## IV 膠原病疾患の下肢病変の診断のために

診断未確定の例 Point 4 では，皮膚潰瘍や壊死を来す疾患の一つとして膠原病の可能性があるという認識をもつこと，全身症状（発熱など）や皮疹，臓器障害などのほかの病変を確認すること，そして自己抗体のチェックが重要である．また，既診断例については，疾患活動性，炎症所見，生検組織像などから原疾患に対する治療の必要性を考慮することが重要である．

**Point 4**
下肢病変の診断…
皮膚潰瘍や壊死を来す疾患の1つとして膠原病の可能性があるという認識をもつことが必要．

### 文献
1) 鏑木淳一：日臨免会誌 31: 152-158, 2008
2) da Rocha MC et al: Clin Rheumatol 24: 602-605, 2005
3) 尾崎承一ほか：Circulation J 72: 1289-1296, 2008

〈多田芳史〉

# 8章 膠原病患者の下肢病変

## 2 膠原病患者の下肢病変と治療

> **本項のポイント**
> ① 膠原病による下肢病変にはレイノー現象，紫斑，網状皮斑，潰瘍，壊死などがある．
> ② 血管炎による下肢病変は急速に進行することがある．
> ③ 診断のためには，全身症状，炎症所見，自己抗体，病理所見が重要である．
> ④ 血管炎による下肢病変に対してはステロイド剤および免疫抑制剤の全身投与が必要である．
> ⑤ 強皮症や抗リン脂質抗体症候群では血管拡張剤，抗血小板剤，抗凝固剤で治療を行う．
>
> **Key Words**
> レイノー現象 Raynaud's phenomenon，血管炎 vasculitis，全身性エリテマトーデス systemic lupus erythematosus (SLE)，自己抗体 autoantibody，抗リン脂質抗体 anti-phospholipid antibody

## はじめに

膠原病は下肢病変の原因疾患としては稀なものである．しかし，血管炎や全身性エリテマトーデス（SLE）による潰瘍や壊死は急性の経過をたどることがあり，病変拡大を防ぎ患肢を保護するためには早期診断と治療が必要である．そして診断のためには，このような病態があることを知っておくことが，まず必要である．本稿では，膠原病による下肢病変における所見と治療について概説する．

## I 下肢病変の所見

### ① レイノー現象

発作性に生じる手指の皮膚の蒼白化からチアノーゼを呈する現象で，冷感や痛みを伴う．血管の攣縮により小〜細動脈，動静脈シャントが閉塞して生じる．低温で誘発され，10〜15分で回復する．膠原病における頻度は混合性結合組織病（mixed connective tissue disease：MCTD）や強皮症で90％以上，SLEで40％程度にみられ，その他Sjögren症候群や多発性筋炎，皮膚筋炎でもときに認められる．末梢動脈の機能障害を示す所見である．通常足趾には典型的な現象は生じないが，チアノーゼを来すことは多い．冷感や疼痛を伴う．

### ② 紫斑（図1）

血管炎により生じる代表的な所見であり，下肢に好発する．斑状や点状を呈し多発することが多い．なかでも隆起を伴う紫斑（palpable purpura）は血管炎が疑われる皮膚所見である [Point 1]．

> **Point 1**
> 紫斑…
> 下肢に好発する．隆起を伴う紫斑（palpable purpura）は血管炎が疑われる皮膚所見である．

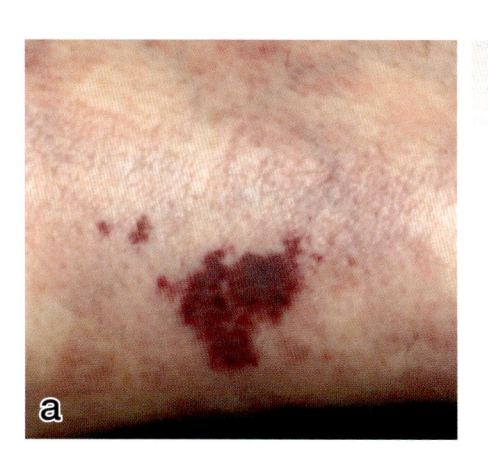

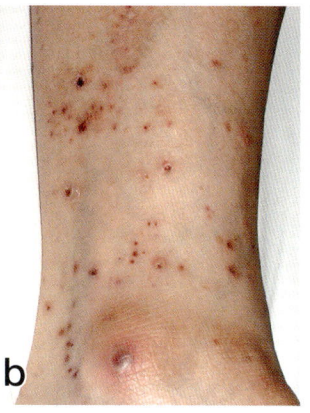

図1　血管炎における紫斑
(a) 悪性関節リウマチ．
(b) 好酸球性血管炎性肉芽腫症（Churg-Strauss症候群）．

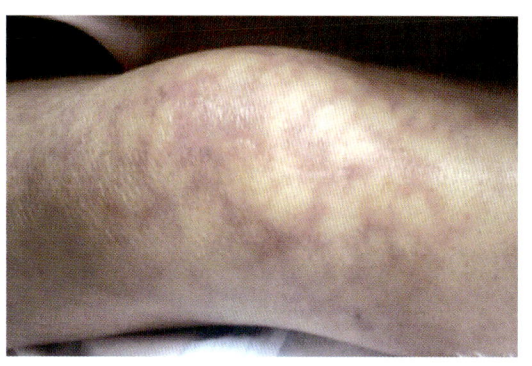

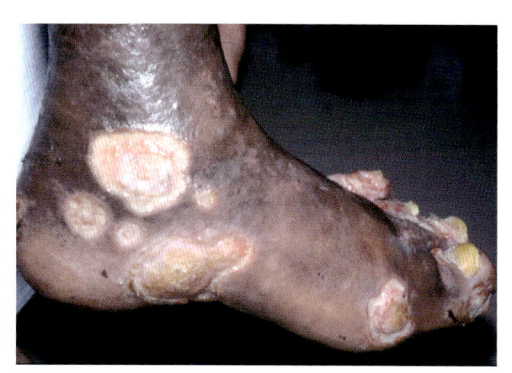

図2　網状皮斑

図3　血管炎による皮膚潰瘍（悪性関節リウマチ）

③ **網状皮斑（図2）**

　赤〜紫の網目状の模様を呈する皮疹で，主に下肢に認める．皮膚の末梢循環障害による症状の一つで，SLE，血管炎，クリオグロブリン血症などに多くみられる．小動脈に炎症が生じた状態で，血管炎の存在を示唆する．

④ **皮膚潰瘍**

　慢性の末梢動脈狭窄や閉塞により生じるものと，血管炎による動脈の閉塞により生じるものがある．前者は手指や足趾の尖端に生じ，強皮症やMCTDに多い（→ p.203，図1参照）．通常レイノー現象を伴い，冬季に増悪し夏季には改善〜消失することが多い．後者は下肢に多く，多発性で不整形の潰瘍を来すことが多い（図3）．ときに巨大な潰瘍を呈する．慢性に経過し，しばしば軽快と増悪をくり返す．

⑤ **壊死**

　血管の閉塞により組織が壊死したもので，血管炎によるものや血栓によるものがある（図4）．SLEや好酸球増多を伴う血管炎，結節性多発動脈炎，さらに抗リン脂質抗体症候群などで認められる．また，慢性の虚血を基礎として感染症を併発することにより壊死を来すことも多い．血管炎によるものでは急性に発症し，急速に進行することがあるので，

図4 48歳，女性．SLEに合併した血栓性動脈炎の症例
(a) 皮膚所見，(b) 皮膚生検病理所見．

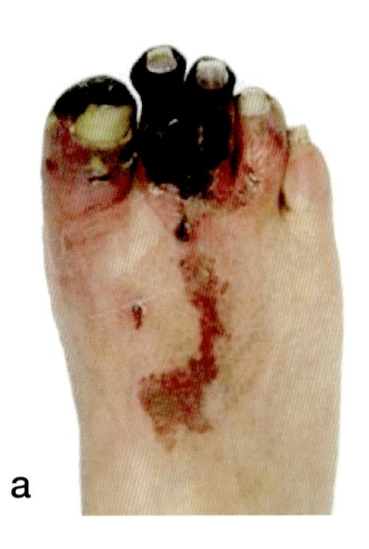

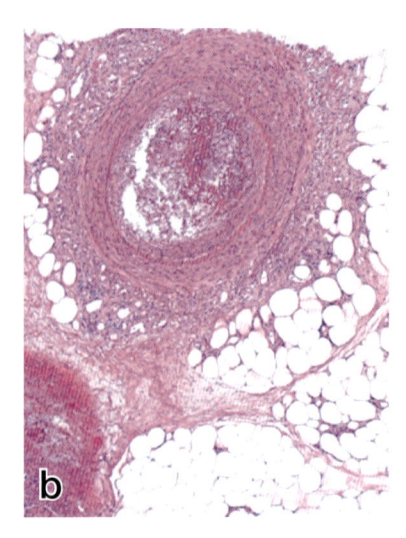

注意を要する．

⑥ 変形

血管の障害によるものではないが，関節炎による下肢の変形は種々の合併症をひきおこす．代表的なものは関節リウマチにおける足趾の関節（中足指節関節）の変形である．脱臼〜亜脱臼や母趾の外反，第4〜5趾の内反などが生じることにより，足底に胼胝を形成したり，足趾の重なる部分に皮膚潰瘍が生じたりする．

## II 診断

### ① 膠原病疾患の診断

膠原病のほとんどの疾患には診断基準や分類基準があり，それらに基づいて診断される．頻用されるのは厚生労働省の難病研究班によるものと，アメリカリウマチ学会のものである．前者については難病情報センターのホームページ（www.nanbyou.or.jp）で参照が可能である．

### ② 症状と所見 Point 2

下肢病変を呈した患者において，膠原病を疑う際に参考となるのは，全身症状や他部位の所見である．膠原病は全身疾患であるので，さまざまな症状や病変をおこしうる．発熱，体重減少，全身倦怠感，食欲低下などの全身症状は，SLEや血管炎ではもっとも多い症状の一つである．また，関節痛／関節炎，紅斑などの皮疹や皮膚硬化，四肢末梢の痺れや疼痛なども重要な所見である．

関節症状はほとんどすべての膠原病で認められ，もっとも頻度の高い症状である．しかし，変形を来すのは，ほぼ関節リウマチに限られる．紅斑などの皮疹はSLE，皮膚筋炎，Behçet病などでみられ，皮膚硬化は強皮症やMCTDの所見である．また，四肢の痺れ，疼痛でとくに急に出現するものは単神経炎の可能性があり，血管炎やSLEで出現する．さらに病歴聴取において，深部静脈血栓症など血栓症の既往は，抗リン

**Point 2**
膠原病の症状…
全身症状：
・発熱
・体重減少
・全身倦怠感
・食欲低下
局所の症状：
・関節の変形（関節リウマチのみ）
・皮疹（SLE，DM，Behçet病）
・皮膚硬化（強皮症，MCTD）
・四肢末梢のしびれ，疼痛（血管炎，SLE）
・血栓症の既往（抗リン脂質抗体症候群，Behçet病）

表1 下肢病変を来す膠原病疾患と検査所見

| 疾患 | 自己抗体 | その他有用な検査 |
|---|---|---|
| 全身性エリテマトーデス | 抗核抗体，抗 dsDNA 抗体<br>抗 Sm 抗体 | 補体（CH50，C3）低下<br>白血球減少 |
| 皮膚筋炎 | 抗核抗体，抗 Jo-1 抗体 | CK 上昇 |
| 顕微鏡的多発血管炎 | MPO-ANCA | 炎症反応上昇 |
| 結節性多発動脈炎 | なし | 炎症反応上昇 |
| 多発血管炎性肉芽腫症（Wegener 肉芽腫症） | PR3-ANCA，MPO-ANCA | 炎症反応上昇 |
| 悪性関節リウマチ | リウマトイド因子<br>抗 CCP 抗体 | 炎症反応上昇<br>補体（CH50，C3）低下 |
| 好酸球性多発血管炎性肉芽腫症<br>（Churg-Strauss 症候群） | MPO-ANCA | 炎症反応上昇<br>好酸球増多 |
| Behçet 病 | なし | 炎症反応上昇 |
| 好酸球増多を伴う血管炎 | なし | 好酸球増多 |
| 強皮症 | 抗核抗体，抗 Scl-70 抗体<br>抗セントロメア抗体 | |
| 混合性結合組織病 | 抗核抗体，抗 RNP 抗体 | |
| 抗リン脂質抗体症候群 | 抗リン脂質抗体 | APTT 延長，血小板低下 |

脂質抗体症候群や Behçet 病の発見につながる．

③ **血液検査（表1）**

　血液検査でまず注目すべきは，炎症所見（CRP および赤沈）である．血管炎をはじめとする炎症性疾患では上昇がみられ，とくに顕微鏡的多発血管炎や結節性多発動脈炎，悪性関節リウマチなどでは著明な上昇を認める．同時に白血球，好中球の上昇を認めることが一般的である．一方，同じ血管炎による病変でも，SLE や皮膚筋炎では CRP は正常～軽度の上昇にとどまることが多い．強皮症や抗リン脂質抗体症候群でも，炎症所見は認めないことが多い．

　低補体血症は，活動期の SLE や悪性関節リウマチで認められる．抗リン脂質抗体症候群ではしばしば活性化部分トロンボプラスチン時間（activated partial thromboplastin time：APTT）の延長を認める．これは抗リン脂質抗体が APTT 試薬中のリン脂質に反応し，凝固反応を抑制することによる．この凝固抑制因子（ループス抗凝固因子）は血栓症の発生率と相関があり，臨床的に有用な検査である．また，血栓形成に伴う消費により血小板が減少するのも特徴である．好酸球増多は好酸球性多発血管炎性肉芽腫症（Churg-Strauss 症候群）や好酸球増多を伴う血管炎[1]で認められる．

④ **自己抗体（表1）**

　自己抗体によるスクリーニングでは通常抗核抗体検査が行われるが，抗核抗体により検出できる疾患とその陽性率は，SLE（＞95％），強皮症（80〜90％），皮膚筋炎（40〜60％），MCTD（100％），抗リン脂質抗体症候群（40〜50％）などであり，いわゆる血管炎症候群に属する疾患は陰性である．主な自己抗体で診断に有用なものを表1に示す．

血管炎の検査では，抗好中球細胞質抗体（anti-neutrophil cytoplasmic antibody：ANCA）の測定が重要であり，MPO-ANCA は顕微鏡的多発血管炎で陽性になる．好酸球性多発血管炎性肉芽腫症（Churg-Strauss 症候群）でもときに陽性となる．PR3-ANCA は多発血管炎性肉芽腫症（Wegener 肉芽腫症）に特異的な抗体である．また，悪性関節リウマチではリウマトイド因子が高値を示す．

抗リン脂質抗体も，重要な自己抗体である．原発性の抗リン脂質抗体症候群以外にも SLE をはじめとする膠原病において出現し，血栓症を来す．抗カルジオリピン抗体と抗カルジオリピン β2-グリコプロテイン複合体（β2-GPI）抗体の測定を行う．

以上より，下肢病変からの膠原病疾患のスクリーニングを行うには，抗核抗体と ANCA，抗リン脂質抗体の測定が望ましい**Point 3**．しかし，自己抗体が陰性の疾患もあり，それだけでは不十分であることに留意する必要がある．結節性多発動脈炎や Behçet 病では自己抗体は陰性であり，皮膚筋炎や好酸球性多発血管炎性肉芽腫症でも自己抗体陰性のことが多い**Point 4**．

### ⑤ 画像検査と生検

画像検査では通常 CT や MRI，血管造影による血管の評価が行われるが，膠原病における特徴的な所見は乏しい．むしろ動脈硬化性の所見がないことが，閉塞性動脈硬化症との鑑別に有用である．また，小血管病変の場合は CT や MRI では評価困難なことが多い．

生検による病理学的検査はもっとも有力な検査法であり，血管炎の直接的な証明が可能である．紫斑，潰瘍，壊死などの病変に対しては積極的に行うことが推奨される．

## III 全身的な治療

### ① SLE，血管炎[2]

膠原病による下肢病変の場合は，全身的治療が基本となる．基礎的な病態が血管炎である疾患（→p.202，表2の1参照）では，ステロイド剤と免疫抑制剤による治療を行う．通常はプレドニゾロン 1 mg/kg を経口で投与するが，症状の急速な進行や，著明な炎症所見，多臓器の障害などがある場合には，メチルプレドニゾロン 1,000 mg を経静脈的に投与するパルス療法を行う．経口ステロイド剤は初期投与量を 4〜6 週間継続した後に，2 週間で 20% 程度の減量を行う．

免疫抑制剤は疾患により用いられる薬剤が異なるが，もっとも多く使われるのがシクロホスファミドである．近年は間歇的静注投与（intravenous cyclophosphamide：IVCY）が一般的に用いられる．投与量や投与間隔は年齢や腎機能で異なるが，300〜1,000 mg を 4 週間隔で行うのが標準である．経口投与の場合には 50〜100 mg を連日投与する．腎機能により投与量の調節が必要である．また，蓄積による副作用があるので，治療期間は 6 カ月程度にとどめる．シクロホスファミドに変わる薬剤として，アザチオプリンやメトトレキサートが用いら

---

**Point 3**
膠原病疾患のスクリーニング…
下肢病変から膠原病疾患のスクリーニングを行うには，抗核抗体と ANCA，抗リン脂質抗体の測定が望ましい．

**Point 4**
自己抗体陰性の疾患…
結節性多発動脈炎，Behçet 病はすべて自己抗体陰性．皮膚筋炎，好酸球性多発血管炎性肉芽腫症は多くが自己抗体陰性．

表2　膠原病の血管病変に用いられる薬剤

| 製剤名 | 剤型 | 投与量 |
|---|---|---|
| プロスタグランジン製剤 | | |
| 　ベラプロストナトリウム | 経口 | 60〜120 μg |
| 　アルプロスタジル | 静注 | 5〜10 μg |
| 　リマプロスト | 経口 | 30 μg |
| 抗血小板剤 | | |
| 　シロスタゾール | 経口 | 200 mg |
| 　アセチルサリチル酸 | 経口 | 81,100 mg |
| 抗セロトニン剤 | | |
| 　塩酸サルポグレラート | 経口 | 300 mg |
| 抗トロンビン剤 | | |
| 　アルガトロバン | 静注 | 10 mg, 2回/日 |
| 抗凝固剤 | | |
| 　ワーファリンカリウム | 経口 | 1〜5 mg |
| 肺高血圧症治療剤（適応外） | | |
| 　ボセンタン | 経口 | 125〜250 mg |
| 　シルデナフィル | 経口 | 60 mg |
| 　タダラフィル | 経口 | 40 mg |

れることがある．さらに最近，抗 CD20 抗体であるリツキシマブも血管炎に対する適応が追加された．

② **強皮症**[3]

　強皮症による血管病変では皮膚潰瘍がもっとも多いが，これは慢性の狭窄，閉塞による病態であり，通常免疫抑制療法の適応にならない．表2に示す血管拡張剤，抗血小板剤などが用いられる．経口剤のほかに静注製剤（アルプロスタジル）も有効性が高い．また近年，肺高血圧症に対する治療薬が本症の皮膚潰瘍に有効との報告がなされている．保険適応はないが，今後期待できる製剤である．薬剤以外の治療としては，交感神経ブロックやレーザー治療も行われる．

③ **抗リン脂質抗体症候群**[4]

　他疾患の合併がない原発性抗リン脂質抗体症候群では，抗凝固療法を行う．慢性期ではワーファリンやアセチルサリチル酸，またはその両者を投与する．血栓症を来した急性期には，一般の血栓症に準じてヘパリンや組織プラスミノーゲンアクチベーターなどの治療を行う．一方，SLE に合併した例では血管炎の病態を伴っている場合が多く，その際には前述の免疫抑制療法と抗凝固療法の両者による治療が必要である．

④ **治療に伴う問題**

　ステロイド剤による治療を行う際には副作用に注意を要するが，とくに下肢病変に関連して問題になるのは，糖尿病と感染症である．糖尿病の合併がある場合にはステロイド投与によりコントロールが不良となるので，血糖値をモニターしながらインスリン投与をはじめ適正に対処する必要がある．また，それまで診断されていない場合でも高血糖の出現

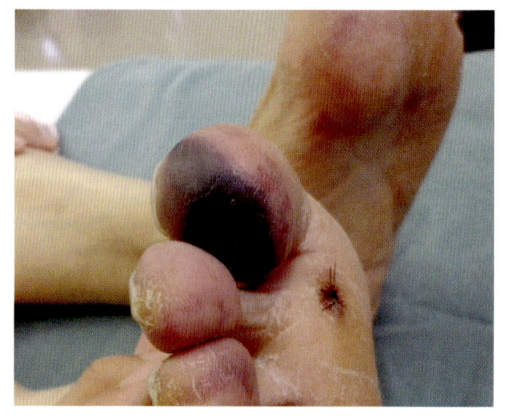

図5　61歳，女性．好酸球増多を伴う血管炎の症例

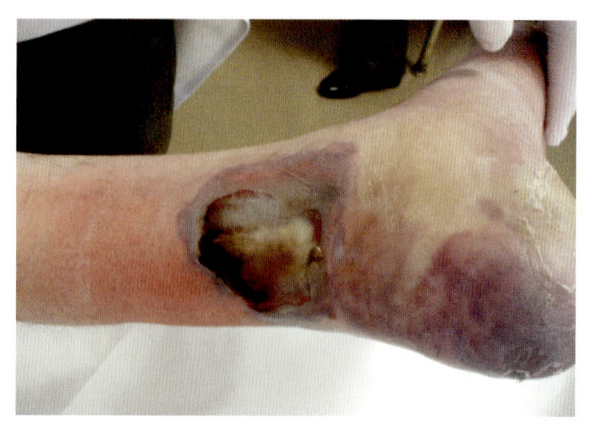

図6　48歳，男性．抗リン脂質抗体陽性のSLE症例

に注意する必要がある．さらに原疾患および治療に伴う免疫抑制状態から感染症を併発し，組織障害や血栓症が拡大することも時に経験される．とりわけ蜂窩織炎や骨髄炎は重要であり，下肢切断のリスクを高める要因となる．早期発見と十分な抗生剤治療に努めることが重要である Point 5．

> **Point 5**
> ステロイド投与の注意点…
> ステロイド剤による治療の副作用として，糖尿病と感染症に注意する．とくに蜂窩織炎や骨髄炎は下肢切断のリスクを高めるため，厳重な注意が必要である．

## IV 局所療法

局所の治療については，膠原病による病変に対する特別なものはないが，潰瘍性病変にはプロスタグランジンE1軟膏やトラフェルミン（フィブラスト®），ブクラデシンナトリウム軟膏などが用いられる．また，局所のレーザー治療も時に効果的である．関節リウマチにおける足趾変形による皮膚病変は，装具などによる矯正も有効である．

## V 症例提示

### ① SLEに合併した血栓性動脈炎の症例（図4）

48歳，女性．10年前よりSLEで加療中．手足のチアノーゼが増強し，その後右足趾に黒色壊死が出現した．抗リン脂質抗体陰性．血管造影では左右とも膝関節以下の動脈の閉塞や描出不良を認めた．生検では真皮深層の動脈に血栓性の閉塞と，強い炎症細胞浸潤を伴う血管炎の所見を認めた．ステロイドパルス療法を施したが，足趾については切断と植皮術を行った．

### ② 好酸球増多を伴う血管炎の症例（図5）

61歳，女性．咳嗽，咽頭痛の後から手足の痺れ，指趾の疼痛が出現した．左第1趾，右足底部は暗赤色を呈した．好酸球の著しい増加を認めた（＞15,000/μl）．生検では小血管に血栓形成を伴う血管炎の所見を認めた．ステロイド投与を行ったが左第1趾は黒色壊死を来した．

### ③ 抗リン脂質抗体陽性のSLEの症例（図6）

48歳，男性．両下肢の痺れと腫脹にて受診．蝶形紅斑，関節炎，抗dsDNA抗体陽性などからSLEと診断．抗リン脂質抗体陽性．ステロイド治療を開始したが下腿潰瘍，蜂窩織炎を発症．腱に達する深い潰瘍

となった．血管造影では下腿の動脈3枝に狭窄と閉塞を認め，生検では壊死性血管炎と血栓性静脈炎を認めた．IVCY療法を行ったが，左下腿の切断に至った．

## おわりに

膠原病による下肢病変に遭遇する機会は少ないであろうが，原因として知っておくべき疾患の一群である．とくに血管炎では急速な病変の拡大が生じ，これを止めるには免疫抑制療法が必要となる．診断・治療開始が遅れれば下肢の救済が困難になるので，このような病態が疑われるときには生検を含めた積極的な検査と専門医への照会が重要である．

### 文献
1) Nakajima H, Nakamura T: Clin Exp Dermatol 34: e69-e71, 2008
2) 日本循環器学会編：Circulation J 72: 1253-1346, 2008
3) 厚生労働省強皮症調査研究班：全身性強皮症診療ガイドライン, 2010
4) 鏑木淳一：日臨免会誌 31: 152-158, 2008

（多田芳史）

# 8章 膠原病患者の下肢病変

## 3 関節リウマチと足部病変

　関節リウマチ患者における足部病変は多彩である．開張足と外反母趾，MTP関節（中足趾節関節）の脱臼，扁平足のような変形がリウマチの進行とともに著しくなる．

　症例は58歳男性で，第3足趾から第5足趾までのMTP関節での脱臼を生じた．足底には胼胝を形成し痛みのために歩行困難となった．第3足趾から第5足趾のMTP関節形成術を行うと疼痛は消失し，歩容は改善した．

（佐手達男）

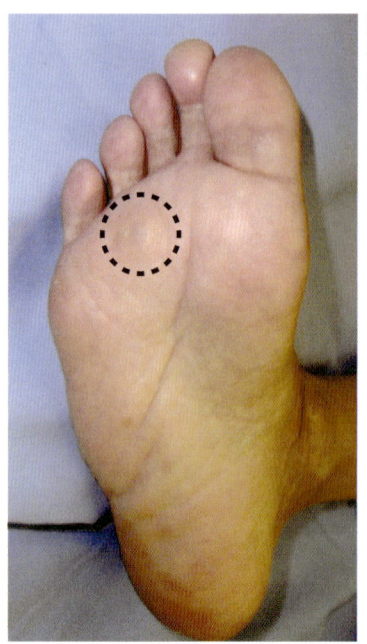

**図1　症例：58歳，男性．関節リウマチ**
足底に胼胝を形成し（囲み部分），痛みのために歩行困難を生じていた．

**図2　術前Xp像（a：正面像，b：斜位像）**
第3〜第5足趾MTP関節に脱臼を生じている．

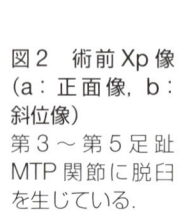

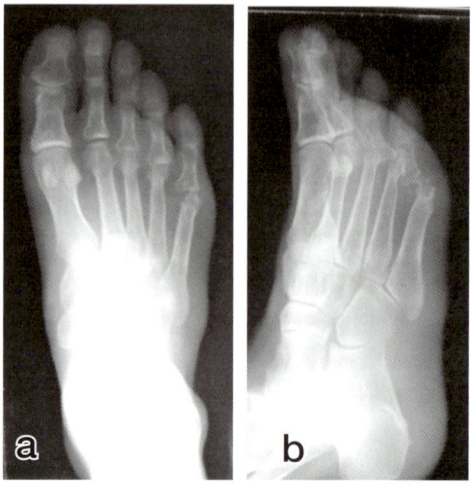

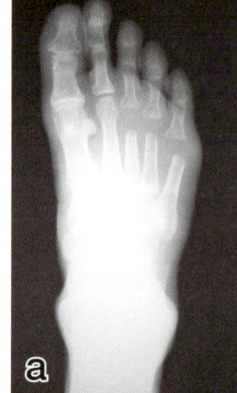

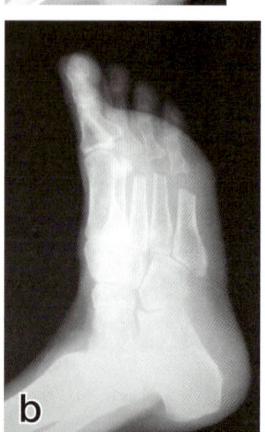

**図3　術後Xp像（a：正面像，b：斜位像）**
MTP関節形成術施行．疼痛は消失し，歩容も改善した．

# 9 章

# 創傷管理，感染対策

1 創傷管理の考え方 ———————————————214
2 創傷管理と創傷治療 ——————————————221
3 創傷の感染管理と抗菌薬投与 ——————————226
4 感染時の血糖管理 ——————————————232
5 感染対策とデブリードマン ———————————236
6 陰圧閉鎖療法（NPWT）————————————241

# 9章 創傷管理，感染対策

# 1 創傷管理の考え方

### 本項のポイント
① 創傷（急性創傷）の治癒過程は，①出血凝固期，②炎症期，③増殖期，④成熟期に分類される．
② 慢性創傷とは，分子・細胞レベルの環境が正常ではなく，創傷治癒のメカニズムが働かない状態をいう．
③ 慢性創傷の滲出液は，炎症をひきおこすサイトカインや蛋白分解酵素が多く含まれ，治癒の妨げになるため，軟膏の使用や陰圧閉鎖療法などで適切な浸潤環境を作る．
④ 滲出液の量や性状を理解し，滲出液を利用，もしくは適切に排出（ドレナージ）してコントロールすることが創傷治癒には不可欠である．

### Key Words
wound bed preparation (WBP)，サイトカイン cytokine，TIME理論 TIME concept，滲出液 effusion，創傷被覆材 wound dressing，消毒剤 disinfectants

## I Wound bed preparation[Point 1]の考え方

### Point 1
Wound bed preparation とは…
創傷治癒の4段階の過程
① 出血凝固期
② 炎症期
③ 増殖期
④ 成熟期
において分子・細胞レベルでの創傷治癒機転が正常に働くよう，環境を整えること．

一般的に下腿・足部は身体の中でも血流が悪い部位であり，創傷は慢性化・難治化しやすいとされる．これにより，慢性創傷の治癒概念でもある wound bed preparation (WBP) の理論に沿って治療する必要がある．また，糖尿病や，末梢動脈疾患 (peripheral arterial disease：PAD) の基礎疾患の治療を並行して行うことも創傷の改善に重要である[1]．

まず一般に創傷（急性創傷）の治癒過程は，①出血凝固期，②炎症期，③増殖期，④成熟期の4期に分類される．

皮膚に損傷が生じると，出血がおこる．次に，凝固因子と血小板により止血されて凝血塊となった血液が創を閉鎖する．これが①の出血凝固期である．血小板から血小板由来増殖因子 (platelet derived growth factor：PDGF) などの増殖因子・サイトカインが放出され，次の創治癒機転に必要な物質をよぶ．

引き続き炎症性細胞が働き，これらの因子により好中球やマクロファージなどの炎症細胞浸潤がおこり，壊死組織が貪食され，創が清浄化される．同時にこれらの細胞からさらに連鎖的に transforming growth factor-β (TGF-β) や fibloblast growth factor (FGF) などの増殖因子・サイトカインの放出がみられる．また，壊死組織蛋白の融解のため matrix metalloproteinase (MMP) などのプロテアーゼ類も放出される．これが②の炎症期である．

創の清浄化が進むと，③の増殖期に移行する．②の段階で放出された因子が線維芽細胞やケラチノサイトなどの遊走・増殖を促す．線維芽細胞はコラーゲンに代表される細胞外マトリックスを作り，欠損を埋め，細胞移動・接着などの足場となる．次に，細胞に酸素や栄養分を供給するための血管新生が生じる．新生血管・線維芽細胞といった各種の細胞・コラーゲンなどの細胞外マトリックスが混合した肉芽組織が組織欠損部を充填する．これにより良好な肉芽組織で覆われた創において，さらに，ケラチノサイトの遊走による上皮化，筋線維芽細胞による創収縮の2つの機序で創面積が縮小していく．

このようにして創が閉鎖し治癒するが，活発であった細胞組織の活動が落ち着く，④の成熟期として瘢痕組織が形成される．細胞外マトリックスのリモデリングなどの機序によって，当初赤みを帯びていた瘢痕は数カ月かけて白く軟らかく成熟化する[2,3]．

急性創傷に対し，なんらかの原因で創傷治癒過程が進行せず治りにくくなった創部を慢性創傷というが，ここでは分子・細胞レベルでの環境が正常ではなく，創傷治癒のメカニズムが働かない状態に陥っている．内因的もしくは外因的にこのような慢性創傷に介入することで，分子・細胞レベルでの環境を正常化させ，創傷治癒機転が働くように変換させることを目的とした創傷管理の概念を，WBPとよぶ．

## II TIME 理論 Point 2

このような分子・細胞レベルでの治癒阻害事項は，Schultzらが提唱したTIMEの4項目で表現されている．①壊死組織・組織の異常（T：tissue non-viable or deficient），②感染・炎症（I：infection or inflammation），③湿潤環境のアンバランス（M：moisture imbalance），④創辺縁からの上皮形成の遅延または潜蝕化（E：edge of wound-non advancing or undermined epidermal margin）であるが，創の状態を整えるということは，創傷治癒を阻害する因子を取り除くということであり，この4項目のそれぞれに対処することがWBPを実行することになる[1,3]．以下にTIMEの4項目の内容を示す．

### ① 壊死組織・組織の異常（T：tissue non-viable or deficient）

生体が壊死組織を排除する炎症期を超えても残存すると，これを除去しようとして蛋白分解酵素などが産生される．この影響で，炎症期が長引いてしまい，正常に次の機転に移れなくなってしまう．壊死組織の存在が長引けば，上皮の進展や創部収縮の阻害となるだけでなく感染の温床ともなる．このため，洗浄処置やデブリードマンとよばれる，壊死組織や異常組織の除去が解決法となる．

### ② 感染・炎症（I：infection or inflammation）

創傷に細菌が侵入すると，感染がおこり，身体はこれに対抗しようとして創傷治癒機転が阻害される．このような局所で行われる反応が炎症である．これを取り除くために，デブリードマン，創部の局所洗浄，適正な消毒剤・抗菌薬の利用で対処する．

---

**Point 2**

**TIME 理論（TIME コンセプト）…**

分子・細胞レベルでの創傷治癒機転を阻害する4つの要因．
T：壊死組織や組織の異常
I：感染・炎症
M：湿潤環境のアンバランス
E：創辺縁からの上皮形成遅延

WBPとは，上記4つの阻害要因を取り除くことに他ならない．

### ③ 湿潤環境のアンバランス（M：moisture imbalance）

　細胞培養で，乾燥した培地では細胞の増殖が適正に行われないのと同じく，乾燥状態の局所の創傷では，治癒に必要な多くの細胞が活動できない状態である．創傷治癒に必要で適切な湿潤環境での創傷治癒のことを moist wound healing とよぶ．急性創傷では創傷からの滲出液を適切に管理・保持することで湿潤環境が作られる．生体反応で出てくる滲出液には，治癒を促進させるサイトカインが多く含まれている． **Point 3**

　一方，慢性創傷の滲出液は，一般に炎症をひきおこすサイトカインや蛋白分解酵素が多く含まれるため，治癒の妨げになる．そのうえ滲出液の量も多いため周囲皮膚の浸軟もひきおこし，さらに治癒を阻害する．このため，さまざまな洗浄・適切な軟膏使用や創傷被覆材，陰圧閉鎖療法（negative pressure wound therapy：NPWT）などにより適切な湿潤環境を作ることで，解決を図る．

### ④ 創辺縁からの上皮形成の遅延または潜蝕化（E：edge of wound-non advancing or undermined epidermal margin）

　創傷がなんらかの影響で治癒しない状態が長く持続すると，創縁周囲の皮膚の伸展がおこらなくなってくることがある．これは創縁周囲の細胞の脆弱化が問題で生じるとされている．細胞の老化ともいわれ，創傷治癒過程で細胞が増殖のサイクルを何度もくり返すことで，その潜在能力を使い切ってしまうスタミナ切れの状態と考えられている．これに対しては，種々の軟膏・薬剤，デブリードマン・ポケット切開で創縁の新鮮化，外科手術（皮弁・植皮術），陰圧閉鎖療法，さらには高圧酸素療法などの付加治療で問題解決する．

　以上のように，それぞれの項目の問題点を解決することで，創傷治癒過程を目指すこととなる[1, 3]．

## III 滲出液のコントロール

### 1．滲出液とは

　滲出液とは，炎症により局所の血管透過性が亢進し，毛細血管から組織内にもれ出た血漿成分からなる液のことである．以前はこの滲出液をできるだけ拭い去り，創面を乾燥傾向に持っていくことが創傷治癒の常識とされていた．しかし近年，滲出液が少ないと創面が乾燥し，創傷治癒に不利であるという説が主流となり，湿潤環境の重要性が広まってきた．創傷管理ではこの滲出液を適正に創面に留置し，コントロールする必要性を理解する必要がある．とくに湿潤環境の形成において，この滲出液が適切な量以上にあふれてしまうと，逆に創部が浸軟・深掘れし，創傷治癒が阻害される結果となる．このように量や性状によっても良悪が左右されるため，いかに創面の滲出液を利用，もしくは適切に排出（ドレナージ）させるかが重要である．

　滲出液を創面にとどめておくべきか排出させるべきかということでは，その成分にも左右される．これは，一般に急性創傷の滲出液と，慢性創傷の滲出液では組成が異なっているためである．急性創傷では創

---

**Point 3**
滲出液の功罪…
・滲出液には治癒を促進させるサイトカインが多く含まれるため，乾かさず，適切な湿潤環境におくことが望ましい．→ moist wound healing
・しかし，過剰な滲出液のもとでは逆に治癒が阻害される．そのため，滲出液のコントロールが必要となる．

**用語**
陰圧閉鎖療法（NPWT）
→ p.241

が止血完了した後，毛細血管の透過性が亢進し血漿成分が漏出してくるが，これが滲出液の本体である．この中には血小板から放出される増殖因子（growth factor）が豊富に含まれており，創傷治癒に大きな役割を果たしている．また，細胞外マトリックスを分解する酵素MMP（matrix metalloproteinase）と，その働きを阻害する酵素TIMP（tissue inhibitor of metalloproteinase）がバランスよく滲出液として分泌されることで，治癒の過程（出血凝固期，炎症期，増殖期，成熟期）に至っている．

他方，慢性創傷の滲出液では増殖因子の活性は低値で，組織増殖作用に乏しい．また，炎症が長引くことによってサイトカインが創傷の滲出液中に増加し，相対的にMMPが過剰な状態になり，創治癒を阻害する結果となる．こういった滲出液の過不足を是正することが創傷治癒に重要であり，また同時に，物理的にも過剰な滲出液の貯留は毛細血管や静脈の後負荷を増やし，酸素や栄養の供給を妨げ，創治癒の阻害に働くので，滲出液を適度にコントロールすることが，慢性創傷の治癒を促す手段となる．

滲出液の性状[Point 4]について精通しておくことも必要である．一般に色調が淡血性〜漿液性であれば創面にとって問題のないものであるが，濃い黄色〜緑色であったり膿性であれば，なんらかの感染を伴っていると考えられる．この場合は臭気を伴い，創面が壊死し感染を併発している可能性が高い[4]．

### 2．滲出液のコントロール（1）創傷被覆材[Point 5]

滲出液を留めておく方法としては，軟膏処置や創傷被覆材の活用が有効である．ただし，さまざまな製品が出ているため，それぞれの特徴を踏まえて活用する必要がある．以下によく使用される創傷被覆材を列挙し，利点をまとめた．

#### ① ポリウレタンフィルム・ドレッシング材

テガダーム™（3M），オプサイトウンド™（Smith & Nephew），IV3000™（Smith & Nephew），バイオクルーシブ™（Johnson & Johnson）など．いずれも片面が粘着面となっている透明なフィルムで，水蒸気や酸素が透過できる．出血を伴わない創，浅い褥瘡，水疱の保護，褥瘡予防などに使われる．

#### ② ハイドロコロイド・ドレッシング材

デュオアクティブ®（Convatec），コムフィール™（コロプラスト），テガソーブ™（3M），アブソキュア®（日東メディカル）など．シート状になっており，外側が防水層，内側が親水性コロイド粒子を含む粘着面になっている．外側の防水層により外気を遮断し，創面を保護する．内側の親水性コロイド粒子は滲出液を吸収することで湿潤したゲルとなり，この湿潤環境が肉芽増生，上皮細胞の移動によい環境を提供する．また，外気中の酸素を遮断し，代償的に創部の毛細血管形成が促進される．

**Point 4**
滲出液の色と性状…
・淡血性〜漿液性
　→問題なし
・濃い黄色〜緑色，膿性
　→壊死，感染の可能性大
　（臭気を伴う）

**Point 5**
滲出液コントロールのための創傷被覆材…
① ポリウレタンフィルム
② ハイドロコロイド
③ ポリウレタンフォーム
④ 塩化ベンザルコニウム
⑤ アルギン酸塩
⑥ ハイドロジェル
⑦ ハイドロポリマー
⑧ ハイドロファイバー

### ③ ポリウレタンフォーム・ドレッシング材

ハイドロサイト®(Smith & Nephew). 外側が水分を通さないポリウレタンフィルム, 一番内側が非固着性の薄いポリウレタンで, これらに厚い親水性吸収フォームが挟まれている. 中層は高い吸水性をもち, 滲出液を吸収し, かつ適度の水分を保持し創面の湿潤環境を保つ. このため, 滲出液の多い創面によく適応する.

### ④ アルギン酸塩被覆材

カルトスタット®(Convatec), ソーブサン®(アルケア), アルゴダーム®(メディコン), クラビオ®AG(クラレ)など. 海草のコンブから抽出されたアルギン酸塩を繊維状にして不織布にしたものである. アルギン酸は自重の15〜20倍の水分を吸収するが, 滲出液などのナトリウムイオンを含む水分を吸収するとゲル化し, 創面の湿潤環境を保つことになる. また, きわめて強力な止血効果を有することも特徴であるが, これはゲル化する際にカルシウムイオンを放出することによるものである. 通常はフィルムドレッシング材で密封して使用する.

### ⑤ ハイドロジェル・ドレッシング材

ジェリパーム®(竹虎), ニュージェル®(Johnson & Johnson), イントラサイト™(Smith & Nephew), グラニュゲル®(Convatec), クリアサイト®(日本シグマックス)など. 親水性ポリマー分子が架橋を作ってマトリックス構造をとり, その中に水分を含んでいる. 通常はフィルムドレッシングで密封して利用する. この被覆材がもっとも効果を発揮するのは「乾燥気味の開放創」, すなわち滲出液が少ない創面である. 骨皮質が露出している創や深い陥凹となっている開放創にも利用できる. 組織欠損を伴う創をこの被覆材で充填し密封すると急速な肉芽増殖がおこり, 陥凹がかなり早く肉芽で平坦化することが報告されている.

### ⑥ ハイドロポリマー

ティエール™(Johnson & Johnson)がある. 滲出液を吸収して滲出液の方向に向かって膨らむ(体積が増加する)という性質をもつハイドロポリマー吸収パッドである. 主成分は少量のアクリルポリマーを含む親水性ポリウレタンフォームである. この被覆材の特徴は, 吸水能の高さにある. また, 術後の創離開, 皮弁壊死などに伴う広範で深い皮膚軟部組織欠損創にも有用である.

### ⑦ ハイドロファイバー

アクアセル®(ブリストル・マイヤーズスクイブ). 成分はカルボキシメチルセルロースナトリウム. 自重の30倍程度の高い吸水能力をもつ. 滲出液でゲル化するが, このゲルが壊れにくいためポケット内などで使用しやすい.

以上の創傷被覆材を駆使し, いかに湿潤環境を保つかが創傷治癒への道筋となる[5].

## 3. 滲出液のコントロール(2) ドレナージ

一方, 慢性創傷などにおける創傷治癒遅延の原因となる, 過剰な滲出液を排出・除去する方法については, ドレナージがある. ドレナージ排

液法，排膿法，誘導法ともいい，外傷などで汚染された開放創を閉じた場合や炎症性滲出液を貯留した腹部手術の際に生じた閉鎖腔を，シリコンチューブやガーゼ片を用いて外界と交通させ，創内の滲出液，膿，血液などを誘導，排出して治癒を促す創傷治療法の一つである．これにあわせて壊死組織の存在があれば，デブリードマン（外科的に壊死組織を除去する）も必要となる．以上のように創面の環境を整え，創傷治癒を促していくこととなる．

## IV 消毒の仕方

### 1. 消毒すべきか，すべきでないか Point 6

外科手術に際し，健常な皮膚を術前に消毒することは，手術中の細菌の汚染を防ぐうえで重要な行為であることには間違いない．しかし，外傷などでの皮膚欠損部に対しては，組織障害性があるので不必要な消毒はしないことが現在の基本的な考え方で，頻回で不適当な，消毒やガーゼ交換はかえって治癒を遅らせることとなる．

一方，明らかな感染病巣に対しては洗浄・適切な消毒の使用が有用である．まったく無菌の創は存在せず，細菌が存在しても，とくに感染徴候がなければ洗浄するだけでよい．洗浄には生理食塩水を用いるのが一般的だが，肉芽が形成された状態では組織抵抗性も高く，水道水でも問題はない．創の洗浄は，余分な滲出液・膿を拭い去り，異物・壊死組織を除去することなどで，創治癒に寄与する[6]．

手術創など一次的に縫合された創部は，通常48時間以内には上皮細胞が創を被覆してしまうので，通常外界より細菌が入り込むことはない．正常に閉鎖した創への消毒は基本的には無意味な行為である．よって創部の感染とは，通常手術中に細菌の汚染があったことや創面の壊死組織・異物を足掛かりとして発生するものが主な原因となるであろう．臨床的に明らかな感染創である場合，適切な消毒薬の使用と生理食塩水での洗浄が創治癒への一助となるが，創傷治癒に欠かせない線維芽細胞・上皮細胞も消毒薬にて死滅するため，正しい使用方法に精通するべきである．以下に代表的な消毒剤を示す．

### 2. 代表的な消毒剤 Point 7

#### ① ポピドンヨード（イソジン®など）

ヨードと界面活性剤のポリビニルピロリドンの複合体で，グラム陽性・陰性いずれの細菌・真菌やウイルスにも効果がある．線維芽細胞に毒性をもつ．酸化力によって殺菌力を発揮するため体液などの有機物に付着すると不活化する．組織吸収されることによる全身への毒性は高い．

#### ② オキシドール（オキシフル®など）

種々の組織に存在するカタラーゼやペルオキシダーゼと付着し酸素を発生させ，これによってデブリードマン効果を発揮する．線維芽細胞に対しては毒性を示す．

#### ③ グルコン酸クロルヘキシジン（ヒビテン®など）

グラム陽性・陰性いずれの細菌にも効果があるが，ポピドンヨードと

---

**Point 6**

消毒すべき場合，してはいけない場合…
・術前の健常皮膚には消毒すべき．
・皮膚欠損部は，感染徴候がなければ消毒しない．
・明らかな感染巣に対しては，洗浄および適切な消毒剤を選んで消毒する．
・正常に閉鎖した創には，消毒しない．

**Point 7**

代表的な消毒剤…
① ポピドンヨード
② オキシドール
③ グルコン酸クロルヘキシジン
④ 塩化ベンザルコニウム
⑤ 塩化ベンゼトニウム

違い，真菌やウイルスには無効．肉芽組織に対する毒性は比較的低く，また組織吸収されることによる全身への毒性も低い．

### ④ 塩化ベンザルコニウム（オスバン®など）

蛋白質を変性させ細胞膜を破壊し消毒効果を示す．グラム陽性・陰性・真菌に効果があるが，ウイルスには無効．有機物質と付着すると殺菌作用が減弱する．

### ⑤ 塩化ベンゼトニウム（ハイアミン®など）

グラム陽性・陰性・真菌に効果があるが，ウイルスには無効．有機物質が付着すると殺菌作用が減弱する．長期間用いると筋力低下をひきおこすことがある．

これらの消毒薬の利点・欠点を理解したうえで，基本的には創傷面ではなく，健常な皮膚に使用することに留意するべきである．

#### 文献

1) 苅部大輔，上村哲司：形成外科 53: 1297-1304, 2010
2) 森口隆彦，波利井清紀：創傷の治療 最近の進歩 第2版，克誠堂出版，東京，p.1-13, 2005
3) 市岡滋，寺師浩人：足の創傷をいかに治すかー糖尿病フットケア・LimbSalvage へのチーム医療ー，克誠堂出版，東京，p.126-129, 2009
4) 穴澤貞夫，前田浩晶，中村義徳：改訂 ドレッシング 新しい創傷管理，へるす出版，東京，p.167-172, 2008
5) 夏井 睦：これからの創傷治療，医学書院，東京，p.16-19, 2003
6) 穴澤貞夫，渡辺 成：改訂 ドレッシング 新しい創傷管理，へるす出版，東京，p.157-160, 2008

〔渡邊英孝〕

# 9章 創傷管理，感染対策

## 2 創傷管理と創傷治療

> **本項のポイント**
> ① 血流不全患者では創の拡大につながるため，創傷治癒阻害因子である壊死物質の除去は禁忌である．
> ② 糖尿病患者は合併症である神経障害や易感染性から，軽微な外傷を契機に潰瘍化し，壊疽，切断に至るため，血糖コントロール，感染コントロールを行うことが最重要となる．
> ③ 虚血性創傷は，血行再建術を行って治癒させるか，最小限の切断を行う．
>
> **Key Words**
> 糖尿病性潰瘍 diabetic ulcer，重症下肢虚血 critical limb ischemia，創管理 wound management

## I 創傷管理のポイント

### ① 十分な洗浄

血流が十分にある場合には，創傷治癒阻害因子である壊死物質の除去を行うことが一般的であるが，血流不全患者では創の拡大につながるため禁忌である．

対策としては，必ずしも消毒は必要でないことが多く，水道水や酸性水を用いて創部を十分に洗浄することが中心となる．感染をコントロールするために，滲出液の量や臭いが減少するまで，一日に複数回の洗浄を必要とする場合もある．

### ② 外用薬の選択

血流が十分にある場合には，壊死組織の自己融解作用などを期待し，ゲーベン®クリームなどの塗布が選択されるが，重症下肢虚血（CLI）患者では創傷治癒機転が働かないため，過剰な浸軟の状態となりやすく推奨しない．できるだけ創部を乾燥状態（ミイラ化）にして，感染の波及を遅らせることが賢明である <sup>Point 1</sup>．カデックス®やユーパスタ®軟膏などの塗布を行い，壊疽と健常部分の境界や趾間部を中心に塗布することを心がける．

### ③ ドレッシングと後療法

外来での観察を行う場合，帰宅後，自宅で歩行を行い，筋・腱の可動とともに感染が拡大するケースが多々見受けられる．歩行制限は外出時のみでなく自宅でも行うよう，指導を徹底することが重要である．

可能な限り，下腿もしくは大腿からの副子固定を行い，創部のストレスを軽減させる．

> **Point 1**
> CLI患者への外用薬の使い方…
> CLI患者では創傷治癒機転が働かないため，できるだけ創部を乾燥させてから（吸水性をもつ）軟膏を用いる．過浸軟はかえって感染リスクを高める．

**図1　CLI患者の足病変**
(a) 虚血性潰瘍に特徴的なring sign．デブリードマンにより，創傷は拡大する．
(b) CLI患者の第4足趾はとくに注意する必要がある（足関節外反変形あり）．

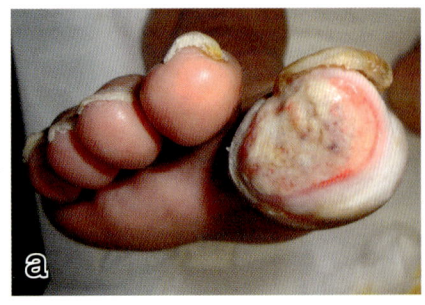

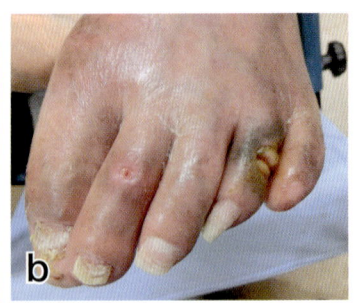

**図2　糖尿病患者（透析治療中）の足病変**
清潔に洗浄し，保湿を行うだけでも足部の外観は著明に改善する．
(a) 洗浄前，(b) 洗浄後．

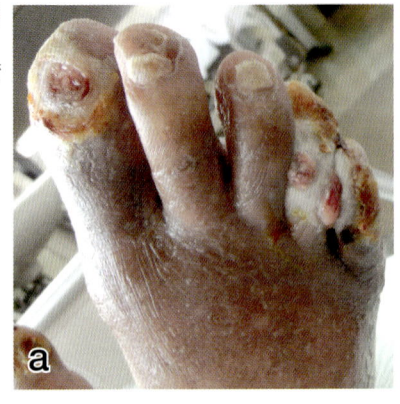

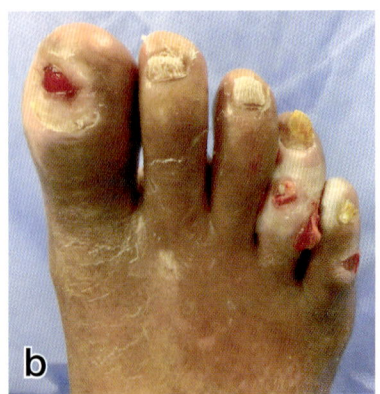

## II 糖尿病性感染創に対する創傷管理

　糖尿病患者は合併症である神経障害や易感染性から，軽微な外傷を契機に潰瘍化し，壊疽，切断に至る．よって血糖コントロール，感染コントロールを行うことが最重要であるが，ここでは局所創傷管理について述べる．

### ① 問診，視診

　患者の歩行状態や履物の観察を行うことから始まる．また，いつできたか，いつ処置を行ったものか詳細に聞くことで，患者の病識がある程度わかる．

　創傷の観察を行うと同時に，ハンマートゥ変形や外反母趾，Charcot変形の程度，胼胝形成部位や爪白癬の有無，皮脂や毛など皮膚付属器の状態観察も行う．創傷ができた原因（靴の問題か，変形の問題か，歩容の問題か）を理解し，なぜ創傷がそこに生じたのかを正確に把握していないと，潰瘍治癒後も高率に再発する **Point 2**．

### ② 触診

　実際に触って皮膚温を確かめるとともに，動脈の触知が可能であるかを確認する．よほど良好に触れる場合を除いて，血管ドプラ聴取はルーチンで行い，足趾基部まで聴取する．また，足関節の可動域評価を行うことにより，神経障害の程度や再発リスクをある程度把握することが可能である．

---

**用語**
ハンマートゥ → p.255
Charcot変形 → シャルコー足 → p.110

**Point 2**
創傷の原因…
・靴の問題
・変形の問題
・歩容の問題
原因を正確に把握することが，創傷治癒後の再発を予防する一番の対策である．

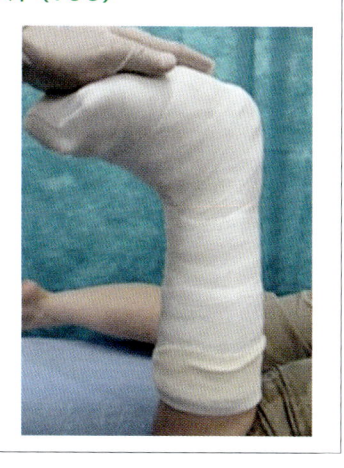

## 図3 トータルコンタクトキャスト(TCC)の利点・欠点

**トータルコンタクトキャスト(TCC)**

**利点**
- 患者自身で脱着が不可能
- 免荷時間が長く保たれる
- 関節, 筋等が良肢位に保たれる
- 創傷の治癒スピードが速い

**欠点**
- ギプス包帯を巻く技術を要する
- 浮腫の増減により, ギプス包帯の巻き直しの可能性が高い
- 新たな傷の管理
- 患者自身で創傷管理が不可能
- 患者が精神的に諦めてしまうことが多い
- 装着時の工夫が必要（入院時から行うなど）

やや技術を要するものの, ギプスを用いた局所の完全免荷が可能である. 他の方法と比較し創傷治療のスピードが速いのが特徴的である.

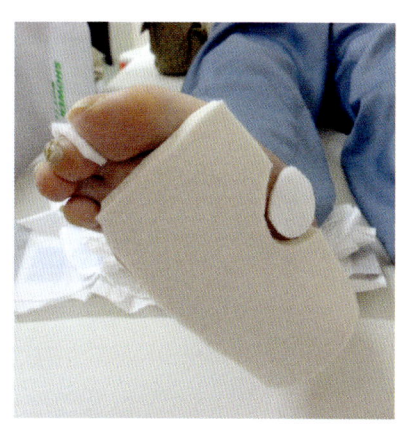

図4 シャルコー足患者のフェルトを用いた簡便な除圧

### ③ 局所治療アルゴリズム

基本的にはTIME理論に基づいた創管理, wound bed preparation (WBP) を行う.

感染に関しては, 局所の発赤・腫脹・滲出液の状態, 臭いなどで判断し, 感染が著しい場合には副子固定なども治療の一助となる. 壊死組織の付着や創面の湿潤の程度も把握し, 不適切な場合はドレッシング材を変更する. 潰瘍のサイズと比較し, 血流が十分に確保されている場合にのみ, 積極的なデブリードマンを行う.

### ④ その他

炎症や感染, 物理的刺激による創拡大を防ぐために, 除圧サンダルなどの患部免荷がとくに重要である. 創傷治癒機転の観点からは, TCC (トータルコンタクトキャスト) が最も有用である（図3）. 透析患者は通常週に3回歩行して通院しなければならず, 現実的には医療用フェルトや除圧サンダルを用いた患部の除圧が効果的であるケースが多い（図4）.

- **栄養管理** Point 3

栄養管理は, 入院時からNSTチームが介入することなどにより積極

**用語**
TIME理論, WBP → p.214

**Point 3**
術後の栄養管理…
透析患者の手術後の栄養摂取量は, 腎臓内科医と連携して決める. 蛋白・アルブミン・ビタミンC・亜鉛などが重要. 創傷治癒にはアルギニンが有効.

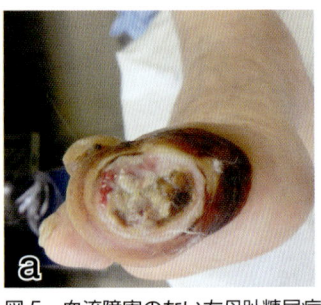

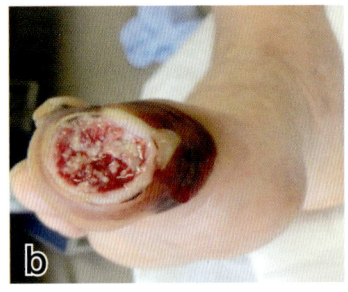

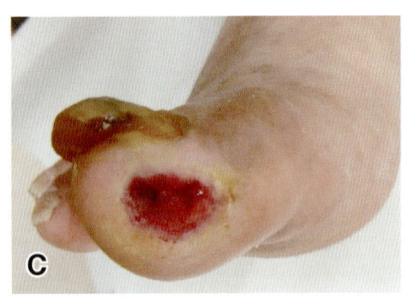

図5 血流障害のない右母趾糖尿病性潰瘍
デブリードマンを行うと同時に患部の除圧を行う．同じような生活行動様式では，原因が解消されないため創傷は軽快しないことが多い．

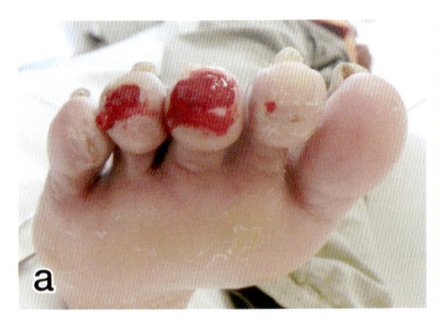

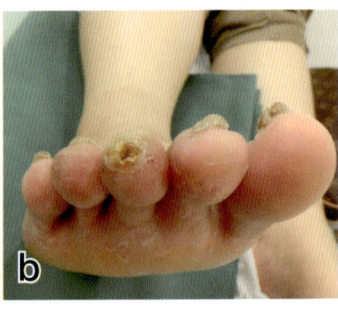

図6 難治性潰瘍で，他院より紹介された症例
除圧を行うだけで容易に改善した．しかし，適切なフットウェア，歩行指導を行わないとすぐに再発するため，注意が必要である．

的に進められている．慢性炎症を背景に透析患者では，蛋白・アルブミン値が著しく低下している場合が多く，大切断に至る症例ではアルブミン値が有意に低い傾向にある．ビタミンCや亜鉛などの微量元素の測定もおろそかにできない．創傷がある場合，蛋白質は体重1kgあたり1.25〜1.5gが必要で，NPC/N（non protein calorie/nitrogen）比では80〜150程度必要となるが，摂取量に関しては，腎臓内科医と連携して治療を行う必要がある．とくにアルギニンは，①インスリン抵抗性改善作用，②コラーゲン産生促進作用，③一酸化窒素，を介しての血管拡張作用などを有しており，創傷治癒に有利に働く．

## III 虚血性創傷に対する創傷管理

他項で述べられているように，血行再建術を行って治癒させるか，あるいはできるだけ最小限の切断を行うことが大前提である．

リングサインなどの虚血の状態が示唆されている場合には，速やかに血流評価を行う．血流評価はABI，SPPを用いて行うが<sup>Point 4</sup>，これらの値はあくまでも参考値であり，血行再建の必要性は，潰瘍の治癒傾向やサイズなどによる．創傷治癒を得るために，少しだけ血流が足りないのか，圧倒的な血流不足であるのかを判定する必要がある．

・治癒不能例への対応

重症下肢虚血（CLI）患者の感染は，血流不全のために局所免疫機構が働かず，また，抗生物質の全身投与を行っても，感染部位のある組織に

**用語**
ABI，SPP → p.53

**Point 4**
血流評価…
日本循環器学会の末梢閉塞性動脈疾患の治療ガイドラインでは，ABI値0.9以下は下肢虚血が考えられ，0.4以下は重症下肢虚血（CLI）に分類される．

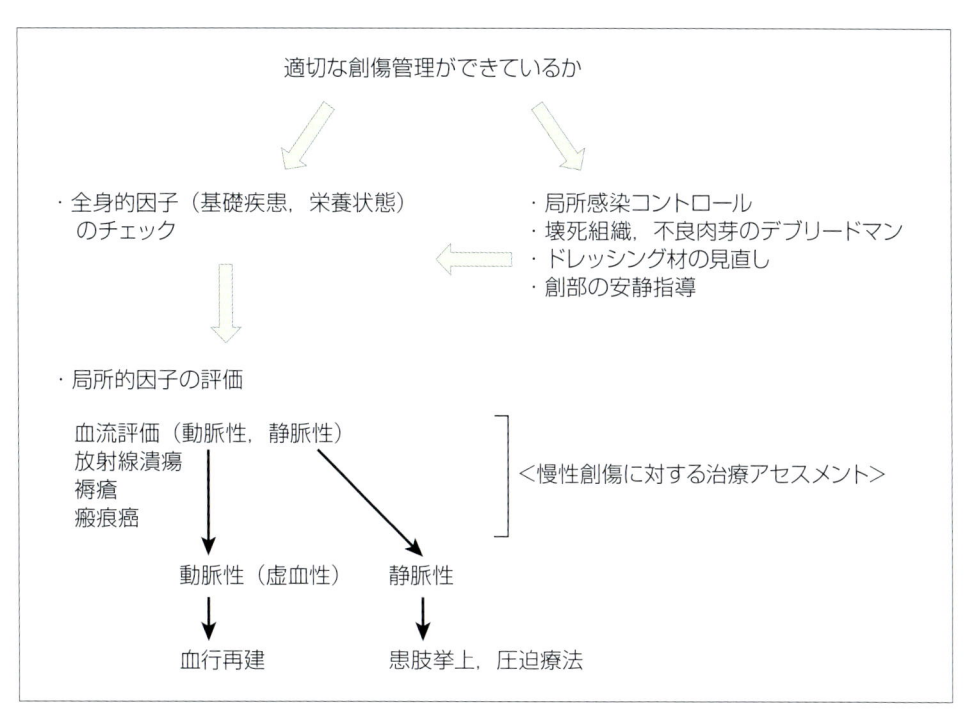

```
                    適切な創傷管理ができているか
                    ↓                    ↓
・全身的因子(基礎疾患,栄養状態)    ・局所感染コントロール
  のチェック                      ・壊死組織,不良肉芽のデブリードマン
         ↓              ←        ・ドレッシング材の見直し
                                  ・創部の安静指導
・局所的因子の評価
    血流評価(動脈性,静脈性)  ┐
    放射線潰瘍               │  <慢性創傷に対する治療アセスメント>
    褥瘡                     │
    瘢痕癌                   ┘
          ↓         ↓
      動脈性(虚血性) 静脈性
          ↓         ↓
        血行再建   患肢挙上,圧迫療法
```

図7 創管理のシェーマ

薬剤が移行しにくく，容易に敗血症となる準緊急疾患である．血管内治療，バイパス術などの適応がない症例，歩行機能がもともと廃絶されており，積極的な救肢が困難な場合は大切断となる．major amputation すらも困難な場合で足趾などに壊死が限局している場合には，感染拡大防止のため，シーネ固定のうえ，カデックス外用などにより dry necrosis のままコントロールすることが多い．

なお，静脈性創傷に対する創傷管理については，p.173，5章7「治療④創傷治療」を参照されたい．

**参考文献**
1) 上村哲司, 増本和之：治療 91: 329-333, 2009
2) 北島幸枝：日本下肢救済・足病学会誌 4: 117-125, 2012
3) 増本和之：看護技術 58(臨増): 89-90, 2012
4) 増本和之：足病変ケアマニュアル, 学研メディカル秀潤社, 東京, p.59, 2010
5) 増本和之, 上村哲司：形成外科 55(増): S238-241, 2012

(増本和之)

# 9章 創傷管理，感染対策

## 3 創傷の感染管理と抗菌薬投与

### 本項のポイント

① 創感染の有無は，感染所見（局所の腫脹，発赤，圧痛，熱感，排膿）をもとに判断する．
② 感染の範囲や全身状態により，重症度が異なる．重症度により推定すべき起炎菌が異なり，重症度の評価は初期治療を行ううえで有用である．
③ 病変の深達度や罹患期間により，起炎菌が異なる．
④ 起炎菌の同定は抗菌薬治療を行ううえで重要であり，可能な限り切除した病変や深部から採取した検体を用いて評価する．
⑤ 抗菌薬の投与期間は骨病変の合併症の有無や，外科的切除の有無により異なる．それらに基づき，適切な期間，抗菌薬の投与を行う必要がある．

### Key Words

糖尿病足感染症 diabetic foot infection，骨髄炎 osteomyelitis，起炎菌 pathogenic bacteria，重症度 disease severity，抗菌薬 antimicrobial drug

## はじめに

下肢の創傷部に蜂窩織炎や骨髄炎などの感染性疾患を合併しやすい疾患は，虚血性疾患や糖尿病，静脈性疾患など多岐にわたる．なかでも糖尿病に伴う感染性疾患は，罹患率も高く適切な治療を行わなければ下肢切断となるリスクも高い．

本項では糖尿病足感染症（diabetic foot infection：DFI）を主体として，下肢病変治療に必要な感染管理（早期診断，重症度判定，起炎菌診断，抗菌薬による治療等）について述べる．

## I 臨床所見

創感染の有無は主に臨床所見から判断する．つまり，創部に感染所見（局所の腫脹，発赤，圧痛，熱感，排膿）のうち2つ以上の所見を認めた場合は，細菌感染が生じている可能性が高いと考える（表1）．

そのほか，創部の組織の脆弱化や不良肉芽の形成，創部の辺縁が不整な場合，腐敗臭を伴う場合も感染の合併を疑う[1]．

## II 重症度

米国感染症学会のDFIガイドラインでは，創部の所見や患者の全身状態から重症度が分類されている（表1）．重症度によって想定する起炎菌や初期治療で投与すべき抗菌薬が異なり，適切な治療を行ううえで重

表1 糖尿病足感染症の重症度分類[1]

| 臨床所見 | 重症度 |
|---|---|
| 感染所見[*1]なし | 感染なし |
| 皮膚軟部組織の限局した感染所見[*1]を認め，紅斑の範囲が0.5 cm以上2 cm以下 | 軽症 |
| 紅斑の範囲が2 cm以上，または膿瘍・骨髄炎・化膿性関節炎・筋膜炎など深部組織の感染を認めるが以下のSIRSの基準を満たさない | 中等症 |
| 皮膚軟部組織の感染所見[*1]を認め，以下のSIRSの基準の2つ以上を満たす<br>・体温38℃以上，または36℃以下<br>・心拍数90回/分以上<br>・呼吸数20回/以上またはPaCO$_2$ 32mmHg以下<br>・白血球数12,000以上または4,000以下<br>　または10%以上の幼若白血球 | 重症 |

＊1　感染所見：以下の所見のうち2つ以上を満たす
①局所の腫脹や硬結，②発赤，③局所の圧痛や疼痛，④局所の熱感，⑤排膿

症度の評価を行うことが必要である．

## III 感染評価

下肢病変の感染評価は，感染の範囲（局在しているか，全身症状を伴うか）・病変の深達度・起炎菌をもとに行う．

### ① 感染の範囲（局在の場合）

皮膚にはさまざまな細菌が常在しており，常に周囲の環境に曝露されている．環境に存在する一部の菌は曝露されることで皮膚に定着する．定着菌は通常炎症を惹起しないが，宿主の免疫応答の低下などにより増殖し，局所に感染を生じる．局所での感染が制御できなければ，やがて感染範囲が広がり，全身に炎症が波及していく（図1）．

定着菌が炎症をひきおこすためには，複数の要因が関与している（図2）．黄色ブドウ球菌（*Staphylococcus aureus*）など多くの菌は，増殖することで局所に炎症を生じる．A群溶血性連鎖球菌（*Streptococcus pyogenes*）など一部の菌は，菌が産生する毒素により炎症を生じる．糖尿病による好中球の遊走能や貪食能の低下により，容易に菌が増殖できるようになる．また，菌が産生するバイオフィルムにより，通常は酸素に曝露されると死滅する嫌気性菌が生存可能となり，深部での感染源となる．このような要因が重なることで，創部に感染が生じる．

### ② 感染の範囲（全身症状を伴う場合）

悪寒・戦慄，意識障害，食思不振などの症状や発熱，頻脈，低血圧などのバイタルサインの異常を認めた場合は，下肢局所の病変の重症化を疑う．糖尿病性ケトアシドーシスの発症など，突如基礎疾患である糖尿病のコントロールが不良となった場合も，炎症の増悪を考える必要がある．また，白血球の上昇や好中球の左方偏移，赤沈やESR（erythrocyte

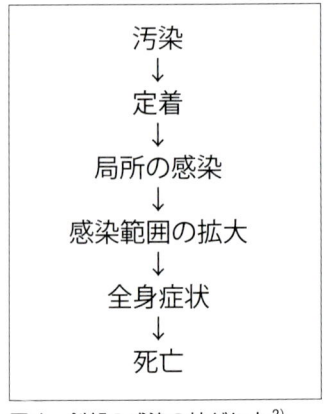

図1　創部の感染の拡がり方[2]

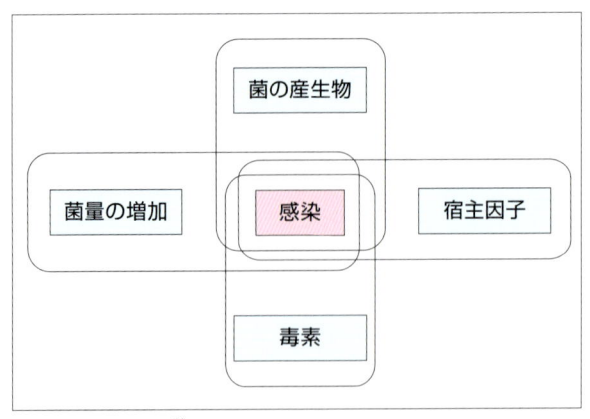

汚染
↓
定着
↓
局所の感染
↓
感染範囲の拡大
↓
全身症状
↓
死亡

図2　感染の要因[2]

表2　糖尿病足感染症の深部病変（骨髄炎）の起炎菌[4]

| 起炎菌 | | 各スタディでの起炎菌（%） | | | | |
|---|---|---|---|---|---|---|
| | | n=20 | n=51 | n=36 | n=38 | n=26 |
| 好気性 グラム陽性菌 | 黄色ブドウ球菌 | 40 | 43 | 47 | 32 | 31 |
| | 表皮ブドウ球菌 | 10 | 37 | 11 | 26 | 50 |
| | 腸球菌 | 30 | 45 | 28 | 8 | 8 |
| | 連鎖球菌 | 30 | 35 | 61 | 32 | 27 |
| | コリネバクテリウム | 10 | 16 | 0 | - | 4 |
| 好気性 グラム陰性桿菌 | 腸内細菌 | 50 | 47 | 45 | 29 | 10 |
| | 緑膿菌 | 10 | 10 | 11 | 0 | 15 |
| 嫌気性菌 | ペプトコッカスなど | 20 | 27 | 3 | 34 | 0 |
| | バクテロイデス | 40 | 27 | 12 | - | 4 |
| 複数菌 | | ～70 | 85 | 83 | 45 | - |

＊複数菌が原因となり，合計が100%を超える

sedimentation rate）などの炎症性マーカーの上昇も，下肢病変の重症度評価の参考となりうる[3]．しかし，重症のDFIであっても白血球数の上昇，炎症性マーカーの上昇を認めない症例があり，検査値への過度な依存は禁物である．

③ 深部病変の治療と検査

　炎症が深部まで及ぶと多菌種が起炎菌となり（表2），広域抗菌薬での治療が必要となる．また，病変の深部に膿瘍や壊死組織を伴う場合は抗菌薬のみでの治療は困難であり，ドレナージや外科的切除が必要となる．深部の膿瘍や骨髄炎の診断には画像検査が有用である．とくにMRIは膿瘍や骨髄炎の診断に対する感度，特異度が高く，単純X線検査やCTで骨の変形や骨破壊の所見を認める場合や軟部組織にガス像を認める場合にはMRIでの精査が推奨されている．

表3 推奨抗菌薬[1)]

| 重症度 | 起炎菌 | 抗菌薬 | |
|---|---|---|---|
| 軽症 | MSSA<br>連鎖球菌 | Cephalexin<br>Clindamycin<br>Amoxicillin-clavulanate<br>Levofloxacin | 軽症<br>・内服治療可能 |
| | MRSA | Trimethoprim/<br>　sulfamethoxazole<br>Minocyclin | |
| 中等症〜重症 | MSSA<br>連鎖球菌<br>腸内細菌 | Levofloxacin<br>Ceftriaxone | 中等症<br>・臨床状態で内服または点滴治療を選択 |
| | 嫌気性菌 | Ampicillin-sulbactam<br>Moxifloxacin<br>Ciprofloxacin + Clindamycin<br>Imipenem-cilastatin<br>Meropenem | 重症<br>・初期は点滴治療<br>・Piperacillin-tazobactam<br>　Cefepime<br>　Imipenem-cilastatin<br>　Meropenem<br>　±抗MRSA薬<br>　　での初期治療の検討が必要 |
| | MRSA | Linezolid<br>Daptomycin<br>Vancomycin | |
| | 緑膿菌 | Piperacillin-tazobactam<br>Ceftazidime<br>Cefepime<br>Imipenem-cilastatin<br>Meropenem | |

### ④ 起炎菌の同定と検出

適切な抗菌薬治療を行ううえで起炎菌の同定は欠かせない．とくに近年は，特定の抗菌薬での治療が必要となるMRSA（methicillin-resistant *Staphylococcus aureus*）やESBL（extended-spectrum β-lactamase）産生グラム陰性桿菌，多剤耐性緑膿菌などの耐性菌が増加傾向であり，適切な検体採取による起炎菌の同定がますます重要となっている．

検体は抗菌薬投与前に清潔にした創部から採取されることが望ましい．スワブを用いた創表面からの検体採取は簡便であるが，正常細菌叢や定着している菌を検出する率が高く，検体として適切でないことが多い．起炎菌の同定には，可能であれば外科的に切除した検体や深部から採取した検体を用いることが望ましい．

## IV 起炎菌と抗菌薬

DFIの起炎菌は重症度や病変の深達度により異なり（表3），起炎菌に応じた抗菌薬治療が必要となる（詳細はp.195，7章2『抗菌薬による治療』を参照）．

また，最近の抗菌薬投与歴や培養歴，腎不全や肝不全の有無，抗菌薬に対するアレルギーの有無なども抗菌薬選択の際に参考になる（表4）．

表4 抗菌薬治療に影響する因子[5]

- 重症度
- 起炎菌
- 直近の抗菌薬投与歴
- 骨感染症
- 感染巣の血流障害の程度
- 抗菌薬アレルギー
- 腎不全または肝不全の程度
- 消化管の吸収不良の有無
- 抗菌薬副作用の頻度
- 地域の抗菌薬感受性
- 抗菌薬にかかる費用

表5 抗菌薬の投与期間[1]

|  | 投与経路 | 投与期間 |
| --- | --- | --- |
| 軟部組織病変 | | |
| 軽症 | 局所処置 または内服 | 1〜2週間 |
| 中等症 | 内服 または初期は点滴 | 1〜3週間 |
| 重症 | 初期は点滴 その後内服に移行 | 2〜4週間 |
| 骨病変の合併 | | |
| 感染巣を切除済み | 点滴 または内服 | 2〜5日 |
| 感染した軟部組織が残存 | 点滴 または内服 | 1〜3週間 |
| 感染した骨病変が残存 | 初期は点滴 その後内服に移行 | 4〜6週間 |
| 感染組織の外科的切除なし または腐骨が残存 | 初期は点滴 その後内服に移行 | 3カ月以上 |

## V 抗菌薬の投与期間

抗菌薬の投与経路と推奨されている投与期間は，創病変の重症度と骨病変の合併の有無により異なる（表5）．

## VI 症例

最後に，DFIの症例を紹介する．

症例は糖尿病腎症による慢性腎不全のため維持透析中の60歳台の男性．DFIによる右第1，2趾の断端形成術を施行された既往がある．左足部の腫脹，熱感を認め当院外来に紹介受診され，蜂窩織炎としてvancomycin（VCM：バンコマイシン®）1g×1/日の投与を開始した．VCMの維持投与は紹介元の病院で継続する方針となり帰宅したが，翌日ショック状態となり当院に救急搬送された．左足背部に発赤，腫脹，熱感，排膿を伴う潰瘍病変を認め（図3），VCM投与前に採取された血液培養4/4本からグラム陽性球菌を認めた．

重症であり，DFIによる慢性の潰瘍性病変であることから起炎菌として緑膿菌や腸内細菌，MRSAなど耐性菌を含めた複数菌を考える必要がある．緑膿菌や腸内細菌を対象としてmeropenem（MEPM）を投与した．また，MRSAに対する抗菌活性とVCMと比較して組織移行性がよく，速やかな殺菌効果が期待できるDaptomycin（DAP：キュビシン®）を投与した．

治療開始後，全身状態は改善し創部の膿分泌物（図4）と血液培養（図5）からMRSAを認め，創部からはMRSAのみ確認できたことから3病日にMEPMは中止し，DAPのみ継続投与した．また，入院後

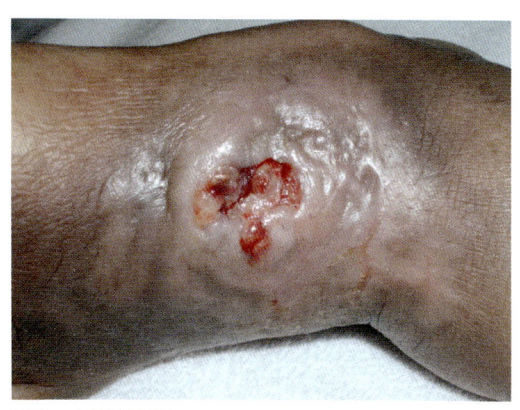

図3　左足背病変

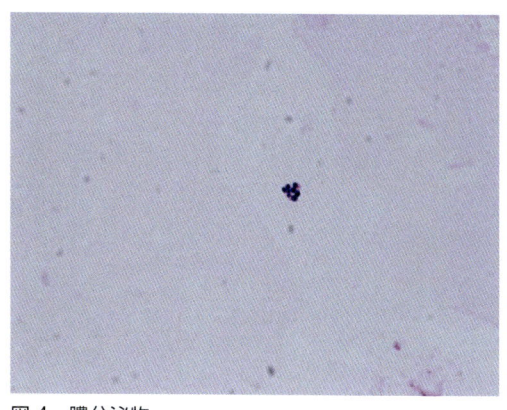

図4　膿分泌物

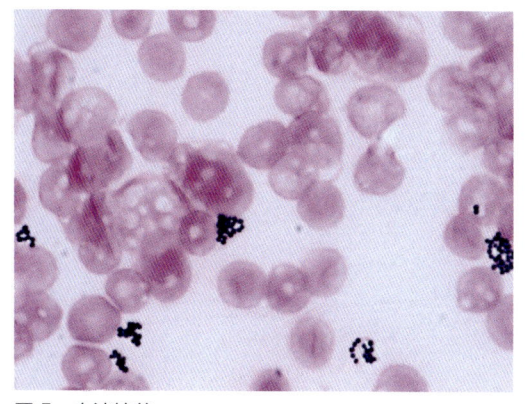

図5　血液培養

の足部MRIで骨髄炎様の所見を認め，今後も創感染をくり返す可能性が高いため，10病日目に下肢切断術を施行した．14病日目に抗菌薬投与を終了したが，その後の経過は良好である．

#### 文献

1) Lipsky BA et al: Clin Infect Dis 54: e132-173, 2012
2) Williams DT, Hilton JR, Harding KG: Clin Infect Dis 39: S83-86, 2004
3) Lipsky BA et al: Int Wound J 4: 30-38, 2007
4) Lipsky BA: Clin Infect Dis 25: 1318, 1997
5) Lipsky BA: Clin Infect Dis 39: S104-114, 2004

（山口浩樹，青木洋介）

# 9章 創傷管理，感染対策

## 4 感染時の血糖管理

### 本項のポイント

① 重症感染合併時は，炎症性サイトカインやインスリン抵抗性ホルモンが増加しインスリン抵抗性が強まるため血糖が悪化し，さらに感染症が難治化・重症化する悪循環に陥る．そのため治療は原則として効果がより確実であるインスリンで行う．
② 急性期の血糖コントロール目標は 140～180 mg/dl とする．
③ 重症感染症時のインスリン調整法は感染初期や血糖補正としてスライディングスケール法を用いるが，限定的な使用であり，安定した時期にはアルゴリズム法に移行する．
④ 感染症の改善とともにインスリン抵抗性が改善し，インスリン必要量が急激に減少するため，速やかにインスリンを減量する．

### Key Words
インスリン療法 insulin therapy，スライディングスケール法 sliding scale，アルゴリズム法 algorithm

## I 糖尿病と感染症

糖尿病患者の大部分を占める2型糖尿病患者において膵β細胞機能は，糖尿病と診断された時点で約50%は低下している[1]．膵β機能が低下すると，血糖上昇に対する膵β細胞からのインスリンの分泌遅延・低下およびグルカゴン過剰分泌による肝臓での糖新生促進の状態に陥る[2]．そのため糖尿病患者に感染症に伴うインスリン抵抗性が加わった場合，たとえ血糖コントロールが良好であった糖尿病患者においても容易に高血糖状態となるため，注意が必要となる．

感染症では，グルカゴン，副腎皮質ホルモン，カテコラミンなどのストレスホルモンが過剰に分泌される．また感染症の罹患に伴い放出されるTNF-αやIL-1などのサイトカインの作用が加わり，インスリン抵抗性が惹起され，筋肉および脂肪においては糖輸送蛋白であるGLUT4の発現を低下させる．一方，肝臓においてはグリコーゲンの分解と糖新生が増加する．感染症ではこれらの機序で高血糖を来すとともに，高血糖により感染症が増悪するという負のスパイラルが形成される．

さらに糖尿病患者に特徴的な身体的な要因も，感染症発症・増悪のメカニズムとしてあげられる．例えば神経障害による嚥下障害・知覚障害・神経因性膀胱や血行障害，栄養障害，脱水等による皮膚や粘膜のバリア機構の破綻は，感染症の発症に大きく寄与する（図1）[3]．

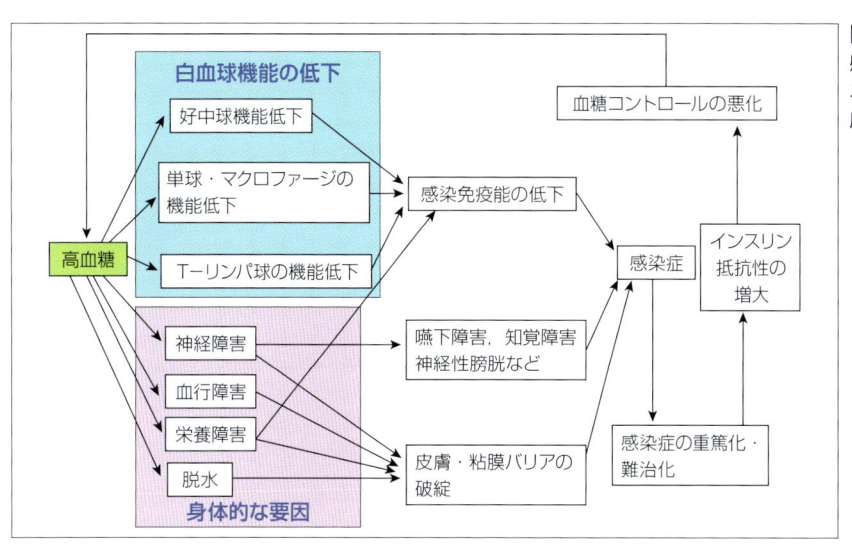

図1 糖尿病患者における感染症発症・増悪のメカニズム（文献3を参考に作成）

## II 高血糖に伴う免疫能の低下

　糖尿病患者では，液性免疫やT細胞機能に関しては一定の見解はなく，ワクチンに対する反応性は正常に保たれていると一般に考えられている．一方，細胞性免疫の中で細菌感染に対してもっとも重要である好中球の接着能，遊走能，貪食能，活性酸素産生能はいずれも低下すると報告されている．

　好中球は幹細胞から骨髄芽球となり骨髄中で一週間ほど過ごした後，末梢血液中に出て数時間で血管内皮と接着し，組織内へ侵入してきた細菌に対して遊走する．好中球は活性酸素を産生し，細菌を貪食する．こうした好中球の動態をふまえると，高血糖が好中球に与える影響は，成熟段階を考慮しても数時間から1週間程度であると考えられる．下野らは，個々の患者ごとに食前・食後に採取した好中球を用いて比較すると，細菌に対する貪食能および活性酸素産生能が食後の血糖上昇に伴い低下したと報告している（図2）[4]．活性酸素の産生には，ニコチンアミドアデニンジヌクレオチドリン酸（NADPH）が必要であるが，高血糖状態では好中球内のグルコースがソルビトールへ返還されるポリオール経路の活性が亢進することによりNADPHが消費され活性酸素産生能，殺菌能が低下する．ただし，生体内では好中球と骨髄および血管内皮との相互関係における短期および長期の血糖の影響については十分に解明されていない．

## III 糖尿病と感染症

　1970年以降の日本人糖尿病患者の死因調査による報告[5]では，血管合併症（腎障害，虚血性心疾患，脳血管障害），悪性新生物に次いで感染症が死因の第3位を占め，その頻度はいずれの年代も糖尿病患者において死亡率が高いことが示されている．また，糖尿病患者における各種感染症の罹患率は，下気道感染で1.3～1.4倍，尿路感染症で1.2～2.0

表1 感染時の血糖管理目標

**米国糖尿病学会（ADA）／米国臨床内分泌学会（AACE）**[12]
 管理目標値：140～180mg/dl
 院内感染や他の合併症リスクを低減するため血糖値180 mg/dl以上でインスリン療法を開始．110 mg/dl未満の厳格な血糖管理は推奨しないと明記．

**日本集中治療医学会（2012年日本版敗血症診療ガイドライン）**[13]
 管理目標値：144～180mg/dl
 血糖値のコントロールを行う際には、敗血症患者の血糖管理目標値は144-180mg/dlとし、血糖値を80-110 mg/dlに維持する．強化インスリン療法は行わない．

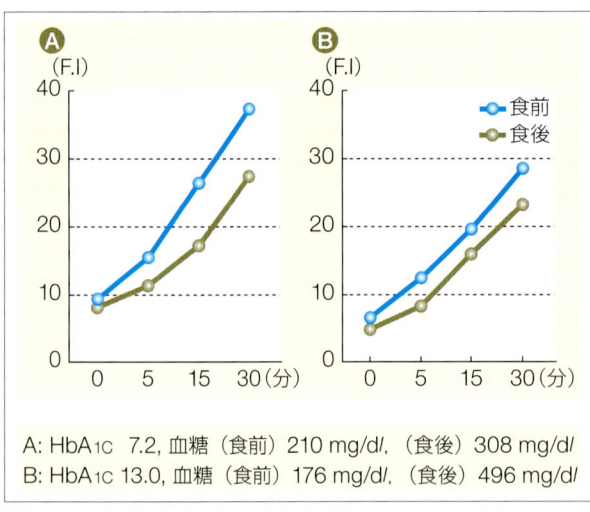

A: HbA1c 7.2, 血糖（食前）210 mg/dl, （食後）308 mg/dl
B: HbA1c 13.0, 血糖（食前）176 mg/dl, （食後）496 mg/dl

図2　食後血糖上昇に伴う貪食能の低下（文献4より転載）

倍，細菌性皮膚疾患・粘膜感染症で1.3～1.6倍，真菌性皮膚疾患・粘膜感染症で1.3～1.4倍と，いずれも非糖尿病患者よりも高くなると報告されている[6]．

## Ⅳ 感染時の血糖管理目標 Point 1 と低血糖

**Point 1**
重症感染時の血糖管理のポイント…
目標血糖値140～180 mg/dlを目標にインスリン治療を開始．感染が改善するとともにインスリンを減量する．

　感染時の血糖コントロールの目標については，近年，さまざまな研究が報告されている．Bergheらの行った集中治療室（ICU）患者における前向き無作為試験では血糖値80～110 mg/dlを目標とした厳格な血糖管理をすることで死亡率を減少させたと報告し，健常者と変わらない厳格な血糖コントロールが推奨された[7]．しかし同時に，厳格な血糖管理群では低血糖の頻度が高かった．その後の研究によりICU患者において強化インスリン療法（intensive insulin therapy）を行うと死亡率が上昇することが報告され[8]，強化インスリン療法では低血糖の発現頻度が高いことが明確であることから[9,10]，米国糖尿病学会（ADA）／米国臨床内分泌学会（AACE）では血糖管理目標値を140～180 mg/dlとし，180 mg/dl以上でインスリン療法を開始し，110 mg/dl未満の厳格な血糖管理は推奨しないと明記している[11,12]．日本集中治療医学会の日本版敗血症診療ガイドラインによる血糖コントロール目標値は144～180 mg/dlとし，血糖値を80～110 mg/dlに維持する強化インスリン療法は行わないと推奨している（表1）[13]．

　ACCORD研究において厳格な血糖管理が死亡率を増加させる要因として低血糖による心血管イベントの発症が示唆された[14]．低血糖は交感神経を亢進するため，致死的不整脈を誘発することや，動脈収縮・血圧上昇・血小板凝集の亢進をおこし，プラークラプチャー，冠動脈内血栓形成による急性冠動脈症候群に至ることで，突然死を招く可能性がある．糖尿病患者は無症候性心筋虚血の頻度が高く，さらに自律神経障害

を有している場合は低血糖の自覚症状が出現しにくくなる．長期罹病年数を有する糖尿病患者においては，冠動脈病変を有している可能性が高いことを念頭に置き，厳格な血糖コントロールを行う際には，低血糖の存在に十分な注意が必要である．

## V 目標血糖値への血糖管理法

治療としては，初期より強化インスリン療法を導入する．感染初期にはスライディングスケール法を用いる．ただし限定的に用い，アルゴリズム法に切り替える．感染症の改善に伴ってインスリン抵抗性が低下し，インスリンの必要量もそれに応じて急激に減少する時期がある．その際に低血糖を来す恐れがあるため，臨床経過を注意深く観察しながらインスリン量を調整する．

### ① スライディングスケール法

測定した血糖値に応じて，あらかじめ決めたインスリン量を投与する方法である．例えば食前血糖値 150 mg/dl 以下は 0 単位，150〜200 mg/dl は 2 単位，200 mg/dl 以上は 4 単位の超速効型インスリンを投与する方法である．この方法は血糖値の乱高下の原因となり本来好ましい方法ではなく，感染症や周術期などの sick day の際にストレスホルモンやサイトカインの増加により血糖変動の予想がつきにくい時に短期間だけ限定的に用いて，その後はアルゴリズム法に移行する．

### ② アルゴリズム法

測定した血糖値にもっとも影響を与える時間帯のインスリン（責任インスリン）の量を調節する方法．例えば超速効型インスリン（4-4-4），時効型インスリン（0-0-0-8）を投与し，昼食前の血糖値が 200 mg/dl 以上を継続している場合は，その責任インスリンである朝食前の超速効型インスリン量を 2 単位増量する方法である．朝食前血糖値は眠前の時効型インスリン，夕食前は昼食前の超速効型インスリンなどが責任インスリンとなる．ただし血糖値は食事量，とくに炭水化物量や活動量により影響を受けることを考慮してインスリン量は調整する．

#### 文献

1) The U.K. Prospective Diabetes Study Group: Diabetes 44: 1249-1258, 1995
2) Mitrakou A et al: N Engl J Med 326: 22-29, 1992
3) 斧 康雄: Geriatric Medicine 43(11): 1715-1720, 2005
4) 下野信行: 月刊糖尿病 1(4): 医学出版, 東京, p.120-129, 2009
5) 堀田 饒: アンケート調査による日本人糖尿病の死因: 糖尿病 50(1): 47-61, 2007
6) Muller LM et al.: Clin Infect Dis 41: 281-288, 2005
7) Van den Berghe G et al: N Engl J Med 345: 1359-1367, 2001
8) The NICE-SUGAR Study Investigators: N Eng J Med 360: 1283-1297, 2009
9) Griesdale DE et al: CMAJ 180: 821-827, 2009
10) Wiener RS et al: JAMA 300: 933-944, 2008
11) Moghissi ES et al: Diabetes Care 32: 1119-1131, 2009
12) The American Diabetes Association: Diabetes Care 35(Suppl 1): S11-S63, 2012
13) 日本集中治療医学会 Sepsis Registry 委員会: 日集中医誌 20: 124-173, 2013
14) The Action to Control Cardiovascular Risk in Diabetes Study Group: N Engl J Med 358: 2545-2559, 2008

〈本郷優衣，安西慶三〉

# 9章 創傷管理，感染対策

## 5 感染対策とデブリードマン

### 本項のポイント

① 下肢病変の患者の創傷は慢性創傷であることが多く，細菌による汚染・定着は避けられない．
② 創管理における感染対策のポイントは十分なデブリードマンと創部の清浄化，安静である．
③ 感染創となった場合には全身的な抗生剤投与だけでなく，多くの場合早期のデブリードマンが必要であり，早急に外科の専門医に相談を行うことが重要である．とくに，足部の病変の場合，腱や筋膜に沿って感染が上行する傾向にあり，大切断を防ぐためにも早期の対策が必要となる．
④ PADを合併した創部の外科的デブリードマンは創部の拡大を招く恐れがあり，デブリードマンに先行して血行再建を行う必要がある．一方，血行再建は感染の拡大を招く恐れもあり，創部の慎重な観察が必要である．

### Key Words
慢性創傷 chronic wound，critical colonization，デブリードマン debridment

## はじめに

下肢病変で主に扱う創傷というのは，治療に難渋する糖尿病性潰瘍や虚血性の難治性潰瘍など，慢性創傷であることが多い．慢性創傷においては，さまざまな創傷治癒の阻害因子が作用し，治癒が遷延している．本項ではなかでも細菌感染に関して，その対策や，感染・壊死組織の除去方法であるデブリードマンについて示す．

## I 創傷と細菌感染

どんな創傷も，治癒までにさまざまな細菌に曝されている．創部を無菌状態にしておくことは事実上困難であり，創傷の細菌汚染（contamination）は必須である．

この状態から細菌がある程度定着しコロニーを形成した状態（colonization）となると，細菌が細胞外多糖（extracellular polysaccharide：EPS）を産生し，バイオフィルムを形成する．バイオフィルムは細菌を外的な刺激から守る作用があり，通常の消毒薬などに抵抗を示すようになる．

さらに，細菌が健常組織に侵入すると，創部の感染が成立する（infection）[1]．感染が成立すると周囲健常組織に障害を及ぼすとともに，敗血症に至る可能性もあるため，非常に危険な状態になる．局所感染の有無を判断するのは容易でなく，炎症の徴候に注意し総合的な判断が必要となる（図1）．詳細は別項（→p.40，1章5「感染の評価」）を参照．

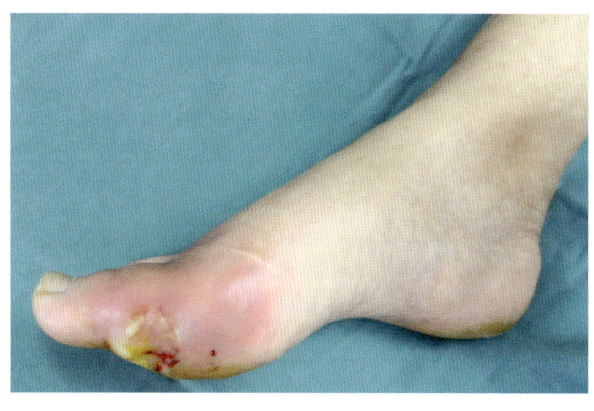

**図1 糖尿病足病変に感染を伴った例**
第1趾周囲に発赤と腫脹，熱感，疼痛を認め，瘻孔から膿の流出がみられた．

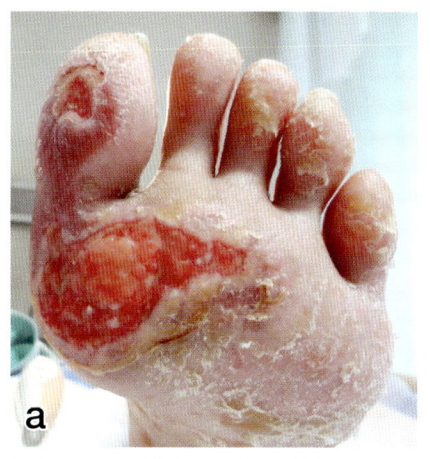

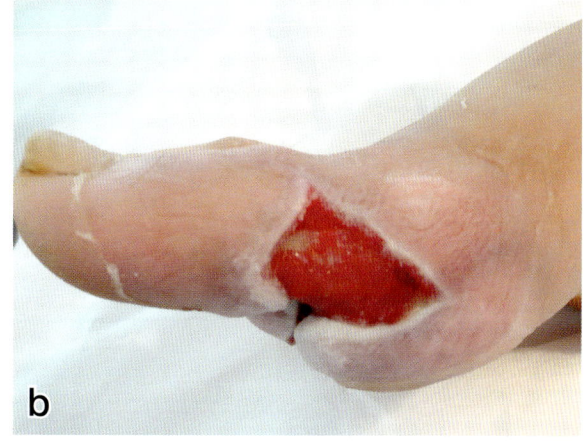

**図2 不良肉芽（a）と良性肉芽（b）の比較**
(a) 不良肉芽の例：肉芽組織がピンク色を呈し，浮腫状で過剰肉芽となっている．滲出液も多く，創治癒が遷延している．発赤や腫脹などの感染徴候はないが，critical colonization の状態と考えられる．
(b) 良性肉芽の例：平坦で紅色の，良好な肉芽組織の増生がある．滲出液は少ない．

　感染の状態にはないが，創部に残存する壊死組織や肉芽組織で細菌が増殖し，創治癒が遷延している状態を，critical colonization とよんで区別する場合がある**Point 1**．この状態を明確に判断することはむずかしいが，発赤や腫脹などの感染徴候がないにもかかわらず創治癒が遷延し，白色〜ピンク色で浮腫状の不良肉芽の存在や滲出液が多いなどの状態となっている場合に使われることが多い．創部が徐々に感染に移行し始めている状態であり，いかにこの状態までに留めておくかが感染対策として重要となる（図2a，b）．

> **Point 1**
> critical colonization…
> 壊死組織や肉芽組織で細菌が増殖し，創治癒が遷延している状態を，critical colonization とよぶ．発赤や腫脹などの感染徴候がないのに創がなかなか治癒しない時，この状態を疑う．

## II 感染創の対応・治療

　発赤や腫脹などを呈する感染創への対応は，通常の創部に対する方法と大きく変わりはない．必要なのは，十分なデブリードマンと創部の清浄化，安静である．さらに，感染創の場合には，全身的な抗生剤投与が必要となることも多い．また，創傷治癒を促進するためには，栄養状態

の改善が必要なのはいうまでもないことであり,感染合併の場合には血糖値の変動が大きくなるために,注意が必要となる.

### ① デブリードマン

感染の有無にかかわらず,創部に壊死組織や感染組織が残存している状態では,創治癒が遷延する.また,壊死組織は感染の温床になりやすく,人為的にこれらの組織を除去することをデブリードマンという.軟部組織だけでなく,レントゲンやMRIなどで骨髄炎が疑われる場合に,骨も含めて除去が必要となる.

> **用語**
> TIME理論 →p.214

TIME理論においては,壊死・不活活性組織や感染・炎症のコントロールが創治癒に必要とされており[2],デブリードマンはこのコントロールに直接的に有効な手段である.

デブリードマンにはその特徴により,いくつかの方法がある.酵素学的,外科的デブリードマンやマゴット(ウジ)を利用した生物学的デブリードマンなどである[3].critical colonizationや感染が疑われる創部では,早急なデブリードマンが必要なため,通常外科的デブリードマンや酵素学的デブリードマンが行われることが多い.

感染創に対してデブリードマンを行ったあとは,感染創のドレナージや清浄化のために一期的に縫合を行わずに開放創で管理することが望ましい**Point 2**.軟膏や創傷被覆材や陰圧閉鎖療法(negative pressure wound therapy:NPWT)を利用しwound bedを整え(wound bed preparation),植皮術や皮弁術などによる創閉鎖を計画する.

> **Point 2**
> デブリードマン後の管理…感染創のドレナージや清浄化のため,一期的に縫合を行わずに開放創で管理することが望ましい.

> **用語**
> NPWT(陰圧閉鎖療法) →p.241

・**外科的デブリードマン(図3)**

壊死組織や感染組織をメスや剪刀などを用いて外科的に切除する方法である.膿瘍を形成している場合に行う切開排膿術も,外科的デブリードマンの一つと考えることができる.

1回の処置で広い範囲のデブリードマンが可能だが,出血や疼痛のリスクを伴い,切除の際に少なからず健常組織への障害も伴う.

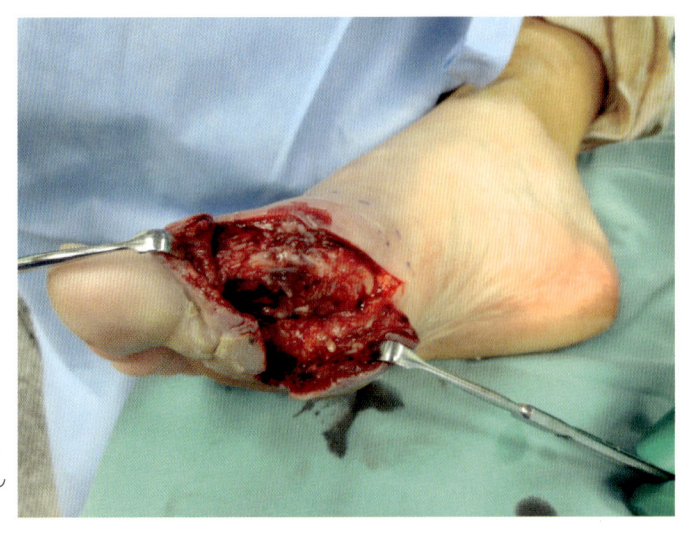

**図3 外科的デブリードマン**
壊死組織や感染組織を切除している.

また，末梢動脈疾患（peripheral arterial disease：PAD）の場合，外科的デブリードマンを行うことで，周囲の血行障害や壊死が進行する可能性もあり，注意が必要である**Point 3**．通常SPP（皮膚灌流圧）30～40 mmHg以下ではデブリードマンの前に血行再建術が必要となる．しかし，血行再建を行うことで感染が拡大する場合も多く，慎重な観察が重要となる．

・**酵素学的デブリードマン**

化学的デブリードマンともいわれ，壊死組織を融解する薬剤を使用する方法である．外科的デブリードマンと比べ麻酔の必要がなく，出血のリスクもなく簡便である．その一方，デブリードマンが完了するまでに時間がかかることが多く，健常組織に感染が波及していて早急なデブリードマンが必要な場合には，外科的デブリードマンが選択されることが多い．

・**自己融解デブリードマン**

生体が壊死組織を融解する作用のことであるが，創部を湿潤環境に保つことで融解を促進することが可能である．軟膏やハイドロコロイドなどの創傷被覆材を利用して行われる．

・**物理的デブリードマン**

洗浄やガーゼなどで壊死組織等を除去することである．壊死組織を選択的に除去するのはむずかしい．

・**生物学的デブリードマン**

マゴットを利用したデブリードマンである．p.310，12章2「マゴット療法」を参照していただきたい．

② **創部の洗浄・消毒** Point 4

創部の感染管理において洗浄は，critical colonizationやinfectionの状態に進行しないようにするために重要である．古い軟膏や滲出液を除去するとともに，洗浄によって物理的デブリードマンも行える．

洗浄は水道水でも問題ないといわれている．周囲の皮膚の環境を改善するために，石鹸を使用することもある．ただし，石鹸の使用は，疼痛が強い場合には控えたほうがよい．

創部の消毒については，消毒液の細胞毒性や疼痛の問題があり，創面には消毒薬を使用すべきではないとする考えがある一方で，細菌に対する一定の殺菌効果もあり，必要性に応じてその使用は考慮されるべきである．

なお，足浴やマッサージは感染の拡大を招く恐れがあり，感染創がある場合は控えるべきと考えられている．

③ **歩行**

歩行は生活を送るうえでは欠かせない動作ではあるが，創部の安静を保つことがむずかしくなる．感染をしていない場合でも，歩行は創部に負荷がかかることが多く，創部に負担がかからないような装具などを利用することが望ましい．感染は筋膜や腱に沿って中枢方向へ拡大することが知られている．感染創がある場合には，歩行をすることで筋膜や腱

---

**Point 3**

虚血部位の外科的デブリードマンに要注意…

末梢動脈疾患（peripheral arterial disease：PAD）の場合，外科的デブリードマンを行うことで，周囲の血行障害や壊死が進行する可能性があり，注意が必要である．虚血部位の外科的デブリードマンは，原則的に禁忌と考えた，何らかの血行再建を検討する必要がある．

**Point 4**

創部の管理…

創部の洗浄は水道水で問題ない．

感染創がある場合は足浴やマッサージは控えるべきである．

が動き，感染の拡大を招く恐れがあり，装具だけではなく，シーネや車椅子の使用など，創部の状態によって使い分ける必要がある．

また，安静を保つ一方で歩行機能の温存のため適切なリハビリも必要であり，感染徴候に十分注意しながら，創部に負担がかからないリハビリを行っていく必要がある．

### ④ 抗生剤投与

深部に及ぶ感染がある場合，蜂窩織炎や敗血症などでは全身的な抗生剤投与を検討する．ただし，創部の汚染や菌の定着などの明らかな感染徴候がない状態での抗生剤投与は，耐性菌を助長する可能性もあり，その使用は適切に行わなければならない．

また，抗生剤の選択にあたっては各種細菌培養が必要となるが，創部表面をスワブで拭ったものではなく，できる限りデブリードマンの際に得られる深部組織の培養を行ったものを利用することが望ましい[4] **Point 5**．

なお，抗生剤投与のみでは原因となる創部の感染をコントロールすることがむずかしい場合も多く，早急に外科医師へ相談し，必要なデブリードマンを行うことが重要となる．

> **Point 5**
> 抗生剤の選択…
> 抗生剤の選択には，創部表面をスワブで拭ったものでは，常在菌のコンタミネーションが多く，できる限り深部組織の培養を行って同定した菌をターゲットにしたものを選ぶ．

#### 文献

1) 百束比古，小川 令 編：きずのきれいな治し方 改訂第二版，全日本病院出版会，東京，p.1-11, 2012
2) 百束比古，小川 令 編：きずのきれいな治し方 改訂第二版，全日本病院出版会，東京，p.51-58, 2012
3) 市岡 滋，寺師浩人編著：足の創傷をいかに治すか，克誠堂出版，東京，2009
4) 青木 眞：レジデントのための感染症診療マニュアル 第2版，医学書院，東京，p.792-795, 2008

〔中馬隆広〕

# 9章 創傷管理，感染対策

## 6 陰圧閉鎖療法（NPWT）

> **本項のポイント**
> ① 陰圧閉鎖療法は滲出液の管理，創の収縮，ポケットの改善に有効な治療法である．
> ② 感染に対する効果はほとんどないため，壊死組織・異物・感染が十分にコントロールされた状態で使用することが望ましい．
> ③ 虚血肢には，原則的に血行再建を行ってから使用する．
> ④ 漫然と使用せず，目的と期間を決め計画的に使用する．
>
> **Key Words**
> 陰圧閉鎖療法 NPWT，創面環境調整 wound bed preparation，TIME 理論 TIME concept

## I 陰圧閉鎖療法とは

陰圧閉鎖療法（negative pressure wound therapy：NPWT）は創面をフィルム材などで密封・閉鎖し，設置したチューブから吸引し陰圧をかけることで，創治癒を促進する療法である．1997年にMorykwasらによってその有効性が報告[1,2]されてからさまざまな方法でNPWTが施行されている．本邦では2010年に保険適応となり，現在では入院患者に対してKCI社のV.A.C system とSmith&Nephew社のRENASYS，外来通院患者に対してSpiracur社のSNaP system と Smith&Nephew社のPICOが使用可能である．

適応疾患としては「既存治療に奏効しない，あるいは奏効しないと考えられる難治性潰瘍」とされているが，NPWTはさまざまな創傷に対して有効性が報告されており，適切な症例とタイミングで使用することで，治癒期間の短縮が期待できる．

## II 陰圧閉鎖療法の理論

陰圧閉鎖療法を行うことで創傷に与える影響としては，①吸引による滲出液のドレナージと浮腫の軽減，②フィルム材による湿潤環境の維持，③陰圧による創の収縮効果と血流増加，④使用する充填材による物理的影響などがあげられる．

慢性潰瘍の滲出液は，含まれるサイトカイン等が創傷治癒に悪影響を及ぼすことが知られている．また，浮腫により局所の間質液が過剰になると，酸素や栄養の供給を妨げることがある[3,4]．NPWTによって，過剰な滲出液を積極的にドレナージし，浮腫を改善することで創傷治癒が促されると考えられる．

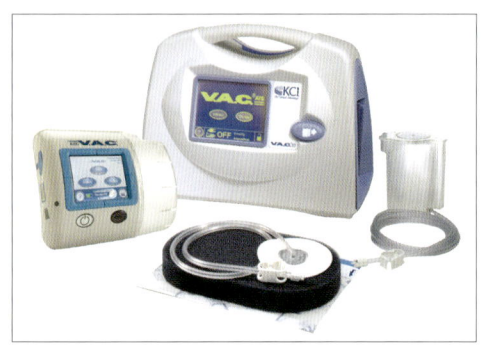

図1 V.A.C system（KCI社）

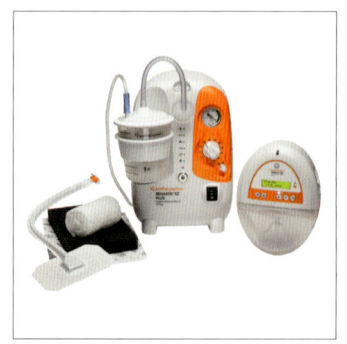

図2 RENASYS（Smith&Nephew社）

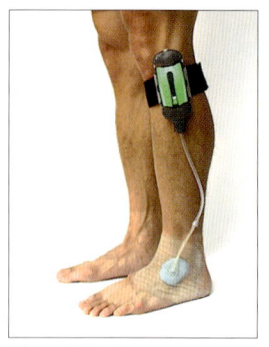

図3 SNaP system（Spiracur社）

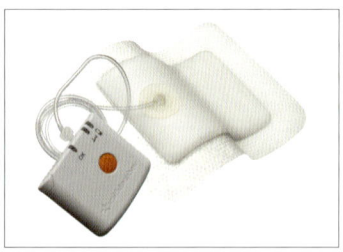

図4 PICO（Smith&Nephew社）

### Point 1
NPWTの特徴…
NPWTは創傷に対しての有効性は確認されているが，感染に対する効果はほとんどない．

### 用語
TIME理論 → p.215

感染に対しては，NPWTを行った症例と湿潤ガーゼをあてた症例との比較では細菌の総量は変わらなかったという報告[5]があり，フォームをあて陰圧をかけた症例と陰圧をかけなかった症例との比較でも細菌の総量は変わらなかったという報告[6]があることから，NPWTを行ったとしても細菌数の大きな減少は認めず，感染を改善する効果はあまりないと考えられる **Point 1**．

前項（→ p.215）で述べられている，TIME理論に基づいてNPWTの効果について考えると，壊死組織の除去「T」と感染のコントロール「I」に関しては効果が低く，逆に適切な湿潤環境の維持「M」と辺縁の治癒遅延「E」に関しては有効であると考えられる．

## III 本邦で使用可能な装置

入院患者に対してKCI社のV.A.C system（図1）とSmith&Nephew社のRENASYS（図2），外来通院患者に対してSpiracur社のSNaP system（図3）とSmith&Nephew社のPICO（図4）が使用可能である．

V.A.C systemとRENASYSはその構造は大部分が同じである．

V.A.C systemはパッド部分に圧センサーがついており，患部の上下にかかわらず同じ圧で吸引が可能である．Y字コネクタがあり，両手や両足などの離れた部位を同時に加療可能である．また通常のフォームとは別にホワイトフォームがあり，やや硬いが非固着性であり過剰な肉芽形成を抑制することができる．ちぎれにくいため瘻孔内に挿入する場合などでも遺残する可能性が低い．小型で軽量のActiV.A.C.と多量の滲出液でも吸引することができるV.A.C.ATSとの2機種がある．いずれも連続吸引と間欠吸引の切り替えが可能である．

RENASYSはホワイトフォームに対応するものとしてコットンフィラーがあり，ハサミで切ってフォームを形成する必要がないため簡便である．ポート部分がソフトな素材でできているため，さまざまな部分に貼付することができ，ポートによる褥瘡形成のリスクも少ない．

V.A.C.systemと同様に小型のRENASYS GOとRENASYS EZとの2機種があり，連続吸引と間欠吸引の切り替えが可能である。

SNaP systemは前述の2機種とは違い，電源を使用せずばねの力で

表1 わが国で保険適応のある機器

| 製品名 | メーカー | 吸引圧 | 吸引モード | 駆動方式 | 適応 |
|---|---|---|---|---|---|
| V.A.C ATS<br>acti V.A.C. | KCI | 50～200 mmHg<br>25～200 mmHg | 持続，間欠 | 電動 | 入院 |
| RENASYS EZ<br>RENASYS Go | Smith&Nephew | 40～200 mmHg<br>40～200 mmHg | 持続，間欠 | 電動 | 入院 |
| SNaP system | Spiracur | 75, 100, 125 mmHg | 持続 | 非電動（ばね） | 入院・外来 |
| PICO | Smith&Nephew | 80mmHgのみ | 持続 | 電池 | 入院・外来 |

吸引圧を維持する．吸引により滲出液が溜まっても，吸引圧は一定に維持される．吸引圧は75, 100, 125 mmHgから選択できるが途中で圧を変更することはできず，間欠吸引もできない．被覆用のドレッシング材がチューブと一体化しており，ハイドロコロイド材でできているため潰瘍周囲の皮膚保護に有用である．

PICOは滲出液をためるキャニスターがなく，ドレッシング材による吸収と蒸散により滲出液をコントロールする．電池式で吸引圧は80 mmHgの固定式であり，間欠吸引との切り替えはできない．RENASYSと同様にコットンフィラーやフォームを併用することもできる．

それぞれの特徴を表1に示した．

## Ⅳ 適応症例

NPWTの理論から考えると，「滲出液のコントロール」「ポケットや創の収縮」「良好な肉芽形成」を目的として使用するのが望ましい Point 2．臨床的には「壊死組織のデブリードマンが大部分終了しており，異物や感染のない症例」が適応となる．リンパ浮腫や静脈うっ滞性潰瘍などの滲出液が多い症例や，バイパス血管採取部の離開創などのポケットを形成した症例に対して有効性が高いと考えられる．術後離開創などの皮膚欠損の小さなものに対してはNPWTのみでの創閉鎖も可能であり，皮膚欠損の大きな創に対しては，植皮や皮弁のためのwound bed preparationを目的として使用する．

本邦では使用期間が決まっているため，漫然と使用するのではなく，使用を開始するタイミングを十分考慮し，計画的に使用する必要がある．以下に症例を紹介する．

◆症例1（図5）

82歳，男性．前医で蜂窩織炎として治療していたが，潰瘍が拡大し紹介受診した（図5a）．虚血による潰瘍と診断し，デブリードマンを施行した（図5b）．手術翌日に出血がないことを確認し，壊死組織と感染が無い状態でNPWTを開始した（図5c）．虚血肢のため，吸引圧は－75 mmHgとした．左後脛骨動脈の閉塞を認め，デブリードマンから3日目に血行再建術を施行し，左腓骨動脈の血流を改善した．NPWTによって，足底の弁状の皮膚が巻き込むように前足部を多い，保存的加

> **Point 2**
> NPWTの目的…
> ①滲出液のコントロール
> ②ポケットや創の収縮
> ③良好な肉芽形成

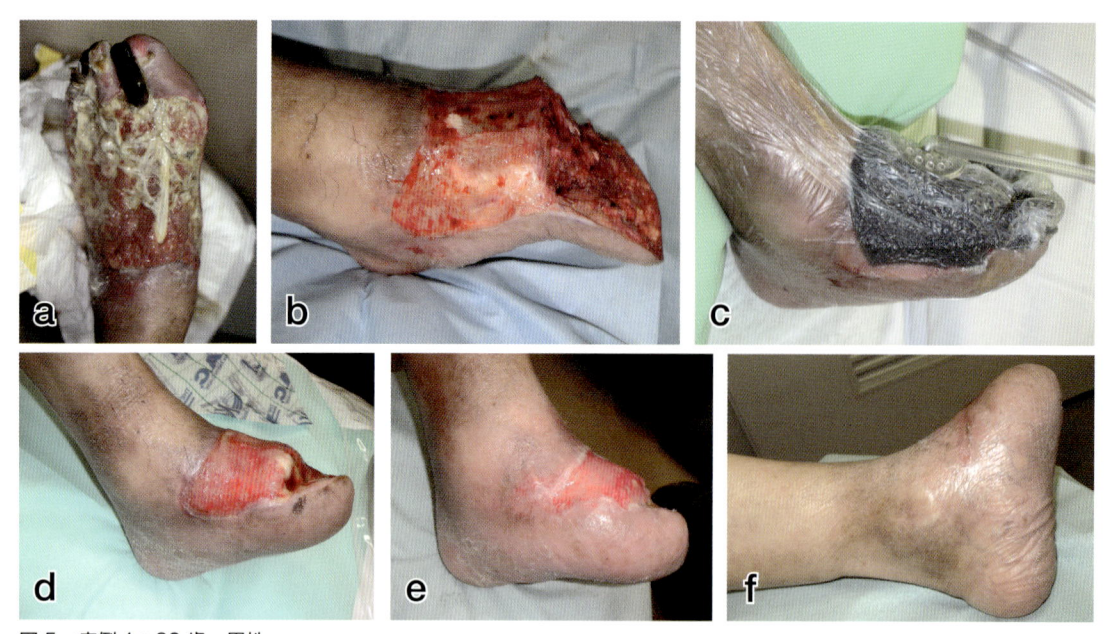

図5 症例1：82歳，男性
(a) 虚血による足潰瘍．
(b) デブリードマンを行った．足底皮膚は血流が安定しており，弁状に残した．
(c) 弁状の皮膚で前足部を包むようにして NPWT を開始した．
(d) 徐々に良好な肉芽が形成されてきた．
(e) 足底皮膚が前足部を巻き込むように収縮してきた．
(f) 保存的加療のみで治癒した．

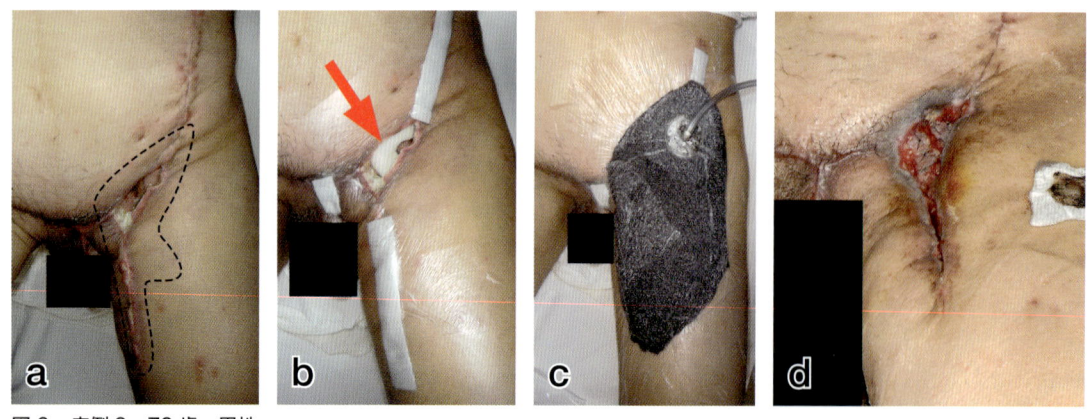

図6 症例2：70歳，男性
(a) 鼠径郭清後に皮膚潰瘍とポケットを形成（点線）しリンパ漏を生じた．
(b) ポケットにホワイトフォーム（矢印）を挿入した．
(c) ポケット全体を圧迫するようにフォームをあて NPWT を開始した．
(d) 残存潰瘍にパッチ植皮を併用した．

療のみで治癒が得られた（図5d～f）．

◆症例2（図6）

70歳，男性．外陰部 Paget 病の左鼠径リンパ節転移に対して郭清術を施行し，術後皮膚壊死とリンパ漏を認めた．壊死した皮膚はデブリードマンを行ったが，広範囲のポケットを伴いリンパ液の漏出が持続して

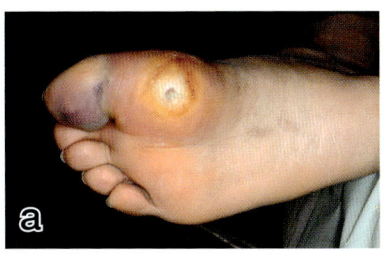

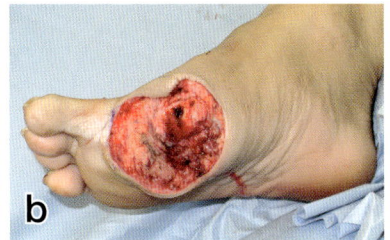

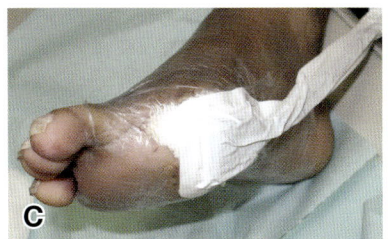

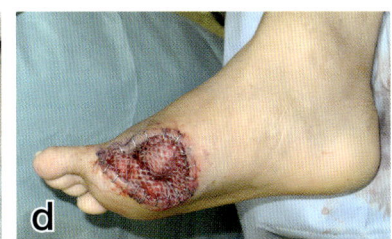

図7 症例3：54歳，男性
(a)胼胝から感染が波及した糖尿病足潰瘍．
(b)デブリードマンを施行した．
(c)感染と壊死組織がない状態でNPWTを開始した．
(d)創の収縮と良好な肉芽形成を認めたため，分層植皮を行った．

いた（図6a）．瘻孔内に通常のフォームを挿入すると交換時にちぎれて埋入してしまうことがあるため，ホワイトフォームを挿入し（図6b）ポケット全体を圧迫できるようにフォームをあて（図6c），－125 mmHgの吸引圧でNPWTを開始した．ポケットの縮小にあわせて挿入するホワイトフォームを小さくしていき，4週間のNPWTで潰瘍は縮小しリンパ漏も改善した．残存潰瘍に対してパッチ植皮を併用して治癒が得られた（図6d）．

◆症例3（図7）

54歳，男性．糖尿病加療中で足底の胼胝から感染した糖尿病足潰瘍である（図7a）．デブリードマンと第1足趾切断を行った（図7b）．感染が十分おちついたのを確認し，植皮のための移植床を整えるためRENASYSを使用したNPWTを開始した（図7c）．2週間のNPWTで創の収縮と良好な肉芽形成を認めた（図7d）ため，分層植皮を行った．

## V NPWTの注意点

動物実験で－125 mmHgでの陰圧がもっとも肉芽の形成が良いとの報告[7]に基づき，－125 mmHgの吸引圧が推奨されている．しかし，血流に関しては－80 mmHgで最大の効果が得られたとする報告[8]や，創面の収縮に関しては－75 mmHgで最大の効果が得られたとする報告[9]があり，動物実験で陰圧が－125，－75，－50 mmHgでは治療効果に差がなかったとの報告[10]もある．四肢の先端や，全周をフィルム材で被覆した場合などは，設定よりも強い圧がかかる可能性もあり，推奨される－125 mmHgでの吸引にこだわらず，部位に応じて吸引圧を変更することが望ましい．低い吸引圧でも十分な効果が期待できると考えられる．

肉芽組織の増加率については，持続陰圧よりも間欠的陰圧のほうが高いと報告[1]されている．しかし圧の変化による疼痛やリークの可能性も

あり，部位や症例に応じて適宜使い分ける．

骨や腱・金属プレートが露出していても良好な肉芽形成が得られたという報告[11,12]や，持続洗浄を併用することで，骨が露出した創に良性肉芽の形成を認め，植皮を行うことができたとの報告[13]もあるが，異物がある場合は感染のリスクが高くなるため，感染に対しては慎重なチェックが必要である．

虚血肢に対してNPWTを行う際には，原則的に血行再建を行い血流が改善してから行うのが望ましい Point 3．血行が不安定な部位にNPWTを行う場合は，フォーム周囲の毛細血管が圧迫されかえって血流が低下する可能性が報告[14]されているため，SPPや$tcPO_2$を測定したうえで低い吸引圧で開始することが望ましい．

難治性潰瘍に対して漫然と使用するのではなく，しっかりとした治療計画のもとに使用する必要がある．

> **Point 3**
> 虚血肢に対するNPWTの注意点…
> 虚血肢に対するNPWTは壊死が増大する可能性があるため，原則的に血行再建をはかってから行う．

## まとめ

NPWTは適切な湿潤環境の維持と，創の収縮・ポケットの改善に有効な治療法である．持続洗浄を併用したものや，創縁の縮小目的のshoelace法などを併用した報告[15,16]など，さまざまな応用法と併用法が考案されており，今後も創傷管理の方法として重要な地位を占めると思われる．

### 文献

1) Morykwas MJ et al：Ann Plast Surg 38：553-562, 1997.
2) Argenta LC, Morykwas MJ：Ann Plast Surg 38：563-576; discussion 577, 1997.
3) Reuler JB, Cooney TG：Ann Intern Med 94：661-666,1981.
4) Witkowski JA, Parish LC：J Am Acad Dermatol 6：1014-1021, 1982.
5) Moues CM et al：Wound Repair Regen 12：11-17, 2004.
6) Assadian O et al：Int Wound J 7：283-289, 2010.
7) Morykwas MJ et al：J Burn Care Rehabil, 20（1 Pt 1）：15-21, 1999.
8) Borgquist O, Ingemansson R, Malmsjo M：Plast Reconstr Surg 125：502-509, 2010.
9) Borgquist O, Ingemansson R, Malmsjo M：Plast Reconstr Surg, 127：551-559, 2011.
10) Isago T et al：J Dermatol, 30：596-601, 2003.
11) DeFranzo AJ et al：Plast Reconstr Surg, 108：1184-1191, 2001.
12) Bollero D et al：Wound Repair Regen, 15：589-594, 2007.
13) 田中 宏明 ほか：日形会誌, 32：103-106, 2012.
14) Kairinos N et al：Plast Reconstr Surg 123：601-612, 2009.
15) Van der Velde M, Hudson DA：Ann Plast Surg 55：660-664, 2005.
16) 松村 一 ほか：日形会誌, 25：828-832, 2005.

（安田聖人）

# 10章

# 整形外科・形成外科的治療

1 糖尿病足病変に対する下肢切断術 ——248
2 足部・足趾変形に対する手術 ——254
3 適切な切断の評価 ——260
4 局所切断(小切断) ——266
5 植皮術と皮弁術 ——269
6 整形外科的切断 ——275
7 虚血肢に対する切断後の局所術後管理 ——281

# 10章 整形外科・形成外科的治療

## 1 糖尿病足病変に対する下肢切断術

### 本項のポイント

① 糖尿病患者の足部には神経障害および血流障害を中心にさまざまな病態が複雑に関与して壊疽，潰瘍が合併し，それに随伴する足部感染症から下肢切断に至る．
② 糖尿病性壊疽・潰瘍は近年増加しており，今後もさらに増加していくことが予想され，糖尿病性壊疽・潰瘍患者はしばしば虚血性心疾患や脳梗塞などの全身的合併症を有しており，その合併症によって生命予後が不良である．
③ 下肢切断高位を決定するポイント……
  a. 切断端の安全な被覆に必要な下肢血流改善の技術的な適応を，血管治療医（カテーテル治療医や外科バイパス治療医など）との連携で検討すること．
  b. 足病変の創傷治癒の可能性を，創傷治療医（形成外科医や皮膚科医など）との連携で検討すること．
  c. 全身合併症（糖尿病，虚血性心疾患や脳梗塞など）を，内科医との連携で検討すること．

### Key Words

下肢切断 limb amputation，糖尿病足病変 diabetic foot，壊疽 gangrene，皮膚潰瘍 skin ulcer，生命予後 prognosis

## はじめに

糖尿病患者の四肢，とくに足部には神経障害および血流障害を中心にさまざまな病態が複雑に関与して壊疽，潰瘍が合併し，それに随伴する足部感染症から下肢切断に至ると考えられている[1]（図1）．

近年，糖尿病の内科的治療が進歩し生命的予後が改善される一方，日本でも糖尿病足病変が大きな問題となっている．

現在，下肢切断の原因の第1位は糖尿病であり，2007年には全世界で20秒に1本の頻度で切断されている Point 1．日本でも糖尿病性壊疽は近年増加しており，今後もさらに増加していくことが予想される．

また糖尿病性壊疽患者はしばしば虚血性心疾患や脳梗塞などの全身的合併症を有しており，多くの症例で生命予後が不良である．

### I 糖尿病の合併症としての足病変の現状

糖尿病性壊疽は，糖尿病を起因とする末梢神経障害，末梢動脈閉塞，易感染性が主因となり発症する疾患である（図2）．

糖尿病患者の合併症に関する日本における統計では，心筋梗塞2.1%，狭心症4.7%，脳梗塞5.7%，足部潰瘍あるいは壊疽2%，そして下肢切断はわずか0.6%である[2]．Point 2．しかし，1970年代のWHOの報告では，

---

**Point 1**
糖尿病の下肢切断の頻度…
地雷による切断が国際問題として注目を集めたが，その頻度は30分に1本であることから比べると，糖尿病患者の下肢切断の多さは桁違いである．

**Point 2**
日本における糖尿病患者の合併症に関する統計[2]…
・心筋梗塞　　　　2.1%
・狭心症　　　　　4.7%
・脳梗塞　　　　　5.7%
・足部潰瘍あるいは壊疽
　　　　　　　　　2.0%
・下肢切断　　　　0.6%

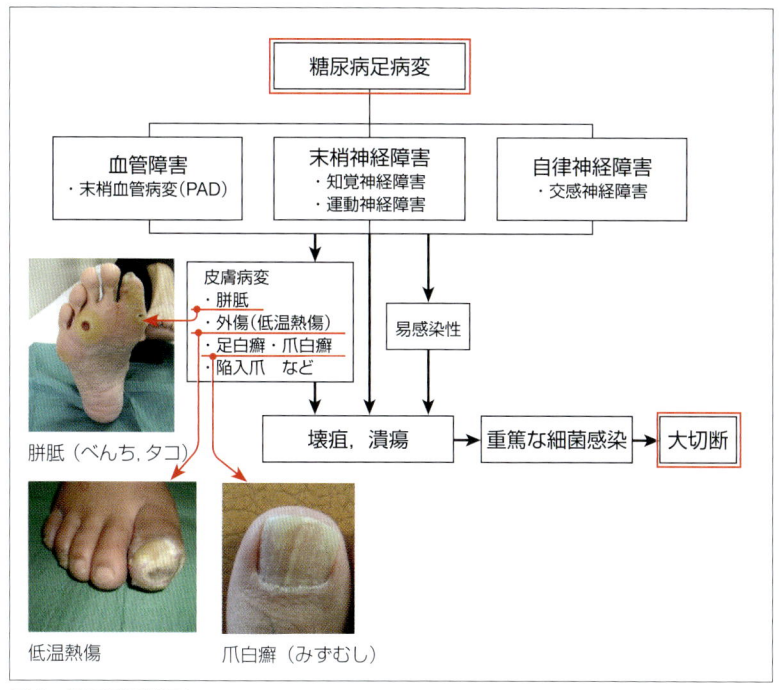

図1 糖尿病足病変

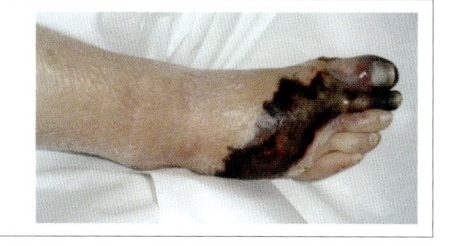

図2 糖尿病性壊疽の3主因

網膜症や腎症などのmicroangiopathyは，欧米より日本で頻度が多く，心血管系や下肢動脈系のmacroangiopathyは，欧米で頻度が高い．しかも，米国では，心血管系が13％と日本の報告の約2倍で明らかに高い[3]．日本における食生活や生活習慣の欧米化に伴い，糖尿病患者が急増している現状から，心血管系や下肢動脈系のmacroangiopathyは増加しており，足部潰瘍や壊疽の頻度は4％前後であることから，近い将来，下肢切断は1％を超えると推測する **Point 3**．

また日本では，microangiopathyの合併率が高いため腎障害率が高く，糖尿病が原因で透析患者となる患者は多い．現時点で30万人を超える透析患者が存在している．糖尿病で15年以上が経過し透析となった患者60例のうち，足病変の頻度は潰瘍15％，壊疽2％で，切断が11％と報告しているように[4]，糖尿病透析患者の下肢切断は稀な合併症ではない **Point 4**．

**Point 3**
近い将来，日本の糖尿病性足病変合併症は？
・心血管系や下肢動脈系のmacroangiopathyが増加
→足部潰瘍や壊疽の頻度は4％
→下肢切断は1％を超えることは確実？

**Point 4**
糖尿病透析患者の合併症[4]
壊疽 ＜ 切断 ＜ 潰瘍
2％　　11％　　15％
→切断は稀な合併症ではない！

## II 糖尿病性壊疽患者の機能的予後と生命予後

近年,糖尿病の内科的治療が進歩し生命予後が改善される一方,糖尿病性壊疽,足部感染症における切断後の機能的および生命予後が問題となっている.

虚血性心疾患や脳梗塞の合併例と透析例では,切断後の生存期間が非合併例に比べ短かったことから,全身状態が不良な症例ではそのQOLを考慮して切断高位を推奨する報告がある.しかしながら,これらの報告では術前に末梢動脈疾患(peripheral arterial disease:PAD)の適切な評価(動脈触診,ABI,SPPなど)を行ったうえで切断部位を決定した記載がなく,切断部位の決定については壊疽の部位,皮膚の冷感,色調,術中の出血により判断して行っている[5].そこで,より安全に,かつより足部などの遠位レベルの切断を早期に行うためにも,糖尿病壊疽患者の血流評価を行ったうえで,循環器内科や血管外科などの血管治療医と連携し,血流に問題があるなら術前に血流改善を行うべきであろう.そうすることで,治療期間の短縮も見込まれ,かつ機能的予後の改善も期待できる.

しかしながら,下肢の血管治療を行うことができたとしても,有意に生命予後まで改善するとは考えられず,QOLの改善と早期離床目的で膝周囲の大切断を行うという選択が存在する.

| 用語 |
| --- |
| PAD → p.46 |
| 動脈触診 → p.48 |
| ABI → p.54 |
| SPP → p.57,251(本項) |

## III 足部・下肢切断術の原因・種類・予後

### 1.下肢切断にいたる原因の変遷

1976年の日本リハビリテーション医学会の調査によると,日本における下肢切断の原因のうち,69%の大多数は外傷で,次いで腫瘍,循環障害であったが,その時点でイギリスでは,83%という大多数の下肢切断が,動脈硬化や糖尿病などの血行障害性疾病によるものであったと報告されている[6].

現時点で,日本においてもPADによる切断が増加傾向にあると考えられ,60〜70%を占めていると推測する.

近年,この傾向は,日本ばかりでなく同じ体格であろうと考えられるアジア諸国からの報告でも明らかで,香港では63.6%,台湾では72%がPADである.

欧米においては,下肢切断の70%が65歳以上の高齢者に行われており,かつその原因の90%はPADである.

日本はすでに高齢化社会であり,近年,予備軍も含めると6.3人に1人,40歳以上では3人に1人といわれている糖尿病患者の増加と高齢化,合併症の進行,動脈硬化症の併発などを考えると,将来的には日本の下肢切断の原因と比率も欧米並みになると考えられる.

### 2.下肢切断の種類と高位の決定

下肢切断部位には,近位から股関節離断,大腿切断,膝関節離断,下腿切断,サイム切断がある(図3a).これらの足関節より近位の切断に

図3 下肢切断・離断の種類

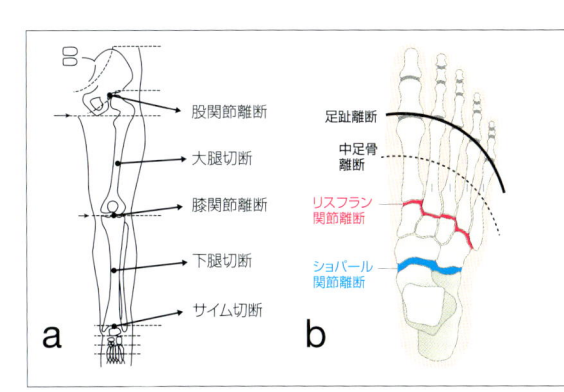

図4 義肢の種類

加えて，足関節より遠位での足部切断，すなわちショパール関節離断，リスフラン関節離断，中足骨切断，足趾切断がある（図3b）．

一般に義肢は，足関節から近位の切断に作成され，股義足，大腿義足，膝義足，サイム義足と呼ばれる．足関節から遠位での足部切断に対しては，フットウェア：靴作成という名称が使われる（図4）．

残存肢が長いほど歩行機能は残存するとわれており，かつ血流障害が併存する場合には大腿切断では歩行能力を喪失する．

また下肢切断患者において，栄養状態によって創治癒に関する合併症率は影響を受けるといわれており，低栄養ほど合併症は高く，切断が近位で行われるほど血流が良好なため成績が良いとされている．これは血流と栄養状態の改善が，下肢切断にも大きな因子であることを示唆するものである．より血流のよい，かつ，より遠位で切断して機能を温存することが，下肢切断においては大事である<sup>Point 5</sup>．

切断高位を決定するうえでのポイントは以下の3つである．

> a. 切断端の安全な被覆に必要な下肢血流改善の技術的な適応を，血管治療医（カテーテル治療医や外科バイパス治療医など）との連携で検討すること．
> b. 足病変の創傷治癒の可能性を，創傷治療医（形成外科医や皮膚科医など）との連携で検討すること．
> c. 全身合併症（糖尿病，虚血性心疾患や脳梗塞など）を，内科医との連携で検討すること．

以上の3つを検討した結果，患者が limb salvage（下肢救済）の適応でないと判断した場合に primary amputation（下肢切断）を選択することになる[6]．

### 3．tcPO₂ と SPP による評価

下肢末梢動脈の機能的および画像的評価には，動脈触診，ドプラ聴診，皮膚温，サーモグラフィー，ABI，経皮的酸素分圧（tcPO$_2$），皮膚灌流圧（SPP），デュプレックス超音波検査，MRA，CTA，DSA があるが[7]，下肢切断部位の decision making の観点から信頼性が高いのが tcPO$_2$

**用語**
義足（義肢）については p.328 を，フットウェアについては p.362 を参照．

**Point 5**
切断部位の決定指針の鉄則
…
「より血流のよい，かつより遠位で切断することで，機能を温存すること」

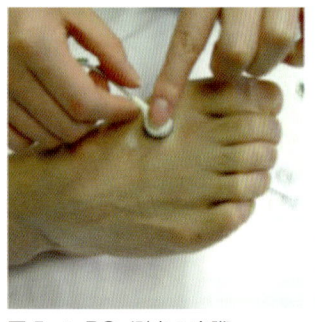

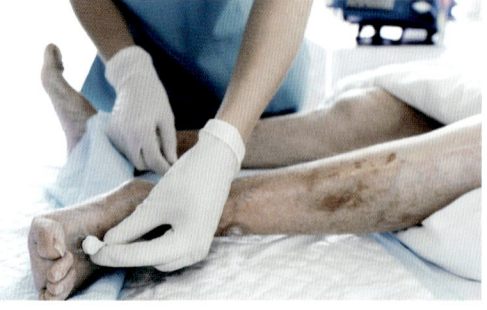

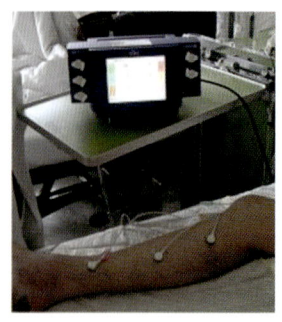

**図5 tcPO₂ 測定の実際**
(左) センサーの貼付方法. (中) 左足背部への貼付. 骨や太い皮下静脈の上の皮膚を選び, 皮膚潰瘍やびらん部位の貼付はできるだけ避ける. (右) 複数箇所への貼付. (機材はTCM400モニタ (ラジオメーター社))

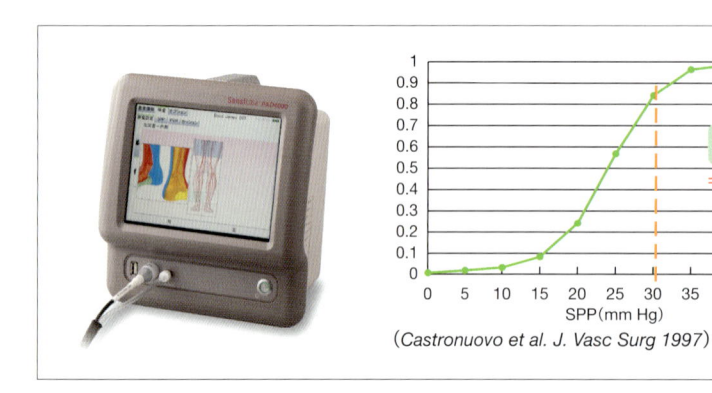

**図6 SPP 測定**
(左) PAD4000 ((株)カネカメディックス).
(右) SPP 値が40mmHg以上では、創傷治癒が可能である.

(Castronuovo et al. J. Vasc Surg 1997)

---

**Point 6**

経皮的酸素分圧 (tcPO₂)
……
皮膚レベルの酸素分圧.
・30 mmHg 以上で切断高位を決定
・6分間酸素投与後, 10 mmHg 以上の上昇を認める部位での切断が安全

皮膚灌流圧 (skin perfusion pressure: SPP) …
皮膚レベルの微小循環の血圧.
・40 mmHg 以上で創傷の治癒確率99%→切断高位の指標

**用語**
車いすについてはp.336を参照.

---

と SPP である[Point 6].

tcPO₂ (図5) は, ABI, 皮膚温に比べ, 感度, 特異度ともに優れており 30 mmHg 以上で切断高位を決定できる. また6分間の酸素投与後に tcPO₂ の値が 10 mmHg 以上の上昇を認める部位での切断が安全である.

また近年もっとも注目されている検査法に SPP 測定がある (図6). SPP は ABI に比べ, 末梢動脈の石灰化の影響を受けない点, そして測定部位の創傷治癒が可能か否かの可能性を判断できる点で, 創傷を治す観点からもっとも有用な検査法である. SPP 値が 40 mmHg 以上あれば, 潰瘍部分を積極的に外科的デブリードマンし, 湿潤環境下療法 (moist wound healing) を基本とした創傷治療を行うことができるので, 切断高位の指標となる. 近年, PAD3000 そして PAD4000 (Väsamed 社, 米国) が登場し, より簡便に再現性のある測定結果が得られるようになった.

### 4. 生命予後・機能的予後の改善からみた下腿切断術

創傷外科医である形成外科医は, 糖尿病足病変を診る際, 術後入院中におこりうるもっとも深刻な合併症である死亡退院を回避したい. 手術後30日以内の死亡率:周術期死亡率は, minor amputation で 0.7〜2% であるのに対し, major amputation では 10% と明らかに高い. また片側の下腿切断で退院まで迎えても, その2年後に車いすの使用も含め可動性が可能なのは 40% であり, 再度の切断で大腿切断まで至るのは

15%,また対側の大切断が同じく15%となり,死亡は30%まで高まるという転機となる.

一方,機能的予後から下腿切断と大腿切断を比較した場合,義足歩行可能なのは大腿切断で9〜20%,下腿切断で34〜47.2%といわれている[8〜11].つまり,歩行機能からみても,下腿切断は大腿切断より好ましいといえる.

すなわち,生命予後から考えても機能的予後から考えても,たとえlimb salvageを断念した場合でも,可能な限り大腿切断を回避し,下腿切断で創治癒を行えることが肝心である.

## IV 糖尿病足病変治療の今後の展望

糖尿病足病変において最良の外科治療は,可能な限り足部のみの小切断で創治癒を得ることができることである.そのためには,足病変を早期に発見し,デブリードマンによる局所の組織欠損を踵部まで及ばない範囲で留め,感染をコントロールすることが重要である.またフットケアによる足部病変の早期発見も,下肢とくに足を温存するうえで大切である.

局所の創管理と血流評価を含めた内科治療とその血管治療を,専門家との医療連携で適切に行うこと,そして日本の医療の隅々まで下肢救済治療が行われるよう,医療体制を整備することが,何よりも大切である.

その医療連携の中で,創傷外科医である形成外科医が,この分野の医療レベルを向上させ,かつ日本における糖尿病足病変の下肢切断率を減少させるKey Doctorになると考える.

### 文献

1) 峯岸季清ほか:創傷1: 133-137, 2010
2) Kuzuya T et al: Diabetes Res Clin Pract 24 (suppl): S159-S164, 1994
3) National Diabetes Data Group: Diabetes in America: Data Compiled 1984, DHHS publication No.85-1468, 1985
4) Hill MN et al: ANNA J: 381-388, 1996
5) 岩本幸英編:神中整形外科学22版,南山堂,東京:p.139-164, 2004
6) Nehler MR et al: J Vasc Surg 38: 7-14, 2003
7) 上村哲司ほか:形成外科53: 121-128, 2010
8) Norgen L et al: J Vasc Surg 45 (suppl): S5-S67, 2007
9) Peng CW, Tan SG: Ann Acad Med Singapore 29: 168-172, 2000
10) Toursarkissian B et al: Am Surg 68: 606-610, 2002
11) 三谷誠ほか:臨整外34: 11-15,1999

(上村哲司)

# 10章 整形外科・形成外科的治療

## 2 足部・足趾変形に対する手術

### 本項のポイント

① 糖尿病患者の足部・足趾には，さまざまな変形が生じる．とくに代表的なのは，足関節の背屈制限とクロウトゥ（claw toe），ハンマートゥ（hammer toe），マレットトゥ（mallet toe）などの足趾の変形である．
② 足趾の変形や中足骨頭部の突出による潰瘍に対して，バイオメカニクスに基づいて腱のアンバランスや関節の変形を修正する予防的手術を行うことで，発生や再発を予防することができる．
③ 経皮的アキレス腱延長術は，足関節の背屈制限を改善することで前足部の潰瘍の発生を予防する．

### Key Words

糖尿病足病変 diabetic foot，バイオメカニクス biomechanics，予防的手術 prophylactic surgery，経皮的アキレス腱延長術 transcutaneous achilles tendon lengthening

## はじめに

糖尿病患者では糖尿病性運動神経障害によって内在筋が萎縮し，結果として足趾の変形や中足骨の突出が生じる．また，高血糖状態が持続することでアキレス腱の肥厚・硬化がおこり，潰瘍が再発する度に安静を強いられることで足関節の背屈制限が発生する．

このような足部，足趾の変形は，毎日の歩行サイクルのなかで特定の部位にくり返しストレスをかけることになる．しかし，糖尿病患者は糖尿病性知覚神経障害により痛みや異常を感じることができず，最終的に皮膚が破たんし，その部位に潰瘍を発生してしまう．そして潰瘍から感染すると容易に骨髄炎や高位での切断に発展し，患者の著しいADL，QOLの低下を来すことになるのである．

足部の変形や知覚鈍麻に対しては，頻回なフットケアや適切なフットウェアの選択による予防が重要であることは，いうまでもない．しかしながら，変形が強いとそれらの努力にもかかわらず，潰瘍の再発と入院治療をくり返す症例も経験する．

そのような場合には，潰瘍の原因となる足部・足趾の変形に対してバイオメカニクス（生体工学）に基づいた修正手術を行うことで，潰瘍の発生・再発を予防することも選択肢の一つとなる．

## I 糖尿病足に対する手術の分類

糖尿病に対する手術は，糖尿病性の感覚神経障害の有無，開放創の有無，感染の有無によってelective（選択的），prophylactic（予防的），

表 1　糖尿病足に対する手術の分類

| Class 1：elective（選択的）surgery |
| --- |
| 神経障害や潰瘍のない糖尿病足の痛みを伴う変形に対して行う手術 |
| Class 2：prophylactic（予防的）surgery |
| 神経障害はあるが潰瘍のない糖尿病足の潰瘍を予防するために行う手術 |
| Class 3：curative（治療的）surgery |
| 神経障害がある糖尿病足の潰瘍を治すために行う手術 |
| Class 4：emergent（緊急的）surgery |
| 急性の感染を伴う糖尿病足に行う手術 |

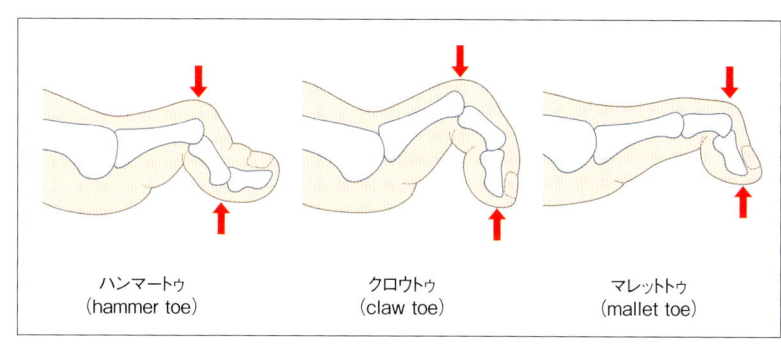

図1　糖尿病足における足趾の変形と潰瘍発生部位
矢印部が靴によって圧迫される．

ハンマートゥ（hammer toe）　　クロウトゥ（claw toe）　　マレットゥ（mallet toe）

curative（治療的），emergent（緊急的）の，4つの種類に分類される（表1）[1]．

本稿では主に上記の prophylactic surgery と curative surgery について紹介する．

### ① 予防的手術の目的

予防的手術は，骨の変形や腱のアンバランスを修正することで足部にかかる圧を分散し，胼胝や潰瘍の発生を予防するものである．また，潰瘍がすでにある場合には，潰瘍を切除すると同時に潰瘍発生の原因となる変形を修正する．

予防的手術の目的は潰瘍の発生・再発を予防することであり，それによって将来ひきおこされる感染，高位での切断を未然にくい止めることである．

### ② 適応

まずは，デブリードマンや免荷，適切な創管理を徹底する．手術の適応には慎重であるべきであり，とくに感染や虚血のある症例では，手術によって感染を拡大したり，虚血のある足に侵襲を加えること自体が原因となって壊疽が拡大する恐れがあるため，禁忌となる．フットウェアで免荷を行っても再発をくり返す潰瘍や4週間の一般的な治療で50%以上の創収縮がみられない潰瘍症例に対しては，予防的手術を考慮する．

### ③ 足趾に対する手術

他項でも述べられているように，糖尿病性の神経障害によって，足部にはさまざまな問題がひきおこされる．虫様筋や骨間筋などの内在筋の

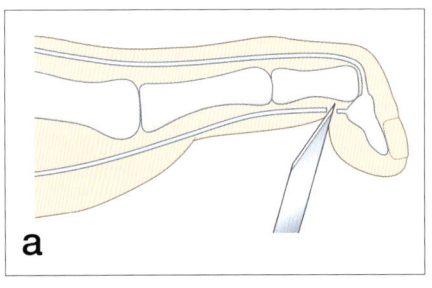

**図2 経皮的屈筋腱切断術**
(a) シェーマ．
(b) 切断術中の様子：小切開で可能である．

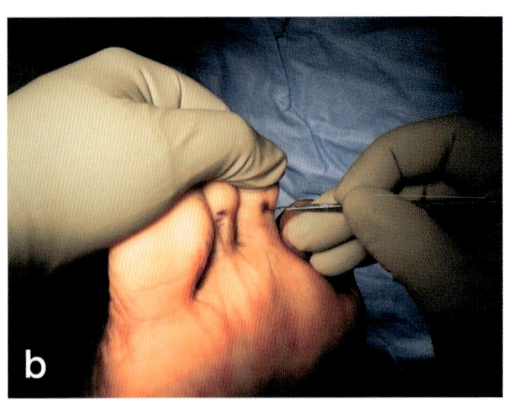

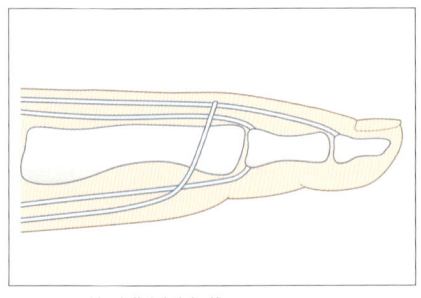

**図3 屈筋腱背側移行術**
末節骨の付着部から長趾屈筋腱を切離した後，分割した屈筋腱を背側に移行する．

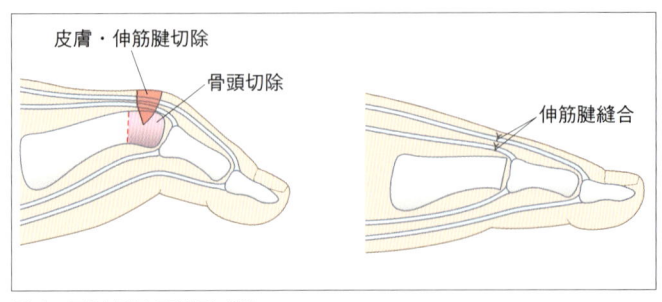

**図4 足趾 PIP 関節形成術**
足趾背側からアプローチし基節骨の骨頭部を切除，伸筋腱は再建する．

萎縮によっておこる足趾の変形には，claw toe（クロウトゥ），hammer toe（ハンマートゥ），mallet toe（マレットトゥ）などがあるが（図1），とくに感覚障害がある状況下での足趾の変形は潰瘍の原因となりやすく，また，容易に骨に達してしまう．

これらの変形に対しては，経皮的屈筋腱切断術（図2），屈筋腱背側移行術（図3），足趾関節形成術（図4），足趾関節固定術などが行われる．それぞれの術式は関節の硬直が骨性のものなのか，軟部組織によるものなのかを診断したうえで決定する Point 1．

とくに趾腹部の潰瘍は，小切開からの経皮的屈筋腱切断術だけで改善することが多く，外来でも十分に施行可能である．

### ④ 母趾に対する手術

母趾の機能障害や欠損は，患者の歩行パターンに大きな影響を与える．強直母趾や外反母趾，ハンマートゥなど多くの変形によって，母趾と母趾の MTP 関節部位に潰瘍形成する．

母趾や母趾 MTP 関節での障害に対しては，種子骨切除や基節骨顆部切除，中足骨骨頭部顆部切除術や MTP 関節形成術，中足骨骨頭切除術などが行われる．lesion marker（図5）を用いた X 線撮影 Point 2 と徒手診断により患肢の問題点を特定し，手術を選択する．

---

**Point 1**
変形と切断術…
腱の拘縮による変形
　⇒経皮的屈筋腱切断術
　⇒屈筋腱背側移行術
骨・関節の拘縮による変形
　⇒足趾関節形成術
　⇒足趾関節固定術．

**Point 2**
X線撮影時のポイント…
X線撮影時は必ず荷重位で正面・側面・斜位を撮影する．

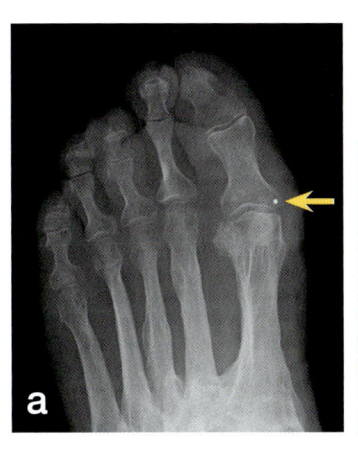

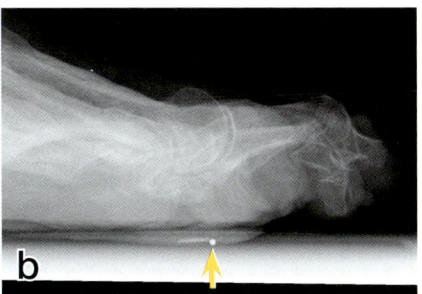

**図5　lesion marker撮影像**
潰瘍部にマーカーを貼付し荷重位でX線を撮影すると，骨と潰瘍の関係がよくわかる（a：荷重位正面，b：荷重位側面）．

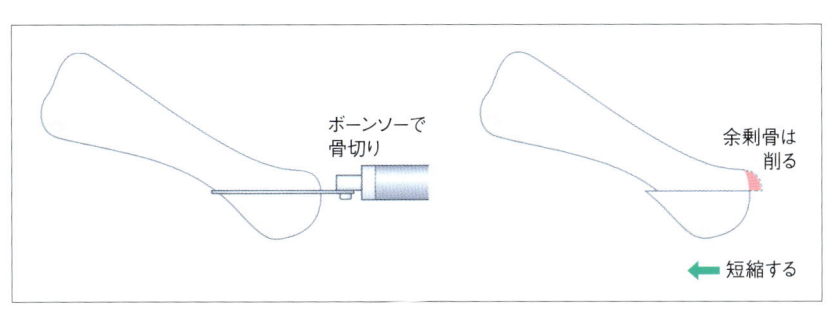

**図6　中足骨短縮骨切り術（Weil osteotomy）**
ボーンソーで中足骨を斜めに骨切りし，骨頭部を近位へと移動させることで中足骨頭部に集中する足底圧を分散させる．

### ⑤ 母趾以外の中足骨に対する手術

　糖尿病神経障害は内在筋を萎縮させる．これに伴うバランスの崩れによって足趾は背屈し，中足骨頭部は底側に突出する．尖足変形や長く突出した中足骨によって足底圧が上昇し，歩行サイクルのなかでの荷重時間を延長する．

　中足骨に対する手術では，足底圧が集中する原因を特定し，減圧することが目的となる．

　中足骨に対する手術は顆部切除術，中足骨短縮骨切り術（図6），中足骨骨頭切除術の3つに大別される．

　骨が露出している潰瘍では潰瘍切除と同時に顆部切除を行ったり，骨髄炎を発生している場合には骨頭切除を行うことが多い．

　とくに第2中足骨がほかの中足骨より長いためにMP関節部に胼胝ができているような症例では，中足骨短縮骨切り術が行われる．

### ⑥ 経皮的アキレス腱延長術

　上述した手術を行ったとしても，前足部の潰瘍は再発を来すことがある．なぜなら糖尿病患者においては高血糖状態が持続することでアキレス腱の肥厚・硬化がおこり[2]，度重なる再発潰瘍の治療期間に安静を強いられることによって，足関節の背屈可動域制限がしばしばおこるからである．背屈制限の改善には，経皮的アキレス腱延長術が有効である Point 3．糖尿病足病変に対するアキレス腱延長術では，通常小切開から行う経皮的3点小切開法で行う（図7）[3]．

> **Point 3**
> 背屈制限の予防…
> とくに横断的中足骨切断術（TMA）術後には足関節の背屈制限が生じることが多いが，同時に経皮的アキレス腱延長術を行うことで背屈制限の発生を予防できることが報告されている．

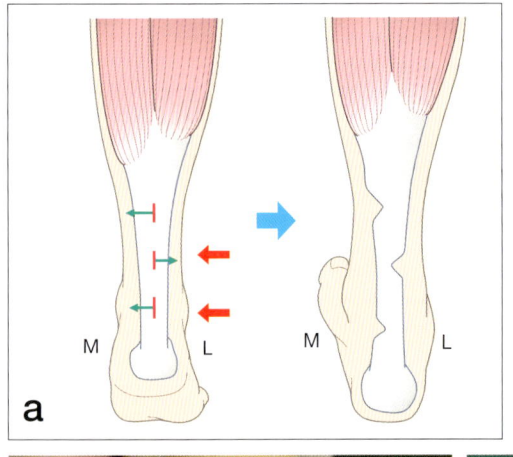

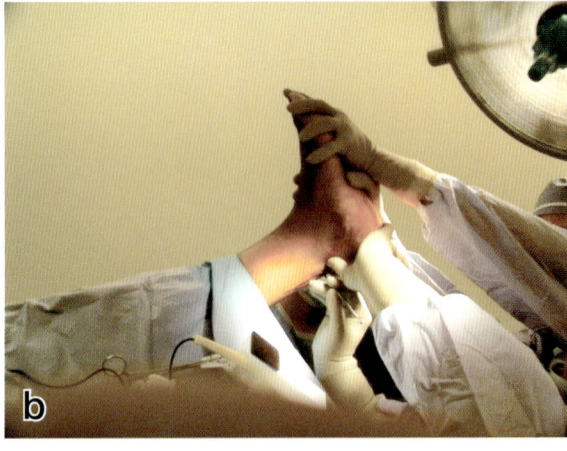

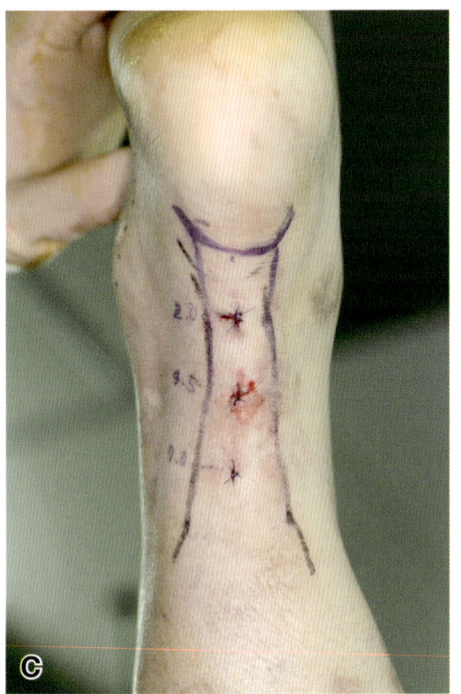

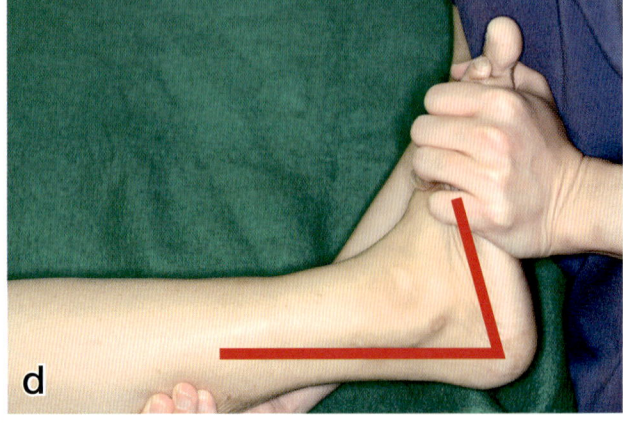

**図7 経皮的アキレス腱延長術**
(a) シェーマ [3].
(b) 仰臥位で患肢を挙上して行う.
(c) 3カ所の小切開から可能である.
(d) 術前：足関節の背屈制限がある.
(e) 術後：背屈制限が改善している.

　アキレス腱延長術は歩行中に前足部と中足に移動する荷重を減らし，前足部に集中する足底圧を減少させる．前足部に対する手術と同時に行うことにより，潰瘍の再発が減少するという報告もある [4, 5].

## まとめ

 これまでの下肢救済治療は，血行再建や感染管理を十分に行って下肢の長さをできるだけ残す，ということが目的であった．しかしながら糖尿病足病変をもつ患者にとっては虚血と感染に加えて糖尿病神経障害も大きな要素であり，足部と足趾の変形は潰瘍発生の大きなリスクファクターとなる．

 頻回のフットケアと適切なフットウェアの選択が必要なのはもちろんであるが，今後は変形自体を修正する予防的足手術も，治療の選択肢に加わってくると考える．

### 文献
1) Armstrong DG, Frykberg RG: Diabet Med 20: 329-331, 2003
2) Grant WP et al: J Foot Ankle Surg 36: 272-278, 1997
3) Nishimoto GS, Attinger CE, Cooper PS: Surg Clin North Am 83: 707-726, 2003
4) Lavery LA et al: J Am Podiatr Med Assoc 92: 479-482, 2002
5) Colen LB et al: Plast Reconstr Surg 131: 37e-43e, 2013

（菊池 守）

# 10章 整形外科・形成外科的治療

## 3 適切な切断の評価

> **本項のポイント**
> ① 切断術は大きく関節での離断と関節外での切断がある．
> ② 適切な切断手技により，下肢機能を最大限温存できる．
> ③ 切断高位によって下肢機能は大きく異なる．
> ④ 切断高位は多くの要因によって決定され，個々のケースで異なっている．
> ⑤ 切断後は適当な義足を装着することで下肢機能を発揮できる．
> ⑥ 切断後も合併症を来さない注意が必要である．
>
> **Key Words**
> 切断と離断 amputation and disarticulation，残存機能 residual function，義足 prosthesis，合併症 complication

## はじめに

切断術の原因となるものには交通事故，労働災害など外傷によるもののほか，悪性腫瘍，末梢循環障害などがある．開発途上国では外傷が原因であることが多く，欧米諸国は動脈硬化や糖尿病などに基づく末梢循環障害群が優位を占めている．これらの損傷程度が重度な場合や原疾患のコントロールが困難で下肢の救済が達成できず切断となった場合でも，なるべくその機能の救済がなされる部位での切断が望ましい．

## I 切断とは

一概に切断といっても，関節部分で四肢を切離する場合と骨の途中で切離する場合に大別される．前者は関節離断（disarticulation）といい，後者は切断（amputation）と表現する（図1）[Point 1]．正確にはこのように区別すべきであるが，実際には一括して切断術と表現されており，術式等の情報を共有する際に意識的に用いられているのが現状である．下肢切断部位としては股関節から中足骨までさまざまな高位で切断がなされている（図2）．

**Point 1**
関節離断と切断術…
関節部分で四肢を切離する場合を関節離断（disarticulation）といい，骨の途中で切離する場合は切断術（amputation）という．

## II 切断部位と下肢機能

切断術後の歩行速度を測定した報告がある．大腿部切断では歩行能力の56％が失われ，下腿切断では41％，サイム切断では37％の損失があったというものである[1]．基本的には下肢を長く残すほどその下肢機能は多く温存される．しかし，長ければ再手術や縫合不全等の合併症も生じ

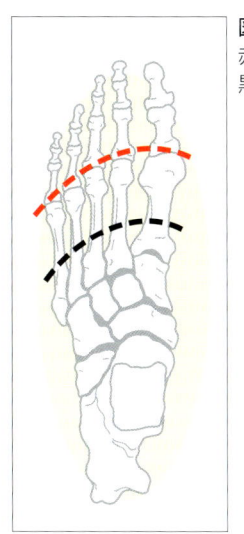

**図1 離断術と切断術**
赤破線：関節面での離断術.
黒破線：関節面以外での切断術.

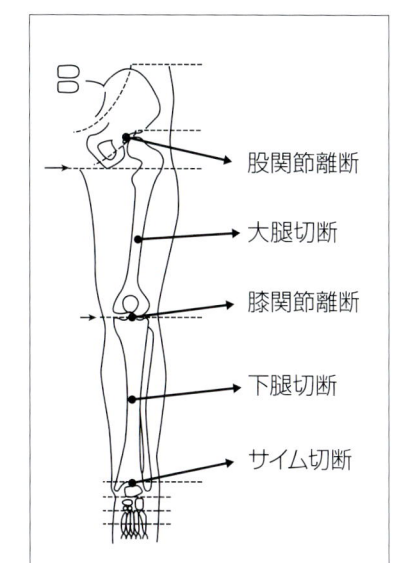

**図2 主な部位における切断**
- 股関節離断
- 大腿切断
- 膝関節離断
- 下腿切断
- サイム切断

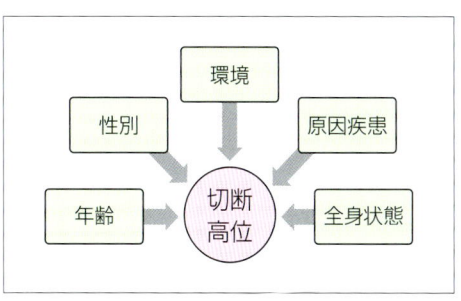

**図3 切断高位を決定する因子**
個人的条件を総合的に判断して切断高位を決定する.

やすい．したがって，確実な手術によりできる限り機能を温存できる切断長が求められるところである．しかしながら，これらの切断長の決定は，個々のケースによって異なってくる．患者側の要素である全身状態やリハビリ内容などによっても断端長の決定は異なり，合併する内科疾患や栄養状態，免疫能力等でも異なった判断をしなければならない．たとえば下肢遠位での切断術後の合併症は，低栄養の場合は有意に発生するとの報告もみられる[2]．このように，一概に決められた切断長は存在しない．

それでは，切断高位を決定する因子は何かというと，性別，年齢，全身状態，原因疾患，社会環境であり，これらを総合的に判断して決定する（図3）．たとえば，男性であれば機能重視であるが，女性の場合には美容上の判断が選択されるかもしれない．年齢では，成長期であれば関節離断にて骨の成長機能を温存することも重要である．原因が血行障害か感染かでもその判断は異なる．また，歩行能力がない場合の下腿での切断 Point 2 は，後に膝関節拘縮を来し，断端部の潰瘍発生や介助，介護に非常に不都合な状況となりがちである．そのため，筋を分断せずレバーアームも長く，体位変換や移動が容易となる膝関節離断が最適な切断高位となる．このように，社会背景や生活環境にも左右されるべきであり，患者サイドに立った柔軟な治療が必要となる．

**Point 2**
歩行能力がない場合の切断
…
歩行能力がない下腿の切断は筋を分断せず，体位交換や移動が容易な膝関節離断が望ましい．

**図4 大腿骨切断におけるマーキング**
筋固定を行い術後の断端部を強化することが必要である．皮膚切開では前後同程度の皮弁を作成する．

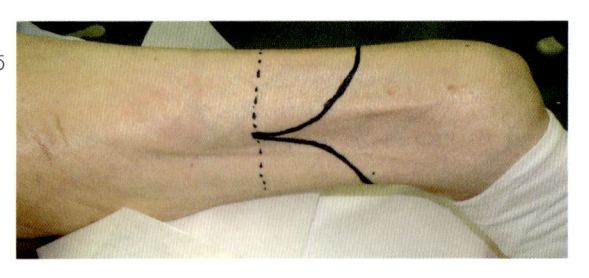

**図5 膝関節離断における切開デザイン**[3]
前方は膝蓋骨下極より膝直径と同程度の皮弁をとる．
後方は直径の半分程度の皮弁．

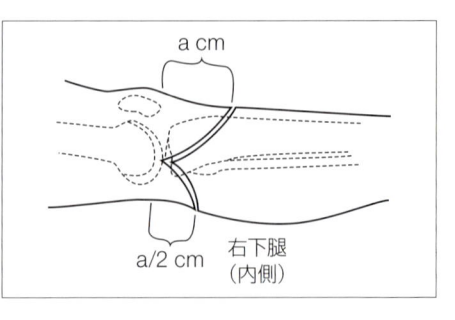

## III 切断部位 Point 3

さまざまな部位での切断が行われており，それぞれの切断術の概要を簡単に紹介する．

### ① 大腿骨切断

切断高位としては術後に装着する義足の膝関節機構の部位より 10 cm よりも近位での切断が望ましいが，小転子以下 5 cm より近位では股関節離断と同様の下肢機能となってしまう．大腿骨での切断は膝関節を失うため，歩行能力が大きく損なわれる．下肢機能の面からみると，より長断端が有利である．正常な血流が期待される非虚血肢では筋固定をして，切断断端は豊富な軟部組織にて被覆することが必要となる（図4）．

### ② 膝関節離断

以前は顆部から顆上部にいたる骨の形状によって義足の装着性に問題があったが，近年は義足の発達によってこのレベルでの切断も歩行機能が向上している．

切開デザインとしては前方は膝蓋骨下極より膝直径と同程度の皮弁を作成する．後方は直径の半分程度の皮弁を作成して切開する[3]（図5）．

### ③ 下腿切断

この部位での切断は膝関節の機能が温存されるため，下肢機能には良好である．

しかしながら，ここでも大腿切断と同じく血行が保たれている非虚血肢と，血行不全が根本にある虚血肢とに分けて治療する必要がある．非虚血肢では術後の歩行に対する筋の安定化を優先すべく，緊張筋固定術，筋形成術などが適応となる．一方，虚血肢では血流不全が存在するため緊張筋固定術は禁忌である．また，切断レベル Point 4 は腓腹筋の筋腱移

---

**Point 3**
切断部位…
① 大腿骨切断
② 膝関節離断
③ 下腿切断
④ サイム切断
⑤ 足部離断（リスフラン，ショパール）

**Point 4**
下腿切断のレベル…
下腿切断は脛骨内側面より 15 cm 程度［膝下 $2.5 \times$ (height/30) cm］が理想的である．

図6 下腿切断における切開デザイン[3]
(上図)非虚血肢では，骨切りレベルの前後径の半分の長さの皮弁をとる．
(下図)虚血肢では後方皮弁は前後径より1cm長い皮弁とする．

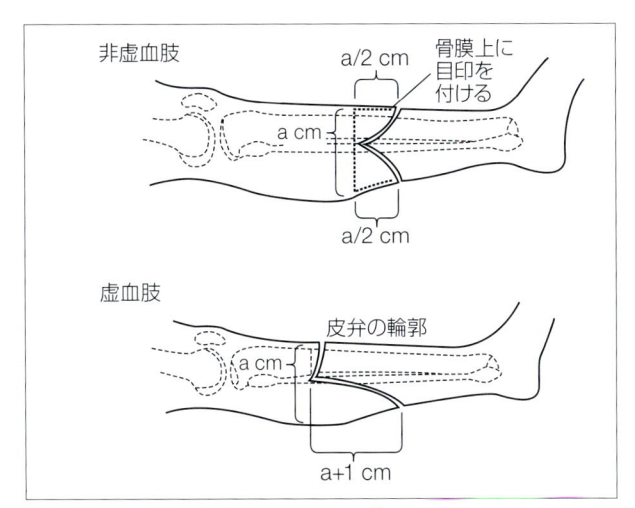

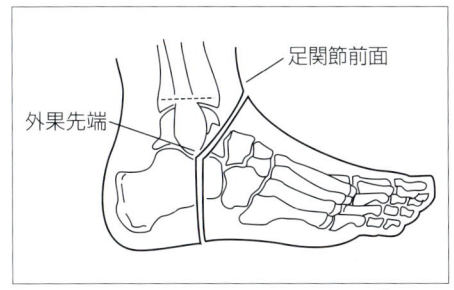

図7 サイム切断における切開デザイン[3]
足関節前面から腓骨遠位端を経て踵部に下ろす．

行部より遠位では術後合併症が発生しやすいとされている．反対に，短断端では下肢機能が低下する．理想的には脛骨内側面より15cm程度［膝下2.5×(height/30)cm］と考えられる．切断部のデザインとしては，非虚血肢では前後同じ長さの皮弁を作成する．骨切りレベルの前後径の半分の長さの皮弁を作成し，切開近位部は骨切りレベルとする．虚血肢では後方皮弁は前後径より少し長めに取り，後方の血行のよい軟部組織にて断端部を被覆する[3]（図6）．

④ サイム切断

断端部の形状によって外観不良があり，女性には適さない．また，義足との適合性が悪い．

しかし，長断端であるため正常に近い歩行能力を有しており，断端部の状態も安定し，耐荷重性が高く，わが国の生活様式に適している．切開デザインは，足関節前面から腓骨遠位端を経て踵部に下ろしていく（図7）．

⑤ 足部切断（リスフラン関節離断，ショパール関節離断）

断端荷重は可能であるが，この部位での切断は術後足部変形を来しやすい．残存筋の不均衡による尖足や内反足などが出現する．荷重が不均一となり，褥瘡を生じることがある（図8）．

## IV 義肢

適切な手術を行い下肢機能を最大限温存できたとしても，それを有用に活用するために義足は必須な装具である．義足の役割は歩行を可能とすることであり，歩行が困難な場合でも車いす移乗などの際に体重を支持することである．一方，装飾用義肢を装着すれば，外見を整えることができ，社会復帰も積極的に行われる．

用語
義足 →p.328
車いす →p.336

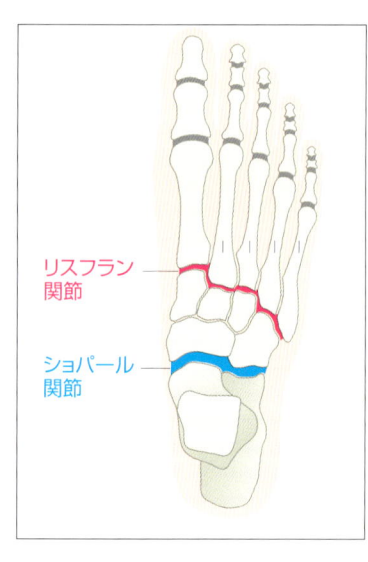

**図8 足部切断（ショパール関節離断とリスフラン関節離断）**
青線：ショパール関節離断：距舟関節と踵立方関節における離断術
赤線：リスフラン関節離断：中足骨と足根骨間での離断術
（参考：p.388「appendix 1」図3）

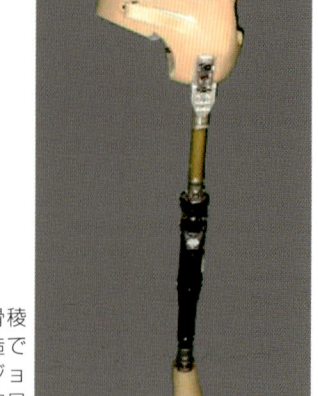

**図9 カナダ式股義足**
坐骨結節が主な荷重面となり腸骨稜で懸垂．モジュラー型の骨格構造であり良好な歩行が可能となる．ジョイントが前方にあるため座位も容易にとれる．

一般的に義足はその構造によって，殻構造義足と骨格構造義足に分かれる．現在では断端部を入れるソケットという部分と足部分をパイプで連結し，個人に合わせて必要な部品を連結部に設置するモジュラー型の骨格構造義足が広く使われている．

◆**主な義足** Point 5

① **股義足**

カナダ式股義足が多く用いられている（図9）．坐骨結節が主な荷重面となり腸骨稜で懸垂する．モジュラー型の骨格構造であり，良好な歩行が可能となる．

② **大腿義足**

機能別に主なものを示す．
・普通型大腿義足：差込式であり吸着力はなく，帯やベルトなどの懸垂が必要となる．短断端で，高齢者に適応がある．
・吸着式大腿義足：腿周径よりわずかに小さいソケット内に装着する．足を上げたときに生じる断端部とソケットの間が陰圧となり，懸垂が可能となる．
・ライナー式大腿義足：端部にシリコンやポリウレタン製の伸縮性ライナーを装着して使用．断端の全面接触をもたらす．

③ **膝義足**

大腿骨顆部が残存するため，ここでの装着は少し困難を伴う．しかし安定性が高く，膝立ちが容易である．

④ **下腿義足**

膝関節の機能を利用できるため，高い能力を有している．ソケットの形状は数種類ある．それぞれ特徴があるが，もっとも普及してきた形状はPTB式であろう．最近はシリコーンライナーを使用するTSB式ソケットが主流となってきているが，高齢者には装着が決して容易ではない（図10）．

---

**Point 5**

義足の種類…
①股義足
・カナダ式
②大腿義足
・普通型
・吸着式
・ライナー式
③膝義足
④下腿義足
・PTB式
・TSB式
⑤サイム義足

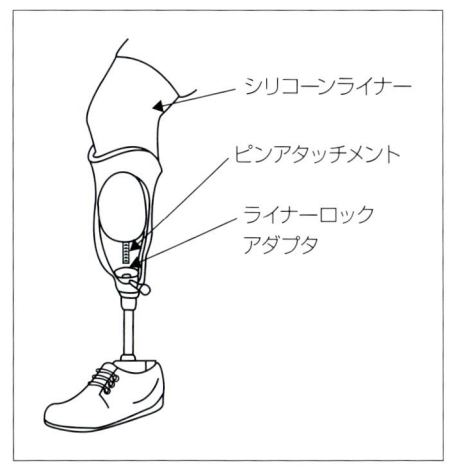

図10 シリコーンライナーを使用したTSB式ソケット

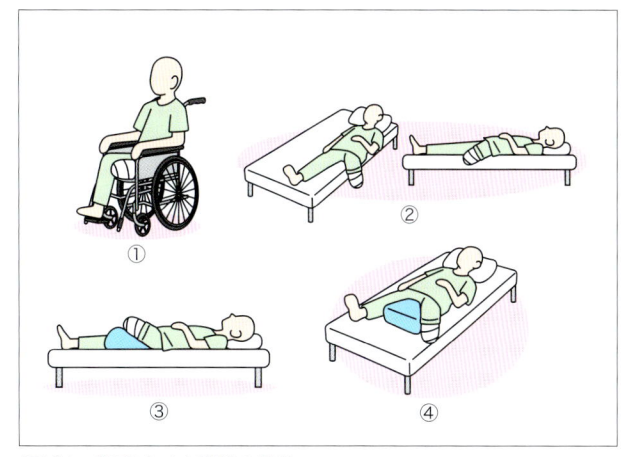

図11 注意すべき術後の肢位
① 長時間車椅子移乗による股関節屈曲拘縮.
② 下腿をベッドサイドより下垂させる事による膝関節屈曲拘縮.
③ 患部挙上による股関節膝関節屈曲拘縮.
④ 外転枕常時使用による外転拘縮.

### ⑤ サイム義足

断端部膨隆のため外見上の問題があり,女性への適応は慎重を要する.
断端部の義足への装着性が低下している欠点を有する.一方,断端長が長いため,正常に近い歩容が得られる.断端の状態が安定しており,荷重にも強い.わが国の生活様式には有利な切断と思われる.

## V 防ぐべき合併症~術後の下肢機能を維持するために

術後の合併症として,関節の拘縮と疼痛がある.長期間一定の肢位をとると発生する.たとえば,大腿部切断術後の挙上や車椅子の長時間移乗は,股関節の拘縮を来すことがある Point 6. 下腿切断でも膝窩枕などの常時使用は,膝関節の屈曲拘縮をもたらす.このような拘縮が生じると,歩行や移動に支障を来す.これらの原因となる肢位を認識して予防することが求められる(図11).

### Point 6
拘縮のリスク…
大腿部切断術後の挙上や車椅子の長時間移乗は,股関節の拘縮を来すことがあるため,予防策を講じる必要がある.

## おわりに

切断術はいったん施行されると後戻りはできない.適応と切断部位を慎重に決定して下肢機能を可能な限り発揮させることが大切である.下肢救済とはいえないが,下肢機能救済をめざした治療をすることが求められる.

### 文献

1) Waters RL et al: J Bone Joint Surg Am 58: 42-46, 1976
2) Kay SP, Moreland JR, Schmitter E: Clin Orthop Relat Res 217 253-256, 1987
3) 岩本幸英 編:キャンベル整形外科手術書 第2巻,エルゼビア・ジャパン,東京,2004

(前 隆男)

# 10章 整形外科・形成外科的治療

## 4 局所切断(小切断)

### 本項のポイント

① 下肢が感染あるいは血流障害によって壊疽に陥ってしまった場合は，患部のデブリードマンあるいは切断術を余儀なくされる．
② 歩行機能を温存させ，欠損をできるだけ少なくし，患者の精神的な負担をできるだけ軽減させるために小切断を行う．
③ 感染コントロールを行うと同時に，血流不全がある場合には，血行再建術が可能であるかを精査する．小切断に先立ち血行再建を行い，できるだけ局所で切断を行うべきである．
④ 血行再建依頼を行う際には，足部のアンギオサム(図1)を理解する必要がある．
⑤ 血流精査を行わずに不用意に小切断を行うことは，大切断を招く危険性があることを常に認識する必要がある．

### Key Words
小切断 minor amputation，アンギオサム angiosome，中足骨部切断 transtarsal amputation，リスフラン関節 lisfranc joint，ショパール関節 chopart joint

## I 治療計画

切断術を行うに際しては，切断後に一期的に創を閉鎖するか，NPWT(陰圧閉鎖療法)などを併用して二期的な創閉鎖を行うかの治療計画を立てるところから始まる<sup>Point 1</sup>．感染が限局的であり，動脈触知が良好な症例では，可及的速やかに切断を行い，創閉鎖を行うべきである．切除範囲は皮膚の緊張と皮膚灌流圧などをもとに決定する．

感染が著しい場合や，欠損予定サイズに比べ，血流が乏しい場合(SPPが40 mmHg前後である場合など．ただしあくまで一つの指標であり総合的に判断する．創傷専門医の判断が必要となる)は，二期的な創閉鎖を行うべきと考える．

**Point 1**
切断後の創閉鎖…
・一期的な創閉鎖を選択
　→感染が限局的，かつ動脈触知が良好な場合．
・二期的な創閉鎖(NPWTなど)を選択
　→感染が顕著，欠損予定サイズに比べて血流が乏しい場合．

## II 症例

以下，実際の症例を供覧する．

① 足趾切断例(図2)

62歳，男性．血管内治療後のBlue toe症候群．基部の血流を確認し，断端形成術を施行した．

② 左中骨，リスフラン関節部切断例(図3)

72歳，男性．透析患者．右リスフラン関節部，左中足骨部切断．血流評価がSPPで40 mmHg前後であったため，一期的に創閉鎖せず

**用語**
リスフラン関節，ショパール関節→p.264

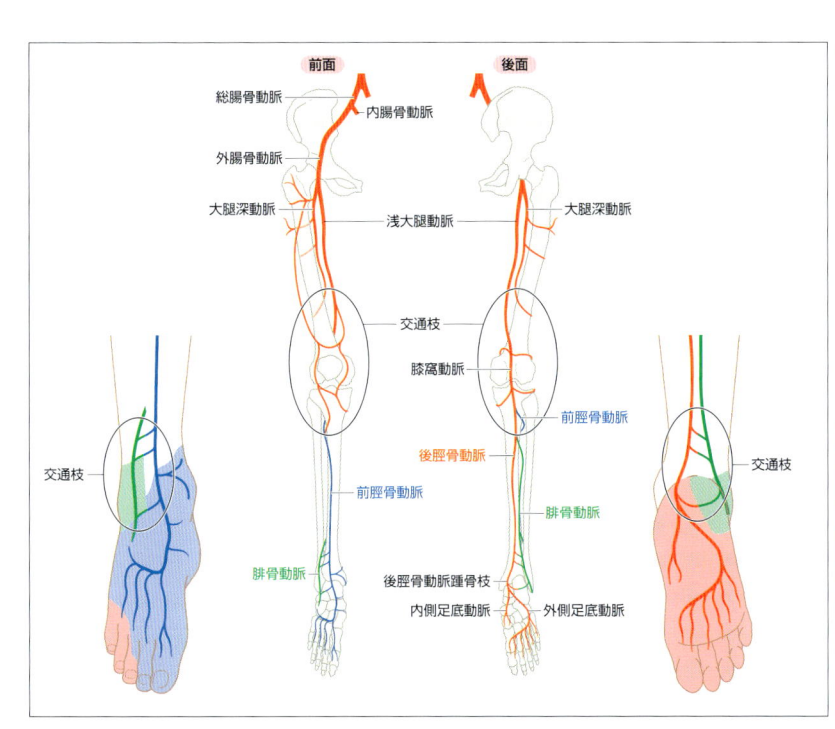

**図1 アンギオサム** Point 2
創傷治癒，切断術を行う際には，常にアンギオサムを念頭に置くべきである．
（文献1より転載，本書 p.81 および p.392（appendix 1）も参照）

#### Point 2
**アンギオサム（angiosome）**…
解剖学的血行支配領域．2007年 Attiger が提案したコンセプトで，足部の虚血領域の血流を回復させるために，再建すべき下肢動脈の場所を示したもの．

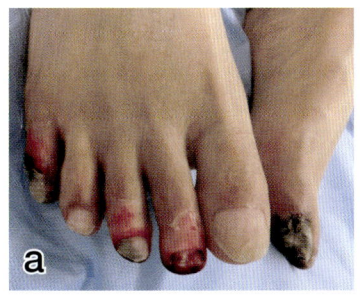

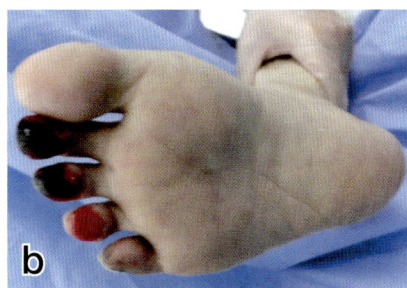

**図2 62歳，男性．Blue toe 症候群．足趾切断例**
（a, b）術前．右足第2, 3, 5趾に壊疽がみられる．可及的速やかに足趾切断を施行した．
（c）手術直後．一期的な創閉鎖を行った．
（c）術後1カ月．創の状態は良好である．

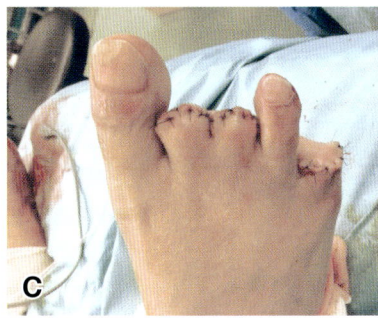

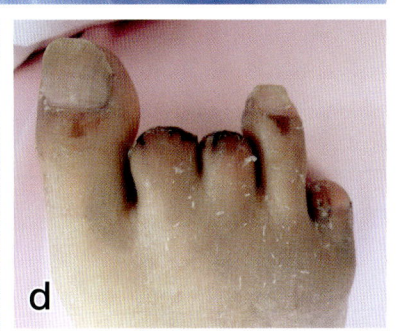

NPWT を用いて二期的に創閉鎖を行った．

### ③ ショパール関節切断例（拡大切除例）（図4）

55歳，女性．糖尿病神経障害が著明な例．左足第1～3趾に低温熱傷が認められる．境界部の SPP は 50 mmHg で，pin prick にて出血はあるが ABI は 0.5．ドプラ聴取は微弱．熱傷部は乾燥・壊死し，血流不全を疑う．この状態で患部のデブリードマンを行うと，治癒が得ら

#### 用語
ABI, SPP → p.54

図3 72歳,男性.透析中.中足骨,リスフラン関節部切断例.
(a) 左右全趾が壊死に陥っている.
(b) 血流が boarder line(SPP 40mmHg 前後)であったため,一期的創閉鎖は危険とみて,NPWT を用いた二期的な創閉鎖を行った.
(c) 術後半年.創の状態は良好である.

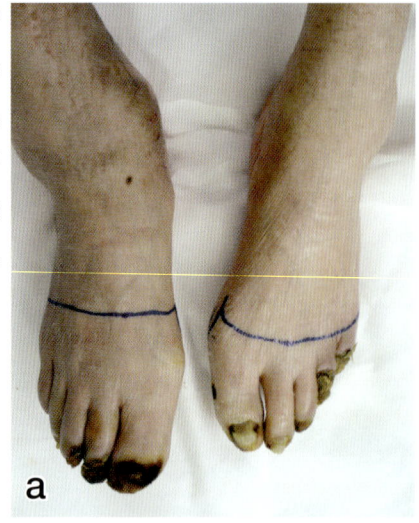

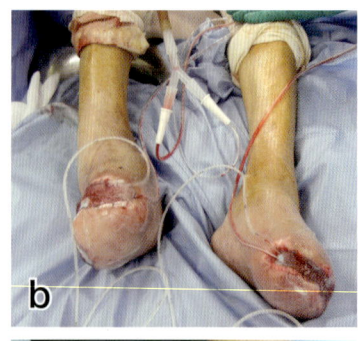

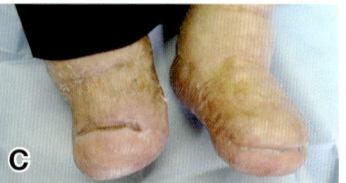

図4 55歳,女性.著明な糖尿病神経障害.ショパール関節切断例(拡大切除例)
(a) 左第1-3趾に低温熱傷による壊疽がみられる.
(b) 壊疽部位のデブリードマンを行った.
(c) 術後2週間.デブリードマンした部位が壊死に陥った.
(d) 追加切除を行い,ショパール関節切断となった.

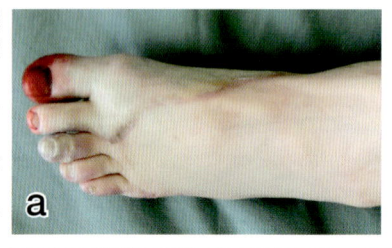

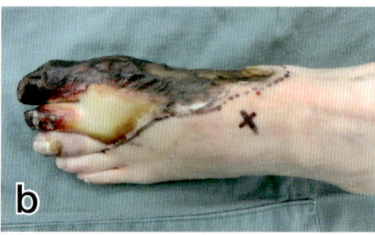

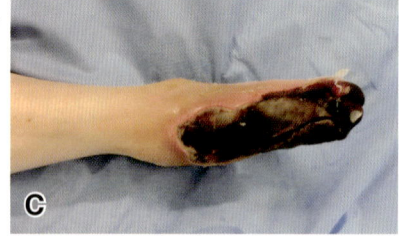

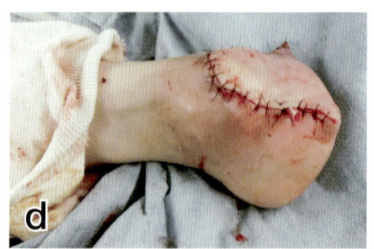

れないだけでなく,創傷は拡大する.最終的にショパール関節部での切断となった.

### 文献
1) 増本和之:足病変ケアマニュアル(上村哲司 編),学研メディカル秀潤社,東京,p.15,2010

(増本和之)

# 10章 整形外科・形成外科的治療

## 5 植皮術と皮弁術

### 本項のポイント

① 下肢の創傷治療では，陰圧閉鎖療法や軟膏治療により瘢痕化させて保存的に治癒させることも多い．しかし，保存的療法は治療期間が長くなること，瘢痕化した組織は外力に弱いことなどから，植皮や皮弁による外科的な創閉鎖も常に考慮するべきである．
② 植皮術は皮膚の組織移植であり，分層植皮，全層植皮，メッシュ植皮などに分類される．
③ 皮弁術とは皮膚皮下組織を含めた組織の移動であり，局所皮弁，筋皮弁，遊離皮弁などがある．

### Key Words
分層植皮術 split thickness skin graft，全層植皮術 full thickness skin graft，局所皮弁 local flap，筋皮弁 musculocutaneous flap，遊離皮弁 free flap

## はじめに

下肢の皮膚欠損や組織欠損に対しては，軟膏治療や陰圧閉鎖療法により保存的に創を閉鎖することも可能である．しかし，保存的治療により瘢痕治癒した部位は，ずれや圧迫などの外力に弱く瘢痕部に潰瘍を再発することも多い．とくに突出している部位やずれの強くかかる部位については，できるだけ外科的再建によって創を閉鎖することが望ましい．

用語
陰圧閉鎖療法（NPWT）
→ p.241

## I 植皮術

植皮術とは皮膚組織の遊離移植であり，皮膚欠損に対して適応となるが，生着するためには血行がよく感染のない移植床である必要がある．母床からの血流によって生着するため，腱や皮質骨のような血流のない組織が露出する創では単独では生着がむずかしく，軟部組織の再建と組み合わせて行われる．厚さによって採取部の犠牲やその機能は異なるため，症例によって適応を選択する必要がある．

移植された皮膚は，創部の状況や患者の体質にもよるが，術後硬化や拘縮がみられることが多い．一般的には厚い植皮の方が良好な外観と機能が得られるが，厚ければ厚いほど十分な血行を得ることがむずかしく生着率は低下する．

植皮を行うにあたっては，術後の植皮片のずれや血腫形成，感染などは生着率を著しく下げる原因となるため，注意が必要である [Point 1]．

Point 1
植皮の際の注意点…
術後の植皮片のずれや血腫形成，感染などは生着率を著しく下げるため注意が必要．

## II 植皮の種類（図1）

### 1）分層植皮

電動デルマトームやパジェッドデルマトーム，フリーハンドデルマ

図1　植皮の種類

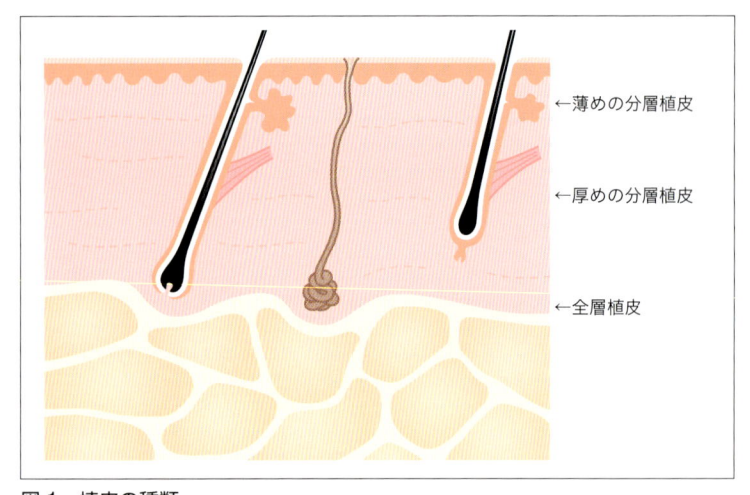

図2　厚めの分層植皮を採皮した後の肥厚性瘢痕

トームなどで採皮を行う．基本的に採皮部は上皮化による自然治癒を待つ．

#### ① 薄い分層植皮

表皮成分とごく浅い真皮成分を含む薄い分層植皮では，生着率が高いものの術後植皮の収縮が著しく，生着後もずれや圧迫などの刺激に弱い．一方で皮膚の採取部の犠牲は少なく採取部は瘢痕を残さずにそのまま上皮化が可能である．血行が悪い創や感染のリスクの高い創の早期閉鎖を目的に行う．

#### ② 厚めの分層植皮

真皮のやや深い層まで含む植皮は，ある程度肉芽が整って wound bed preperation が進んだ皮膚欠損や軟部組織再建と組み合わせて使用されることが多い．薄い分層植皮と比べると外力に強いが，採取部に肥厚性瘢痕（図2）を形成することもある．後述するメッシュ植皮として用いる場合もある．

#### ③ 土踏まずからの分層植皮

足部は，身体のほかの部位に比べて，圧迫やずれの外力が多くかかる部位である．植皮術を行うことで治癒に至った創部も，外力によって植皮部に潰瘍を再発することが多い．

手掌や足底部の皮膚は，他部位と異なり外力に強い構造をもっている．とくに荷重部位に植皮を行う場合には，採取部として足底部の非荷重部である土踏まずを選択することで，他部位からの植皮よりも外力に強い植皮を行うことが可能である（図3）．真皮成分を残して採皮することで採取部位は自然の上皮化も見込めるが，厚い植皮をしたい場合には採取部位にほかの部位からドミノ植皮（図4）をする場合もある．

### 2）全層植皮

腹部や鼠径部より皮膚を全層で採取する．通常，採皮片についた脂肪組織は剪除する．

> 用語
> wound bed preperation
> → p.214

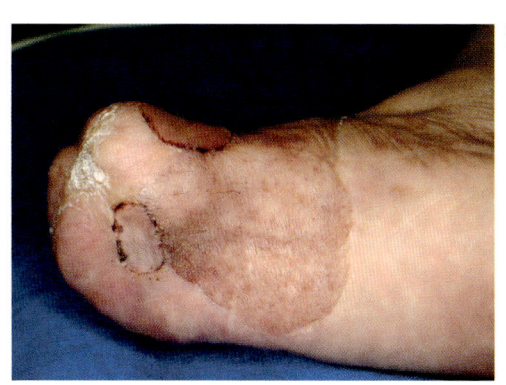

図3 土踏まずから植皮を行った例

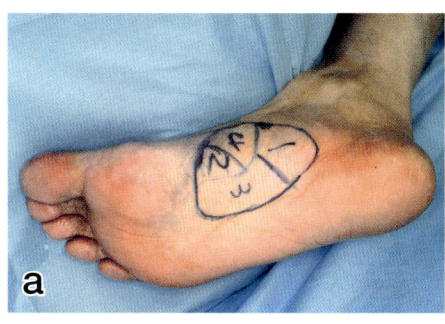

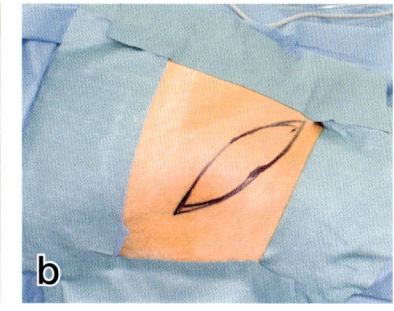

図4 ドミノ植皮のデザイン例
(a) 土踏まずからの採皮のデザイン．
(b) 鼠径部からの全層植皮のデザイン．

採皮面積には制限があるものの，深い分層植皮術後に採取部の上皮化を待つよりは，採皮部を一期的に縫合閉鎖できるため，採皮部の治癒は早い（図4b）．分層植皮に比べ生着率はやや劣るが，瘢痕収縮・色素沈着が望ましくない部位や関節可動部位に行うことで容的・機能的に優れた結果が得られる．

### 3) メッシュ植皮

採取した分層植皮片をメッシュデルマトームで網目状に切開を加えたものである．網目を引き延ばして創面に貼付することにより採皮面積より大きな皮膚欠損を被覆することが可能である．網目のすきま部分については1〜2週間で上皮化する．

## III 皮弁術

皮弁術は植皮術とは異なり，血流のある皮膚皮下組織や深部組織までを含めて行う組織移植であり，英語では「flap」とよばれる．とくに組織欠損が大きい場合，骨や腱が露出している場合には皮弁術が適応になる Point 2．皮弁術には局所皮弁，筋皮弁，遊離皮弁などさまざまな種類があるが，本稿では足部，下腿に使用する皮弁について列挙する．

## IV 皮弁術の種類 Point 3

皮弁術には組織が連続したまま移植する有茎皮弁と，離れた部位から組織を栄養する血管茎ごと組織を切除し，顕微鏡下で血管吻合を行って

**Point 2**
皮弁術の適応…
組織欠損が大きく，骨や腱が露出している場合には皮弁術が適応になる．

**Point 3**
さまざまな皮弁…
・局所皮弁＝ local flap
・筋皮弁＝ musculocutaneous flap
・遠位茎腓腹皮弁
・遊離皮弁＝ free flap

図5 局所皮弁（回転皮弁と横転皮弁）

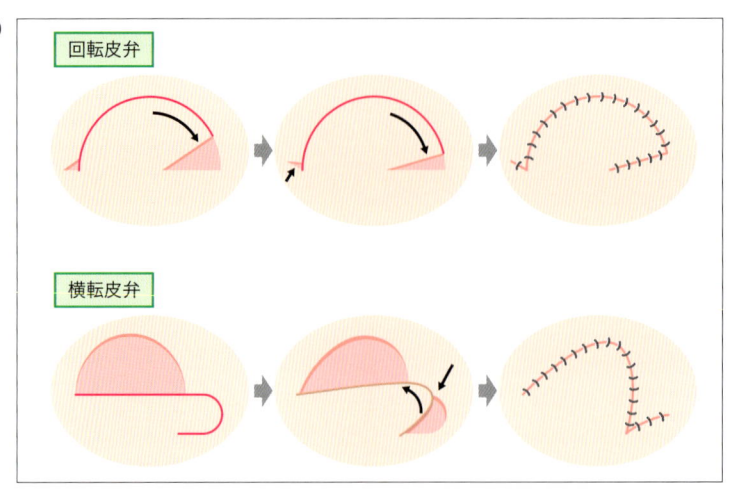

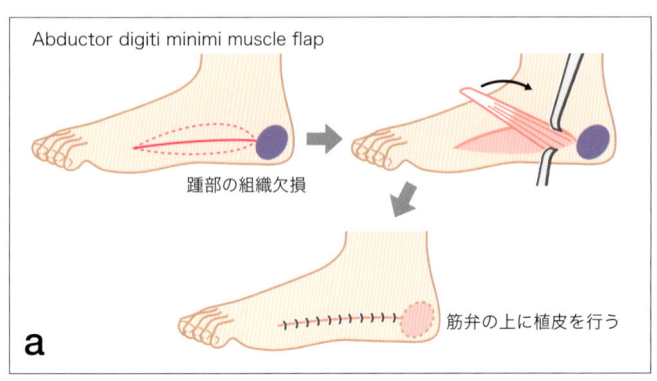

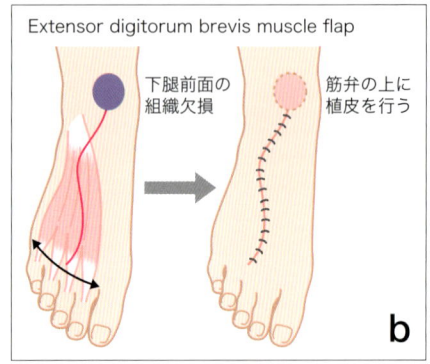

図6 足部に使用できる筋弁
(a) Abductor digiti minimi muscle flap（小趾外転筋弁）
(b) Extensor digitorum brevis muscle flap（短趾伸筋弁）

組織を移植する遊離皮弁がある．

また，皮弁が含む組織による分類として，皮膚・皮下組織からなる皮弁，皮膚皮下組織と筋組織を含む筋皮弁，筋膜のみを含む筋膜弁，筋組織のみを含む筋弁などがある．

さらに，血行形態による分類では，逆行性皮弁や穿通枝皮弁などもある．

### ① 局所皮弁（図5）

足部の小欠損に対しては，皮膚欠損部に近隣の組織を寄せてくるように移動して被覆する局所皮弁が用いられる．局所皮弁ではとくに回転皮弁，伸展皮弁などがよく用いられる．

### ② 筋弁（図6）

足関節や足部での中等度の組織欠損に対しては，足部内での筋弁と植皮が併用される．とくに骨髄炎に対して骨切除した後の複雑な形の欠損には，筋弁による充填が適している．代表的な筋弁は，abductor digiti minimi muscle flap（小趾外転筋弁），abductor hallucis muscle flap（母

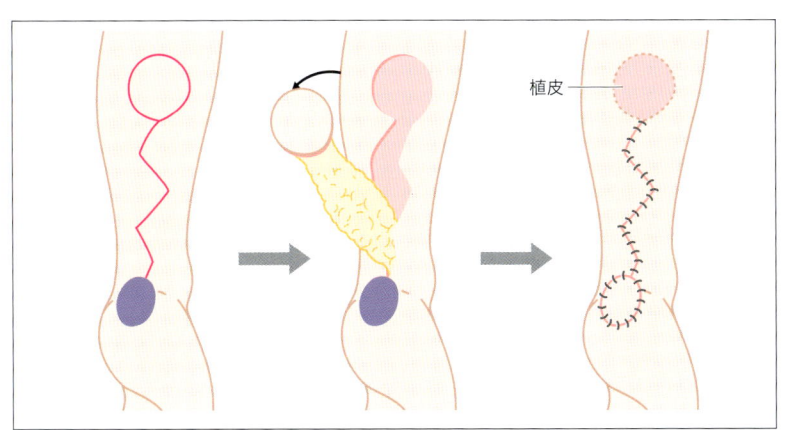

図7　遠位茎腓腹皮弁

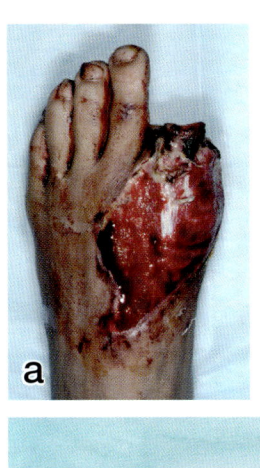

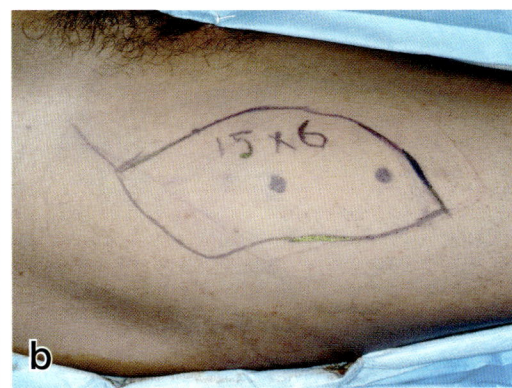

図8　皮弁術の実施例
(a) 拇趾から足背にかけての組織欠損．
(b) 遊離前外側大腿皮弁のデザイン（●は穿通枝の術前マーキング）．
(c) 採取された前外側大腿皮弁．
(d) 術後．

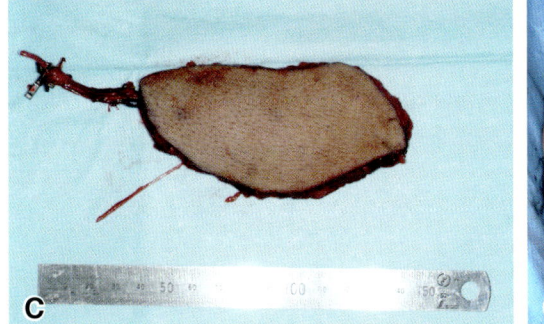

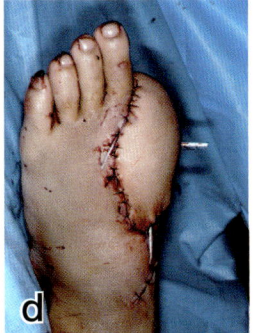

趾外転筋弁），extensor digitorum brevis muscle flap（短趾伸筋弁）などである．

③ **遠位茎腓腹皮弁（図7）**

　踵や足関節付近の組織欠損には，足関節付近の交通枝を用いた遠位茎腓腹皮弁も用いられる．薄くしなやかな皮弁が得られるが，下腿後面の皮弁採取部に植皮が必要となる．

④ **遊離皮弁**

　下腿や足関節付近の広範囲な欠損では，有茎皮弁では組織量が足りないため，遊離組織移植を用いることもある．また，複雑な瘻孔や骨露出

がある場合には，組織の自由度に富み血流が豊富な筋弁を欠損部位に充填することが有効である．

遊離組織移植を行うには，欠損部の近隣に移植床となる血管が必要である．しかし，とくに下肢救済を目的とした症例では下肢の動脈自体がすでに閉塞していたり，閉塞していなかったとしても石灰化が高度であることが多く，術前に血管造影やエコー検査での慎重な検討が必須である．

組織の採取部位としては，組織欠損が大きく充填に筋体が必要な場合は広背筋，前鋸筋，薄筋など，皮膚皮下組織のみが必要ならば前外側大腿皮弁，広背筋皮弁などが用いられることが多い．

遊離組織移植は広範囲の組織を移植できる有用な方法ではあるが，手術時間が長時間になることや吻合血管の閉塞するリスクも考慮に入れなければならない．下肢に血行不全のある症例においては，吻合血管の閉塞が皮弁の壊死だけでなく足部全体の壊死を招くこともあるため，手術の適応を慎重に検討し，患者への説明も十分に行う必要がある[Point 4]．

> **Point 4**
> 血行不全…
> 下肢に血行不全のある症例では吻合血管の閉塞が足部全体の壊死を招くこともあるため，手術の適応を慎重に検討する．

## おわりに

下肢救済における創の閉鎖には，切断術に加えて植皮術や皮弁術による被覆が必須である．形成外科医はこれらの手法を駆使して組織欠損を充填し，皮膚欠損を修復することが可能である．

〈菊池 守〉

# 10章 整形外科・形成外科的治療

## 6 整形外科的切断

> **本項のポイント**
> ① 下肢切断に至る原因は多岐にわたる．
> ② 原因疾患により，術前評価が異なる．
> ③ 下肢救済・切断は，病態，予後，ライフスタイルを勘案して選択する．
> ④ 切断後は，創管理をはじめとして十分なケアを行うことにより，合併症を軽減させることが大切．
>
> **Key Words**
> 下腿切断 transtibial (below-knee) amputation，膝関節離断術 knee disarticulation，
> 大腿切断 transfemoral (above-knee) amputation

## はじめに

下肢切断の原因疾患は，近年大きく様変わりしてきている．20年以上前は外傷によるものが下肢切断の原因の約80％を占めていたが，近年は虚血によるものと糖尿病によるものが半数以上を占めている．原因疾患の変化は，食生活の変化によるものがもっとも大きな要因である．下肢切断の原因は多岐にわたるため，それぞれの病態を把握し，適切な処置を行うことが重要である **Point 1**．

> **Point 1**
> 下肢切断の頻度…
> 日本における下肢切断の頻度は，欧米の1/20〜1/30といわれている[1]．

## I 下肢切断の原因

下肢切断の原因には，下記の疾患が含まれる（表1）．

① **虚血肢に対する切断**（別項参照）
② **糖尿病性壊疽に対する切断**（別項参照）
③ **外傷に対する切断**

比較的若年の男性が対象となることが多く，労災・交通事故などによる頻度が高い．その後のライフスタイルに与える影響が大きいため，一期的な切断は，再建不可能な血管損傷による虚血肢に限られる（図1）．原則的に，microsurgeryによる血行再建やbone transportなどの処置を行って患肢の救済を試みるべきである．

④ **熱傷に対する切断**

熱傷のなかでも，電撃熱傷は広範囲の組織を損傷するため，切断の適応となることがある．電撃熱傷では，積極的な創管理が必要である．状態に応じて複数回の徹底的なデブリードマンを要する．切断のタイミングの誤りは，局所感染，敗血症，ミオグロビンによる腎機能障害をひきおこし，最悪の場合には致死的となる可能性がある．

表1　下肢切断に至る原因

1. 虚血肢（ASO，TAO）
2. 糖尿病性壊疽
3. 外傷
4. 熱傷（電撃熱傷）
5. 凍傷
6. 感染（急性感染症，慢性感染症）
7. 腫瘍
8. 神経損傷
9. 先天奇形

図1　救済不可能な下肢外傷
(a) 11歳，男児：交通事故による受傷．救済不可能であり，下腿切断を行った．
(b) 71歳，女性：交通事故による受傷．救済不可能であり，大腿切断を行った．

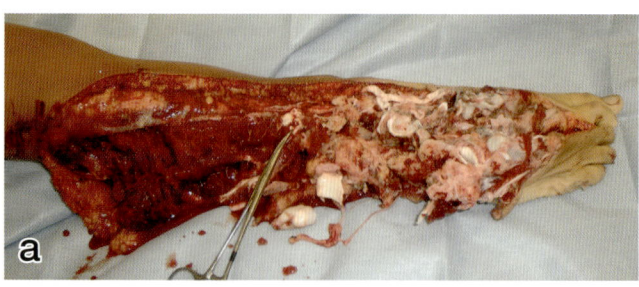

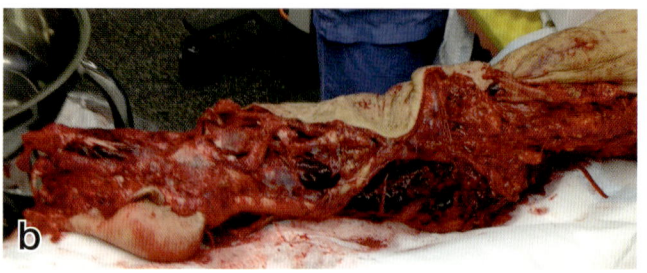

#### ⑤ 凍傷に対する切断

生体の恒常性維持が不可能なレベルの低体温となった際に，体幹の体温維持のために四肢の血流を低下させた結果，生じる．

組織損傷のメカニズムは，細胞外液の氷結晶による直接損傷と血管内皮細胞の障害による虚血の2つである．

高地登山者，スキーヤー，猟師，ホームレスに多い．その他，アルコール依存，統合失調症などがリスク要因となる．

#### ⑥ 感染肢に対する切断

抗生剤やデブリードマンでコントロールできない四肢の感染症は，切断の適応となる場合がある．感染肢の切断では，閉創のための縫合は粗にするべきであり，ドレーンの留置，頻回の包交処置，抗生剤投与期間の延長が必要である．

慢性感染症に対する切断の適応は症例ごとに異なるが，局所の感染が全身状態を悪化させる場合や，潰瘍や偽関節などによりADLやQOLへの障害が著しく，切断により改善の可能性がある場合に行われる．

#### ⑦ 腫瘍に対する下肢切断

診断，化学療法，放射線治療，手術手技の進歩により，悪性腫瘍に対する患肢温存の機会は増加している<sup>Point 2</sup>．患肢温存に際しては，以下の4点を検討する必要がある．

1) 患肢温存により，生存率が異なるかどうか．
2) 短期の死亡率，長期の死亡率はどの程度であるか．
3) 義足と比べて機能予後はどうであるか．
4) 精神的な影響はどうか．

悪性腫瘍に対する切断は，通常の切断よりも技術的にむずかしい．機能を温存するために，非定型的な皮弁のデザイン，骨移植，特殊な人工関節の使用などが必要になるためである．当然，患肢温存では技術的にさらにむずかしくなり，さまざまな急性・遅発性合併症が問題とな

**Point 2**

骨肉腫の生存率…
下肢の悪性腫瘍でもっとも問題となるのが骨肉腫である．治療法の進歩により，長期生存率は約70％にまで改善している[2]．

る.<sup>Point 3</sup>

足関節以遠の悪性腫瘍では多くの場合切断が選択されるが，膝関節周囲の場合は以下の3つの治療法が選択肢となる．

　a) 広範切除後，人工膝関節を使用して再建．
　b) 広範切除後，同種骨移植を使用して膝関節固定術．
　c) 大腿切断．

それぞれの治療法に利点・欠点があるため，最終的には長期的なゴールとライフスタイルを勘案したうえで，患者自身が判断することになる．

転移性悪性腫瘍に対して，切断術が行われることは少ない．ほかの治療法でコントロールできない疼痛，広範壊死部の感染，くり返す病的骨折などが適応となることがある．しかし，四肢への転移性悪性腫瘍をもつ患者の生命予後を正確に判断することは非常にむずかしいため，術式の選択は慎重でなければならない．

### ⑧ 神経損傷後の切断

神経損傷肢に対する切断は，知覚脱失による栄養障害性潰瘍が難治性の場合に適応される．栄養障害性潰瘍は易感染性であり，感染がさらなる組織破壊をひきおこす．

しかしながら，対麻痺や四肢麻痺に対して切断が行われることは稀である．対麻痺，四肢麻痺患者の麻痺肢は，車いすを使用している時のバランサーとしての機能や，荷重の分散に役立つためである．

### ⑨ 先天性奇形に対する切断

先天的に不完全な四肢に対して，義足のほうが機能的であると判断された場合は，乳幼児期に切断術が行われる．整容的な目的で切断術が行われることは稀である．

## II 下腿切断

下腿切断は，もっともよく行われる切断術である．本切断術の可否は膝関節の機能をどこまで温存することができるかによる．下腿切断は，非虚血肢に対するものと虚血肢に対するものとに大別される．

### ・非虚血肢に対する下腿切断（図2）

さまざまな皮弁のデザインと筋断端の処置が報告されている．筋断端は，荷重に優れる筋固定（筋断端を骨断端に縫着）もしくは筋形成（対側の筋肉や筋膜に縫合）がよく用いられる[2]．

### ・虚血肢に対する下腿切断（図3）

断端の血行障害の危険性が高い虚血肢において，緊張の強い筋固定は禁忌である<sup>Point 4</sup>．また，虚血肢では下腿前方の循環が不良であるため，後方筋皮弁（long posterior myocutaneous flap）による切断端の被覆が一般的である[2]．

## III 膝関節離断術

膝関節離断は，小児や若年者に適応されることが多い．図4に本切断術の手順を示す．利点は，以下のとおりである．

---

**Point 3**
合併症例…
急性・遅発性合併症の例としては，感染，縫合不全，皮弁壊死，血行不全，深部静脈血栓，インプラント周囲骨折，インプラントのゆるみや脱臼，偽関節などがある[2]．

**Point 4**
切断時の注意点…
虚血肢の切断術では，可能な限り愛護的操作を行うことが大切である．軟部組織を鑷子で強く把持することは避けるべきである．

**図2 非虚血肢に対する下腿切断**[2]
(a) 切断レベルの下腿前後径の1/2の長さの皮弁を前後にデザインする.
(b) 後方に,筋・筋膜弁を作成する.
(c) 筋・筋膜弁を前方の骨膜へ縫合する.

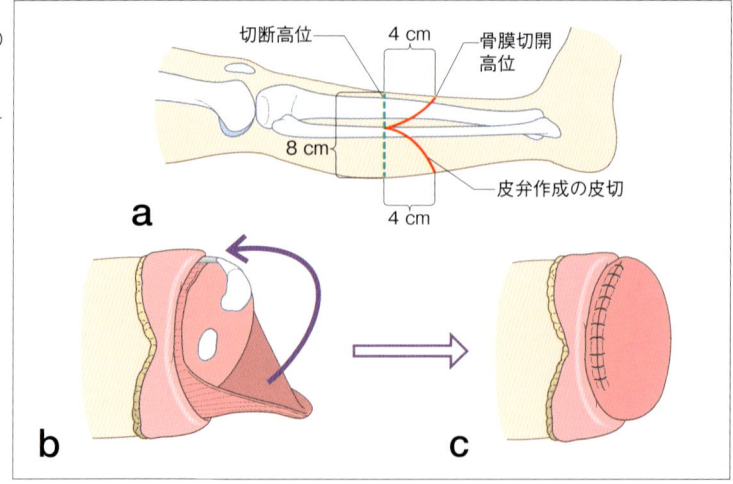

**図3 虚血肢に対する下腿切断**[2]
(a, b) 前方は短く,後方は長い皮弁を作成する.
(c) 後方の皮弁を前方の深筋膜と骨膜へ縫合する.

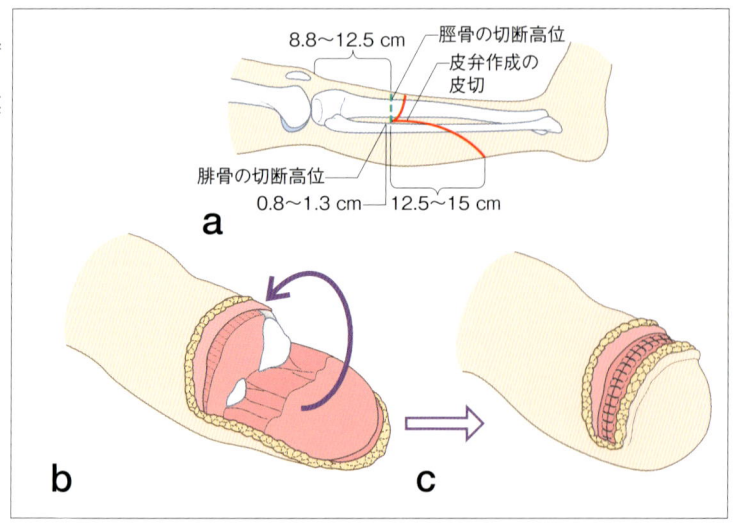

① 荷重部が大腿骨の関節面であるため,荷重に非常に適している.また,それを覆う軟部組織も荷重に適している.
② 筋肉の長さを保つことが可能であるため,筋力が保たれる.
③ 義足の安定性がよい.

しかし,断端を覆う軟部組織が大きくなるため,高齢者や虚血肢,筋損傷の激しい外傷肢には適さない[2].

## Ⅳ 大腿切断

大腿切断(図5)は,下腿切断についで頻度の高い切断術である.膝関節を失うため,筋力の維持と義足の安定のためにできる限り大腿長を長くすることが重要である.しかしながら,通常の義足では断端の9～10 cm遠位に関節機能を有するので,ある程度の骨切除は必要である.逆に小転子から5 cm未満の大腿骨長であると,股関節離断と機能的に変わらなくなる.

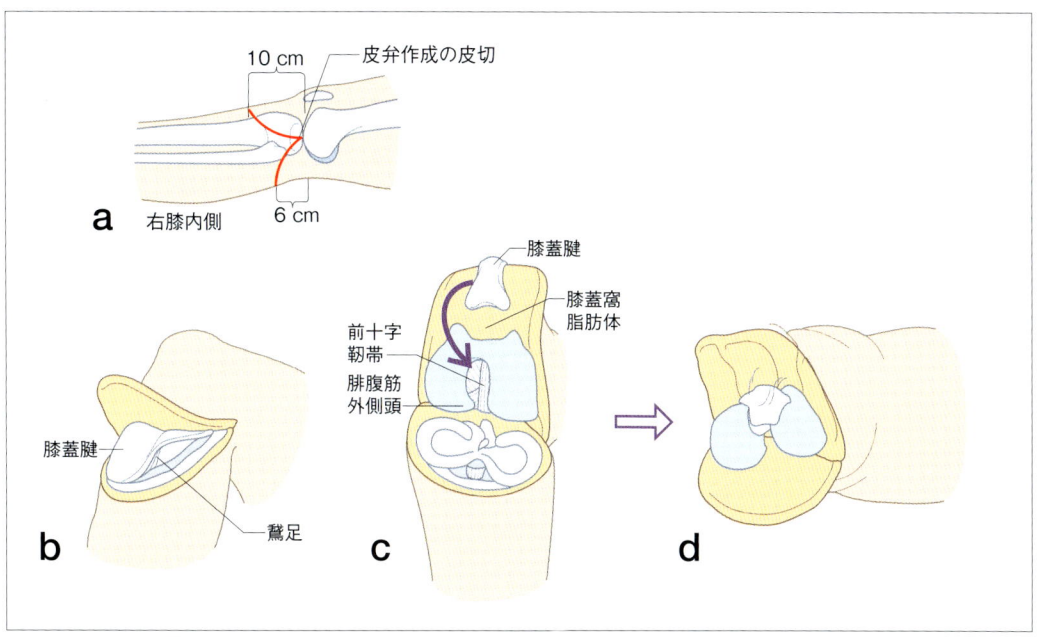

**図4 膝関節離断**[2]
(a) 前方を長く，後方は短い皮弁をデザインする．前方の皮弁の長さは，膝部の直径程度とする．
(b) 前方の皮弁は膝蓋腱と鵞足を含めて挙上する．
(c) 前十字靱帯，後十字靱帯を切離する．脛骨神経を引き出し，なるべく近位で切離する．
(d) 膝蓋腱は十字靱帯に縫合する．

筋力低下（とくに股関節内転筋力）予防のためには，強力な筋固定が必要である．しかし，大腿切断の多くは虚血肢に行われるため，筋固定は適応とならない[2]．

## V 切断後の管理

### ① 切断端の管理

包帯によるsoft dressingではなく，ギプスなどを用いたrigid dressingにより良好な切断端を形成することが重要である．rigid dressingには浮腫予防，褥瘡予防，創治癒促進，術後疼痛の軽減，術後早期の移乗動作の負担軽減などの利点がある．早期荷重は重要であるが，必ずしも周術期から行う必要はなく，rigid dressingを除去する7〜10日後からでも問題ない．

### ② 創部の管理

断端部創壊死に対しては，1cm程度であれば開放創として加療する．それ以上の大きさの場合は壊死組織の除去を行い単純に縫縮するか，再度骨切りを行い縫縮する（図6）[2]．

### ③ 関節の管理

拘縮予防は重要である．股関節は屈曲・外転・外旋拘縮を生じやすく，膝関節は屈曲拘縮を生じやすい．漫然とした座位保持や患肢挙上は慎むべきであり，術後早期から可動域訓練やストレッチを行うべきである．

**図5 大腿切断**[2]
(a) 前方，後方の皮弁をほぼ同じ大きさで作成する．
(b) 大腿四頭筋の筋・筋膜弁を作成し，内転筋，ハムストリング（大腿後面の筋群）を大腿骨に固定する．

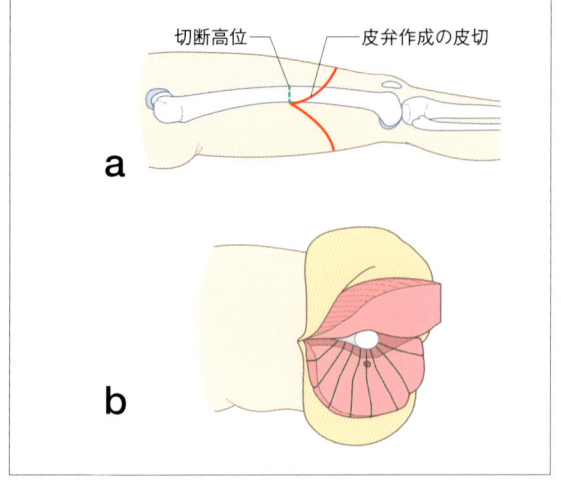

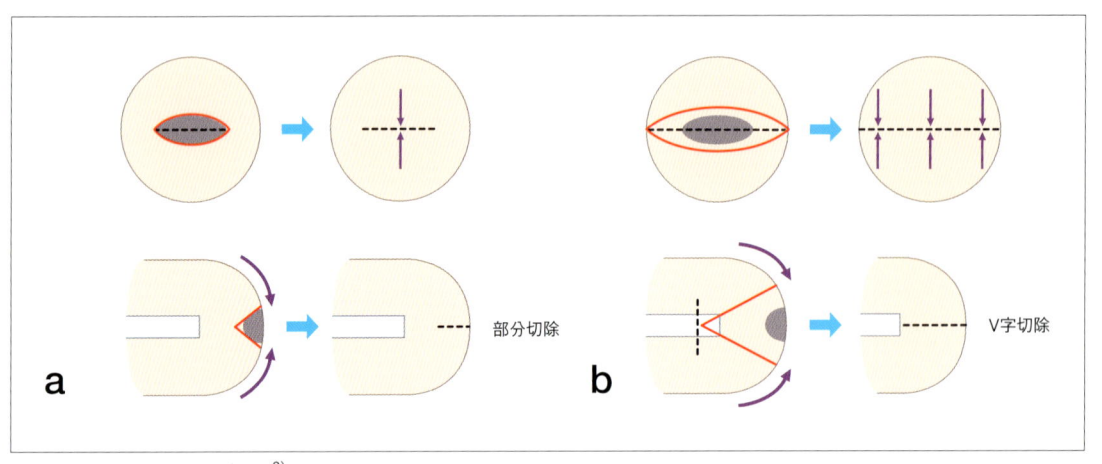

**図6 創部壊死に対する処置**[2]
(a) 壊死部の除去と単純縫縮を行う．
(b) 骨の短縮を行い，壊死部の除去と縫縮を行う．

## まとめ

運動器疾患の診療を総合的に行う整形外科は，歴史的にも下肢の救済・切断，術後管理，リハビリテーションまで扱ってきた．今後は他科との協力のもと，横断的な診療を行うことにより，さらなる患者のQOL向上を目指すことが大切である．

### 文献
1) 杉岡洋一 監：神中整形外科学 改訂22版 上巻，南山堂，東京，p.139-166, 2004
2) Canale ST, Beaty JH: Campbell's operative orthopaedics 12th ed., vol.1, Elsevier, Philadelphia, p.597-611, 2013

（園畑素樹，馬渡正明）

# 10章 整形外科・形成外科的治療

## 7 虚血肢に対する切断後の局所術後管理

> **本項のポイント**
> ① 虚血肢の切断は多くの合併症をもたらす恐れがある．
> ② 愛護的な手技が術後の断端部の創部管理に重要である．
> ③ 切断高位は原則的にその血流状態によって決定される．
> ④ 術後は浮腫，感染，縫合不全，断端部痛などの管理が重要となる．
> ⑤ 切断術後高率に幻肢痛が出現する．
>
> **Key Words**
> 虚血肢 ischemic limb，合併症 complication，経皮的酸素分圧 transcutaneous oxygen tension，ドレッシング dressing，幻肢痛 phantom pain

## はじめに

虚血肢の切断は，外傷性切断や感染による切断と異なって，血流が乏しく多くの合併症が生じる．そのため断端は愛護的な操作が要求され，術後の管理も注意深い観察が必要である．本稿では，虚血肢に対する切断高位の決定の手順や術後管理を述べる．

## I 切断高位の決定

血流不全が基礎にある患肢では切断術後に縫合不全を来したり，断端部壊死やそれに感染を合併したりして，再切断術を余儀なくされることがある．切断術が成功するためには，正確な血流評価が不可欠である．従来，切断高位は造影 CT，動脈造影などで決定していた．しかし，造影 CT では動脈の石灰化がある場合は正確な評価ができず，動脈造影で主要血行の途絶を確認できても，側副血行路による皮膚の血流は判断できなかった．このように検査の精度が低く，また，経験に基づく手技である従来の切断術は，その成績は芳しいものではない．

上述の検査をもとに当院で施行した初回切断 49 例を調査すると，縫合不全や再切断も相当の割合にて発生していた（図 1）．とくに大腿部に循環障害がある場合は，膝上での切断か膝下での切断かで判断に苦しむ場合も多くあった．確実を期しての膝上での切断は，歩行能力の喪失につながりかねない[1]．また，歩行を重視するあまり，膝下での切断で再手術を余儀なくされる場合も少なくなかった．そのため，現在では経皮的酸素分圧（$tcPO_2$）を測定して切断レベルの血流評価を行っている（図 2）．実際，従来の切断レベル決定に比較すると，これらの診断基準が

**用語**
$tcPO_2$ → p.58, 251

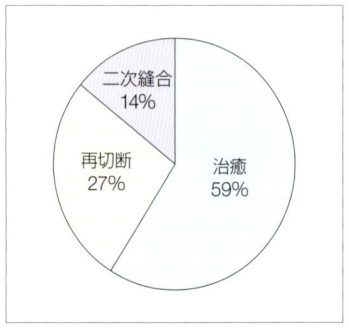

**図1 当院における従来の検査による切断術後の成績**
約4割に再手術を要した.

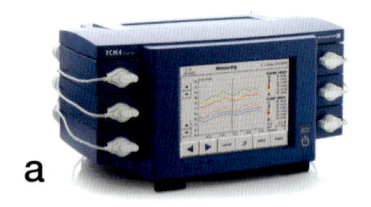

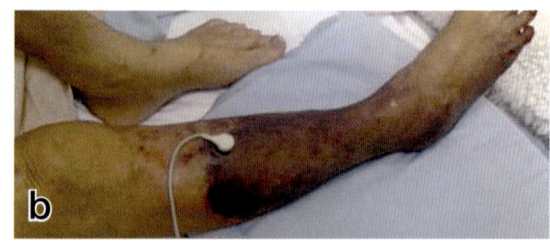

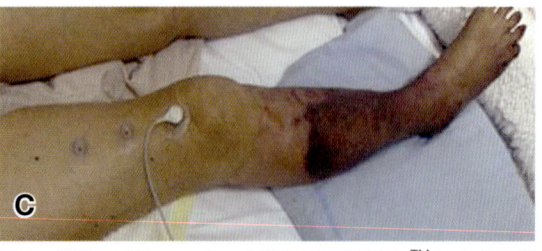

**図2 TCM400 monitor / RADIOMETER™による血流評価**
(a) TCM400 monitor / RADIOMETER™.
(b, c) 経皮的酸素分圧測定によって皮膚の血流状態を把握できる. 虚血部と正常部位の境目を確認するために全体を測る.

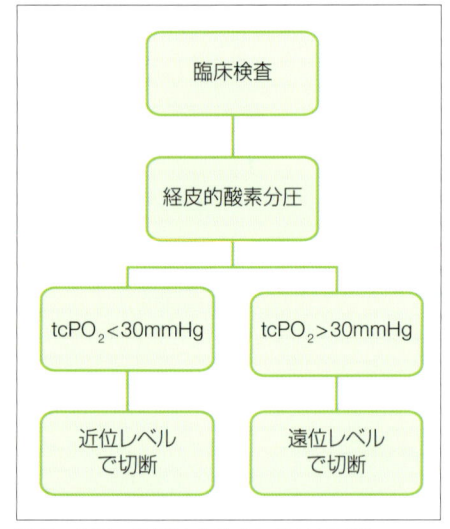

**図3 当院の切断高位決定における手順**
30 mmHg 前後をカットオフ値として切断レベルを決定する.

適切であるという報告も多くみられている[2]. また，酸素投与後の経皮的酸素分圧が 10 mmHg 以上の上昇を認める部位での切断を推奨する報告もある[3]. 当院では 30 mmHg をカットオフ値として切断高位を決定しており，その手順を示す(図3).

この経皮的酸素分圧や皮膚灌流圧などの客観的な指標を用いることによって，医療従事者と患者，家族とも，納得した切断高位が選択できる Point 1.

> **Point 1**
> 切断高位の選択…
> 経皮的酸素分圧や皮膚灌流圧などの客観的な指標を用いて切断高位を選択する. 経皮的酸素分圧は 30 mmHg がカットオフ値の目安となる.

## II 術後局所管理

術後の断端管理は非常に重要である. 縫合不全や浮腫，疼痛が出現すると，その後のリハビリテーションや生活に支障を来す. 縫合不全は虚血肢の切断では頻発する合併症であり，創部壊死から感染，再切断となるケースも多い. これらを防止するためには，まずは術中の愛護的操作

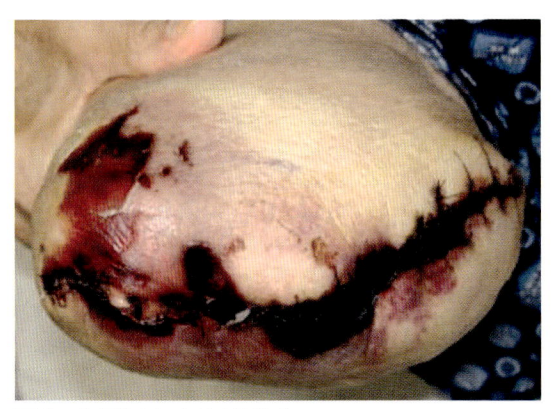

図4 皮膚縫合による血流障害
壊死とともに感染も合併している.

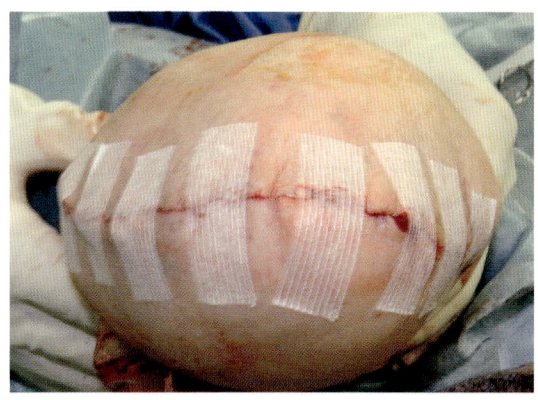

図5 創部の管理
創部は皮下縫合を行い,創縁部の血流障害を生じないようにテープ等で閉鎖する.

がもっとも大切である.断端部の軟部組織を電気メス等で切断すると,壊死組織が残存し感染源となる可能性がある.これを防止するために超音波メスなどを用いると,壊死範囲は軽減できるが,血液・組織液の霧状飛散が危惧される.また,皮膚縫合もナイロン糸の使用は創縁部の血流障害を来し,皮膚壊死が出現する.とくに虚血肢の場合には禁忌とされる(図4,5).

一方,浮腫は手術侵襲によって循環機能が一時的に低下するため,発生しやすい.もともと虚血肢のような末梢循環障害が根底にある場合には,その危険度は高くなる.また,切断による筋への侵襲も,筋力低下や筋ポンプ作用の低下をもたらし,血行状態を悪化させる.この浮腫をなるべく出現させないようにするためには,患肢の軽度の挙上や運動,最適なドレッシングが必要である.ドレッシングはその方法によってそれぞれの特徴を有しており(表1),原因疾患によって使い分けをすることが大切である.たとえば,感染による切断の場合や虚血肢の切断で断端部の壊死が懸念される場合などには,観察がしやすいソフトドレッシングなどが推奨される.しかし,これは技術経験を必要とするため,断端部の一次治癒が遅延する場合がある.そのため最近は,シリコンライナーによる断端マネージメントも行われるようになってきた.一方,疼痛のコントロールを主体とする管理の場合には,リジッドドレッシングが有用となる.このように,適切なドレッシングを用いて早期に断端を一次治癒化させ,早期に義足装着を計ることが重要である.

一次治癒の目安としては,断端の周径日内変動を測定して決定する.10 mm以内の変動が一週間程度持続すれば,一次治癒とされる[4].術後疼痛では断端部痛 Point 2 や幻肢痛が認められる.断端部痛の原因としては,有痛性神経腫や感染,物理的刺激,癒着などがあげられるが,どれも発生するとコントロールが困難となり,術後管理を困難とする一因となる.難治性である有痛性神経腫の発生機序は,切断端からの神経栄養因子の産生により神経線維が無秩序な増生をするためにおこるとされ

Point 2
断端部痛の原因…
断端部痛の原因には,有痛性神経腫や感染,物理的刺激,癒着などがあげられる.

表1 ドレッシングの方法と特徴

|  | 方法 | 利点 | 欠点 |
| --- | --- | --- | --- |
| ソフトドレッシング | ・断端部を弾力包帯にて巻く | ・血腫予防<br>・手軽<br>・創部観察がしやすい | ・断端部の疼痛<br>・技術，経験を要する |
| セミリジッドドレッシング | ・断端部を弾性を有する材料にて巻く（エアスプリント） | ・血腫予防<br>・創部観察も可能 | ・コストがかかる |
| リジッドドレッシング | ・断端部をギプス包帯にて巻く | ・血腫予防<br>・疼痛管理に優れる | ・ソケット適合が困難<br>・創部観察ができない<br>・手間がかかる |

ている．このため，神経切断部に対する特別な縫合方法（end loop 縫合）や結紮，骨内や筋肉内に埋没するなどにより外的圧迫を軽減する手法もとられている．また，骨断端部も突出部の切除や切断部の平坦化や骨膜での被覆を怠ると，疼痛の原因となる．断端の瘢痕形成も疼痛の原因となる．近年，全面接触式ソケットにより解決したが，深部の骨との癒着は避けることが大切であり，骨切りレベルより断端まで5 cm 程度の余裕をとることが望ましい．とくに虚血肢では筋固定が禁忌であるため，注意を要する．

もう一つの疼痛の原因となる幻肢痛 Point 3 とは，失った下肢が残存しているような感覚（幻影肢）に関連する．この幻影肢は，大脳皮質の体部位局在性が形成される10歳ころ以降におこるとされている．また，幻影肢では自覚的な大きさの変化が認められ（telescoping），その部分に痺れや温冷覚などの感覚が生じる．この感覚が疼痛である場合を幻肢痛とよび，幻影肢の半数以上に出現するとされる[5]．社会・経済・心理的要因が複雑に絡み合って発生するが，幻影肢が消失すれば痛みも消失する．しかし，難治性疼痛になる場合には，心理療法，催眠療法，カルバマゼピンなどの薬物療法，低周波を利用した経皮的神経刺激療法（transcutaneous electrical nerve stimulation：TENS）などが行われる．

**Point 3**
幻肢痛の留意点…
幻肢痛は社会・経済・心理的要因が複雑に絡み合って発生する．難治性になると心理療法，催眠療法，カルバマゼピンなどの薬物療法や経皮的神経刺激療法が必要となる．

**用語**
幻肢痛 → p.300 も参照．

## おわりに

虚血肢の切断を成功させるために重要なのは，正確な切断高位を判断し，愛護的な操作を徹底することである．これが再手術予防につながり，下肢機能を最大限温存できることになる．

また，術後創部管理も合併症である感染，拘縮，疼痛の予防に通じる．これらすべてを考慮した手術計画が重要である．

### 文献
1) Waters RL et al: J Bone Joint Surg Am 58: 42-46, 1976
2) Christensen KS, Klarke M: J Bone Joint Surg Br 68: 423-426, 1986
3) Bongard O, Krähenbühl B: J Bone Joint Surg Br 70: 465-467, 1988
4) 細田多穂 編著：Q＆Aフローチャートによる下肢切断の理学療法，医歯薬出版，東京，1990
5) 住谷昌彦ほか：日本ペインクリニック学会誌 17: 1-10, 2010

（前 隆男）

# 11 章

# 疼痛管理

**1** 疼痛管理のアプローチの種類，方法論 —— 286
**2** 保存的治療中の疼痛管理 —— 292
**3** 手術・デブリードマン中の疼痛管理 —— 296
**4** 術後の疼痛管理 —— 299

# 11章 疼痛管理

## 1 疼痛管理のアプローチの種類，方法論

### 本項のポイント

① 重症下肢虚血では，安静時疼痛が出現する．痛みの病態としては，虚血により時間とともに組織酸素分圧が低下し，代謝産物の蓄積，侵害受容器の刺激，中枢神経系への伝達が進行することにより，痛みが増強する．
② 痛みに対する薬物療法ではアセトアミノフェンが第一選択薬であるが，痛みの軽減が認められない場合には，オピオイドの使用を考慮する．
③ 重症下肢虚血の疼痛管理としては，鎮痛とともに血行改善を目的とした治療が必要である．
④ 手術のできない重症下肢虚血の疼痛管理として，エビデンスが認められているのは，腰部交感神経節ブロックと脊髄刺激療法である．

### Key Words

腰部交感神経節ブロック lumbar sympathetic block，脊髄刺激療法 spinal cord stimulation，硬膜外ブロック epidural block，末梢神経ブロック peripheral nerve block

### Point 1

疼痛管理のアプローチ…
① 薬物療法
  a) 侵害受容性疼痛
    → アセトアミノフェン，NSAIDs
  b) 神経障害性疼痛
    → プレガバリン，三環系抗うつ薬
② 非薬物療法
  → 半導体レーザーなど
③ インターベンション治療
  a) 末梢神経ブロック
  b) 硬膜外ブロック
  c) 腰部交感神経節ブロック
  d) 脊髄刺激装置（SCS）植え込み術

### 用語

レイノー現象 → p.204

## はじめに

下肢の虚血性疼痛でよく認められるのは，間歇性跛行であり，これは筋肉の痛みである．虚血により筋の酸素分圧が低下し，組織のアシドーシスを来し，ブラジキニンなどの発痛物質が放出されるために痛みが生じる．この虚血性疼痛は，時間とともに組織酸素分圧の低下，代謝産物の蓄積，侵害受容器の刺激，中枢神経系への伝達が進行し，痛みが増強する．

安静時疼痛が出現すると，組織の酸素供給が危機的状態となり，重症下肢虚血（critical limb ischemia：CLI）を来し，関連部位の潰瘍や壊疽がおこる．CLIには，虚血性疼痛，侵害受容性疼痛，神経障害性疼痛などの痛みが混在する．

疼痛管理としては，鎮痛とともに血行改善を目的とした治療を行い，極力下肢切断を回避するよう努める．

## I アプローチの仕方 point 1

痛みの強さがどの程度か，急性痛か慢性痛か，痛みの種類はどうか，抗凝固療法，抗血栓療法の有無により，治療法は異なってくる．とくに侵襲的な治療に関しては抗凝固の状況により適応が制限されてくる．

手術不可能なCLIやレイノー現象による，下肢の末梢循環障害の痛みに対する治療のアルゴリズムを図1，2に示す[1]．エビデンスが認められているインターベンションとしては，腰部交感神経節ブロッ

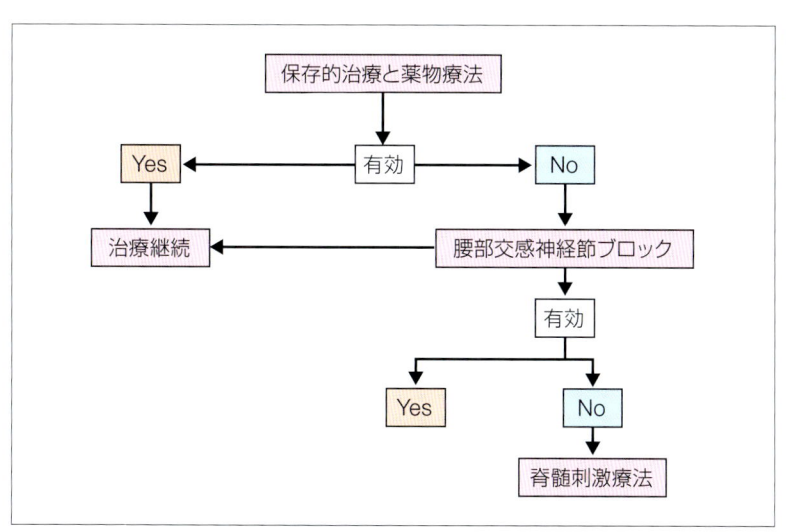

図1 安静時疼痛または潰瘍を伴う手術不可能なPVDの疼痛管理のアルゴリズム[1]

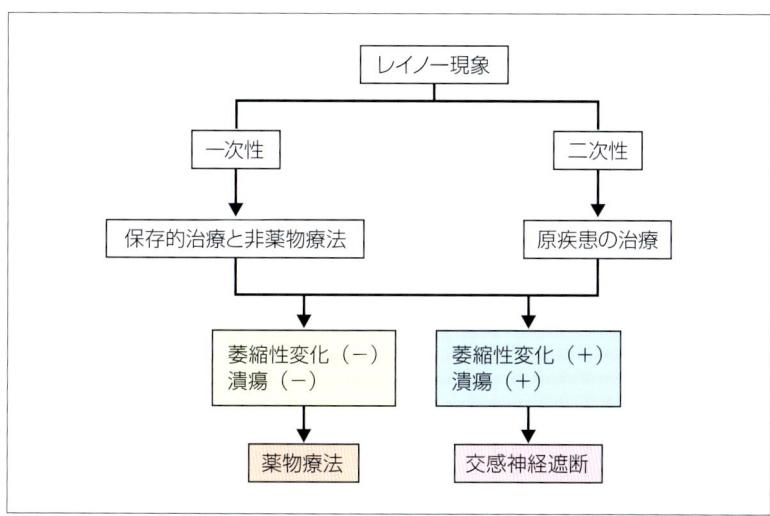

図2 レイノー現象の疼痛管理のアルゴリズム[1]

ク(lumbar sympathetic block：LSB)と脊髄刺激療法(spinal cord stimulation：SCS)がある．

① 薬物療法
a．侵害受容性疼痛（創や潰瘍による）

　抗凝固・抗血栓薬による血行改善とともに，創や潰瘍による侵害受容性疼痛では，アセトアミノフェンやNSAIDsが第一選択薬となるが，下肢虚血の患者では糖尿病などの基礎疾患があることが多く，腎機能障害や心血管リスクの高いことが多いため，NSAIDsは使用できないことが多い．

　そのため，痛みに対する薬物療法としてはアセトアミノフェンが第一選択薬となる．現在，4,000 mg/日まで使用可能であるが，長期の高用量使用により腎機能が低下するリスクがあり，短期間少量投与とする．また，肝障害のある患者でも高用量の長期使用は避ける．

しかしながら，アセトアミノフェンのみでは痛みのコントロールができないことも多く，より強い痛みの場合には，トラマドール／アセトアミノフェン配合錠（トラマドール塩酸塩 37.5 mg／アセトアミノフェン 325 mg）やリン酸コデインなどの弱オピオイドの使用を考慮する．コデインは，O-メチル化によりモルヒネとなるため，高用量投与は避ける．トラマドール／アセトアミノフェン配合錠は腎機能障害が少なく，Ccr（クレアチニンクリアランス）50％以下の腎機能低下患者では腎機能正常者の半分の投与量を目安にする[2]．

### b．神経障害性疼痛

神経障害性疼痛の場合には，プレガバリン，三環系抗うつ薬が第一選択薬となるが，三環系抗うつ薬は，忍容性が低い．そのなかでも比較的副作用が少ないノルトリプチリンを選択する[3]．トラマドール／アセトアミノフェン配合錠は，神経障害性疼痛にも有効である．これらの薬剤でも鎮痛ができない場合には，非癌性慢性痛に適応のあるフェンタニル 3 日貼付製剤の使用も必要であれば考慮する．

### ② 非薬物療法

半導体レーザー治療など（詳細は p.292，11 章 2「保存的治療中の疼痛管理」参照）．

### ③ インターベンショナル治療

#### a．末梢神経ブロック（peripheral nerve block）

下肢虚血の際の潰瘍の痛みや処置の痛みに対して，抗凝固療法を行っていても超音波ガイド下にアプローチする方法で，比較的安全に行うことができる．下肢虚血の場合，下腿以下の足趾などの痛みであることが多いため，超音波ガイド下坐骨神経ブロックが適応となる．持続法としてカテーテルを留置する方法もあり，創処置の前にボーラス投与をすることにより，処置時の痛みを軽減することができる．

#### b．硬膜外ブロック（epidural block）

硬膜外ブロックは，抗凝固療法中の場合には，硬膜外血腫の危険性があり，とくに持続法は施行することが困難である．PT-INR 値が 1.5 以下で，抗凝固薬，抗血栓薬の一定期間の休薬が可能であれば行うことができる（詳細については p.296，11 章 3「手術・デブリードマン中の疼痛管理」参照）．また，腰部交感神経節ブロック（後述）の効果を予測するために行うことがある．

#### c．腰部交感神経節ブロック（lumbar sympathetic block：LSB）（エビデンスレベル 2B ±）

交感神経ブロックは，交感神経を遮断することにより，側副血行路に対する血管拡張作用および閉塞部位より末梢側での血管収縮を軽減し，微小循環と組織の酸素化を改善することにより，痛みを軽減し，潰瘍の治癒を促す働きがある[1]．

多くのコホート研究で末梢血管障害（peripheral vascular disease：PVD）に対する交感神経ブロックの有効性が示されており，痛みの軽減，下肢の温度上昇がみられ，切断を予防することが報告されている[1,4]．

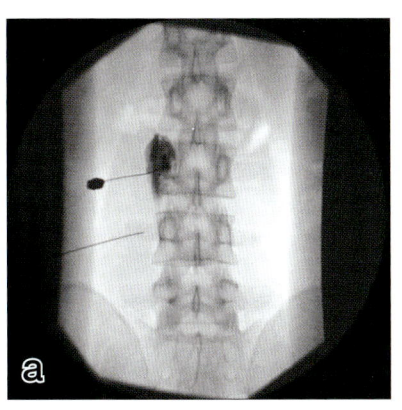

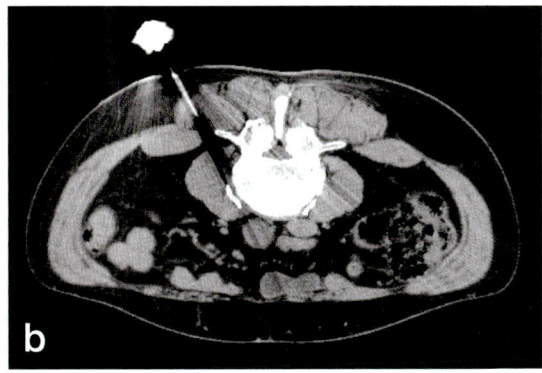

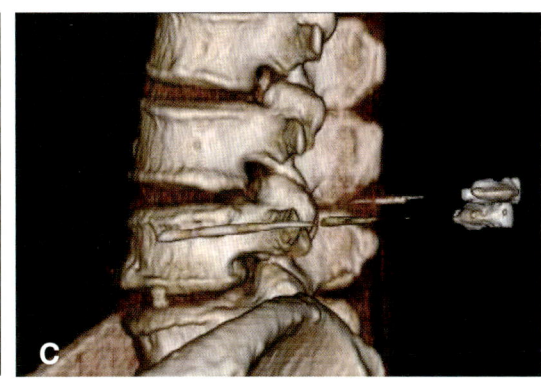

図3 腰部交感神経節ブロック(LSB)
(a)L3レベルでのブロック時のX線透視像，(b)CT画像，(c)3DCT画像．

　神経破壊薬の使用では6カ月間の経過観察期間中，70％で安静時疼痛の緩和，50％で潰瘍の治癒，30％で前壊疽状態の改善が認められている[4, 5]．また，LSB後早期から歩行時の痛みの軽減と歩行距離の延長も認められる[6]．

　長期成績を決定するために重要なのは，ブロック1時間後も下肢温度に1.5℃以上の温度上昇が認められるかどうかである[5]．LSBはX線透視下またはCTガイド下(図3a～c)に行い，L2～L4レベルの交感神経に神経破壊薬(99.5％無水エタノールまたはフェノール水)を注入する方法または高周波熱凝固法を行う．LSB前後のサーモグラフィー所見を図4に示す．図4では，明らかに患側の下肢温度の上昇がみられている．レーザー血流計の血流もブロック後では明らかに増加がみられる．

　合併症としてはアルコール性神経炎，血管穿刺，臓器穿刺などがある．稀であるが，抗血小板薬内服中患者での大量出血の報告もある．

### d．脊髄刺激装置(spinal cord stimulation：SCS)植込み術(エビデンスレベルⅡB±)

　SCSは，1967年からさまざまな難治性疼痛の治療の手段として行われており，PVDに対してもその有効性が報告されている．SCSの適応疾患の多くは閉塞性動脈硬化症(arteriosclerosis obliterans：ASO)で

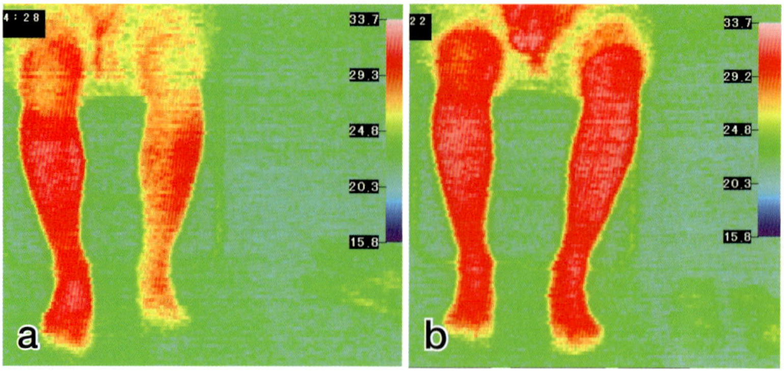

**図4 腰部交感神経節ブロック前後のサーモグラフィー所見**
(a)ブロック前，(b)ブロック後．交感神経節ブロック後には，下肢温度の上昇が顕著である．

**表1 慢性CLIに対する脊髄刺激療法(SCS)の適応基準[9]**

① 疼痛機序の診断：
　神経障害性疼痛または虚血肢であり，侵害受容性疼痛ではないこと
② 患者選択：
　問題となる心理的要因はなく，SCSの鎮痛効果に過剰な期待をしないこと
③ 鎮痛効果の予測：
　疼痛発現の機序として，脊髄より末梢であり，神経ブロックの反応が良好であること
④ 刺激装置の植込み：
　試験刺激により満足すべき鎮痛効果を認め，機器の取り扱いの理解が良好であること
⑤ 生活習慣病や抗血小板薬，抗凝固薬などの自己管理が十分コントロールできていること

ある．

　CLIにおける虚血性疼痛にSCSは有効である．間歇性跛行や安静時疼痛は深部組織の虚血による痛みであり，SCSに反応するが，潰瘍や壊疽の痛みは炎症性の痛みであり，SCSに反応しない．虚血性末梢神経障害や糖尿病性神経障害を伴う場合，これらは神経障害性疼痛であり，SCSに反応する[7]．

　SCSにより虚血性疼痛が軽減するのは，微小循環の改善によるものであることが示されている[8]．SCSによる微小循環の改善機序として，交感神経抑制と求心線維の逆行性刺激が提唱されている．交感神経抑制により血管拡張がおこるとともに，逆行性刺激により末梢にカルシトニン遺伝子関連ペプチド(calcitonin gene-related peptide：CGRP)などが分泌されることによって，血管が拡張すると考えられている．

　平田らは，村川らのSCSの適応基準に，さらに抗凝固薬などの自己管理や糖尿病などの生活習慣病の管理を加えて，CLIに対する適応基準としている(表1)[9]．

　また，SimpsonらはSCSが微小循環を改善することから，微小循環の指標である経皮的酸素分圧($tcPO_2$)を評価項目に加えている[8]．$tcPO_2$が30 mmHg以上では，治療法にかかわらず救肢率は高く，

表2　PVDに対するSCSの適応基準[7, 8]

1. 間歇性跛行 + 安静時疼痛
2. 血行再建術が不可能または禁忌
3. 保存療法が行き詰った状態
4. 予測生存期間が3カ月月以上
5. 潰瘍があっても3 cm以下
6. 足背部$tcPO_2$が10〜30 mmHg
7. $tcPO_2$の差が坐位と臥位で15 mmHg以上
8. 試験刺激で安静時疼痛の軽減
   $tcPO_2$の上昇

表3　PVDに対するSCSの除外基準[7, 8]

1. 予測生存期間が3カ月以下
2. 意識レベルが低下
3. 虚血性潰瘍が大きい
4. 壊疽が浸潤している
5. 緊急切断術が必要になる
6. 感染が進行している

10 mmHg以下では救肢率は低く，10〜30 mmHgでは薬物療法＋SCSで救肢率が高かったという報告がある．Simpsonらは，彼らの適応基準を用いた場合，70〜80％の患者に良い結果が得られたと報告している．

また，CLIに対するSCSのメタ分析では，12カ月後の切断率は11％で，薬物療法のみの患者より低い[10]．また，$tcPO_2$の評価は，SCSへの反応性をみるのに有用であり，この評価基準を用いた場合，12カ月後の救肢率は83％であった．

PVDに対してSCSを行うとき（表2，3），第2〜第3腰椎間の刺激が推奨されている．

SCSの欠点としてコストが高いことがあげられる．しかし，CLIから大切断を予防するための治療として，考慮すべき治療法である．

### 文献

1) Devulder J et al: Pain Prac 11: 483-491, 2011
2) 日本腎臓学会編：CKD治療ガイド2012, 東京医学社, 東京, p.94-99, 2012
3) 日本ペインクリニック学会 編：神経障害性疼痛薬物療法ガイドライン, 真興交易（株）医書出版部, 東京, p.20-30, 2011
4) Mashiah A et al: J Cardovasc Risk 2: 467-469, 2010
5) Boas RA: Reg Anesth Pain Med 23: 292-305, 1998
6) GleimM, Maier C, Melchert U: J Pain Symptom Manage 10: 98-104, 1995
7) 宇野武司：脊髄電気刺激療法（森本昌宏 編著）, 克誠堂出版, 東京, p.177-183, 2008
8) Simpson BA, Meyerson BA, Linderoth B: Wall and Melzack's Textbook of pain 5th ed., Elsevier Churchill Livingstone, Philadelphia, p.563-582, 2006
9) 平田好文ほか：ペインクリニック 33: S73-81, 2012
10) Ubbink DT, Vermerulen H: J Pain Symptom Manage 31: S30-34, 2006

（平川奈緒美，上村裕平，富田由紀子）

# 11章 疼痛管理

## 2 保存的治療中の疼痛管理

> **本項のポイント**
> ① 虚血性下肢に生じる痛みには侵害受容性疼痛，神経障害性疼痛，虚血性疼痛があり，それぞれの痛みによって治療法が異なる．
> ② 非がん性慢性痛に対するオピオイド使用は依存・乱用に注意が必要である．そのため，がん性疼痛に対するオピオイドの処方とは使用法，使用量が異なる．
> ③ 虚血性疼痛に対しては，交感神経ブロックなどの治療により血流改善と疼痛軽減が得られる．
>
> **Key Words**
> 侵害受容性疼痛 nociceptive pain，神経障害性疼痛 neuropathic pain，虚血性疼痛 ischemic pain，オピオイド治療 opioid，交感神経ブロック sympathetic block

### はじめに

下肢虚血患者では抗凝固療法中のことが多く，保存的治療中の疼痛管理はまず薬物療法が選択される．薬物療法を行う際に重要になってくるのは，痛みの種類を把握することである．虚血性下肢に生じる痛みは，一般的に①侵害受容性疼痛，②神経障害性疼痛，③虚血性疼痛の3種類に分類される<sup>Point 1</sup>．

**Point 1**
虚血性下肢に生じる痛みの種類…
・侵害受容性疼痛
・神経障害性疼痛
・虚血性疼痛

### I 侵害受容性疼痛

いわゆる傷の痛みである．虚血性下肢に潰瘍が生じると潰瘍部のズキズキとした痛みが生じる．侵害受容性疼痛に対して使用する薬剤はアセトアミノフェン，NSAIDs，麻薬性鎮痛薬である．

#### ① アセトアミノフェン

アスピリンと同等の鎮痛，解熱作用を持つが，抗炎症作用は非常に弱い．COX（シクロオキシゲナーゼ）阻害作用が弱いために消化管，腎機能に対する影響が少なく，NSAIDsが使用しにくい場合にも用いることができる．1回使用量は300～1,000 mgで，一日の総量が4,000 mgまでとなっている．1回600 mg以上で効果が得られることが多い．

#### ② NSAIDs

プロスタグランジン（PG）の合成酵素COXを阻害することでPG産生を抑制し，消炎鎮痛解熱作用を有する．COX-1とCOX-2があり，COX-1は消化管や腎血流の生理的反応に，COX-2は炎症に関与している．従来使用されているNSAIDs（ジクロフェナク，ロキソプロフェンなど）はCOX-1阻害作用が強く，胃腸障害，腎機能障害が問題になっ

表1 非がん性慢性痛に使用可能なオピオイド

| 薬品名 | 商品名 | 開始用量・用法 | 最大量 | 備考 |
|---|---|---|---|---|
| トラマドール/アセトアミノフェン配合錠 | トラムセット® | 2T 分2 または 4T 分4 から開始 | 8T 分4 | 1錠にトラマドール37.5 mg，アセトアミノフェン325 mg 含有 |
| トラマドール | トラマール®カプセル | 1日100mg分4から開始 | 400mg/日 | |
| コデイン | リン酸コデイン錠・散 | 60〜80 mg/日から開始 1回20 mgで投与 | 180 mg/日 | 最大量以上で強オピオイドへの変更を検討 |
| モルヒネ | 塩酸モルヒネ錠・末 | 15〜30 mg 分3 から開始 | 120 mg/日 | 強オピオイド |
| フェンタニル貼付剤 | デュロテープ®MTパッチ | 他のオピオイドからの変更が必要 2.1，4.2，8.4，12.6 mgがある 3日毎の貼り換え | 12.6 mgまで | 強オピオイド 開始時に他のオピオイドからの変更が必要 処方に講習受講が必要 |
| | ワンデュロ®パッチ | 0.84，1.7，3.4，5mgがある 1日毎の貼り換え | 5mgまで | |
| ブプレノルフィン貼付剤 | ノルスパン®テープ | 7日ごとに張り替えて貼付 5 mg から開始 | 20 mgまで | 保険適応は変形性関節症・腰痛症 処方に講習受講が必要 |

ていた．近年市販された COX-2 選択性の薬剤（セレコキシブ，エトドラクなど）は消化管や腎機能に対する副作用は少ない．しかし，心血管イベントが増加することが報告されており，心疾患既往の患者には注意が必要である．

### ③ 麻薬性鎮痛薬 Point 2

オピオイド受容体に作用することで，鎮痛作用を発揮する．侵害受容性疼痛だけではなく，神経障害性疼痛や虚血性疼痛にも効果がある．現在本邦で慢性疼痛に対し使用可能なオピオイドとその使用量を表1に示す．

非がん性疼痛に対するオピオイド使用の最大の注意点は，依存・乱用である[1]．それゆえにがん性疼痛に対する使用法と違い，使用量に上限があることなどを処方医が理解する必要がある．使用の際にはペインクリニックなどの専門科への相談が望ましい．

オピオイドではないが，麻薬指定の薬剤に麻酔薬のケタミンがある．病棟処置時の鎮痛には少量のケタミン投与は有効なことが多いが，鎮静作用も有するため，使用に慣れた医師（麻酔科医）による投与が推奨される．

## II 神経障害性疼痛

ジンジンと痺れるような痛みや，針で刺されるような痛み，灼熱感，発作性電撃痛などの多彩な痛みが特徴で，感覚異常（知覚低下・過敏など）を伴うことも多い．日本ペインクリニック学会による神経障害性疼痛薬物療法ガイドラインを図1に示す．薬物療法の中心はプレガバリンと三環系抗うつ薬（tricyclic antidepressants：TCA）である（薬

**Point 2**
麻薬性鎮痛薬…
乱用・依存の防止のため，処方に制限がある．専門科への相談が望ましい．

図1 神経障害性疼痛に対する薬物療法アルゴリズム[2]

**第一選択薬**
- 三環系抗うつ薬(TCA)
  ノルトリプチリン，アミトリプチリン，イミプラミン
- Caチャネル$\alpha_2\delta$リガンド
  プレガバリン，ガバペンチン

**第二選択薬**
- ワクシニアウイルス接種家兎炎症皮膚抽出液含有製剤(ノイロトロピン®)
- デュロキセチン
- メキシレチン

**第三選択薬**
- 麻薬性鎮痛薬
  フェンタニル，モルヒネ，オキシコドン，トラマドール
  ブプレノルフィン

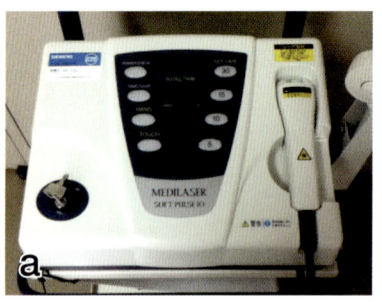

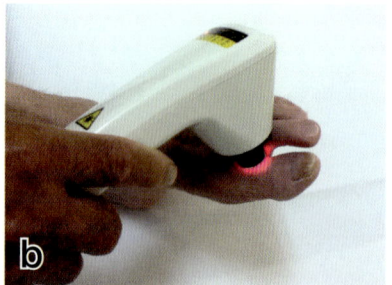

図2 非侵襲的処置
(a)半導体レーザー治療器(「メディレーザーソフトパルス10」持田シーメンスメディカルシステム).
(b, c)下肢レイノー症状を有する患者に対するレーザー治療.

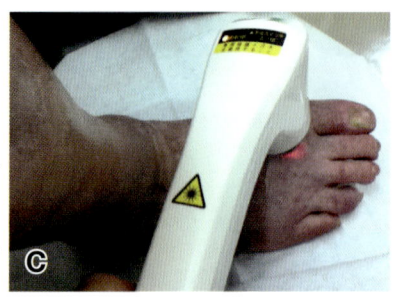

剤の詳細については3章7「有痛性糖尿病神経障害(PDN)の疼痛管理」(p.116)を参照).

発作性電撃痛にはカルバマゼピンなどを使用することもある．前述のケタミンはNMDA受容体拮抗薬であり，神経障害性疼痛にも使用されることがある．

## III 虚血性疼痛

　下肢末梢循環不全によりひきおこされる痛み．とくに寒冷刺激により悪化することが多い．NSAIDs は効果に乏しく，オピオイドによる鎮痛が必要なことが多い．血流改善薬として PG 製剤，シロスタゾール，TXA 阻害薬などが使用される．

　血行障害が強い場合は神経ブロック治療が検討される[Point 3]．交感神経をブロックすることで血流が増加する．硬膜外ブロックや腰部交感神経節ブロック，脊髄刺激装置植え込み術により血流改善，疼痛軽減が得られる(11 章 1「疼痛管理のアプローチの種類，方法論」(p.286) 参照)．

　非侵襲的処置として，低出力半導体レーザーによる治療がある(図 2)．治療器を用いて虚血部や疼痛部，潰瘍部に約 5 分程度の照射を行うことで，短期的ではあるが温度上昇と疼痛軽減が得られる．合併症が少なく，抗凝固療法中の患者にも使用しやすい．

> **Point 3**
> 虚血性疼痛に対する侵襲的治療…
> ・硬膜外ブロック
> ・腰部交感神経節ブロック
> ・脊髄刺激装置植え込み術

### 文献

1) 日本ペインクリニック学会 編：非がん性慢性［疼］痛に対するオピオイド鎮痛薬処方ガイドライン, 真興交易(株)医書出版部, 東京, 2012
2) 日本ペインクリニック学会 編：神経障害性疼痛薬物療法ガイドライン, 真興交易(株)医書出版部, 東京, 2011

〈上村裕平，平川奈緒美〉

# 11章 疼痛管理

## 3 手術・デブリードマン中の疼痛管理

### 本項のポイント
① 重症下肢虚血の患者では全身状態の悪い患者が多く，循環動態や呼吸に影響が少ない麻酔法（鎮痛法）が望ましい．
② 硬膜外麻酔や脊髄くも膜下麻酔を行う場合，抗血栓療法を受けている患者では，術前の休薬が必要である．
③ 超音波ガイド下の末梢神経ブロック（坐骨神経ブロック，大腿神経ブロック）は，抗血栓療法を受けている患者でも比較的安全に施行できる．

### Key Words
硬膜外麻酔 epidural anesthesia，脊髄くも膜下ブロック spinal anesthesia，末梢神経ブロック peripheral nerve block

## はじめに

虚血肢の患者では，潰瘍のデブリードマンや下肢の切断などの手術の際に麻酔を行うことになるが，このような患者の多くは，抗血栓療法を受けていることが多い．また，血液透析を受けている患者や虚血性心疾患を合併していることもあり，ハイリスク患者であることが多い．そのため，術中にできる限り循環系への影響を少なくする麻酔法を選択しなければならない．

また，切断の場合，周術期の鎮痛管理が幻肢痛の発生に影響を与える．

## I 全身麻酔中の鎮痛

全身麻酔時には，フェンタニルやレミフェンタニルなどのオピオイドを鎮痛目的で使用する．重症下肢虚血の手術を受ける患者では，重篤な合併症を有している患者が多く，また，局所の壊死，感染により全身状態がきわめて悪いこともある．このような患者の周術期管理には，吸入麻酔薬や麻薬を用いた全身麻酔による呼吸および循環抑制作用は望ましくない．しかしながら，PT-INR point 1 高値の（PT延長している）患者などでは出血傾向があるため全身麻酔が選択される．

### Point 1
PT-INR（=INR）…プロトロンビン時間−国際標準比の略で，プロトロンビン時間（PT）と同じ意味を持つ指標．PT=正常のときINR=1.0で，PT延長のときINRは高値．INR>2.0でワルファリンコントロールが必要とされる．

## II （持続）硬膜外麻酔

硬膜外麻酔は，持続法により術後の鎮痛も可能である．しかしながら，抗凝固薬や抗血栓薬を投与されている患者では，硬膜外血腫の危険があるため，術前に休薬が必要となる．硬膜外血腫の発生率は通常

表1 佐賀大学医学部附属病院における抗凝固・抗血栓薬の休薬の目安

| 分類 | 一般名 | 薬品名 | 不可逆的阻害作用 | 休薬期間 |
|---|---|---|---|---|
| 経口抗凝固薬 | ワルファリン | ワーファリン® | (−) | 4〜5日 |
|  | ダビガトラン | プラザキサ® | (−) | 4日 |
| 抗血小板薬 | アスピリン | バイアスピリン® | ◎ | 7日 |
|  |  | バファリン81® |  | 脊麻3日 |
|  | 塩酸チクロピジン | パナルジン® | ◎ | 10〜14日 |
|  | シロスタゾール | プレタール® | (−) | 3日 |
|  | ベラプロストナトリウム | プロサイリン® | (−) | 1日 |
|  |  | ドルナー® |  |  |
|  | クロピドグレル | プラビックス® | ◎ | 7〜14日 |
|  | イコサペント酸エチル | エパデール® | ◎ | 7日 |
|  |  | ソルミラン® |  |  |
|  | 塩酸サルポグレラート | アンプラーグ® | (−) | 1日 |
| 冠拡張薬 | ジピリダモール | ペルサンチン® | (−) | 2日 |
| 血管拡張薬 | リマプロストアルファデックス | オパルモン® | (−) | 1日 |
|  |  | プロレナール® |  |  |

表2 硬膜外麻酔・脊髄くも膜下麻酔可能と判断する基準

| ワルファリン | PT-INR < 1.5 |
|---|---|
| 未分画ヘパリン<br>アルガトロバン | ACT < 150<br>APTT 施設基準の2倍以下 |
| 抗血小板薬 | 脊髄クモ膜下麻酔　出血時間8分以内<br>硬膜外麻酔　出血時間5分以内 |
| 血小板数 | $> 10 \times 10^4/\mu l$ |
| 未分画ヘパリン | 術前4〜6時間前に中止<br>カテーテル挿入，抜去2時間後から再開 |

1/150,000であるが，抗凝固療法を受けている患者などでは1/3,000と高い発生頻度となる．

硬膜外・脊髄くも膜下麻酔施行の標準的なガイドラインとしては，ASRA (American Society of Regional Anesthesia and Pain Medicine) のガイドライン[1]がよく用いられている．このガイドラインでは，低分子ヘパリンの投与においては，1日2回投与の場合は手術後24時間たってから投与すること，および最初の投与2時間以上前にカテーテルを抜去する，とされている．また，ワルファリンにおいてはINR値が正常であることを確認してから穿刺すること，またINR<1.5であることを確認してからカテーテルを抜去することとされている．さらに，フォンダパリヌクスにおいては，1回の穿刺のみとすること，traumatic tapであった場合，以後は他の抗血栓療法に切り替えること，カテーテルの留置はしないことが明記されている．

佐賀大学医学部附属病院における抗凝固・抗血栓薬の休薬の目安および硬膜外麻酔・脊髄くも膜下麻酔が可能と判断する基準を表1，2に示

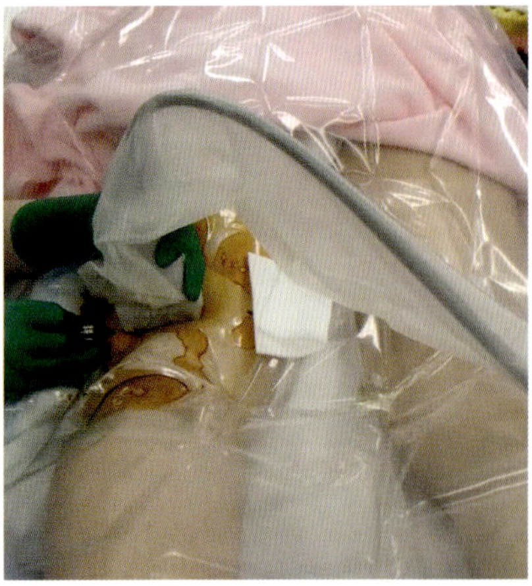

図1 超音波ガイド下坐骨神経ブロック

す．また硬膜外麻酔は循環動態に影響を及ぼすこともあるため，ハイリスク患者では注意する．

## III 脊髄くも膜下麻酔

硬膜外麻酔と同様に，施行前に抗凝固薬・抗血栓薬を中止する必要がある．出血による神経系の合併症のおこる頻度は硬膜外麻酔よりは低く，1/220,000であるが，抗血栓療法中の患者では発生頻度は高くなる．

## IV 末梢神経ブロック

近年，超音波ガイド下末梢神経ブロックが普及している．下肢虚血では下腿以下の潰瘍形成が多く，それに対する手術，デブリードマンに対して，超音波ガイド下坐骨神経ブロックを行う(図1)．また，大腿での切断の際には大腿神経ブロック，坐骨神経ブロック，閉鎖神経ブロック，外側大腿皮神経ブロックを組み合わせる．これらの末梢神経ブロックは他の麻酔法と比較して，ハイリスク患者においても全身状態に対する影響が少ない．深部の末梢神経ブロックに関しては，硬膜外ブロックや脊髄くも膜下ブロックと同様に，ガイドラインに沿って行う必要がある．一方，表層のブロックで圧迫止血が可能なもの(大腿神経ブロック，膝窩アプローチ大腿神経ブロックなど)では，ブロックのメリットと出血性合併症などの可能性を秤にかけたうえで，抗血栓療法を継続した状態で神経ブロックを行うこともある．

### 文献
1) Horlocker TT et al: Reg Anesth Pain Med 35: 64-101, 2010

(平川奈緒美，垣内好信，濱田さつき)

# 11章 疼痛管理

## 4 術後の疼痛管理

> **本項のポイント**
> ① PCA（静脈内・硬膜外）を利用して術後痛をコントロールする．
> ② 持続末梢神経ブロックを術後疼痛管理に利用する．
> ③ 切断術後に発生する断端痛や幻肢痛の予防および治療が重要である．
>
> **Key Words**
> 静脈内 PCA intravenous-PCA（IV-PCA），硬膜外 PCA epidural PCA（PCEA），持続末梢神経ブロック continuous peripheral nerve block，幻肢痛 phantom limb pain

## はじめに

下肢虚血患者の手術はデブリードマンや切断などがある．術後に処置が必要なこともあり，その際の鎮痛も必要となることがある．また，切断後には断端痛や幻肢痛が出現することが多く，これらの鎮痛も必要となってくる．

また，切断の場合，周術期の鎮痛管理が幻肢痛の発生に影響を与える．

## I 静脈内 PCA

PCA（patient controlled analgesia：自己調節鎮痛法）は医師が設定した制限（投与量・ロックアウト時間・最大ボーラス回数）のなかで患者自身が専用の機器（PCA ポンプ）（図 1）を操作して鎮痛薬を自己投与する鎮痛法である．持続投与 + PCA を行う方法もある．静脈内 PCA（intravenous-PCA：IV-PCA）や硬膜外 PCA（epidural PCA：PCEA）があるほか，持続末梢神経ブロック（continuous peripheral nerve block）にも PCA ポンプをつけることができる．

IV-PCA は投与経路の確立が簡便で安全なことから，全身麻酔後や脊髄くも膜下麻酔後などの症例に使用できる．麻薬性鎮痛薬であるモルヒネやフェンタニルを使用する．フェンタニルの場合は持続投与を併用し，20～50 μg/時で持続投与し，ボーラス投与量は 10～20 μg とする．患者が PCA を理解して使用することができるよう十分に説明する．理解できない場合には適応とならない．

## II 持続硬膜外鎮痛法

術中から硬膜外ブロックを使用し，術後も持続的に投与する方法である．前述のように持続法に PCEA を追加する方法もある．

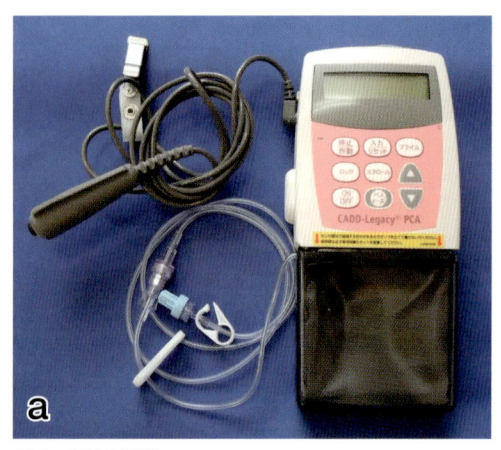

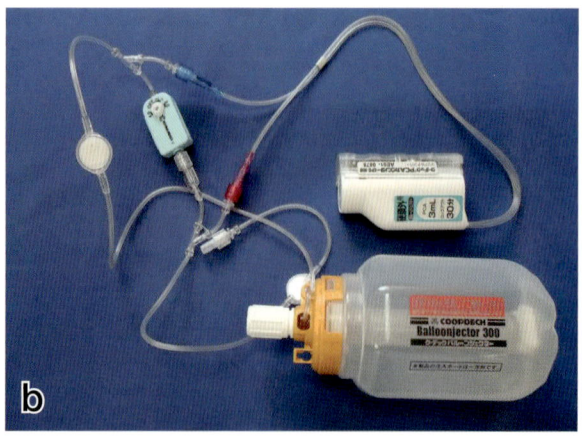

**図1 PCA装置**
(a) CADD Legacy® PCA（スミスメディカル），(b) ディスポーザブルタイプPCA装置（クーデックバルーンジェクター®PCA装置，大研医器）

創処置前にPCEAでボーラス投与を行い，創処置時の痛みの軽減もできる．局所麻酔薬と麻薬性鎮痛薬を用いる．局所麻酔薬としては，運動神経遮断作用が弱いロピバカインを用いる．フェンタニルを加えることもある．0.1～0.2％ロピバカイン4 m$l$/時で持続投与する．ボーラス投与量としては2～3 m$l$とする（カテーテル抜去時期と抗血栓療法再開時期についてはp.296，11章3「手術・デブリードマン中の疼痛管理」を参照）．

## III 末梢神経ブロック（単回・持続）

手術麻酔として現在，超音波ガイド下末梢神経ブロックが行われており，これを術後鎮痛にも応用することができる．全身麻酔や脊髄くも膜下麻酔と併用または術後にブロックを行う方法や，カテーテルを挿入して，持続末梢神経ブロックを行い長期間の疼痛管理に用いることも可能である．

下腿以下の手術の場合，膝窩部アプローチでの超音波ガイド下持続坐骨神経ブロックを行うことが多い（図2）．膝上での切断術後の場合には，持続大腿神経ブロックと臀下部アプローチの持続坐骨神経ブロックを併用する．単回注入法の際には，長時間作用性のロピバカインを使用する．持続法ではブロック針の針径が大きいため，出血の危険性は単回投与の場合より高くなる．

重要なのは，個別の症例において神経ブロックによるメリットと合併症に伴うデメリット，さらに抗血栓療法を継続あるいは中止することのメリットとデメリットを考慮したうえで，神経ブロックを行うかどうか決定することである．

## IV 幻肢痛の治療

**用語**
幻肢痛 → p.284も参照．

幻肢痛の発生を減少させるためには，周術期全体を通じた疼痛管理が

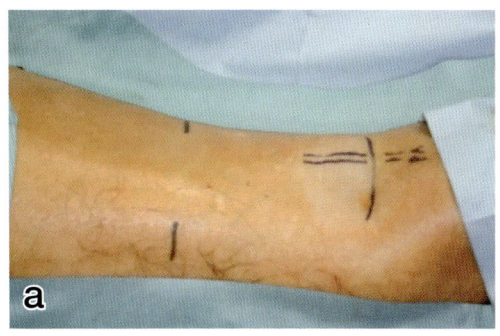

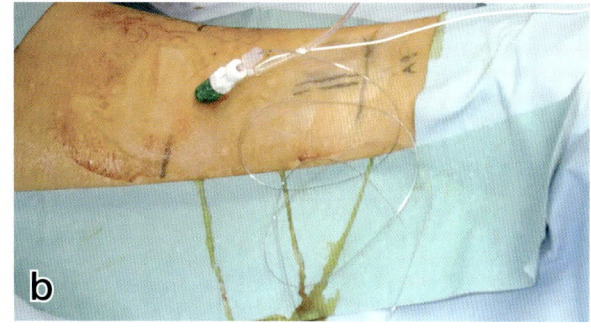

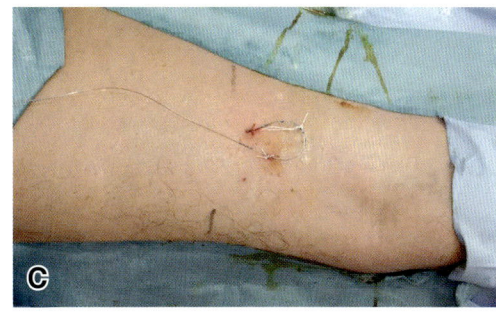

**図2 超音波ガイド下持続坐骨神経ブロック（膝窩アプローチ）**
(a) ①膝窩部より7〜8 cm 頭側の穿刺部位（坐骨神経が2つの終末枝に分かれる直前）．
②膝窩部．
(b) 持続末梢神経ブロック用穿刺針（B.Braun社製 Contiplex®）を用いてカテーテル挿入．
(c) カテーテルを固定．

必要だと考えられている．しかしながら，持続硬膜外麻酔や持続末梢神経ブロックにより幻肢痛を軽減することができるとの報告もあるが，一方で麻酔法によって変わらないという報告もある．幻肢痛 Point 1 の発生頻度は 60〜80％で，通常術後1週間以内に発現することが多い．

幻肢痛の治療としては，硬膜外ブロック，腰部交感神経節ブロックなどの神経ブロックのみでは有効でなく，オピオイド，抗痙攣薬，抗うつ薬などの薬物療法が必要である．

（平川奈緒美，垣内好信，上村裕平）

> **Point 1**
> 幻肢痛…
> 幻肢痛の発生頻度は 60〜80％．

# 12章

# 補助療法

1 高気圧酸素治療（HBOT） ——— 304
2 マゴット療法 ——— 310
3 細胞治療 ——— 313
4 LDLアフェレシス ——— 316

# 12章 補助療法

## 1 高気圧酸素治療(HBOT)

### 本項のポイント
① 高気圧酸素治療(hyperbaric oxygen therapy：HBOT)は下肢救済には有効な治療法である．
② 下肢領域のHBOTは局所の低酸素の改善，浮腫軽減，血管新生促進，創傷治癒，感染の抑制を目的に行う．
③ HBOTは高気圧・高濃度酸素を用いるため，事故回避の安全管理が必要である．

### Key Words
高気圧酸素治療 hyperbaric oxygen therapy(HBOT)，溶解型酸素 dissolved oxygen，活性酸素 super oxide，安全管理 safety control，ATA(絶対気圧) atmosphere absolute

### 用語
TASC II → p.50

### Point 1
活性酸素…
活性酸素(superoxide)は生体や細菌対して損傷を与えるが，生体には活性酸素を除去する酵素(superoxide dismutase：SODなどの抗酸化酵素)が存在する．細菌にはこの活性酸素を無害化する酵素をもたないものがあり，抗菌作用が発揮される．

### Point 2
高気圧酸素の生理学的効果…
・溶解型酸素の上昇で創傷治癒の促進効果
・食細胞の活性化繊維芽細胞の増生によるコラーゲン合成促進
・VEGF，FGF，IGF-1，PDGFなどの成長因子産生の誘導
・血管新生，線維芽細胞増生，組織修復

## はじめに

重症下肢虚血の治療でバイパス手術や血管内治療などの血行再建手術が有効であることには論を俟たないが，末梢動脈疾患(peripheral arterial disease：PAD)の新たな診断・治療指針であるTASC IIでは，血行再建の効果がみられないものや血行再建の適応とならない虚血下肢に対してHBOTを位置づけている．今回，下肢救済に関連したHBOTについて説明する．補助療法の一つとしてご理解いただきたい．

## I HBOTとは

大気圧よりも高い気圧環境下で100％酸素または高濃度酸素を吸入し，動脈血中の酸素濃度を増加させて，末梢組織の低酸素状態を速やかに改善するとともに，動脈血中に増加した酸素から発生する活性酸素[point 1]の作用を利用して生体に生じた種々の病態を改善する治療法である．一酸化炭素中毒，減圧症，神経疾患，嫌気性感染症や今回のテーマである虚血性疾患などに広く用いられている．特殊な治療装置(図1)を必要とするものの，その有用性は以前から報告されている．

### ① 原理

ヘンリーの法則によると，一定温度のもとでは，液体に接して溶解する気体の量は気圧に比例する．HBOTはこの原理を利用したものである．

大気圧の下において酸素を吸入しても血液中のヘモグロビンと結合する酸素量(結合型酸素)には限界がある．しかし，高気圧環境下[point 2]では直接血漿に酸素が溶け込む(溶解型酸素)ため，ヘモグロビンの量に関係なく血液中の酸素量を増やすことができる(図2)．通常の大気圧(1

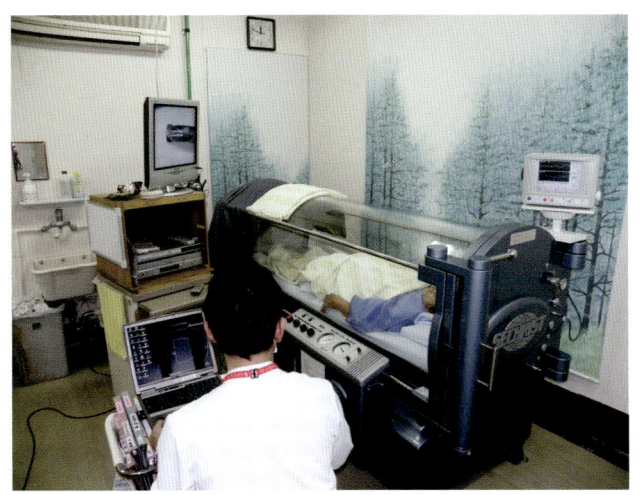

**図1** 第1種治療装置　hyperbaric oxygen therapy：HBOT（SECHRIST社，MODEL 2800J）

**表1** 高気圧酸素治療の作用―創傷治癒の立場から―

・十分な酸素供給による組織の低酸素の改善
・血管収縮による浮腫の改善
・活性酸素の産生，殺菌・静菌作用，好中球の活性化
・線維芽細胞の活性化
・血管新生作用

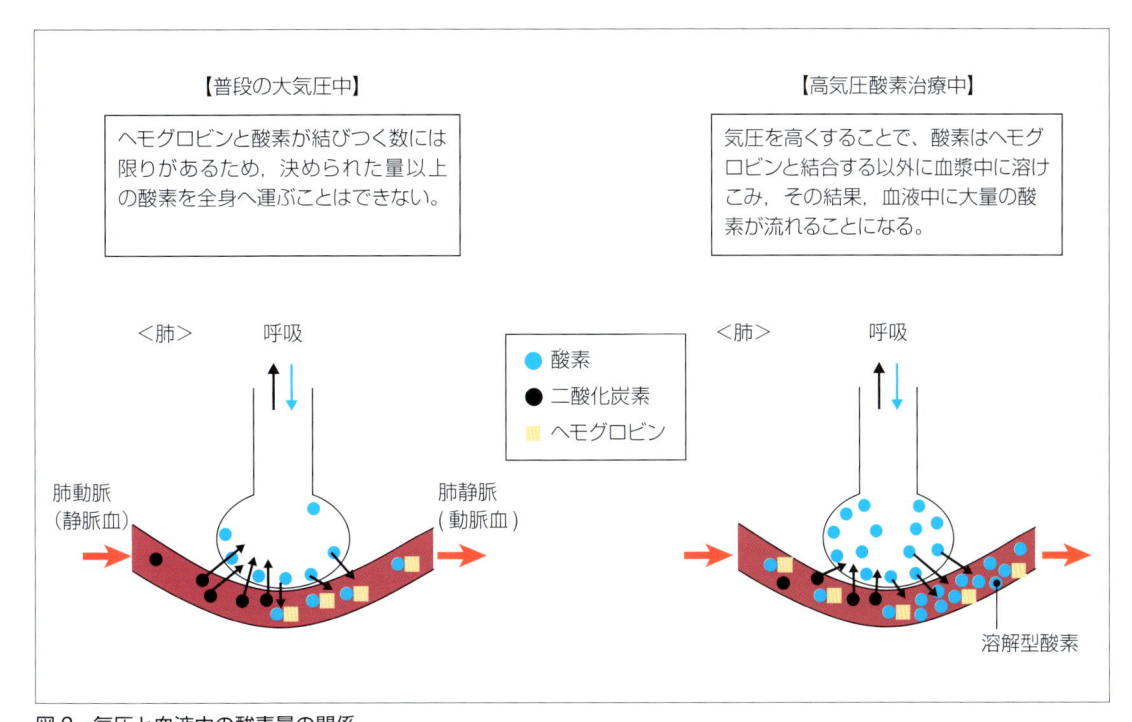

【普段の大気圧中】
ヘモグロビンと酸素が結びつく数には限りがあるため，決められた量以上の酸素を全身へ運ぶことはできない。

【高気圧酸素治療中】
気圧を高くすることで，酸素はヘモグロビンと結合する以外に血漿中に溶けこみ，その結果，血液中に大量の酸素が流れることになる。

**図2** 気圧と血液中の酸素量の関係

気圧・21％酸素）では血液酸素分圧は 100 mmHg であるが，治療中（2気圧・100％酸素）は 1,400 mmHg まで上昇している．

② **作用**

HBOTは救急医療をはじめいろいろな領域の疾患に対して用いられているが，創傷治癒の面でもその有用性が報告されている．創傷治癒の立場からHBOTの有用性を表1にあげる．

図3 日本高気圧環境・潜水医学会推奨治療テーブル

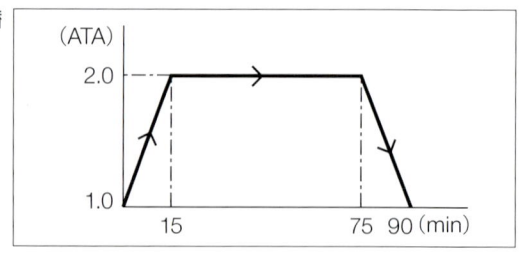

## II 適応疾患 Point 3

下肢領域における HBOT の代表的な疾患について述べる．

### ① コンパートメント症候群

四肢の筋，神経，血管は，骨，筋膜，骨間膜，筋間中隔などにより構成された隔壁（コンパートメント）に囲まれているが，ここの内圧が種々の原因（骨折・打撲・熱傷など）で上昇し循環不全をおこすため，阻血性壊死・機能障害を生じる．一般的には外科的に減張切開を施行し，コンパートメントの減圧・開放を行う．

HBOT は可及的に早期からの開始が望ましく，壊死や神経症状などが出ていない時期であれば手術を回避できる．発症後でも症状の改善，壊死拡大の予防，二次感染予防に効果がある．

### ② ガス壊疽

外傷によるものが多く，糖尿病に起因しているものが多い．創から排膿がみられ，悪臭を放ち皮下にガスの貯留を認める．患部の触診では握雪感が特徴である．敗血症などへ短時間で移行するので，素早い対応が必要である．単純 Xp 検査や CT 検査で皮下あるいは筋肉内にガス像がみられたら本症を疑う．

原因菌として *clostridium perfringens* がもっとも多いが，クロストリジウム以外の菌が分離される場合も多く非クロストリジウム性ガス壊疽とよばれる．

治療は創を開放して過酸化水素水などで洗浄し，創の閉鎖は行わない．HBOT は絶対的な適応である．

### ③ 慢性難治性骨髄炎

慢性骨髄炎は，くり返しおこる再発により病巣の血流は低下し，腐骨を囲んだ骨空洞（骨枢）は虚血状態になっている．このため，抗生物質も有効濃度に達しない．病巣部の酸素分圧は著しく低下しており，創の治癒も停止している．HBOT は活性酸素の産生により制菌的に働き，また，組織の酸素分圧の上昇により好中球の機能亢進，抗生剤の作用増強および仮骨形成促進などが報告されている．

### ④ PAD，難治性下腿潰瘍

PAD は組織虚血をひきおこし，皮膚壊死や潰瘍など難治性創傷を形成する．末梢の循環障害から感染防御や組織修復に十分な酸素濃度が得

---

**Point 3**
下肢領域における HBOT の適応疾患…
① コンパートメント症候群
② ガス壊疽
③ 慢性難治性骨髄炎
④ 末梢動脈疾患，難治性下腿潰瘍
⑤ 糖尿病性潰瘍　　など

**用語**
ガス壊疽　→p.193

られないことから，潰瘍・壊死を形成しやすい．HBOTは局所の低酸素の改善，血管新生促進，創傷治癒，感染の抑制を目的に行う．

### ⑤ 糖尿病性潰瘍

糖尿病は動脈硬化が進みやすく，下肢においては虚血をおこし，創治癒が遷延する．また，細胞性免疫が低下しているため，感染を伴いやすい．このためHBOTは効果がある．

病態にもよるが，通常2～2.5気圧・60～90分で，切断の危機が切迫しているときは1日2回行う．肉芽形成を呈してきたら1回に減らす．通常治療回数は20～30回である．

## III HBOTの実際

### ① 治療装置

装置には第1種装置（1人用）と第2種装置（多人数用）がある．

第1種装置において純酸素で加圧を行う場合は，酸素濃度と圧力の上昇に伴い火災のリスクが高まる．とはいえ，装置は小型・軽量であり，設置スペースや付帯設備が少なく，構造もシンプルで操作も容易であるため，多くの施設で導入されている．

一方，第2種装置は空気で加圧を行うことや複数の患者を同時に加療でき，医療従事者が付き添うことも可能である．また，空気加圧のため火災のリスクは少ない．しかし，設備が大きく構造も複雑で，導入と維持管理の費用が高額である．

装置の操作・管理のため，装置内で異常事態に対処できるよう専従の医師と医療職員を必ず配置することが，義務付けられている（高気圧酸素治療安全基準）．

### ② 治療

日本高気圧環境・潜水医学会は効果や安全性の観点から第1種治療装置では2 ATA（気圧），100%酸素15分加圧，60分保圧，減圧15分の治療テーブルを推奨している（図3）．

### ③ 合併症，禁忌症例 Point 4

HBOTの合併症は少ないが，治療回数の増加とともに視覚障害やめまいなど，酸素中毒に基づく症状が報告されている．比較的多い合併症は気圧外傷で，鼓膜の内外で生じる圧差による耳閉感や，それに追随しておこる滲出性中耳炎がある．多くの場合，治療が終了すれば速やかに軽快する．

肺の気腫性囊胞（bullae，blebs）は減圧時に稀に破綻して気胸を生じる恐れがあり，事前に胸部CTでの精査を行う必要がある．心肺機能障害や慢性閉塞性肺疾患などの基礎疾患を有する患者は禁忌となる．また，糖尿病のコントロールが十分でないと治療中に低血糖発作を生じることがある．閉所恐怖症の患者も治療困難である．

### ④ 安全管理

HBOTは高濃度酸素を高気圧環境下で行う治療であるため，火災や爆発の危険がある．実際，本邦でも過去に数件の爆発死亡事故が発生し

---

**Point 4**

HBOTの合併症，禁忌…

合併症……
- 視覚障害やめまいなど酸素中毒
- 耳閉感や滲出性中耳炎など気圧性外傷

禁忌……
- 気腫性囊胞
- 心肺機能障害
- 慢性閉塞性肺疾患
- コントロール不良の糖尿病
- 閉所恐怖症

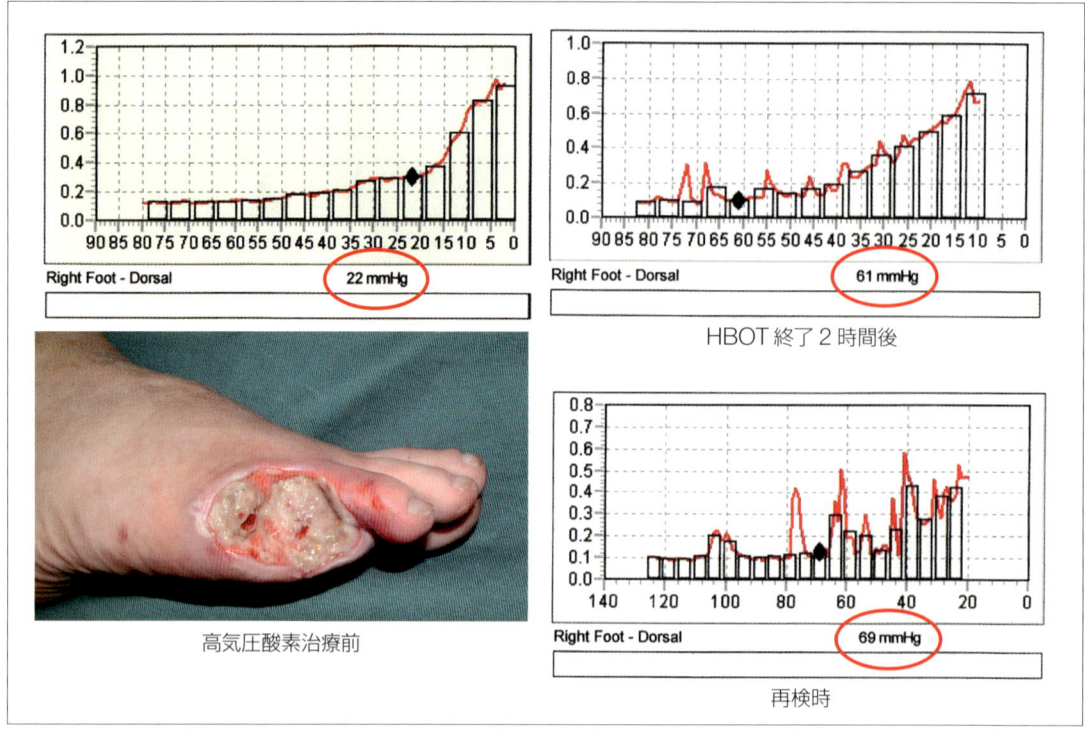

**図4 症例1:高気圧酸素治療前後のSPPの変化**
76歳,男性.糖尿病で維持透析中.右第5趾に壊疽がある.治療前の足背部でのSPPは22 mmHgと低値であったが,HBOT終了2時間後は足背部ではSPPが61 mmHg,再検でも69 mmHgと有意に上昇していた.

ており,厳しい安全基準が策定され,これに沿って各施設で運用されている.

　酸素自体は可燃性ではないが,支燃性があるためマッチ,ライター,使い捨てカイロなどの火気持込みは重大事につながる.また,治療には静電気防止のため専用の治療服も必要となる.治療前の安全確認が必要であることから,チェックリストを作成し,病棟からの出棟時や治療室での開始前のダブルチェックが事故防止に不可欠である.

## IV 症例

・症例1(図4)

　76歳,男性.糖尿病で,維持透析中.第5趾に壊疽がある.高気圧酸素治療を行った結果,2時間後には皮膚灌流圧が有意に上昇した.

・症例2(図5)

　72歳,女性.1型糖尿病でPAD.2気圧100%酸素加圧60分を50回行った結果,血管新生や創傷治癒がみられた.

・症例3(図6)

　80歳,男性.糖尿病神経障害による低温熱傷.焼痂切除後にHBOTを10回行い,肉芽形成,血流改善の効果がみられたことから,皮膚移植を行った.

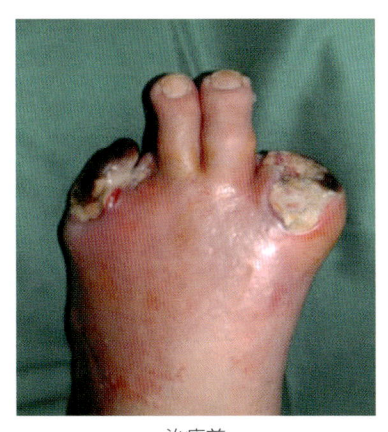

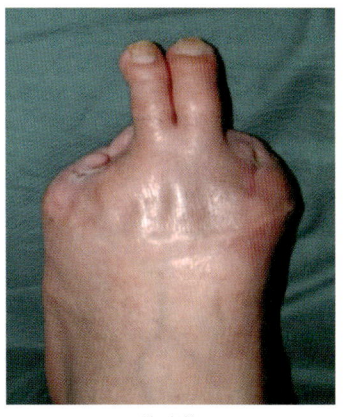

**図5 症例2：1型糖尿病の治療例**
72歳，女性．HBOT 60分×50回施行．デブリードマンを必要としたものの，創は順調に閉鎖した．

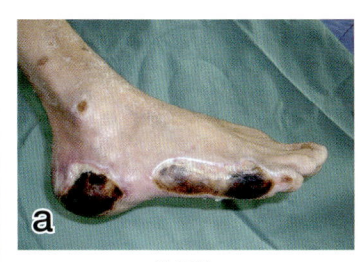

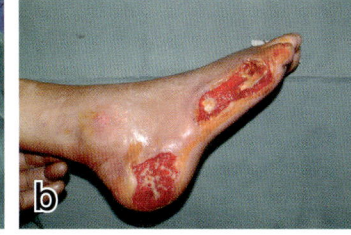

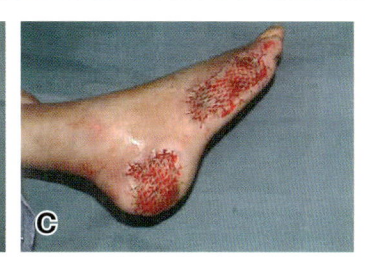

**図6 症例3：糖尿病神経障害による低温熱傷の治療例**
(a) 80歳，男性．治療開始前．皮膚の色調は蒼白である．
(b) 焼痂切除後（HBOT10回）．皮膚の色調も改善している．
(c) 肉芽形成が十分得られたため皮膚移植を行い，足趾切断を免れた．

## おわりに

　高気圧酸素治療安全協会によると，本邦には2013年8月現在，594施設・732台の治療装置が登録されているが，この数は年々減少傾向にあり，稼働状況も低くなってきている．この原因は，HBOTの対象疾患の多くが診療報酬点数を低く設定されているため，医療経済性の面で病院側がHBOTから撤退していることにある．HBOTを行えば救える下肢があるにもかかわらず，救われていないのが現状である．

　高齢化社会を迎え，さらに食生活の変化により糖尿病，動脈硬化などが急速に増えている現在，PADやCLI（重症下肢虚血）に対し，この高気圧酸素治療が下肢救済の手助けになるものと思われる．

　日本高気圧環境・潜水医学会ホームページ（http://www.jshm.net/index.html）には学会認定施設が登録されている．HBOTを希望する人は最寄りの施設に連絡して担当者に相談されるとよい．

〔吉川厚重，古川元祥〕

# 12章 補助療法

## 2 マゴット療法

> **本項のポイント**
> ① 創傷管理を行うことを一般的に wound bed preparation（WBP）とよび，マゴット療法（maggot therapy）は無菌ウジを創面に当て，biological に WBP を行う方法である．
> ② マゴット療法における WBP は，壊死組織の除去，殺菌，肉芽組織の増生の促進，の 3 段階により難治性創傷の治癒を促すとされ，近年注目されている．直接創面にマゴットをのせる直接法と，あらかじめバッグに封入させ使用するバッグ法がある．デブリードマン効果は直接法が有利であるが，ややマゴットの管理がむずかしい．
> ③ 補助療法としての適応には，以下のものがある．
>   a. 基礎疾患（糖尿病，透析患者）が重篤で感染コントロールが不良であるケース
>   b. 血流が最小限で外科的デブリードマンにより創傷拡大が懸念されるケース
>   c. 高齢や認知症，全身状態によりその他の治療が困難なケース
>
> **Key Words**
> マゴット療法 maggot therapy，生物学的デブリードマン biological debridement

### I マゴット療法とは

マゴット療法は，古代マヤ文明，ビルマ（現ミャンマー）の民間療法として以前から認知されていたが，1931 年に Baer が 89 人の難治性骨髄炎に対してクロバエの幼虫を用いて治療を行い，90％以上の奏効率を認めたことが嚆矢とされる．抗生剤の登場で一時廃れたが，近年，多剤耐性菌の出現などで見直されている治療法である．現代では，無菌化したウジを $1cm^2$ あたり 5 匹程度使用し，患部の感染壊死組織を食べさせるという方法が用いられている．海外の報告では，本療法を用いることで治療期間を短縮することができ，医療コストの削減にも結びついたという報告もある．

### II マゴット療法の利点・問題点

**＜利点＞**

利点として，簡便で手技に外科的習熟度の差が出にくいことがあげられる．

また，近年，診断群分類包括評価（DPC）が導入されたことにより，在院日数の短縮は至上命題となっている．とくに，慢性創傷である糖尿病性潰瘍・壊疽などの治療には，疾患の特殊性から治癒期間に日数を要する．外来の段階で wound bed preparation（WBP）を効率的に行うこ

> **用語**
> wound bed preperation (WBP) →p.214

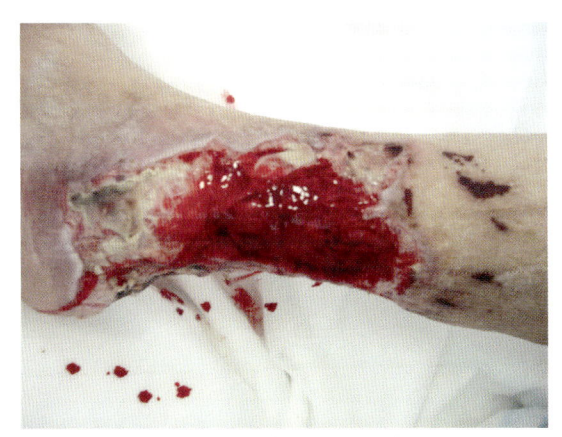

図1 治療前（壊死部のデブリードマン後）

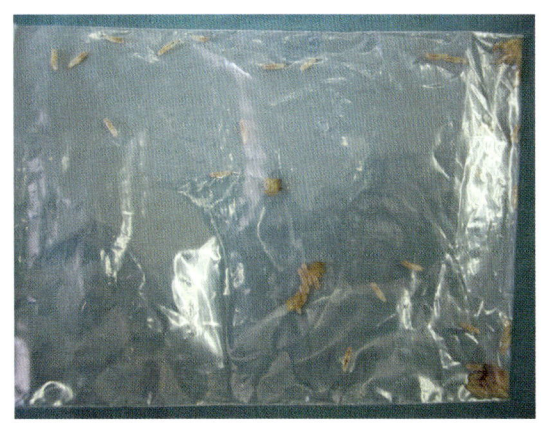

図2 無菌ウジ

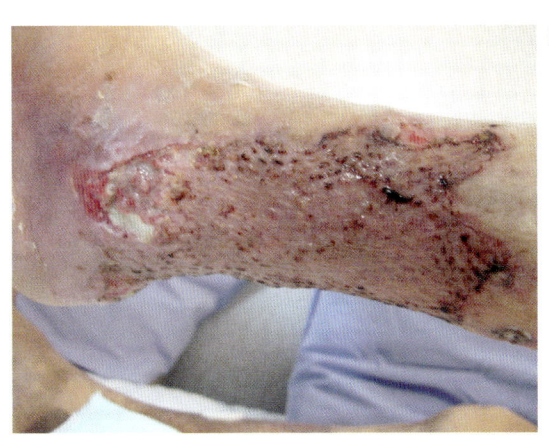

図3 マゴット療法後，皮膚組織の再生がみられた

とができれば，その後の創閉鎖のために要する入院期間の短縮に寄与する．

### <問題点> point 1

現在，マゴットセラピーは自費診療扱いであり，すべて入院で行うとなると，かなり高額となり患者に対する経済的負担も大きくなる．

また，外来で行う際には，荷重部での使用が困難であったり，直接法ではマゴットの脱走 point 2 を防止する必要がある．また，稀ではあるがバッグの破損の可能性もある．

なお，乾固した壊死組織は食べないので，注意が必要である．

## III 症例（図4）

72歳，男性．壊死の残存箇所は部分的に認めたが，バッグ法（無菌ウジ200匹）を行った．結果，2週間で壊死の選択的デブリードマンと肉芽形成が進んだ．入院前の段階で安静・外科的デブリードマン・陰圧閉鎖療法（NPWT）の管理がなかったが，WBPが行われることで，その後の入院日数の短縮につながった．

**Point 1**
マゴット療法の問題点…
患者の経済的負担，外来での荷重部の使用が困難，マゴットの脱走など．

**Point 2**
脱走の防止…
・直接法（フリーマゴット）の場合，専用のストッキングを着用することで脱走を防げる．
・マゴットは2-3日でサナギになる準備のため乾燥した場所へ移動しようとする．そのため3日ごとに交換することが推奨される．
（ジャパンマゴット治療教育推進協会HPより）

図4 バッグ法(200匹)の施行例
(a) 治療前, (b) 治療2週間後. 壊死の残存箇所は部分的に認めるものの, 選択的デブリードマンと肉芽形成が進んだ.

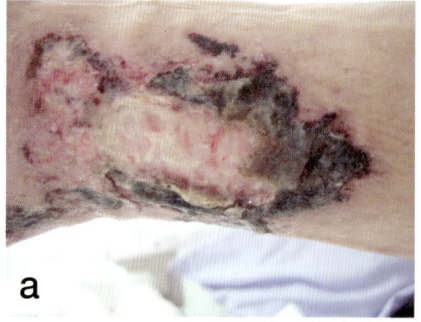

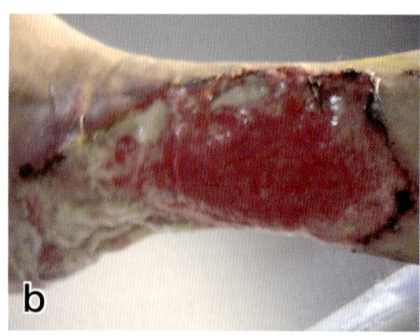

図5 外来マゴット療法
(a) 治療前. dryな創面. 小範囲を切開し, 外科的デブリードマンを加える.
(b) マゴットを投入する.
(c) 投入後に最小限度の水分を注入することが重要.
(d) ハイドロコロイド材で湿潤環境下に創縁を保護する.

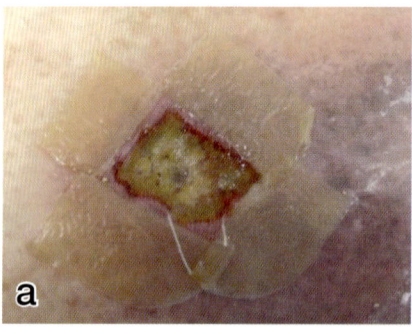

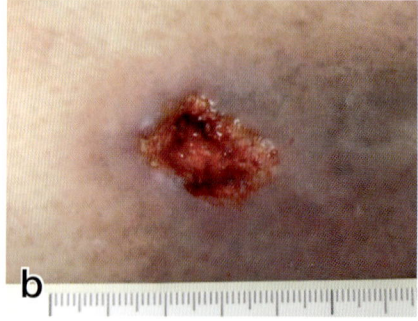

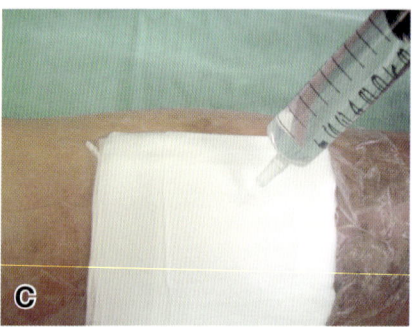

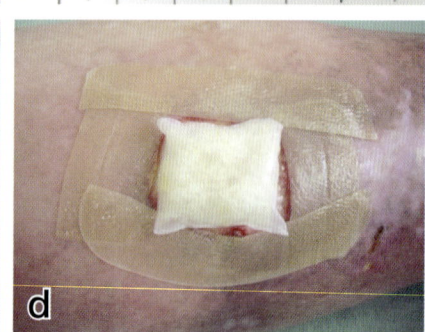

## IV 外来マゴット療法(図5)

① 外科的デブリードマンと保水：滲出液の少ないdryな創面に用いる場合は, 最初にある程度外科的デブリードマンを加える(図5a). また, 適宜水分を最小限度加えるよう, 患者に指導することも重要である(図5b, c).
② 創縁の保護：ハイドロコロイド材などで必ず保護する(図5d). 創縁の保護は疼痛緩和にもつながる.

#### 参考文献
1) Baer WS: J Bone Joint Surg Am 13: 438, 1931
2) W フライシュマン, M グラスベルガー, R シャーマン：マゴットセラピー ウジを使った創傷治療, 大阪公立大学共同出版会, 大阪, p.40, 2006

(増本和之)

# 12章 補助療法

## 3 細胞治療

> **本項のポイント**
> ① 再生医療の発展に伴い，幹細胞などを利用した治療が急速に進んでいる．
> ② 増殖因子製剤や自己由来の増殖因子を用いた治療も研究され，徐々に臨床応用が進んでいる．
>
> **Key Words**
> 細胞治療 cell therapy，増殖因子 growth factor，線維芽細胞増殖因子 basic fibroblast growth factor (bFGF)，多血小板血漿 platelet rich plasma (PRP)，幹細胞 stem cell

## はじめに

細胞治療とは，ヒトの細胞を移植することによって行う治療法の総称で，従来から行われている輸血治療なども，そのなかに含まれる．最近では再生医療として各種幹細胞やヒトES細胞，iPS細胞などを利用した治療が脚光を浴びている．しかし，これらの細胞治療はまだ駆け出しの段階であり，臨床応用され実用化に至っている例は限られている．創傷治療の分野では，唯一広範囲熱傷に対する自家培養表皮移植が2009年に保険収載され **point 1**，利用することができるようになった[1]．

糖尿病性潰瘍などの下肢病変においても，さまざまな細胞治療の試みが行われてはいるが，依然研究段階にあるものが多い．

一方，細胞ではなく細胞などに含まれる各種サイトカインなどの増殖因子による創傷治療も，増殖因子を利用し自己の細胞に治癒を働きかけるという意味において，細胞治療の一部とみなすことができる．これらの治療も細胞治療に劣らず有効であることがわかっており，より安価で容易に利用できるため，注目されている．

本項では，これらの増殖因子を利用した治療を中心に各細胞治療について紹介する．

## I 増殖因子を用いた治療

創傷治療の分野においては，血小板由来細胞増殖因子(platelet-derived growth factor：PDGF)や上皮増殖因子(epidermal growth factor：EGF)，線維芽細胞増殖因子(bFGF)などさまざまな増殖因子が有用であるといわれ，各国でこれらの製剤の製造，販売が行われている[2]．とくにbFGF製剤については，わが国でも褥瘡・皮膚潰瘍の治療製剤として保険収載されており，下肢病変の治療でも日常的に多く利用されている **point 2**．

> **Point 1**
> **自家培養表皮移植…**
> 我が国で初めて2009年に保険収載された自家培養表皮「ジェイス®」は，深達性Ⅱ度熱傷創およびⅢ度熱傷創の合計面積が体表面積の30％以上を適応疾患として保険診療が認められている．

> **Point 2**
> **bFGF製剤…**
> 2001年に褥瘡・皮膚潰瘍治療剤として「フィブラスト®スプレー（一般名：トラフェルミン）」が承認されており，線維芽細胞，血管内皮細胞，表皮細胞などの増殖を促進する作用を有する．

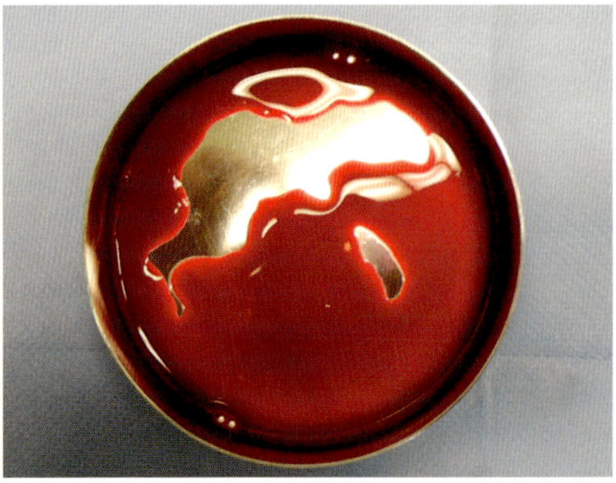

図1　自己血を遠心分離して得られたPRPに塩化カルシウムやトロンビンなどを混和し，脱顆粒させゲル化した状態

　現在PDGFやEGFなどの製剤も各国で製造・販売されているが，これらの増殖因子は血小板中に豊富に存在することがわかっている．血小板内のα顆粒には，PDGF，EGFをはじめ，TGF-β，VEGF(vascular endothelial growth factor，血管内皮増殖因子)などの増殖因子が含まれている．傷ができると血小板からこれらの因子が放出され，各段階での創傷治癒に働きかけて，創傷治癒が進んでいくとされている[3]．

　自己血を遠心分離して得られる多血小板血漿(platelet rich plasma：PRP)には，これらの増殖因子が高濃度に含まれており，近年，これを利用して創傷治癒を促す治療が徐々に注目されつつある(図1)．

　PRPの臨床応用は，1998年のMarxらが歯科領域において骨移植と併用して用い，骨再生促進効果を認めたのが最初である[4]．PRPは自己血を用いるため，採取も採血だけでよいため容易で，副作用などの有害事象が少なく安全に治療を行えると考えられている．

　現在，PRPを精製するための自動化されたキットが複数市販され，より簡便で安全な治療が期待されているが，PRPの調整方法・有効濃度などに一定していない部分も多く，これからの研究の課題となっている[2]．

## II 組織幹細胞を用いた治療

　創傷治癒に関係する領域においては，主に上皮系細胞や間葉系細胞，あるいは血管新生を行う分野で，幹細胞などを利用した治療の研究がなされてきている．そのため，血管内皮前駆細胞，骨髄由来間葉系幹細胞，脂肪由来幹細胞などを用いた研究が多い[2]．

　血管内皮前駆細胞は，末梢血中や骨髄内に存在し，血管形成・血管新生を促す作用があると考えられている．その性質を利用し，虚血肢を改善する目的で虚血肢筋内に注入し，側副血行路の形成を促す目的で利用されている[5]．

　一方，脂肪由来幹細胞は，脂肪組織内に通常の幹細胞と同等の多様な分化能を有する細胞のことである．脂肪組織(とくに皮下脂肪組織)は脂肪吸引術などを用いて比較的多量に採取することが容易であり，採取

細胞中に含まれる脂肪由来幹細胞の割合が高い．脂肪由来幹細胞は骨髄系と同等の能力を有することなどから，近年その利用が増え，研究が進んでいる[6]．

創傷治療の分野でも今後は利用・研究が増え，将来的にはこれらの細胞を利用した組織再生・移植が治療の中心になっていくと考えられる．しかし，現在のところ組織再生はまだ研究段階であり，細胞治療はこれらの細胞を投与することで，血管形成を促し，創傷治癒を促進させる補助療法としての役割が大きい．

## おわりに

近年，再生医療の分野が発展するとともに，細胞や増殖因子を用いた治療が創傷治療の分野でも盛んに研究・利用されている．下肢病変における虚血肢の改善や難治性潰瘍の治療においても，これらを利用し救肢につなげていくことが期待されている．

### 文献

1) 井家益和, 小澤洋介 : PEPARS 50: 9-15, 2011
2) 水野博司, 田中里佳 : 形成外科 55: 1091-1097, 2012
3) 楠本健司 編 : 多血小板血漿(PRP)療法入門, 全日本病院出版会, 東京, p.1-8, 2010
4) Marx RE et al: Oral Med Oral Pathol Oral Radiol Endod 85: 638-646, 1998
5) 佐野仁美, 市岡 滋 : 形成外科 55: 1069-1073, 2012
6) 吉村浩太郎 : 形成外科 55: 1075-1082, 2012

（中馬隆広）

# 12章 補助療法

## 4 LDLアフェレシス

> **本項のポイント**
> ① PADに対するLDLアフェレシスとして，二重膜濾過血漿交換法(DFPP)およびLDL吸着法が行われる．
> ② 増殖因子製剤や自己由来の増殖因子を用いた治療も研究され，徐々に臨床応用が進んでいる．
>
> **Key Words**
> 末梢動脈疾患 peripheral arterial disease (PAD)，LDLアフェレシス low-density lipoprotein (LDL) apheresis，二重膜濾過血漿交換法 double filtration plasmapheresis (DFPP)，LDL吸着法 LDL adsorption

### はじめに

末梢動脈疾患 (peripheral arterial disease : PAD) 患者に対するLDLアフェレシスは，1989年の阿岸らによる報告に始まり，その有効性から現在では保険適応が認められた治療法となっている．

### I 適応

適応患者は，以下の基準を満たす患者であり，一連につき3カ月に限って10回を限度として認められている<sup>Point 1</sup>．

① Fontaine分類II度以上の症状を呈する者．
② 薬物療法で血中総コレステロール値220 mg/dlまたはLDLコレステロール値140 mg/dl以下に下がらない高コレステロール血症の者．
③ 膝窩動脈以下の閉塞または広範な閉塞部位を有するなど外科的治療が困難で，かつ従来の薬物療法では十分な効果を得られない者．

| **Point 1** |
| --- |
| 適応患者…<br>脂質異常を伴うPAD患者に対して，LDLアフェレシスが治療法として認められている． |

### II 方法

PADに対するLDLアフェレシスとしては，二重膜濾過血漿交換法 (double filtration plasmapheresis : DFPP) とデキストラン硫酸カラムを用いたLDL吸着法 (LDL adsorption) が行われる<sup>Point 2</sup>(図1)．

#### ① 二重膜濾過血漿交換法 (DFPP)

一次膜 (血漿分離器) で血球と血漿を分離し，分離した血漿を二次膜 (血漿成分分離器) でLDLを含む分子量の大きい成分を除去・廃棄し，アルブミンやHDLなどの比較的分子量の小さい物質を血球とともに体内に戻す方法．

| **Point 2** |
| --- |
| DFPPとLDL吸着法…<br>PADに対するLDLアフェレシスとして，二重膜濾過血漿交換法 (DFPP) とLDL吸着法が行われる． |

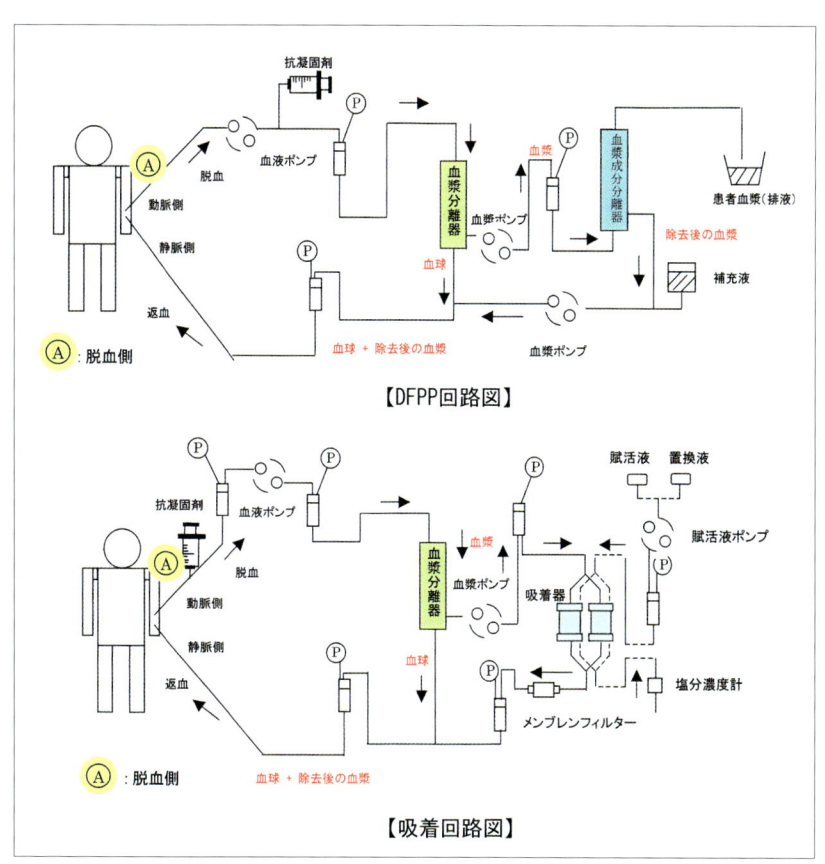

図1 LDLアフェレシスの回路図
(上)DFPP回路図.
(下)吸着回路図.

### ② LDL 吸着法（LDL adsorption）

　一次膜（血漿分離器）で血球と血漿を分離し，分離した血漿を二次膜である陰性荷電を有したデキストラン硫酸カラム（リポソーバー）を通過させ，血漿中の陽性荷電を帯びるアポ蛋白 B を含有する LDL や VLDL（very low-density lipoprotein）などを吸着・除去する方法．

　アンジオテンシン変換酵素（ACE）阻害薬は急激な血圧低下を来す可能性があり，注意を要する．

## III 臨床効果

　臨床効果では，下肢冷感・痺れ・疼痛などの改善や間歇性跛行の改善による歩行距離の延長が認められる．検査所見では，足関節上腕血圧比（ankle brachial pressure index：ABI）や経皮的酸素分圧（transcutaneous $PO_2$：$tcPO_2$）の改善が報告されている[Point 3]（図2）．

## IV 作用機序

　機序は明確になっていないが，血液レオロジー（血液流動性）の改善，凝固機能の改善など，さまざまな機序の関与が報告されている[Point 4]（表1）．

**Point 3**
LDL アフェレシスの効果…
LDL アフェレシスは，PAD の臨床症状や検査所見の改善をもたらす．

**Point 4**
作用機序…
PAD に対する LDL アフェレシスの効果発現には，LDL コレステロール除去のほかに，さまざまな作用機序の関与が報告されている．

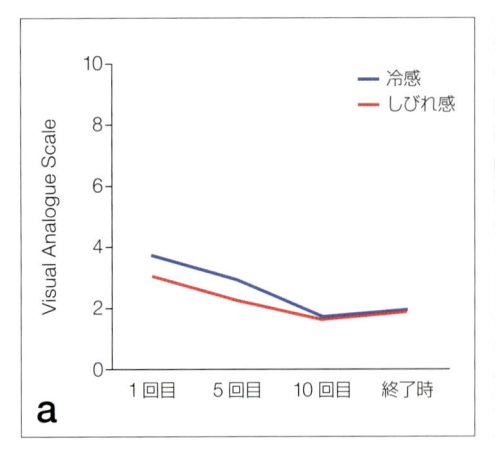

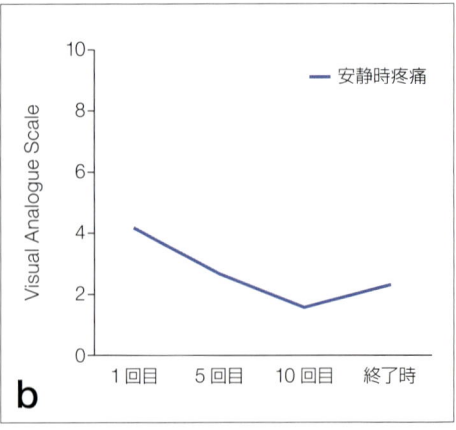

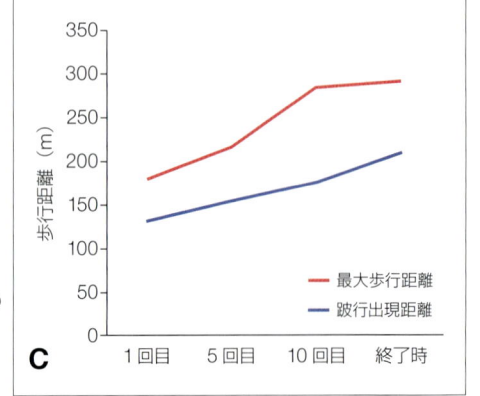

図2 LDLアフェレシスの効果（文献1より引用，改変）
(a) Fontaine分類Ⅱ度・Ⅲ度・Ⅳ度症例における冷感・痺れ感の変化．
(b) Fontaine分類Ⅲ度・Ⅳ度症例における安静時疼痛の変化．
(c) Fontaine分類Ⅱ度症例における歩行距離の変化．

表1 PADに対するLDLアフェレシスの作用機序

- 血液レオロジーの改善：血液・血漿粘調度の低下，赤血球変形能の改善
- 凝固系因子の吸着：フィブリノーゲンなどの減少
- 血管拡張性物質の増加と血管内皮機能の改善：一酸化窒素（NO），ブラジキニン，プロスタグランジン$I_2$産生の増加など
- 白血球接着因子の減少：P-selectinなどの減少
- 抗炎症効果：高感度CRP，IL-6などの減少
- 酸化修飾・動脈硬化惹起性リポタンパクの減少：酸化LDLなどの減少，活性酸素（reactive oxygen species：ROS）の産生抑制
- 血管成長因子，側副血行路の増加：vascular endothelial growth factor（VEGF），hepatocyte growth factor（HGF）などの増加

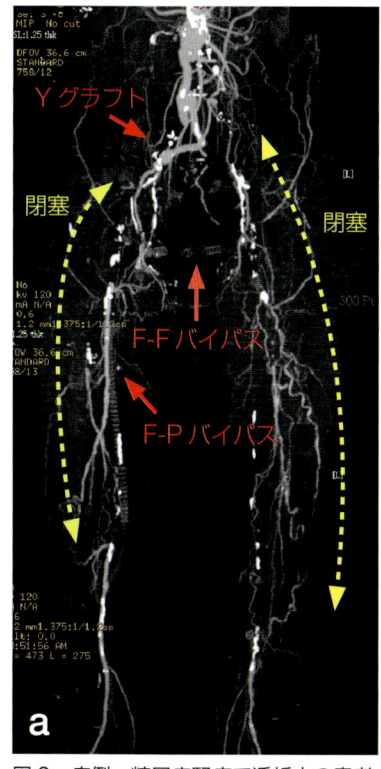

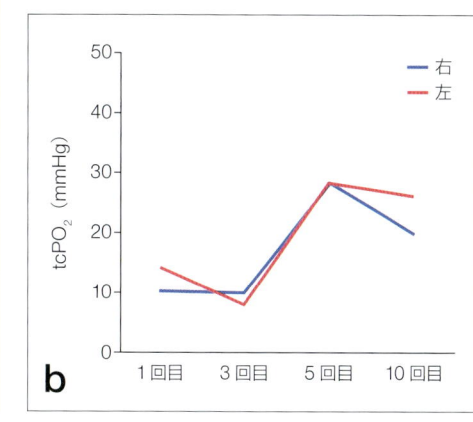

図3 症例：糖尿病腎症で透析中の患者
(a) CTアンギオグラフィー：YグラフトおよびF-F，F-Pバイパスはほぼ閉塞し，両側総腸骨動脈から膝窩動脈にかけて閉塞を認める．
(b) $tcPO_2$の変化：DFPPを10回施行した結果，$tcPO_2$は改善している．

## V 症例

72歳，男性．糖尿病腎症にて維持透析中の患者．虚血性心疾患（冠動脈バイパス術後），閉塞性動脈硬化症の合併あり．52歳時にYグラフト，66歳時にF-F，F-Pバイパス術を受けたが，その後ほぼ閉塞している．今回，左第2趾に潰瘍形成を認めたため，治療としてDFPPを1クール計10回施行した．結果，潰瘍の縮小と安静時疼痛の軽減を認め，検査所見では$tcPO_2$の改善を認めた（図3）．

## おわりに

今後は，PADに対するLDLアフェレシスの作用機序の解明と治療プロトコールの確立が必要である．また，非高脂血症患者のPAD症例に対してもLDLアフェレシスの効果が認められており，適応の拡大が望まれる．

### 文献
1) 阿岸鉄三ほか：日アフェレシス会誌 25: 42, 2006

（大坪義彦，古賀伸彦）

# 13章

# リハビリテーション

1 下肢循環障害におけるリハビリテーションの基本——322
2 下肢切断のリハビリテーション
　リハビリテーションアプローチと評価など ———— 328
3 車いす ———————————————————— 336

# 13章 リハビリテーション

## 1 下肢循環障害におけるリハビリテーションの基本

> **本項のポイント**
> ① 下肢循環障害におけるリハビリテーションの目的は，下肢の機能から考えると日常生活動作の基本動作の1つである「歩行」という移動能力を改善することである．
> ② 下肢循環障害を増悪させないような歩行方法を選択することが必要である．
> ③ 歩行において歩行パターンと歩行補助具を変えることにより，下肢への荷重量を調節することができる．
>
> **Key Words**
> 歩行パターン gait pattern，免荷 non weight bearing，歩行補助具 walking aid，杖 cane，歩行器 walker

## はじめに

下肢循環障害がある場合，歩行時に下肢に荷重することにより循環障害を増悪させることがある．そこで，下肢循環障害におけるリハビリテーションにおいては，目的である下肢の機能である「歩行」という移動能力を改善しながらも，下肢循環障害を増悪させないような歩行方法を選択することが必要である．

## I 歩行の基本知識

### 1. 歩くということ

歩くこと（歩行）は，日常生活動作の基盤となる基本動作の一つであり，日常生活の活動範囲を拡げることにつながる移動動作に分類される．

### 2. 歩行周期

歩行には周期がある．1周期とは一側下肢の踵が床に接地した後つま先が床から離れ再度踵が床に接地するまでであり，足が接地している立脚期と足が離床している遊脚期とに分けられている（図1）[1,2]．つまり，立脚期側の下肢は荷重されることになる．

しかし，下肢循環障害がある場合に荷重することによる症状への悪影響が懸念される場合は，患脚への荷重量には十分留意する必要がある．この下肢荷重量は，歩行パターンや使用する歩行補助具により，調整できる[3] **point 1**．

> **Point 1**
> 歩行補助具の種類と下肢免荷量[3]…
> ・両松葉杖：約65％
> ・片松葉杖：約30％
> ・T字型杖：約20％

### 3. 歩行パターン（図2）[4]

#### (a) 1本の杖を使用する場合

#### ① 2点歩行

2点歩行には，常時2点支持歩行（3動作歩行）と2点1点交互支持歩

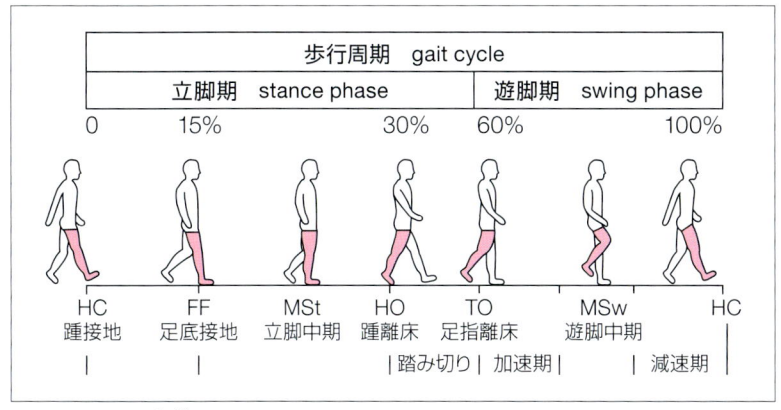

図1 歩行周期[1, 2]

行（2動作歩行）がある．患側への負荷量が増え安定した歩行になれば，常時2点支持歩行（3動作歩行）から2点1点交互支持歩行（2動作歩行）へと進める．

**ア．常時2点支持歩行（3動作歩行）**

杖と患脚を時間をずらして接地する方法であり，患脚接地時は杖で免荷されている．患脚と健脚を出す順番により，下記の2つのパターンに分けられる．

・**杖患健サイクル**：杖→患脚→健脚の順番に接地する一般的な方法である．
・**杖健患サイクル**：杖→健側→患側の順番に接地する．健脚の着地位置により次の3型に分けられ，歩行が安定してくれば，後ろ型→揃い型→前型の順に変化する．
  ・前型：健側の足先が患側の足先を越える．
  ・揃い型：健側の足先が患側の足先に並んで揃う．
  ・後ろ型：健側の足先が患側の足先の後ろへ接地する．

**イ．2点1点交互支持歩行（2動作歩行）**

歩行時，2点（杖と患脚を同時に出す）と1点（健脚）で交互に体重を支持する方法である．常時2点支持歩行（3動作歩行）より，患脚への荷重量が増え，歩行スピードも速くなる．

**(b) 2本の杖を使用する場合**

**① 4点歩行**

患側と反対側の杖→患脚→患側の杖→健脚の順番に接地する．両側脚と2本の杖の合計4点が同時に接地するときがあり，安定性はよいが歩行スピードは落ちる．

**② 2点歩行**

杖と反対側の下肢の2点を同時に接地し，両側で交互に体重を支持する方法である．4点歩行より歩行スピードは上がる．

図2 歩行補助具を用いた歩行パターン[3]
(a-d)：1本の杖を使用する場合.
(e-g)：2本の杖を使用する場合.

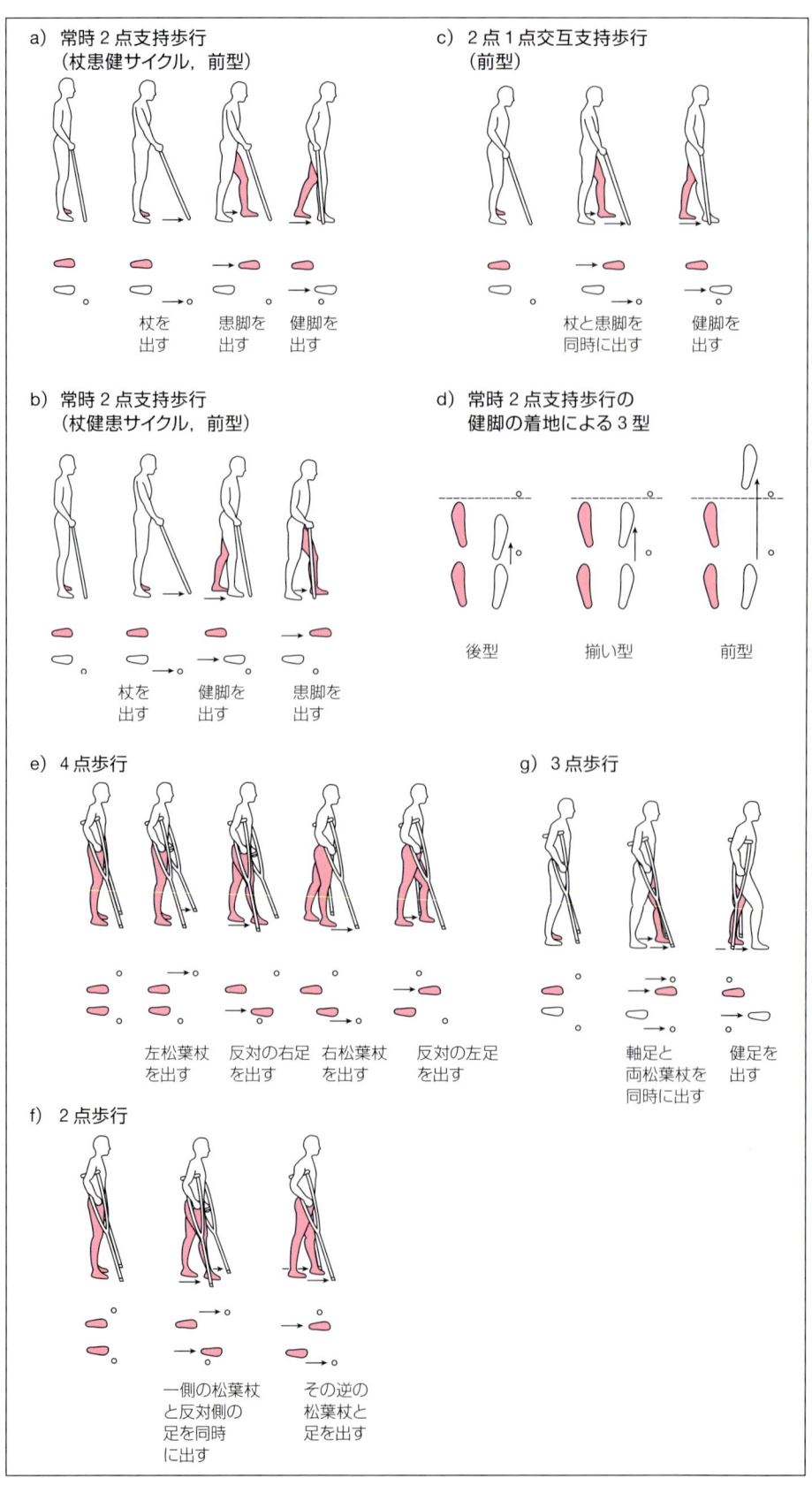

a) 常時2点支持歩行
（杖患健サイクル，前型）
杖を出す／患脚を出す／健脚を出す

b) 常時2点支持歩行
（杖健患サイクル，前型）
杖を出す／健脚を出す／患脚を出す

c) 2点1点交互支持歩行
（前型）
杖と患脚を同時に出す／健脚を出す

d) 常時2点支持歩行の健脚の着地による3型
後型　揃い型　前型

e) 4点歩行
左松葉杖を出す／反対の右足を出す／右松葉杖を出す／反対の左足を出す

f) 2点歩行
一側の松葉杖と反対側の足を同時に出す／その逆の松葉杖と足を出す

g) 3点歩行
軸足と両松葉杖を同時に出す／健足を出す

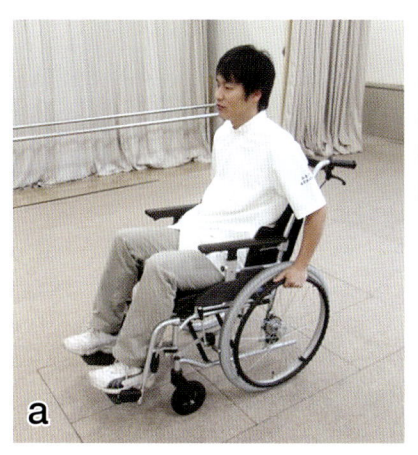

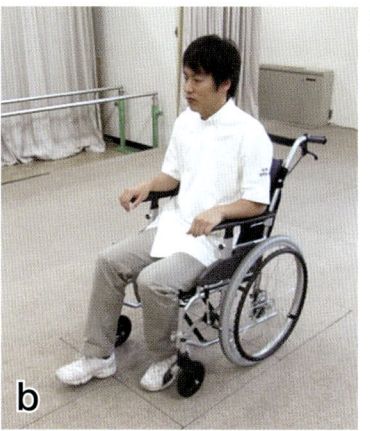

図3　車いす
(a)上肢駆動，(b)下肢駆動．

③ **3点歩行**
　両側の杖と患脚を同時3点で接地し，その後健脚を出す方法である．患脚への荷重量は完全免荷から全荷重まで調整は可能である．
④ **階段昇降**
　昇るときは健脚から，降りるときは患脚からが原則である．

**(c) 平行棒を使用する場合**
　杖の代わりとして平行棒のバーを置き換えて考えればよく，片手のみで平行棒を把持する場合は3-(a)の「1本の杖を使用する場合」と同様で，両手で平行棒を把持する場合には3-(b)の「2本の杖を使用する場合」と同様になる．

## II 歩行補助具の種類

　大きく分類すると下記の4つに分けられる．平行棒は歩行訓練の時のみに使用するものであり，車いす，歩行器，杖が移動できる歩行補助具である．これらの選択においては，下肢への荷重量，上肢の筋力と握力，立位バランスの安定性，運動協調性などを考慮に入れる必要がある．

### 1．平行棒
　歩行訓練の時のみに使用するものなので，日常の移動では考慮しない．

### 2．車いす
　普通型車いすの操作方法には，上肢駆動と下肢駆動とがあり（図3），上肢駆動の場合は下肢の免荷を可能とする[5,6] **Point 2**．一方で，上肢駆動の場合，健脚がある場合でも健脚への荷重が不十分となり廃用症候群になるという欠点がある．また，上肢駆動では上肢に筋力低下や変形などの障害がある場合は車いす駆動が困難なことがある．
　普通型車いすも含め，車いすの種類は下記のとおりである．
　a. 普通型車いす
　b. 介助型車いす
　c. 電動車いす

**Point 2**
車いすの免荷…
車いすでは体重の約1/3を車いすが支持する[5,6]．

図4 歩行器の種類
(a) 持ち上げ式歩行器.
(b) 二輪式歩行器.
(c) 交互式歩行器.

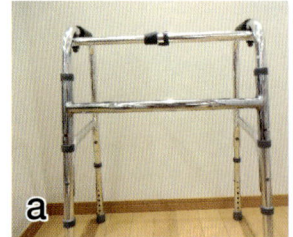

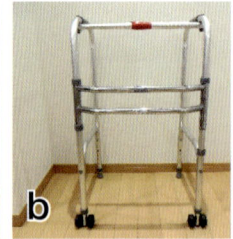

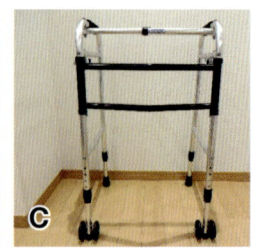

図5 杖の種類
(a) T字杖.
(b) オフセット型杖.
(c) ロフストランド杖.
(d) 松葉杖.
(e) 多脚杖.
(f) 歩行器型杖.

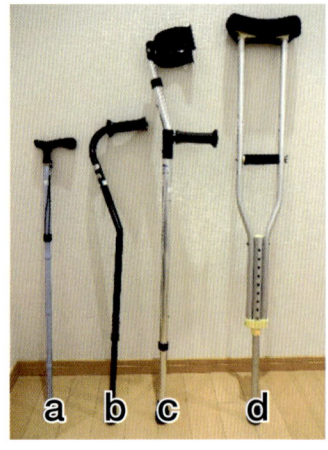

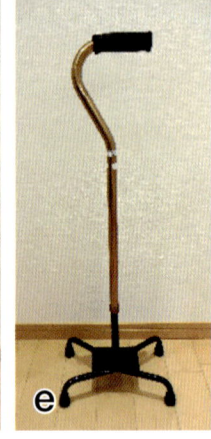

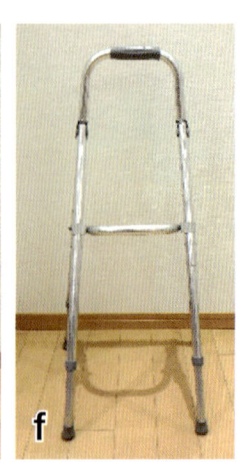

### 3. 歩行器

健脚には荷重し，患脚へは接地状態により荷重量を変えることができる．両側下肢への免荷が必要な場合は不向きである．歩行器には主に以下の3種がある（図4）．

　a. 固定式歩行器（持ち上げ式歩行器）
　b. 二輪式歩行器
　c. 交互式歩行器

### 4. 杖

T字杖は斜め方向に接地しても使用できるが，四脚杖・三脚杖は垂直に接地する必要がある．支持面積が広いほど安定性は良いので，バランス不良の場合はその程度に応じて多脚杖（四脚杖，三脚杖）を用いる．杖の種類は以下のとおりである（図5）．

　a. T字型杖
　b. オフセット型杖
　c. ロフストランド型杖（エルボークラッチ）
　d. 松葉杖
　e. 多脚杖
　f. 歩行器型杖

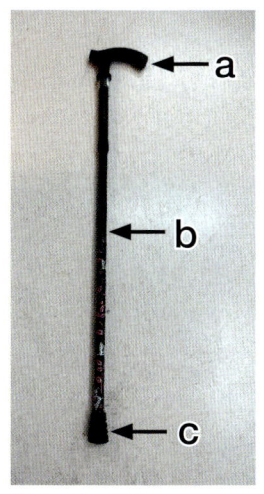

図6 杖の構造
(a)握り，(b)支柱，(c)杖先（ゴム）．

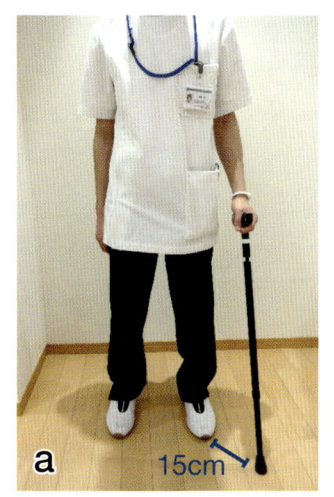

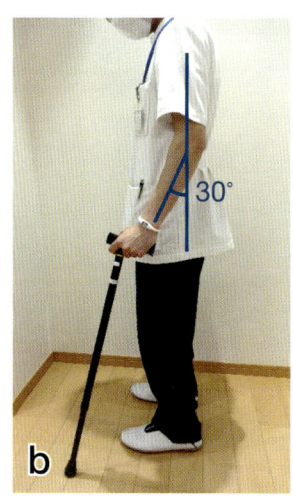

図7 杖の長さの決め方
(a)杖先の位置は第5足趾より斜め前方15 cmであり，握りの位置は大転子の位置である．
(b)また，その時に肘は30°程度屈曲している姿勢をとる．

## III 杖の基本

### 1．杖の構造

杖の構造（図6）は，(a)支柱，(b)握り（手），(c)杖先（ゴム）で，クラッチは前述構造に脇当てが加わる．杖先はゴム製が多く，滑り止めおよび杖接地時の衝撃緩衝を目的とする．通常は2～3カ月，脊髄損傷では1カ月程度で摩耗するので交換を必要とする消耗品である．

### 2．杖の長さの決め方（図7）

杖の長さは，起立して肘関節を30°程度屈曲させた状態で，握り手が大転子の位置となり，杖先ゴムが第5趾より斜め前外側15 cmの位置にくるように調整する．

#### 文献

1) Inman VT：Arch Phys Med Rehabil 48（9）：484-488, 1967
2) 渡辺英夫：リハビリテーション診療必携第2版，医歯薬出版，東京，p.52-54, 1997
3) 浅見豊子ほか：理学診療 5：130-133, 1994
4) 浅見豊子：理学診療マニュアル－運動器疾患のリハビリテーション－改訂第2版，（日本整形外科学会，日本理学診療医学会監修），全日本病院出版会，東京，p.99-106, 2000
5) Gutierrez-Farewik EM, Bartonek A, Saraste H：Hum Mov Sci 25（2）：238-256, 2006
6) Murata T, et al：Assistive Technology, 26（3）：151-156, 2014

（浅見豊子）

# 13章 リハビリテーション

## 2 下肢切断のリハビリテーション リハビリテーションアプローチと評価など

### 本項のポイント

① 下肢切断のリハビリテーションには，切断レベルの決定，義足の選択，義足装着評価・歩行訓練など一連の過程があり，外科医，リハビリテーション科医，看護師，理学療法士，義肢装具士，ソーシャルワーカーなどの専門家がチーム医療の役割を担っている．
② 下肢循環障害に起因する切断術後の断端管理は重要である．
③ 下肢循環障害に起因する切断断端形状に適した義足を作製することが安定した歩行の獲得につながる．
④ 義足歩行における異常歩行をチェックすることにより，断端および補装具の問題を把握する．
⑤ 義足の費用に対する公費助成としては，本義足は障害者総合支援法による補装具費支給制度が適用されるが，仮義足（訓練用義足）は医療保険の適用となる点に留意する．

### Key Words
義足 lower limb prosthesis，異常歩行 abnormal gait，仮義足 temporary prosthesis，本義足 permanent prosthesis，断端 stump

## はじめに

下肢循環障害においては切断術に至ることもある．この下肢切断のリハビリテーションには，切断レベルの決定，義足の選択，義足装着評価・歩行訓練など一連の過程があり，外科医，リハビリテーション科医，看護師，理学療法士，義肢装具士，ソーシャルワーカーなどの専門家がチーム医療の役割を各々担っている．とくに，断端管理や義足評価についてはチームで関わることにより，よりよいアウトカムが得られると考えられている．

## I 断端の評価

断端の状態を把握するところから，義足の作製はスタートする．評価項目は，大きくは局所所見と社会的背景に分けられる．

### 1．局所所見における評価項目
① **断端皮膚**：色調の状態，術創の状態，筋皮弁の状態，瘢痕の有無，圧痛の有無
② **断端形状**：浮腫の有無，断端周径，断端長
③ **患側下肢機能**：関節可動域，筋力，知覚（幻肢，幻肢痛の有無）
④ **健側下肢機能**：関節可動域，筋力，知覚

### 2．社会的背景における評価項目
① **職業**：農作業か事務職かなど

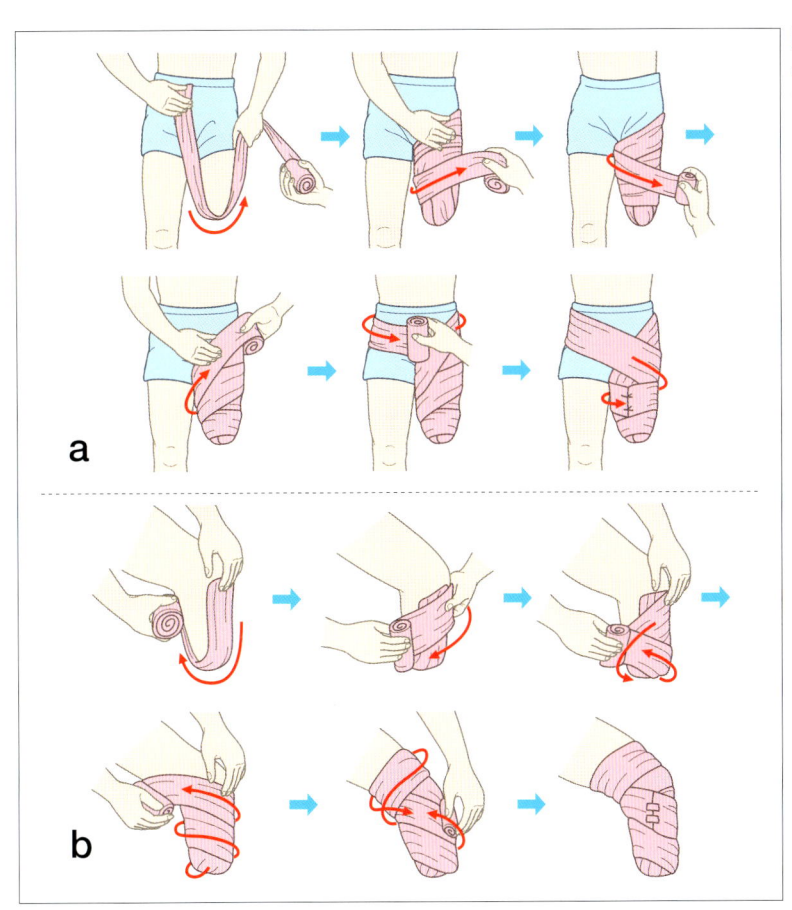

図1 弾力包帯の巻き方（文献1より転載，一部改変）
(a)大腿切断，(b)下腿切断．

② **生活スタイル**：機能重視か外見重視か，屋内使用か屋外使用かなど
③ **経済面**：高機能の部品は高額の場合もあり，価格も念頭に置き，ソーシャルワーカーなども交えて検討する必要がある．
④ **心理面**：義足に対するニーズを把握することが基本であるが，その際に，切断後の心理的支援を怠らないことがその後のリハビリテーションの成功につながる．

## II 断端管理・ドレッシング

切断術後の断端ケアとしてドレッシングが行われる．ドレッシングにより，血腫形成が予防され，断端を成熟させることができる．

◆**ドレッシングの種類（図1）**[1]
① **ソフトドレッシング（soft dressing）**
手術創のガーゼ等の上から弾力包帯を用いる方法で，巻き方としては8の字方向に巻き，断端末梢が先細りになるように形状を整える．point 1
利点）・簡便で経済的である．
欠点）・疼痛，幻肢痛が強い．
・不良肢位や拘縮を作りやすい．
・包帯の巻き方に熟練を要する．
・断端層の治癒遅延や成熟断端の早期獲得がむずかしい．

**Point 1**
弾力包帯の巻き方[1]…
・弾力包帯は，大腿切断では15cm，下腿切断では10cm幅のものを用いる．
・大腿，下腿切断で，中・短断端の場合にはそれぞれ骨盤，大腿部まで巻く．
・弾力包帯は原則として末梢部を強く，斜めに巻く．

② リジッドドレッシング（rigid dressing）

ギプス包帯を術直後の断端に巻きソケットを作り，断端表面との全面接触をはかる．

利点）・断端浮腫を防ぐ．
・創傷治癒を促進する．
・断端痛，幻肢痛が少ない．
・早期離床が可能である．

欠点）・適合したギプスソケットの作製に熟練を要する．
・断端の術後変化を観察できず，対応が困難である．
・細菌感染に好適な条件を作る．
・血行障害がある場合は荷重により皮膚症状を合併しやすい．

③ セミリジッドドレッシング（semirigid dressing）やシリコンの適応

エアースプリントやシリコンライナーによるドレッシングである．

利点）・技術的に簡単である．
・早期離床が可能である．
・断端浮腫を防ぐ．

欠点）・他の方法と比べ経済的ではない．

## III 下肢切断のリハビリテーション

### 1．切断前カンファレンス

術後のリハビリテーションを円滑に行うためには，患者評価情報をもとに外科医，リハビリテーション科医，看護師，理学療法士，義肢装具士，ソーシャルワーカーなどがチームとして術前後の方針について情報を共有する必要がある．

### 2．切断部位

身体情報をもとに外科医，リハビリテーション科医で検討し，本人や家族の理解や協力を得ることが重要である．

### 3．切断後の義足訓練の方法

大きく3つの方法がある．

① 従来義肢装着法（delayed prosthetic fitting）

弾力包帯を用い，断端成熟後に仮義足を作製し，起立歩行訓練を行う方法であるが，リハビリに長期間を要することや真の断端成熟が得られにくいことが問題になる．

② 早期義肢装着法（early prosthetic fitting）

術直後にギプスソケットのみ取り付け断端成熟をはかり，断端成熟後に仮義足を作製し起立歩行訓練を開始する方法である．

③ 術直後義肢装着法（immediate prosthesis）

術直後に作製したギプスソケットを用いて仮義足を作製し，術直後より起立歩行訓練を開始する方法である．切断直後に義足が装着されていることは，心理的にも大きな利点となる．

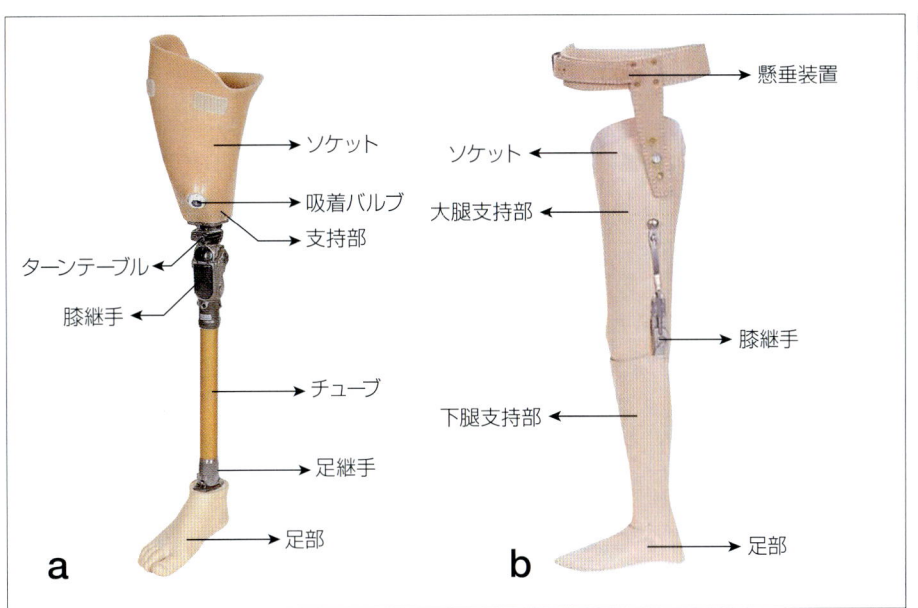

図2 義足の構成[3]
(a)骨格構造,
(b)殻構造.

## Ⅳ 義足処方

断端の機能,職業や生活スタイルを考慮して義足処方を行う.

### 1. 義足の種類[2]

① 切断部位による分類
- 股義足
- 大腿義足
- 膝義足
- 下腿義足
- サイム義足
- 足根中足義足など

② 構造による分類(図2)
- 骨格構造(内骨格):中心の支持部をパイプとし外装をウレタン等で覆う.
- 殻構造 (外骨格):外装を樹脂で作製し支持部とする.

③ 機能・形式分類
- 常用 :日常生活で使用する一般的なもの.
- 作業用:農作業など特殊な職場で使用するもの.

④ 支給制度による分類
- 治療用:仮義足,訓練用義足といわれ,義足パーツを試す目的もある.
- 更生用:本義足といわれ,最終的に日常生活で常時使用するもの.

### 2. 義足の構成(図2)[3]

次の構成要素から成り立つ.
① ソケット
② 懸垂装置

図3　膝継手
(a)固定膝，(b)単軸膝，(c)多軸膝，(d)流体制御膝（空圧，油圧）．

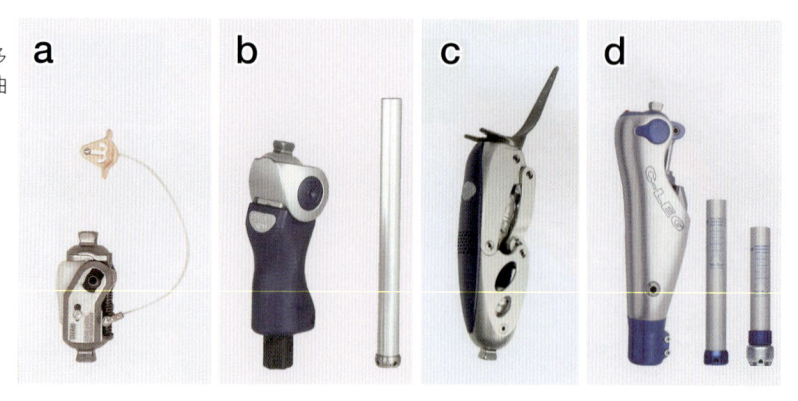

③ 支持部
④ 足部
⑤ 継手（切断部位により，股継手や膝継手が入る）

### 3．膝継手（図3）

① 立脚相の制御目的

膝折れを防止し，立脚相の安定性制御の必要度に応じて選択する．

●単軸膝　ロック式：膝折れしない

**適応**）・高齢者
　　　　・筋力低下がある人
　　　　・農業や不整地での重労働を行う人

●安全膝　荷重ブレーキ膝：荷重により膝折れを上回るブレーキが生じ膝を安定させる．

●多軸膝遊動式　リンク式膝継手：膝継手が完全伸展位から屈曲していく際に，弱い力で随意制御できる．

**適応**）・高齢者
　　　　・筋力低下がある人
　　　　・長断端者，膝離断者

② 遊脚相の制御目的

歩行速度に応じた遊脚相の足部の蹴りだし等の制御の必要度に応じて選択する．

●単軸膝遊動式：立脚相は随意制御し，遊脚相はスプリング，空圧，油圧で制御する．

●多軸膝遊動式：立脚相は機械的に安定させ，遊脚相はスプリング，空圧，油圧で制御する．

●コンピュータ制御膝：立脚相の制御は単軸，多軸，コンピュータのものがあるが，遊脚相はコンピュータで制御する．

**適応**）・職業や生活スタイルにおいて活動性が高い人
　　　　・健側下肢の支持性に問題がある人

### 4．足部（図4）

●単軸足部：足関節の底背屈の動きを後方・前方のバンパーの硬さで制御する．

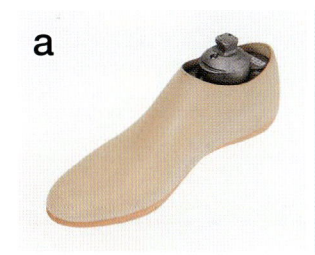

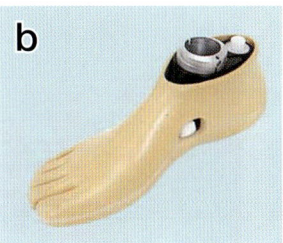

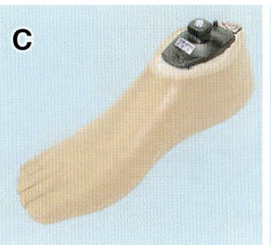

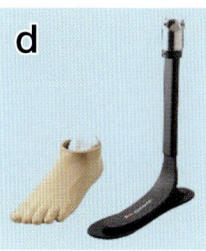

**図 4　足部の種類**
(a) 単軸足部，(b) 多軸足部，(c) SACH 足部，(d) エネルギー足部．

- 多軸足部：底背屈に内外反，回旋機能があるもの．

適応）・職業や生活スタイルにおいて活動性が高い人

- SACH (solid ankle cushion heel) 足部：足継手がなく，踵部のクッションのたわみで踵接地時の衝撃を吸収する．

適応）・高齢者

- エネルギー蓄積足部：足部中のカーボン繊維製の板バネが荷重時に変形してエネルギーとして蓄積され，その戻る力が蹴り出しの推進力につながる．強度，効率の種類は多い．

適応）・低活動者，高齢者
　　　・高活動者，スポーツ活動者

## V 血管原性下肢切断の適応と予後[4]

### 1．適応外
コントロール不良の高血圧，虚血性心疾患，大動脈解離などの大動脈疾患，非切断肢の重度の循環障害，脳血管障害など

### 2．適応不良
運動時の呼吸循環応答に影響を与える慢性閉塞性肺疾患，虚血性心疾患の合併，コントロール不良の糖尿病（腎症，網膜症，末梢神経障害），腎機能障害，悪性腫瘍や骨関節の退行性病変の合併

### 3．移動能力の最終目標
高齢の下腿切断者は杖歩行，高齢の大腿切断者は松葉杖歩行を目標とする．

## VI 大腿義足の異常歩行（図 5）[5]

歩容の観察は前後方向からと側方から行う．

### 1．外転歩行
義足の踵が著しく外側に接地し，骨盤の著しい側方移動や体幹の側屈を伴う．

原因）・義足が長すぎる
　　　・ソケット内側上縁の突き上げ
　　　・会陰部の痛み
　　　・ソケットのない点角度が大きい

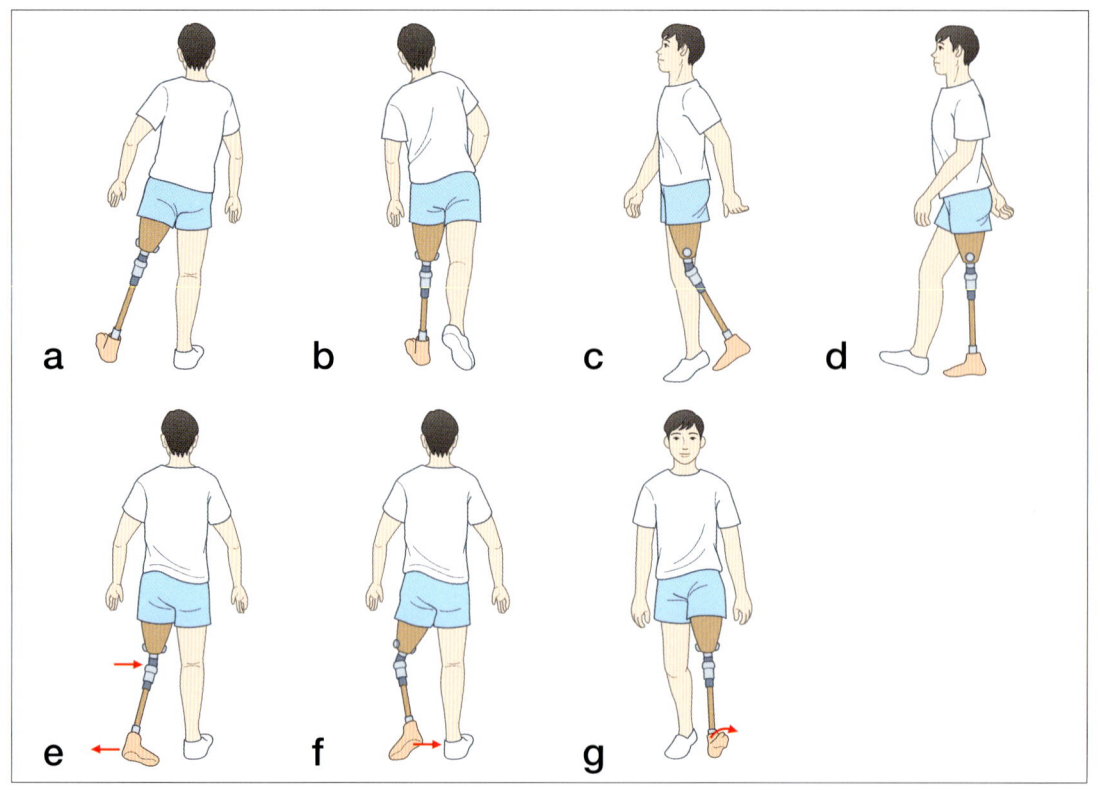

**図5 大腿義足の異常歩行（文献5より転載，一部改変）**
歩容を前後・側方から観察し，異常がみられたら義足の調節を行う．
(a)外転歩行，(b)体幹の側屈，(c)伸び上がり歩行，(d)過度の腰椎前彎，(e)外側ホイップ，(f)内側ホイップ，
(g)踵接地時の外旋．

### 2．体幹の側屈
立脚中期に体幹が義足側に傾く．
原因）・義足が短い
・股関節外転筋力不足
・ソケットの外側壁支持不足
・会陰部の圧痛，不快感

### 3．伸び上がり歩行
義足が遊脚相の時，健側で爪先立ちして伸び上がる．
原因）・義足が長すぎる．
・懸垂が不十分
・膝継手の屈曲抵抗が不適合

### 4．過度の腰椎前彎の増強
立脚相で腰椎前彎が過度に増強する．
原因）・股関節屈曲拘縮
・ソケットの初期屈曲角不足
・股関節伸展筋力低下

## 5．外側ホイップ

遊脚相初期に踵が外側に蹴り上げられる．

原因）・ソケットに対して膝継手軸が内旋
　　　・toe break が進行方向に直角でない．
　　　・足部が内向き．

## 6．内側ホイップ

遊脚相初期に踵が内側に蹴り上げられる．

原因）・ソケットに対して膝継手軸が外旋
　　　・toe break が進行方向に直角でない．
　　　・足部が外向き．

## 7．踵接地時の外旋

踵接地時に足部が外旋する．

原因）・足部後方バンパーが硬すぎる．

# VII 義足の支給制度

## 1．仮義足（訓練用義足）

医療保険制度を用い作製し，処方から完成までには1, 2週間を要する．費用は償還払いであるため最初に全額負担する必要があるが，手続き後に負担額により，7割〜9割が返金される．

## 2．本義足

身体障害者手帳取得後に作製する．一般的には申請から認可までに1カ月程度要し，その後の作製になるので期間を要するが，費用は完成後に1割負担すればよい．また，負担限度額は3万7000円程度であり，生活保護の場合は負担なしである．

### 文献

1) 澤村誠志：切断と義肢, 医歯薬出版, 東京, p.385-483, 2007
2) 川村次郎ほか：義肢装具学, 第4版, 73, 医学書院, 2009
3) 一般社団法人日本義肢協会：義肢・装具カタログ, 日本義肢協会, 2013
4) 水落和也：血管原生切断者のリハビリテーション：総合リハ40(5), 720-725, 2012
5) 大石暁一ほか：大腿義足, 義肢装具のチェックポイント, 第7版（日本整形外科学会, 日本リハビリテーション医学会監修）, 医学書院, 東京, p.41-82, 140-150, 2007

（浅見豊子）

# 13章 リハビリテーション

## 3 車いす

### 本項のポイント

① 車いすは，歩けない患者であっても移動を自立させることのできる福祉機器である．本人の身体機能や生活方法などに適合させれば，日常生活を自立でき，旅行や就学・就業などの社会参加も可能となり，寝たきりを防ぐための最後の砦となる．

② 糖尿病足病変など足の症状や時期などで，以下の車いす姿勢と移動方法や移乗方法がある．
  a．下肢に負荷をかけられない場合，椅座位で座り足はフットサポートに乗せる．移動は手動車いすで行う．便器などへの移乗は下肢に負担の少ない座位移乗で自立可能となる．
  b．下肢に少し負荷をかけられる場合は，椅座位で座り，足を床に着いて足駆動をする．下肢への負荷量は，移動距離と時間で変える．便器などへの移乗は，下肢にかけてよい負荷の大きさで座位移乗あるいは立位移乗が可能となる．
  c．下肢切断した場合，義足を装着するまでの移動補助機具として，住宅内や外出時の安全な移動機器として，自立移動を行って生活を楽しむことができる．

以上のように，車いすでの移動方法を伝え，患者の生活意欲の獲得を支援する．そして，足に体重をかけてもよいと判断すれば，歩行器や杖を使った歩行に変えるように指導する．

### Key Words

下肢切断 limb amputation，糖尿病足病変 diabetic foot，車いす wheelchair，足駆動 leg drive of the wheelchair，自立生活 independence life

### Point 1
**車いすの効果…**
車いすは，病院の玄関に設置しているような溶接型の車いすだけではない．アームサポートやレッグサポートが脱着でき，各部を調整できる車いすを使うと，ベッドや便器への移乗を自立できる人が増える．

### Point 2
**車いすの種類…**
車いすの種類は，手動車いす，介助用車いす，電動車いすなどがある．
手動車いすは，上肢でハンドリムを駆動して動かすものが知られているが，シートの前座を低くして座ると，足で歩くように動かすことができる．

## はじめに

車いすは，足での歩行に問題がある場合や歩けなくなった方の移動を補助し，目的の場所まで移動することを実現するための福祉機器である．また，歩けない人の寝たきりを防ぐ最後の砦であり，かつ在宅生活や社会生活を支え，生活を楽しむ機会を増やしてくれる生活道具でもある [Point 1]．

したがって，足病変を治療する医師らが，車いすとの適合方法などの正しい知識を知ってさえいれば，患者の治療段階から退院後の生活に至るまで，生活の質の向上を図ることが可能である．つまり，医師の指示で足に負荷をかけられない患者でも，数週から数カ月に及ぶ治療期間をずっとベッドで休むのではなく，車いすにより移動でき，トイレ等の生活場面へ移乗して目的を果たすことができ，体力の維持や増強を図ることが可能となるのである．また，退院して自宅に戻った患者の場合でも，医師の適切な指導により，車いすを身体機能や生活方法，そして住環境に適合することで，日常生活において自立することができ，旅行や就学・就業といった社会参加も可能となる [Point 2]．

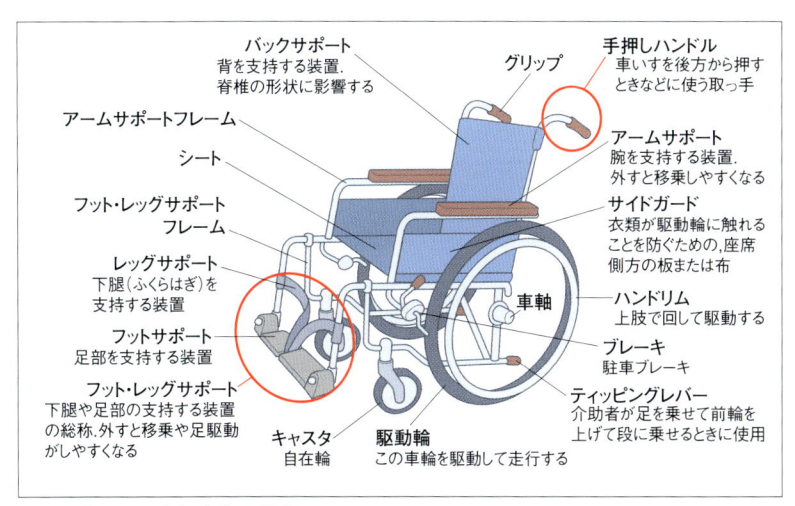

図1 車いすの各部名称と機能

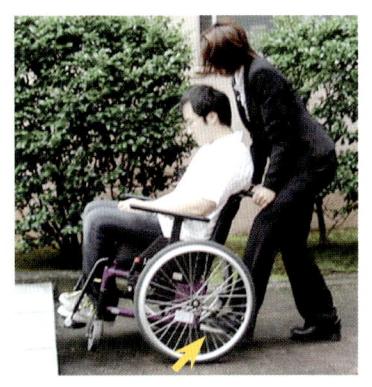

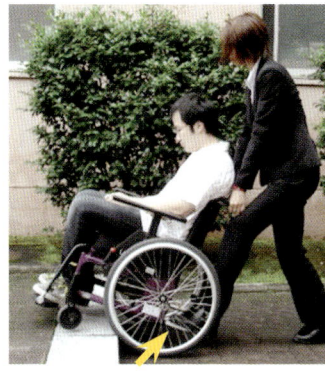

図2 ティッピングレバーの使用例(矢印)
前輪を段差の上に移動するときに用いる.

## I 車いすの基礎

車いすの基礎として,医師に知っておいてほしいことを記述する.

### 1) 車いすの各部の名称と機能

車いすの各部名称とその機能について図1に示す.これらは日本工業規格で決まっている名称である.ここでは,いくつかの用語とその機能,そして使い方について記述する<sup>Point 3</sup>.

① **ティッピングレバー**:5〜20 cm程度の段差を介助で上がる場合に使用する.まず,介助者がグリップを手前に引き,ティッピングレバーを介助者が足で斜め前方に蹴り出すと,前輪を段差に乗せることができる(図2).

② **フット・レッグサポート**:下肢を支える装置である.この装置が取り外しできる車いすを選択すると,移乗動作や足駆動動作がしやすくなる.

③ **アームサポート**:上肢を支える装置である.この装置を取り外しできる車いすは,移乗動作や上半身の姿勢が調整しやすい.

④ **シート**:臀部を支える装置である.この上にクッションを敷くこと

> **Point 3**
>
> 各部の名称…
> 車いすの各部名称と使い方を知っておくこと.
> ・ティッピングレバー
> ・フットサポート
> ・レッグサポート
> ・アームサポート
> ・バックサポート
> ・サイドガード

図3 車いすの3機能

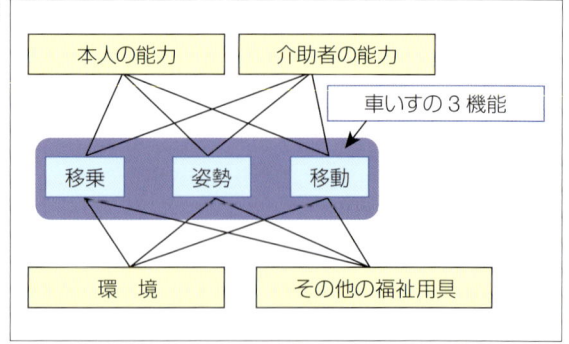

図4 車いすの3機能の例
(a) ベッド移乗.
(b) 車いす姿勢, 座るとき座と背の全体で圧を分散する. (c) 足で移動.

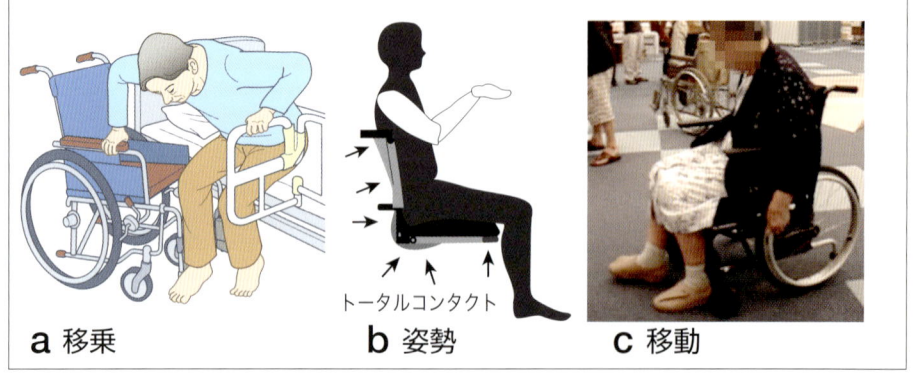

a 移乗　　b 姿勢（トータルコンタクト）　　c 移動

図5 車いすでのズレ姿勢と調整前後の姿勢の違い
(a, b) 調節できない車いす.
(c) 調節できる車いす

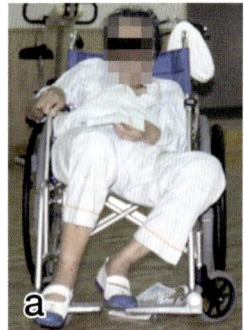

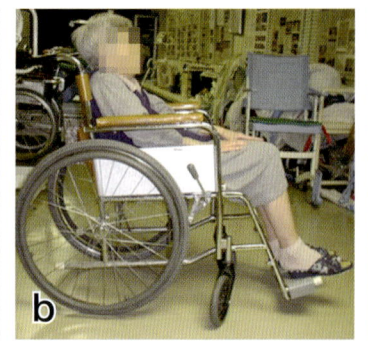

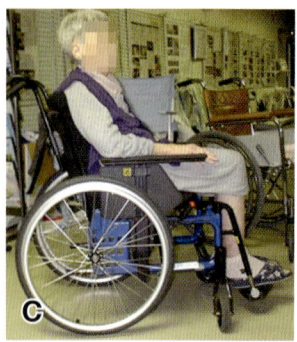

で坐骨部に圧力が集中することを避けることができ，さらに車いす座位での目の高さだけでなく，バックサポートやアームサポートの高さを相対的に変えることができる．また，シートの前座高は足駆動のしやすさに影響する．

⑤ **バックサポート**：背を支持する装置である．車いす座位における背の角度や姿勢に影響するので，調節機能をもったものが望ましい．

⑥ **車軸**：駆動輪である大車輪の中心に位置しており，この位置は上肢駆動における駆動のしやすさや前輪キャスタの上げやすさなどに影響する．

2) 車いすの3機能（姿勢・移動・移乗）（図3）

　車いすは歩けない人を座らせて押す道具であって，自分で動く道具で

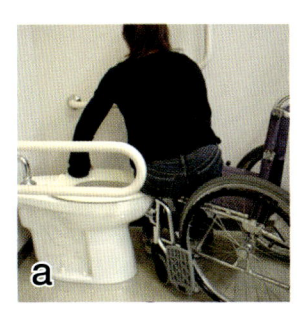

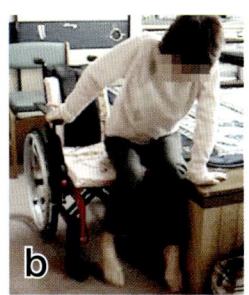

図6 レッグとアームサポートを外して移乗
(a)便器への移乗, (b)車いすへの移乗.

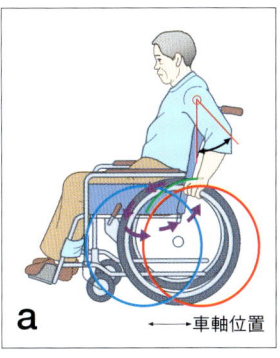

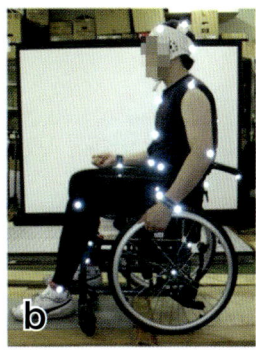

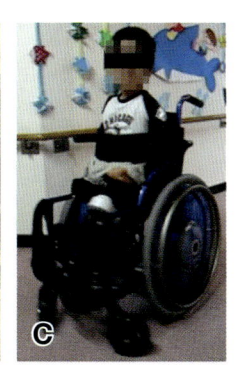

図7 上肢駆動, 手足駆動, 電動
(a)上肢駆動の車軸位置と駆動範囲, (b)手足駆動, (c)電動.

はないように思われているが，実際は自立移動を支援する道具であり，本人に合わせて座る姿勢を調節でき，ベッドや便器へ移乗しやすいなどの3機能をもったものがある（図3，4）．したがって，本人の身体機能や生活方法あるいは住環境や使っている他の福祉機器などを考慮して，調整できる車いすを選択しなければならない Point 4．患者には，座りやすく，移動しやすく，移乗しやすい車いすの情報と使い方を伝えることが重要である．

① 姿勢：姿勢調節できない車いすを選択すると，数分でずれてしまうことを知り，必ず調節しやすい車いすを選択すること（図5）．

② 移乗：移乗動作は，立って移乗する立位移乗と立たずに座って臀部を移動して移乗する座位移乗に分けられる．立位移乗では，アームサポートは邪魔になることは少ないが，立てなくなると途端に移乗動作の妨げになるので，座位移乗では脱着できる車いすが望ましい（図6）．

③ 移動：移動方法は，上肢でハンドリムを駆動する上肢駆動（図7a），車いすに座って足で駆動する足駆動（図7b），電動車いすのジョイスティックレバーで動きたい方向へ移動する電動移動（図7c），介助者に押してもらう介助移動がある．自分で移動し，生活を楽しむことが大切である Point 5．

## II 足病変の症状による車いす姿勢と移動・移乗方法

足病変の状態により，以下の車いす姿勢と移動，移乗方法などがあるので，足へかけられる負荷の大きさによって選択する Point 6．

**Point 4**
車いすの選択…
車いすを選択するときは，車いすがもつべき3機能といわれる移乗，移動，姿勢という視点で患者をみる．ベッド移乗は容易か，移動は手駆動，足駆動，あるいは電動か，姿勢は座りやすいかなどをみて，適切な車いすを指導して自立を図る．

**Point 5**
3機能の向上…
・姿勢調節機能があると，骨盤が後傾しない姿勢が得られる．
・移乗では，レッグやアームサポートを外して移乗すると，立てなくても座って移乗できる．
・どんなに重度の身体障害があっても，任意に動く部位がわずかでもあれば，電動車いすで自立移動が可能である．

**Point 6**
移動方法の選択…
医師がこの足病変の症状では歩けないと考えたら，回復するまでは，下肢へかけられる負荷によって，次のように移動方法を選択する．
1) 手動や電動車いすのフットサポートに足を乗せて移動する．
2) 車いすに座って，足駆動で移動する．
3) 歩行器や杖を使って移動する．

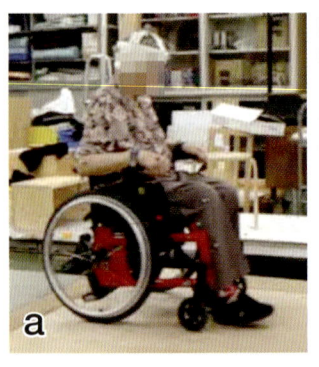

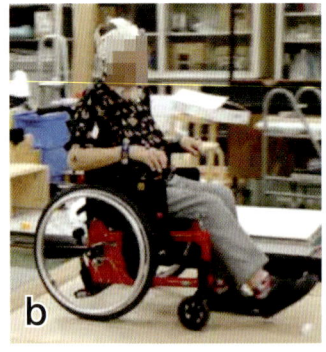

図8 足駆動は前座高を下腿長よりも低くすると歩きやすい
(a) 前座が高いのでかかとがつきにくい状況.
(b) 前座が低いのでかかとがついている状況.

図9 便器へのアプローチ方法（座位と立位がある）

① 下肢に負荷をかけられない場合

　長座位や椅座位で座り，足はフットサポートに乗せる（図7a）．移動は手動車いすあるいは電動車いすで行う（図7b，c）．便器などへの移乗は，下肢に負担のない座位移乗を行える車いすを使うと自立することができる（図6）．

② 下肢に少し負荷をかけられる場合

　手動車いすに椅座位で座り，下肢を床に着いて足駆動をする（図4c，7b）．車いすに座って足駆動すれば転倒しないので安全安心である．また，下肢への負荷の大きさは移動距離と時間で変えられるため，無理の

ない移動とトレーニング手段を獲得することができ（図8），回復を促すことが可能となる．便器などへの移乗は，足や下肢にかけてよい負荷の大きさで，図6aに示す座位移乗あるいは立位移乗で行う．図9に便器へのアプローチ方法を示す[Point 7]．

### ③ 下肢切断の場合

義足を装着するまでの移動機器として，住宅内や外出時の安全な移動機器として，あるいは高齢になり義足で歩行できなくなった場合などには，手動車いすや電動車いすを使って移動を自立し，トイレなどへの移乗方法を獲得して生活を楽しむことが大切である（図9）．

以上のように，身体状況に合った安全な移動方法を知れば，ベッドで過ごす時間を短くでき，買い物や散歩，旅行などに行くことも可能となる．

## おわりに

医師が車いすの選び方や使い方を知って，足病変のある患者や下肢切断して生活や人生に失望している患者へ伝達できれば，生活に必要な道具や住宅の改善方法などを知ることができ，日常生活に対する不安は少なくなると思われる[Point 8]．ひいては，寝たきりや閉じこもり生活を防止でき，社会参加の可能性が広がるのである．そのために本項では，車いすの移動・移乗・姿勢という3機能の重要性や生活方法などを記述した．たとえ歩けなくても下肢を切断しても車いすのことを知っていれば，治療後の患者の生活意欲の獲得を支援できると考えている．

### 参考文献

1) 松尾清美：第11回車いす・シーティング技能者講習会テキスト：397-412, 2012
2) 松尾清美：第35回日本リハビリテーション工学協会車いすSIG講習会テキスト：11-20, 2012
3) 川崎東太ほか：日本下肢救済・足病学会誌 2: No.1, 2010
4) 村田知之ほか：車いす足駆動に関する研究 その3―車いすシート角度について―, 第25回リハ工学カンファレンス, 2010
5) 竹井和人ほか：車いす片手片足駆動に関する研究―車軸前後位置と座面高が駆動に及ぼす影響について―, 第25回リハ工学カンファレンス, 2010
6) 澤村誠志, 伊藤利之監修：車いす・シーティングの理論と実践, 一般社団法人日本車いすシーティング協会編, はる書房, 東京, 2014

（松尾清美）

---

**Point 7**

便器の移乗…

足病変があっても足を切断していても，車いすと便器間の移乗動作が自立すると行動範囲は広がる．
・斜め前方アプローチ
・直角アプローチ
・平行アプローチ

**Point 8**

患者支援のポイント…

足病変の治療のためベッドでの生活が長くなると，気持ちが落ちこんで，うつ傾向になりやすいので，治るまで車いすを使った移動を楽しめるように指導する．万一，切断治療が必要な場合でも，義足や車いすという補助機器を使用すれば，自立移動が可能となり，社会参加でき，人生を楽しめることを患者に伝達する．

# 14章

# フットケア・フットウェア・その他

1 予防的フットケアの意義と方法 ——344
2 看護における足病変早期発見のポイント ——346
3 爪切り ——349
4 爪白癬の診断と治療 ——352
5 巻き爪・陥入爪・変形爪の治療 ——356
6 足浴 ——360
7 フットウェアに必要な足のアセスメント ——362
8 栄養管理 ——371
9 患者教育 ——377

# 14章 フットケア・フットウェア・その他

## 1 予防的フットケアの意義と方法

> **本項のポイント**
> ① 足潰瘍や壊疽の原因となる足病変は，日常生活のごくありふれたことがきっかけでおこる．医療者，患者の理解不足や無関心によって早期発見が遅れ，重症化につながる．
> ② 医療者の予防的な介入や，患者自身が行う適切なセルフケアによって潰瘍や壊疽の原因となる足病変の発症，重症化は予防できる．
> ③ 足潰瘍の発症，重症化予防は，医療チームによる予防的な介入によって効果が上がる．
> ④ 医療者は足のケアをとおして患者の生活や病気の体験を理解し，足のみにとどまらず療養生活の支援を行うことができる．
>
> **Key Words**
> 予防的フットケア preventive footcare，糖尿病合併症管理料 medical administrative fee of diabetic complication，フットケア外来 outpatient clinic of footcare

### I 足潰瘍や壊疽のきっかけ

足潰瘍や壊疽で受診する患者に初めて対応するとき，「どうしてこうなる前に，受診や対処ができなかったのだろう？」と思う医療者は少なくない．一方，患者や家族からは「まさか，こんなことになるとは思わなかった」と耳にすることも多いだろう．足潰瘍のきっかけは，靴擦れや熱傷，乾燥による皮膚の亀裂，以前からあった胼胝などの誰もが経験し得る日常的にある足病変から始まることが多く，悪化する時の速度は予想以上に早い．

### II ハイリスク患者のスクリーニング

なかでも足潰瘍・壊疽をおこしやすい患者は（表1），一度できてしまうと治癒が困難となり，著しくADLやQOLを低下させるため，傷を作らないための予防を目的としたフットケアの介入が重要となる．患者から訴えがなくとも，裸足になってもらい一緒に観察し，普段足に感じている症状，手入れ方法，それをどのように捉えているかも併せて聴く．患者自身が気づいていない足や全身状態，生活，セルフケア状況のなかに潜んでいるリスクを引き出し，個々に合った予防法のヒントを得ることができる．

### III 医療チームによる予防的な介入

足潰瘍の原因には医療者と患者の無関心と放置があり，予防的チーム医療で足潰瘍の85％は予防可能といわれている．

表1 足病変のリスクが高い糖尿病患者[1]

1. 足病変や足趾切断の既往がある患者
2. 透析患者
3. 末梢動脈性疾患（PAD）がある患者
4. ヘビースモーカー
5. 糖尿病神経障害が高度な患者
6. 足趾や爪の変形，胼胝を有する患者
7. 足病変自体を知らない患者
8. 血糖コントロールが不十分な患者
9. 視力障害が高度で足を見たり爪を切ったりできない患者
10. 外傷を受ける機会の多い患者
11. 一人暮らしの高齢患者や足の衛生保持が不十分な患者

表2 予防的フットケアの流れ

| 医療者による定期的な状態の把握 |
|---|
| 足の状態，全身状態，生活状況，セルフケア状況 |

↓

| リスクアセスメント |
|---|
| 個々に応じたケアや指導内容，介入方法の検討 |

↓

| 医療者によるフットケア |
|---|
| 足浴<br>角質除去<br>爪切り<br>胼胝や鶏眼処置<br>スキンケア |

↓

| セルフケア教育 |
|---|
| 観察方法，自宅で行うフットケア，靴や靴下の選択，生活指導，受診や相談が必要な足の変化 |

なぜそこに足病変がおきているのか，可能ならば医師，看護師，理学療法士など多職種の視点で多面的にアセスメントすることが望まれる．それをもとに介入が必要な診療科，職種，フットケアや教育内容，介入頻度などを検討する．主に看護師が予防的フットケアの実践，セルフケア教育を担当することが多く，フットケア外来を開設してこれらを行う医療機関も増えている（表2）．

糖尿病があり足潰瘍や壊疽，末梢動脈疾患，糖尿病神経障害をもつ患者に対する予防的フットケアは，要件を満たせば診療報酬で糖尿病合併症管理料を算定（170点/月）できる Point 1．

### Point 1
予防的フットケアの診療報酬…
糖尿病合併症管理料（170点/月1回）
適切な研修を修了した看護師が，糖尿病足病変ハイリスク要因をもつ患者に対する爪甲切除，角質除去，足浴，セルフケアなどの指導（30分以上）を実施した場合に算定できる．外来患者のみ．

## IV 患者のセルフケア教育と療養支援

足潰瘍・壊疽のきっかけは，普段の日常生活でおこる．長年ある胼胝や巻爪などは，リスクの認識が薄くなり放置したり，知らずに誤った処置により感染をおこしたり潰瘍化することもある．糖尿病神経障害をもつ患者では，自覚症状が乏しいため足の変化に気づかず，普段どおりの生活を続け，重症化することも多い．患者や家族に対して適切なセルフケア教育を行うことで，足への関心を高め，日常的に足を気遣えるように働きかけることが重要である．

足に関する対話やケアがきっかけとなって，患者の日ごろの生活習慣や病気に対する振り返りが促され，よりよい療養生活のための気づきや，それに取り組む意欲が生まれることもある．つまりフットケアは患者の足を守るとともに，療養生活を支えることができるのである．

#### 文献
1) 日本糖尿病療養指導士認定機構 編著：糖尿病療養指導ガイドブック 2014, メディカルレビュー社, 東京, p.174, 2014

#### 参考文献
1) 糖尿病足病変に関する国際ワーキンググループ 編：インターナショナル・コンセンサス糖尿病足病変, 医歯薬出版, 東京, 2000

（藤井純子）

# 14章 フットケア・フットウェア・その他

## 2 看護における足病変早期発見のポイント

> **本項のポイント**
> ① 医療者は定期的に足を観察することで，患者が早期発見の必要性を理解し，足の変化に早く気づくことができるように働きかける．
> ② 観察ポイントを整理したアセスメントシートやパンフレットを用いることで，足に関連した情報や変化をくまなく把握できる．また，患者や家族，介護者に対し，生活のなかで観察することを意識づけし，習慣化することにもアセスメントシートやパンフレットを活用できる．
>
> **Key Words**
> 予防的フットケア preventive footcare，足病変のリスク分類 risk classification of the diabetic foot，アセスメントシート assessment sheet

## I 医療者による定期的な観察

足病変の発症，重症化予防のためには，まず早期発見，早期治療が必要である．リスクの程度に応じて，定期的に予防的介入を行うことが望ましい（表1）．介入時に患者に適切な教育と動機づけを行うことで，生活のなかで足を気遣い，観察する習慣を身につけ，足の変化をタイムリーに医療者に相談できるようになることを目指す．

## II 記録用紙や教材の活用

くまなく足を観察し，変化に気づくために，観察ポイントをまとめたアセスメントシートや患者が自宅で継続して使用できるパンフレットを用意するとよい（図1, 2）．

表1 Hansen's Disease Center の足病変の危険分類[1]

| カテゴリー分類 | 危険因子 | 足合併症の危険性 | 検査の間隔 |
| --- | --- | --- | --- |
| 0 | ・知覚神経障害なし | 非常に低い | 1年に1回 |
| 1 | ・知覚神経障害あり | 低～中程度 | 半年に1回 |
|   | ・低下・変形・皮膚のびらん・皮膚潰瘍などの既往なし | | |
| 2 | ・知覚神経障害あり | 中～高度 | 3カ月ごと |
|   | ・筋力低下・変形・皮膚のびらんのいずれかを認めるが，皮膚潰瘍の既往はなし | | |
|   | ・末梢血管障害の徴候 | | |
| 3 | ・潰瘍の既往 | 高度 | 1～3カ月に1回 |
|   | ・ABI が 0.45 以下 | | |

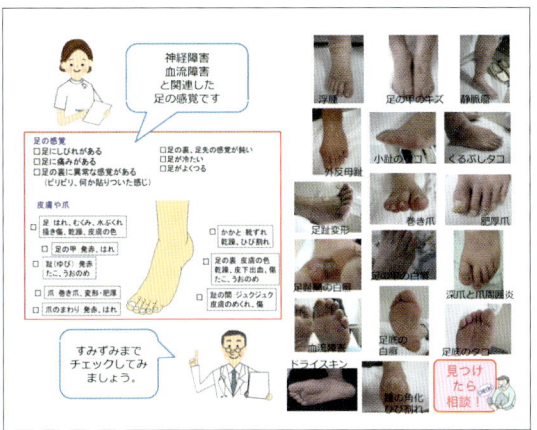

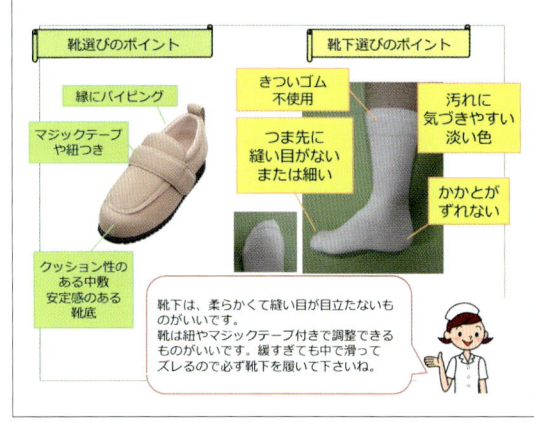

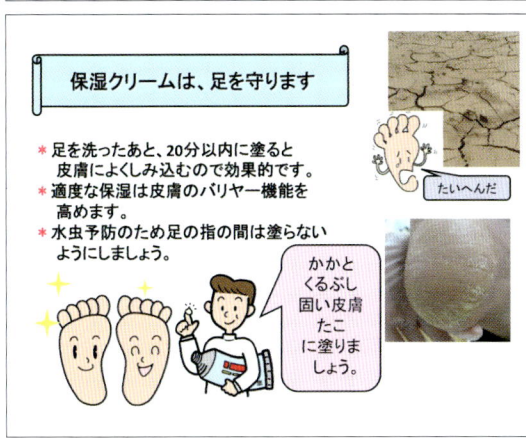

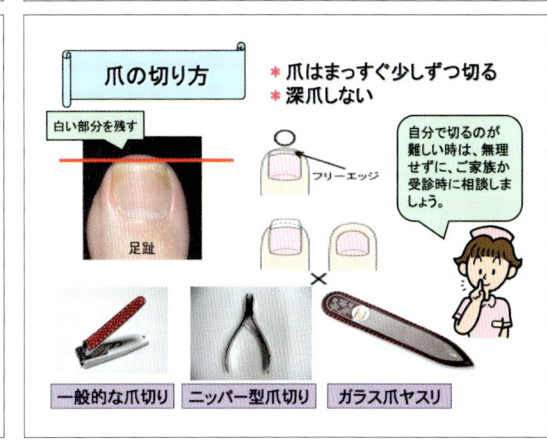

2 看護における足病変早期発見のポイント

図1 患者向け教材の例

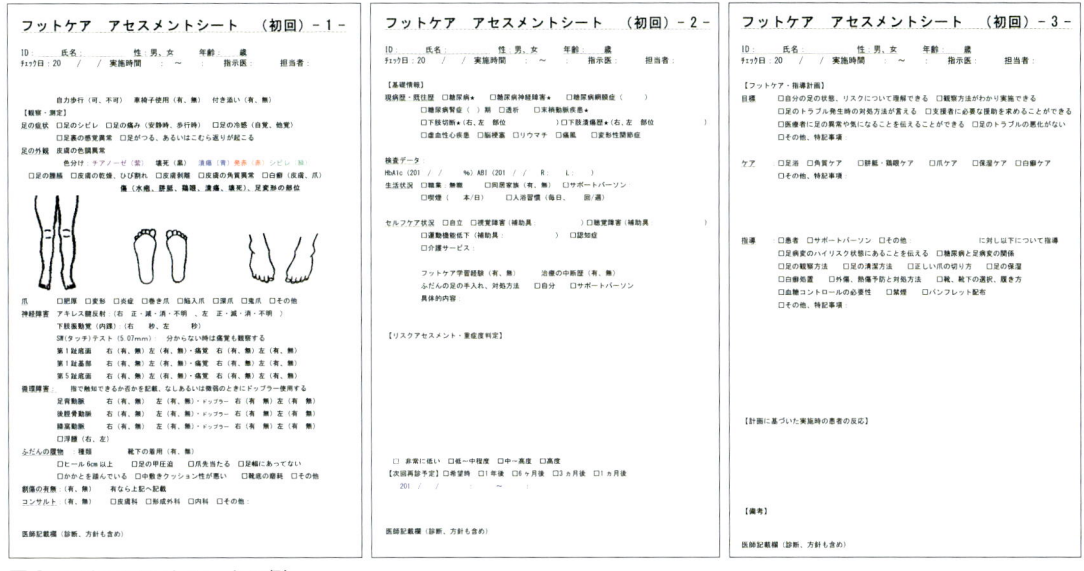

図2 アセスメントシートの例

表2 医療者による観察，聞き取りのポイント

| 項目 | 観察，聞き取りのポイント |
|---|---|
| 歩き方，座り方 | 姿勢，歩行時のバランスや重心のかけ方，補助具の使用状況 |
| 靴，靴下の脱ぎ方 | 受診時の靴の靴底，内側，中敷きの擦り減り具合や左右差．普段仕事や趣味の時に履く靴とその使用状況．靴の脱ぎ履き方法． |
| 足全体の形，浮腫の有無 | 足全体の変形，足底アーチ，浮腫など，大まかな有無と程度．清潔習慣や足の洗い方も聞き取りする． |
| 足趾間 | 表皮剥離，皮膚浸軟，汚れの有無，程度．足の変形がある場合は足趾間の開きにくさや足趾同士の圧迫はないか． |
| 爪 | 形，色，厚さ，陥入爪，爪白癬の有無，爪周囲の角質の状況．爪切り方法を聞き，視力障害，セルフケアやサポート状況とあわせてリスクアセスメントする． |
| 足底 | 乾燥，ひび割れ，表皮剥離，角質の肥厚，胼胝，鶏眼の有無と程度． |
| 皮膚色，皮膚温 | 左右差や他覚・自覚している冷感の有無．冷感がある場合は保温方法を聞き熱傷のリスクをアセスメントする． |
| 動脈の触知 | 左右の足背動脈，後脛骨動脈を同時に触れて脈の強さ，左右差はないか観察する． |
| 神経障害の程度 | 異常知覚（知覚鈍麻，ビリビリ感，何か貼りついている感じ，砂の上を歩いている感じ，など）について聞く．糖尿病患者は自覚症状が乏しく，「症状がないから大丈夫」と思い込んでいることもある．居住環境を聞き外傷のリスクをアセスメントする． |
| すぐ処置を必要とする変化 | 炎症や感染を疑う症状（熱感，発赤，腫脹，疼痛）や水疱，びらん，滲出液や出血がある場合は，主治医と処置や他科へのコンサルトを相談する． |

## III 医療者による早期発見のポイント

患者が安心して裸足になり，足をとおして自身の生活や思いを話しやすい環境で観察を行う．医療者による一方的な足チェックにならないように，デジカメや鏡を活用して患者と一緒に足の状態をみて，結果を伝え，患者や介護者が気づきにくい部分にも意識が向くように働きかける．個々に応じて継続可能な早期発見のポイントを指導する．

◆ 文献
1) 三村吾郎, 小川晶三 訳：日本版糖尿病療養指導のためのコア・カリキュラム 第3版, メディカルレビュー社, 東京, p.467, 2002

（藤井純子）

# 14章 フットケア・フットウェア・その他

## 3 爪切り

> **本項のポイント**
> ① 足の爪には足先を保護し，足趾の力を増加させて歩行時のバランスを保つ働きがある．正しく爪を切り，整えることは安定した歩行の助けとなる．
> ② 爪の変形，爪周囲の皮膚損傷は不適切な爪切りが原因となっていることも多く，正しく爪を切り，整えることは予防的フットケアとして重要である．
>
> **Key Words**
> 爪切り nail clipping，爪の機能 function of the nail

## I 健康な爪の機能

爪は足趾先端を保護するほか，足趾の力を増加させ，歩行時に足趾にかかる力を支えバランスを保つ働きがある．爪は10日に約1 mm 伸び，加齢により速度は遅くなる．爪は根元から爪先まで同じ幅で伸び，縦，横にわずかに中高で弓なりになっている．爪自体は透き通って透明だが，爪床の皮膚色が透過し淡いピンク色に見えている（図1）．爪が本来もつ働きを損なわないように正しく爪切りし，整えることは安定した歩行を助け，転倒予防につながる Point 1．

> **Point 1**
> 爪切り前のアセスメント…
> 爪切り前のアセスメントでは，爪の色や形と厚み，乾燥していないか，皮膚の状態はどうなっているかなどを観察する．どのような靴を履いているか，歩行状態なども確認する．

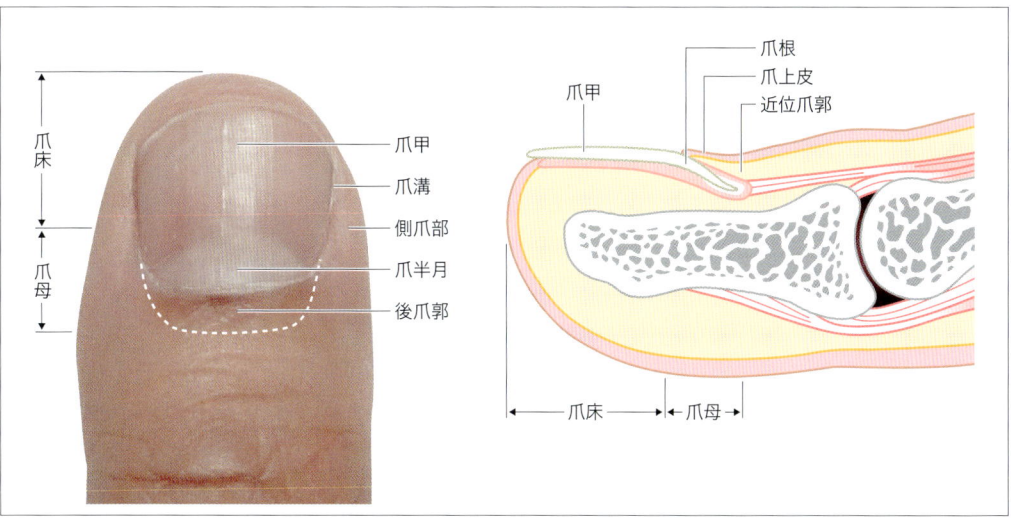

図1 爪の構造[1]

図2 フットケア用ゾンデを使用した角質除去
(a) 爪甲下角質除去.
(b) 側爪郭の角質除去.

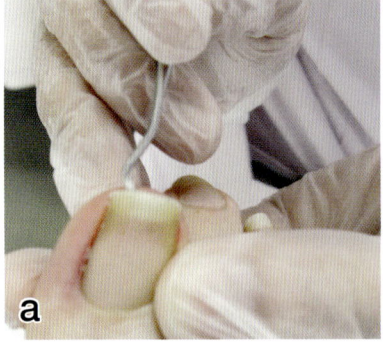

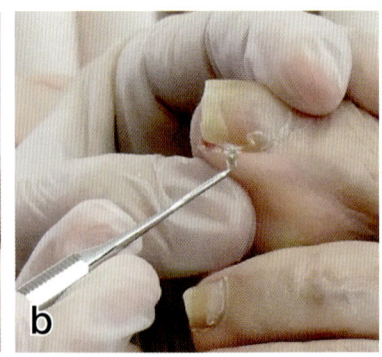

図3 爪切り方法
(a) 足趾の底面,両側から支え固定し,直線的に切る.
(b) 仕上がり.

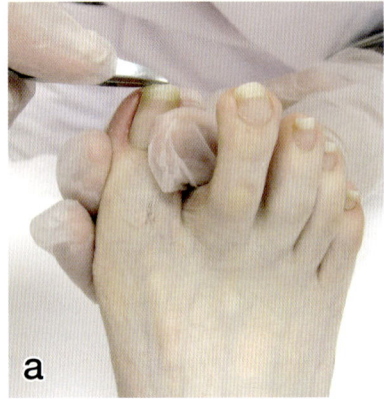

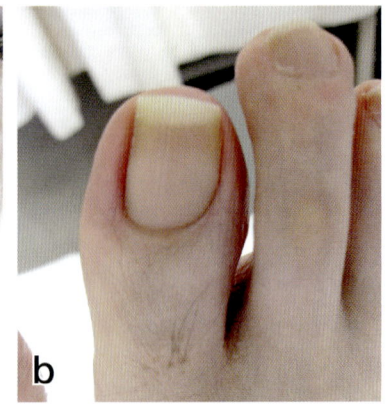

　一方,爪の変形や爪周囲の皮膚トラブルは,不適切な爪切りが原因となっていることが多い.糖尿病神経障害や視力障害のある患者は,爪切りがもとで皮膚を傷つけ重症化することもある.よって,患者や介護者に正しい爪切り方法を指導し,セルフケア状況に応じて医療者が爪切りを行い,整えることは,足病変の発症や重症化の予防につながる.

## II 爪の切り方の実際

　用意するもの:爪切り,爪切りニッパー,フットケア用ゾンデ,爪用ヤスリ,拭き取り用のコットンまたはタオル.

### ①爪,爪周囲の汚れや角質を除去する

　爪の形状,爪と皮膚との境目を見極めるために,爪溝や爪甲表面に溜まった角質,汚れを除去する.足浴や入浴後に実施すると除去しやすい.医療者が行う場合はフットケア用のゾンデなどを用いることが多いが,爪と皮膚を傷つけないように気をつける(図2)<sup>Point 2</sup>.自宅等で行う場合は綿棒やカット綿で拭き取るように角質を除去する.

### ②爪切りを行う

　爪は足趾の先端とほぼ同じ長さで,爪の形が四角くなるように真っすぐ切る(図3).患者や介護者に爪の機能や深爪によるリスクを説明し<sup>Point 3</sup>,正しい切り方を指導する.爪切りニッパーを使用する場合は,一度にたくさん切ると爪が割れたり,痛みが出るおそれがあるため,刃

**Point 2**
ゾンデの使い方…
ゾンデは少しずつ爪溝に沿うように挿入して使う.ゾンデが使えないときは柔らかい歯ブラシなどを使うとよい.

**Point 3**
家庭用爪切り…
患者が自分で爪を切るとき,家庭用の爪切りは刃が大きめなので,端から少しずつ切るようにする.

### 3 爪切り

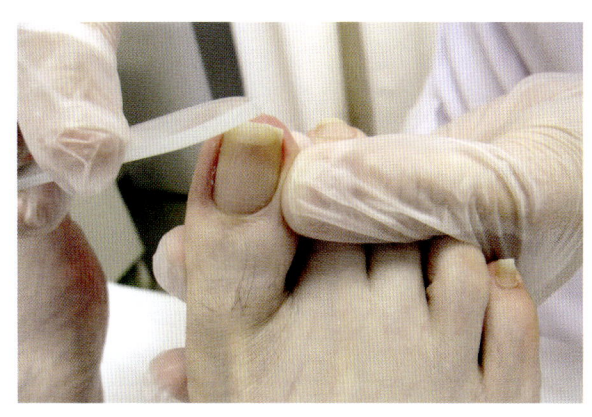

**図4 ヤスリのかけ方**
爪切り時と同様に足趾を支え固定する．両端から中央に向かって，やさしく滑らせるようにかける．

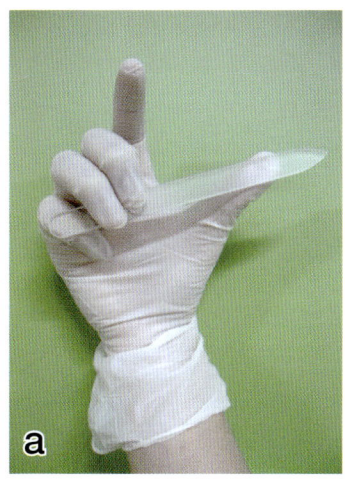

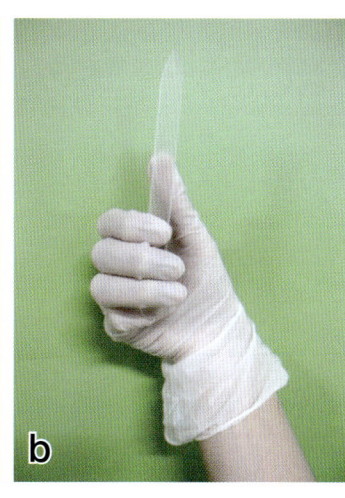

**図5 ヤスリの持ち方**
(a)拇指・3・4・5指でヤスリの両端を支えて安定させる持ち方．
(b)ヤスリの片端を，拇指を軸に手指全体で支える持ち方．

先の1/3を使用し，少しずつ切る．最終的にヤスリで削り，整えて仕上げる．

③ **ヤスリで整える**

切りにくい部分や細かな長さの調整は，ヤスリで削り整える．ヤスリは肌理の細かいものを選択すると，皮膚に当たっても傷つきにくい．図4，5はガラス製のヤスリを使用している．

**文献**
1) 日本糖尿病教育・看護学会編：糖尿病看護フットケア技術 第2版, 日本看護協会出版会, 東京, p.13, 2009

（藤井純子）

# 14章 フットケア・フットウェア・その他

## 4 爪白癬の診断と治療

### 本項のポイント
① 爪白癬は，本邦では約10人に1人が罹患しており，糖尿病患者などはさらに罹患率が高く，多くの爪が罹患している．
② 爪白癬を臨床症状のみで診断し，安易に治療を行ってはならず，専門医等による顕微鏡検査により実際に白癬菌を確認することが重要である．
③ 爪白癬の治療は，2種類の薬剤による内服治療が主流であるが，コストや通院回数などの患者の希望，合併症，他の薬剤使用の有無などに留意して決定する必要がある．

### Key Words
爪白癬 tinea unguium，真菌 fungus/pilz，テルビナフィン terbinafine，イトラコナゾール itraconazole

## はじめに

白癬（菌）は真菌（カビ）の一種であり，皮膚の角質層・爪・毛・毛穴などに含まれるケラチンを栄養源として増殖し，感染する．しらくも（頭部白癬），ぜにたむし（体部白癬），いんきんたむし（股部白癬），水虫（足白癬），爪水虫（爪白癬）など，部位によって俗称がある．

## I 爪白癬の疫学 Point 1

**Point 1**
爪白癬の罹患率…
人口の約10%が爪白癬で，40歳以降では4人に1人が罹患している．

本邦では人口の約10%が罹患し，とくに40歳以降では4人に1人が爪白癬である．加齢とともに罹患率は上昇する．糖尿病や免疫不全，末梢循環不全などの患者では罹患率が高く，多くの爪が侵される．

## II 爪白癬の臨床症状

足白癬の長い罹病期間が先行し，爪へと白癬菌が波及して生じる．爪は白色に混濁肥厚して，脆弱化し表面は不整となる．爪下角質が増殖したり，爪が薄くなったりすることもある．

## III 爪白癬の診断 Point 2

**Point 2**
診断のポイント…
爪白癬の診断は顕微鏡検査で白癬菌を確認することが重要！

顕微鏡検査で白癬菌を確認することが診断に重要である．1回の検査では白癬菌を検出できないことも多く，検査をくり返す必要がある．菌が存在する爪下の基部の角質を，多少の痛みを伴ってでも多めに採取する．表1に検査方法，図1に検査に使用する器具とKOH鏡検所見を示す．

表1　白癬菌の検査（KOH直接鏡検法）

①眼科用剪刃や小鑷子で病変から爪を採取する．
②スライドガラスに爪を載せ，カバーガラスをかける．
③KOH液をカバーガラスの縁に少量垂らして検体となじませる．
④10分ほど放置するか，アルコールランプなどで加熱して爪を溶かす．
⑤顕微鏡の対物レンズを10倍にして，コンデンサーを絞る．
⑥白癬菌を探す．
※⑤の顕微鏡の設定が異なると，白癬菌を探すことができない．

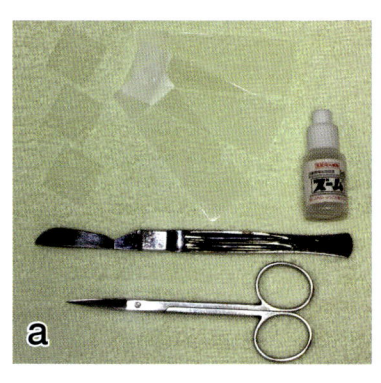

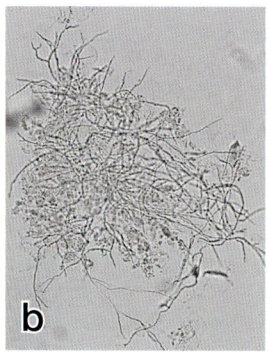

図1　鏡検に使用する器具と真菌検査所見
（a）左上から時計回りに，カバーガラス，スライドガラス，検出試薬，眼科用剪刀，小鑷子．
（b）白癬菌（直接鏡検）．

## Ⅳ 爪白癬の一般的な治療 Point 3

抗真菌薬の内服療法が基本で，テルビナフィン（terbinafine：TBF）連日投与法とイトラコナゾール（itraconazole：ITZ）パルス療法が用いられている．爪白癬の治療成績は内服治療により向上したが，高度の爪白癬や昔の爪外傷のために爪が伸びない場合には，内服しても難治である．3カ月ほど内服しても軽快しないときは，再び検査を行う必要がある．両剤とも，投与中止後，爪内に6カ月ほど残存し，効果を発揮する．

### 1．TBF連日投与法

本邦では常用量125 mg/日を3〜6カ月内服した場合，その有効率は約85％である．ただし，肝機能障害などの副作用があるため，開始前と開始後3カ月間は，月に1回程度の血液検査を必要とする．

### 2．ITZパルス療法

本療法は400 mg/日の1週間連日内服，その後3週間休薬を1サイクルとし，3サイクルくり返す．6カ月後の有効率は約85％である．ITZパルス療法の利点は，通院回数が少なく，休薬期間があり患者のコンプライアンスが得やすいこと，などである．欠点は併用禁忌薬が多数あることで，添付文書などを参考にして確認するが，高齢者の場合などその確認自体が困難なことも多い．表2に両剤の比較を示す．

図2は内服による治療前と治療半年後を比較したものである．注意する点は，患者は治療により，"元のきれいな爪へ完全に回復することを期待している"ことである Point 4．治療成績の有効率は完全な治癒だ

**Point 3**
一般的な治療法…
抗真菌薬の内服療法が基本．TBF連日投与法とITZパルス療法がよく行われる．

**Point 4**
「元のきれいな爪に戻るのか？」…
抗真菌薬内服療法の有効率は，部分的な改善も含めたものであり，そのことを治療開始前に患者に十分説明する必要がある．

|  | 治療前 | 治療半年後 |
|---|---|---|
| 症例1<br>-TBF連日投与法- | | |
| 症例2<br>-ITZパルス療法- | | |

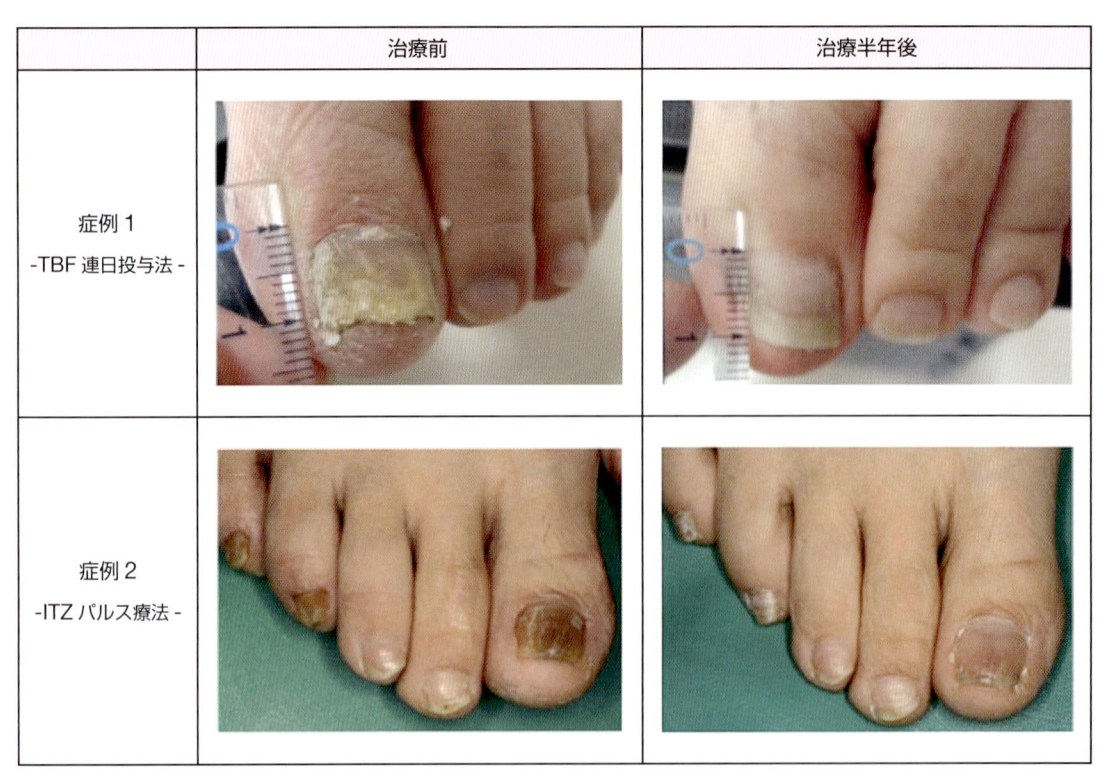

図2　内服治療の経過
症例1：治療前，爪甲は混濁肥厚し表面不整である．TBF連日投与法と抗真菌剤の外用にて加療し，改善しつつある（久留米市上野医院 鈴木康之先生よりご提供）．
症例2：治療前，右第1，4，5趾の爪甲は混濁している．ITZパルス療法と抗真菌剤の外用にて加療し，改善している（倉敷市三浦皮膚科医院 三浦由宏先生よりご提供）．

表2　TBFとITZの比較

|  | テルビナフィン（TBF）<br>連日投与法 | イトラコナゾール（ITZ）<br>パルス療法 |
|---|---|---|
| コスト（薬剤のみ） | 約13,400円（3割負担）<br>約4,400円（1割負担）<br>※ラミシール®6カ月内服分 | 約25,600円（3割負担）<br>約8,500円（1割負担）<br>※イトリゾール®パルス内服分 |
| 警告 | 投与前・投与後の定期血液検査が必要（重篤な肝障害，血球減少） | なし |
| 禁忌 | 重篤な肝障害，血液障害 | 併用禁忌薬投与中，重篤な肝障害，妊婦 |
| 併用禁忌薬 | なし | 多数あり．添付文書などを参考に必ず確認する |
| 妊婦 | 安全性未確立 | ラットで催奇性 |
| 産婦・授乳婦 | ラットで乳汁中へ移行 | ヒトで乳汁中へ移行 |
| 小児 | 安全性未確立（使用経験なし） | 有益性が危険性を上回る場合のみ |

けではなく，部分的な改善も含めて示されていることを，治療開始前に患者に十分説明する必要がある．

### 3．外用療法 Point 5

内服療法ができない場合，外用療法を根気よく続けるが，単純塗布で改善が得られることは少ない．

## V おわりに

爪白癬では，臨床像のみでそれと判断されたり，鏡検で白癬菌ではないものを白癬菌と判定し，治療が行われる患者も少なくない．ひとたび抗真菌薬による治療が始まると，鏡検しても白癬菌は陰性であることが多く，本当に白癬菌が存在したのかが判別困難になる．さらに，抗真菌薬を内服する場合には，肝機能障害や胃腸障害などの副作用のリスクもあることを忘れてはならない．以上のことから，爪白癬自体の治療を焦る必要はなく，治療前に熟練した皮膚科医による正確な診断を得ることが重要である Point 6．

（森槙子，古場慎一，成澤 寛）

**Point 5**
外用療法の工夫…
外用療法は爪中薬剤濃度が上がりにくく効果は内服療法に劣る．外用療法の効果を高めるため，抗真菌剤と尿素軟膏やサリチル酸ワセリン，活性型ビタミンD3製剤との混和，ODT，病変部の物理的除去などの工夫がなされている．

**Point 6**
治療は焦らず，確実に…
爪白癬は治療を焦る必要はない．正確な診断をしたうえで，抗真菌薬の内服療法を行うことがもっとも重要．

# 14章 フットケア・フットウェア・その他

## 5 巻き爪・陥入爪・変形爪の治療

> **本項のポイント**
> ① 足部潰瘍の約8割は足趾に生じるとされている．その原因として，爪の変形が背景としてあることが多い．
> ② 感染を伴う場合には，抗生剤内服，局所ヨード剤外用で炎症を抑えたのち，ガター法による除圧を行う．
> ③ 正しい爪切りの仕方 Point 1 を理解し，患者もしくは家族に指導していくことが重要である．
>
> **Key Words**
> 巻き爪 incurvated nail，白癬 tinea，陥入爪 ingrown nail，外側爪溝 lateral nail groove

**Point 1**
正しい爪切りの仕方…
陥入爪，巻き爪は誤った爪切りから生じることも多い．正しい爪切りは端を残してゆるくカーブさせる「スクエアオフ」の形がよいとされる（下図）．

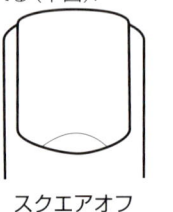

スクエアオフ

## I 爪変形と足潰瘍の関係

種々の報告があるが，足潰瘍の約8割は足趾に生じるとされ，その原因として，爪白癬による変形（糖尿病患者の7～8割に存在するともいわれている，図1）や，不適切なフットウェア着用などがあげられる．

足潰瘍は母趾に多いが，それ以外にも第4趾外側は第5趾の爪が当たりやすく，とくに注意が必要である（図2）．重篤な感染を併発する前に，初期の段階からケアを行うことが重要と考える．

感染を伴う場合には，抗生剤内服，局所ヨード剤外用で炎症を抑えたのち，ガター法による除圧を行う．糖尿病，重症下肢虚血（CLI）の患者には，形状記憶ワイヤーやアクリル法などにて，なるべく早期の段階で巻き爪・陥入爪の処置を行うことが重要である．

## II 巻き爪の分類と治療

著者考案の巻き爪の分類と重症度の関係を図3にあげた．

巻き爪の変形に対しては，形状記憶ワイヤーやVHO（virtuose human orthonyxie）法，アクリル樹脂を用いて矯正を行う．爪甲の厚みや伸長度，巻きの程度によりそれぞれ使い分けるのが望ましい．

## III 陥入爪の治療

陥入爪に至った場合には安易な抜爪は行わず，テーピング法やガター法を用いた除圧により改善を図るべきである．

5 巻き爪・陥入爪・変形爪の治療

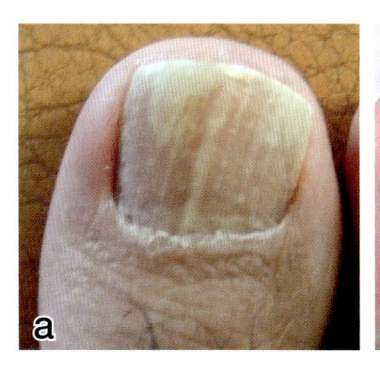

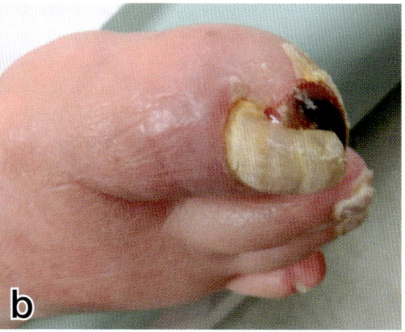

図1　爪白癬による変形
(a) 爪白癬.
(b) 虚血を伴うと爪白癬による変形した爪が接触する部位は容易に潰瘍化し，壊疽に至る．

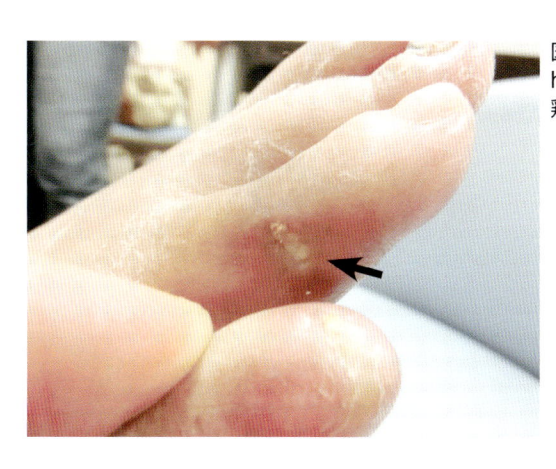

図2　第4趾外側のheloma molle（軟鶏眼）Point 2

**Point 2**

軟鶏眼(heloma molle, soft corn)…
第5趾の変形と圧迫により，第4趾外側は鶏眼ができやすい場所であるが，できた鶏眼はしばしば浸軟を伴うため，軟鶏眼とよばれる．足趾潰瘍形成のリスク因子のひとつである．

<分類>

片側性　　　両側性

一側の爪甲側縁が　　両側の爪甲側縁が
内方へ入り込むもの　内方へ入り込むもの

<重症度>

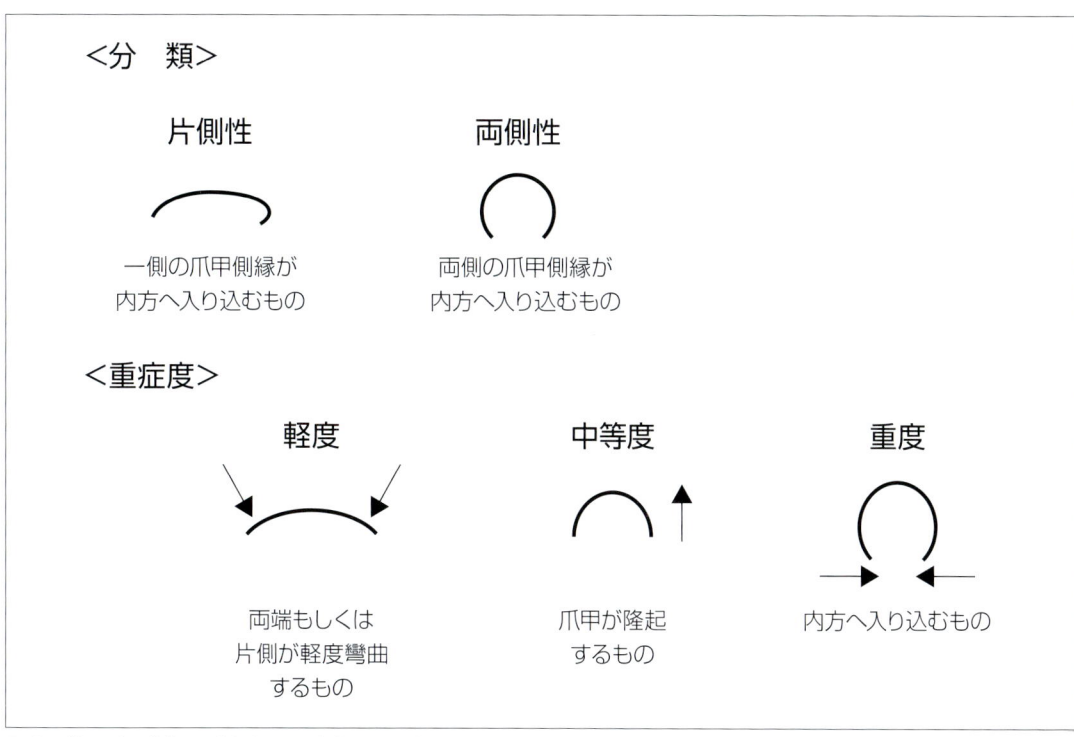

軽度　　　中等度　　　重度

両端もしくは　　爪甲が隆起　　内方へ入り込むもの
片側が軽度彎曲　するもの
するもの

図3　巻き爪の分類と重症度の関係（著者考案）
中等度以上で矯正の対象としている．虚血を伴う場合には，変形が軽度でも介入するケースもある．

**14章** フットケア・フットウェア・その他

**図4 アクリル法による矯正**
(a, b) 両側母趾の重度の巻き爪. 基礎疾患なし.
(c, d) 施術後. 施術時間は10分×2であった.

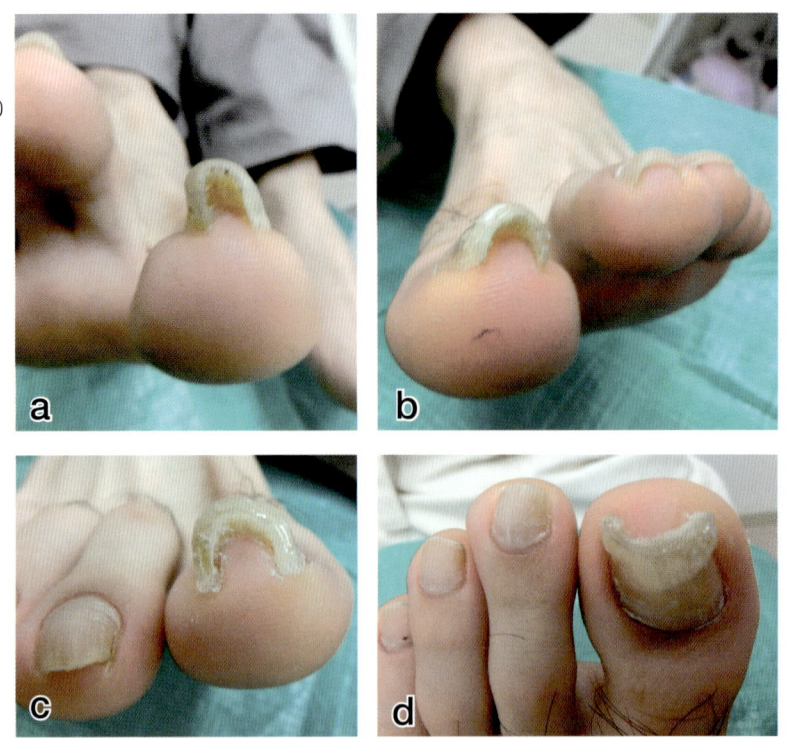

**図5 ワイヤー法**
(a) 初診時. 重度の巻き爪.
(b) 爪甲に穴をあける.
(c) ワイヤーを通す.
(d) 施術後.

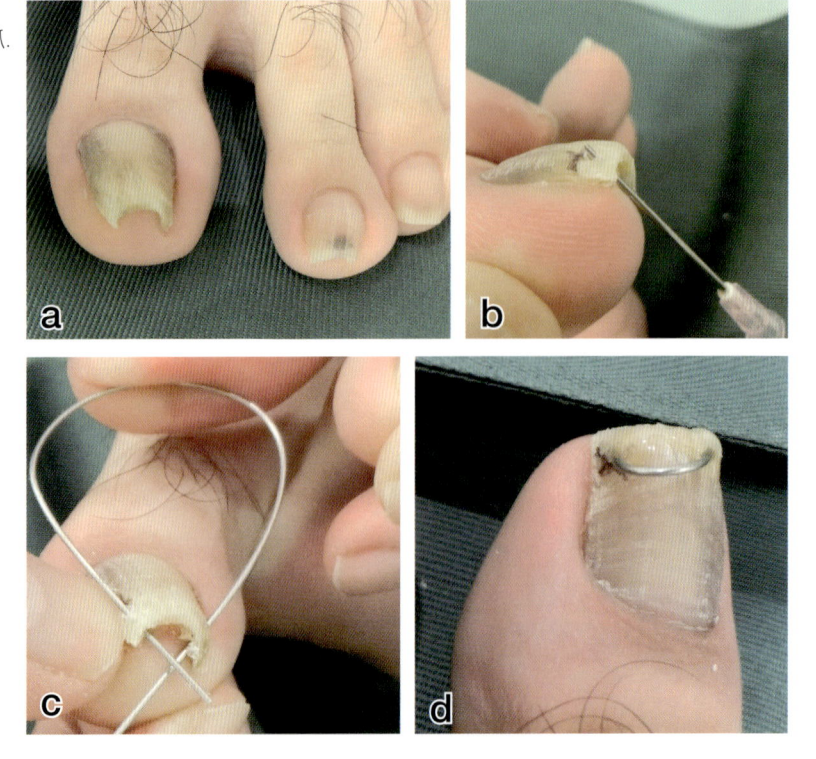

### 5 巻き爪・陥入爪・変形爪の治療

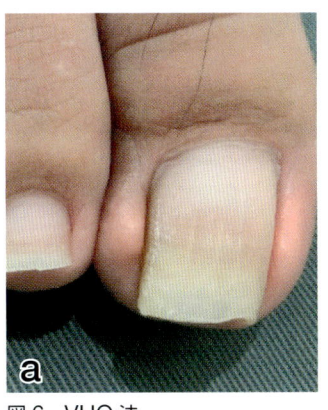

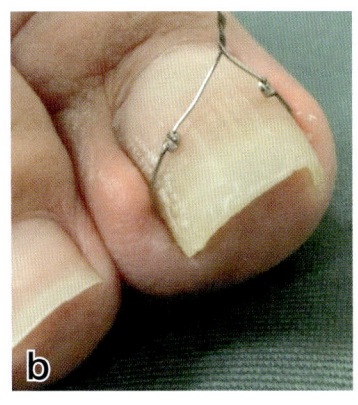

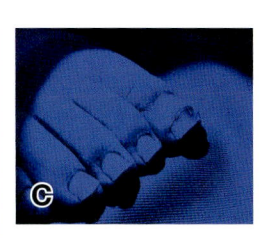

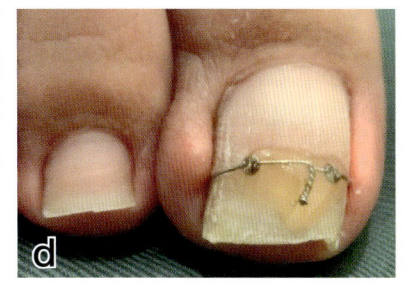

**図6 VHO法**
(a) 初診時．軽度の圧痛を伴う陥入爪．
(b) VHO ワイヤーを装着．
(c) ブラックライトで固化させる．
(d) 施術後．

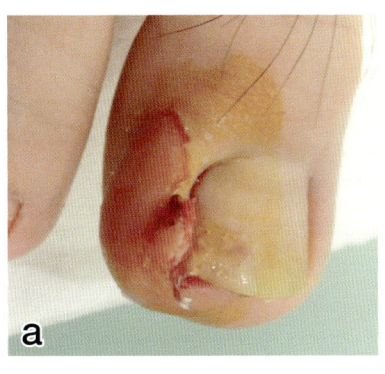

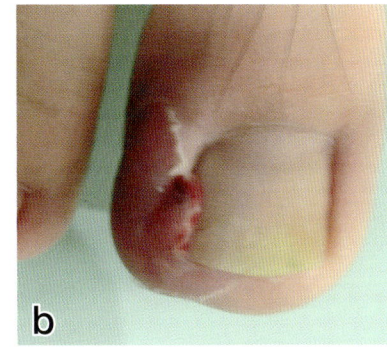

**図7 ガター法による除圧**
(a) 肉芽の大きな陥入爪に一部を切り取ったガターをさしこむ．
(b) 施術後，肉芽部分の除圧がなされた．

## IV 症例提示

### ●症例1（図4）

基礎疾患のない巻き爪患者．爪甲が厚く，運動をするためアクリル法[Point 3]での矯正を施行した．

### ●症例2（図5）

基礎疾患のない巻き爪患者．爪甲が十分に伸長しており，厚いため，ワイヤー法[Point 4]による矯正を選択した．

### ●症例3（図6）

糖尿病患者．爪甲が薄いため，VHO 法[Point 5]による矯正を行った．

### ●症例4（図7）

感染性肉芽，疼痛を伴った陥入爪．チューブ挿入によるガター法で除圧を行った．

（増本和之）

**Point 3**
アクリル法の利点…
装着したまま，比較的自由な運動が可能である．

**Point 4**
ワイヤー法の利点と注意点…
厚い爪に適応があるが，引っかかる場合や，爪が割れるおそれがある．

**Point 5**
VHO 法の適応…
薄い爪，伸びていない爪に適応．

# 14章 フットケア・フットウェア・その他

## 6 足浴

> **本項のポイント**
> ① 足浴の目的は足を清潔に保つこと．また，フットケア施術を受ける患者がリラックスできる前準備と考えておくべきである．
> ② 足浴は補助療法としても期待できる．
> ③ 足浴と洗浄を混同しないこと．
>
> **Key Words**
> 足浴 foot bath，フットケア footcare，予防 prevention，感染 infection

## はじめに

足浴（そくよく）とは文字どおり，足の入浴である．洗面器やバケツにお湯を準備し，その中に足を浸ける行為であり，血行促進や免疫力アップ，リラクゼーションなどさまざまな効能があげられる．

医療現場において足浴を行う場合，入院中の患者に対し夜間の入眠を促すためのリラクゼーション効果，循環促進効果，または清潔ケア目的で行われるケースが多い．下肢救済を念頭に足浴の目的を考えてみる．

## I 目的

### ① フットケアの前準備

足病変ハイリスク患者に，フットケアが必要であることはいうまでもない．フットケアを行うにあたり，まずは患者に足を出してもらうことが大前提である．しかし，人前で足を出すことを拒む患者は少なくない．多くの患者が拒むときの言葉として，「汚い足を出すのは嫌」である．足そのものが汚い・臭いといったイメージが元来，人にはあるものである．患者が気兼ねなく足を出すことができるように，ケアの前準備を目的として足浴を行う．また，フットケア施術を受ける前の患者の不安を少しでも取り除くためのリラクゼーション目的としても行う[1]．

### ② 予防的足浴

足浴により血流促進が期待されるといった文献が数多く出ており，透析施設等で炭酸泉足浴 **Point 1** などを行っているところも少なくない．末梢動脈疾患（peripheral arterial disease：PAD）患者に対し炭酸泉足浴で血流量が増加するといった学会発表もあるが，血管障害が根本的に改善されるものではない．創傷のない PAD 患者に対し，循環促進を期待し施行することは有用であるが，足病変予防および補助的療法として捉えておくべきであろう．

**Point 1**
炭酸泉足浴…
炭酸泉足浴は予防または補助療法として捉えておく．

### ③炭酸泉足浴

炭酸泉足浴は，炭酸ガスが皮膚表面から直接毛細血管や皮膚細胞に滲み込み，身体が酸素欠乏状態と捉え，酸素を運ぶために毛細血管を拡張させ血流を促進しようと働く．そのため，血管拡張，皮膚の血流改善，自律神経の安定などの効果が期待できる[2]．足病変高リスク群の透析患者に対し，炭酸泉足浴を実施している施設は数多い．

重症下肢虚血（critical limb ischemia：CLI）の場合，炭酸泉足浴で足部痛を訴える患者も少なくないため，注意を要する．

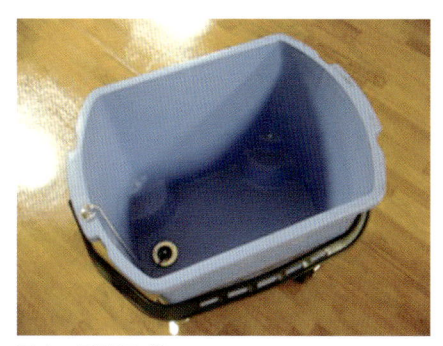

図1　足浴用バケツ

## II 実際の足浴

### ① 温度・時間

足浴温度についてはさまざまな文献が出ており，その値もまちまちである．おおよそ38〜42℃が一般的である．足部は若干熱く感じる場合があるため，必ず施術者の手で温度を確かめ，熱くないか患者に問うことが大事であろう．糖尿病神経障害がある患者は熱さを感じないため，湯温の確認は熱傷を防ぐ意味でも重要である．

時間は5〜10分．足浴は入浴同様，体温を上昇させる効果もある．長時間の足浴は疲労にもつながるため，避けるべきである．**Point 2**

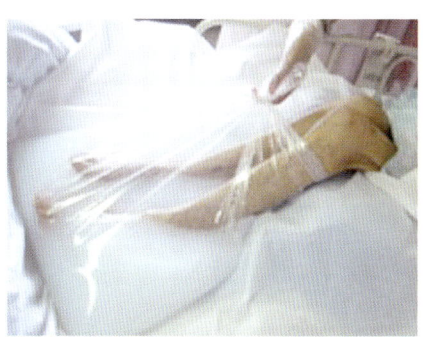

図2　ベッド上での足浴

**Point 2**
足浴温度と時間…
温度：38〜42℃
時間：5〜10分

### ② 足潰瘍の有無を確認する

創傷の感染コントロールとして創の清浄化を図るため，洗浄を行うことは周知のとおりである．足浴の目的として清潔ケアをあげたが，この「洗浄」と「足浴」を混同しないように注意する．足潰瘍がある場合，お湯に浸けることによって菌が創傷部位から侵入し，腱に沿って，または軟部組織を通って近位に感染が拡がる可能性がある．潰瘍の程度にもよるが，足潰瘍がある場合の足浴は禁忌である．**Point 3**

**Point 3**
足浴の禁忌…
傷があれば足浴禁止．
洗浄が大事．

### ③ 保温

足浴の効果としてリラクゼーション効果や免疫力増進をあげたが，これは足浴が深部体温や皮膚温の上昇といった効果をもたらすためである．バケツのお湯にそのまま足をつけるのではなく，バケツ全体から膝下までをビニールなどで覆い，蒸すことによって効果が持続する（図1，2）．

足浴はさまざまな効能があり，精神的にも安定を図ることができる．足浴の可能な足かを見極めることが前提となるが，治療効果をあげるための補助療法として，足浴は非常に有用である．

#### 文献
1) 石橋理津子：糖尿病ケア 10: 38-39, 2013
2) 望月明美：透析ケア 18: 1065-1067, 2012

（石橋理津子）

# 14章 フットケア・フットウェア・その他

## 7 フットウェアに必要な足のアセスメント

> **本項のポイント**
> ① 本項でのフットウェアの定義とは，足底装具・靴型装具など足部に装着する治療用装具とする．
> ② 糖尿病患者や透析患者の足病変とは，もともともっている足の機能障害に加え，神経障害や血流障害などを合併している病態である．
> ③ 足病変は足底部の局所に過剰な圧を生じるため，フットウェアにより体重の再配分を行い，過剰な圧を軽減することが必要である．
> ④ フットウェアは単独で用いるよりも，フットケアやリハビリテーションと連携しながら介入することが望ましい．
> ⑤ フットウェアの効果は，装用時間によって異なり，適切な装用は患者に委ねられている．フットウェアを適切に装用してもらうため，十分な患者教育を行ったうえで処方し，継続的にフォローすることが重要である．
>
> **Key Words**
> フットウェア foot wear，機能障害 impairment，足底圧 foot pressure，免荷 non-weight bearing，再発予防 relapse prevention

### はじめに

糖尿病患者や透析患者の足は，足の機能障害に神経障害や血流障害などを合併することにより，足底部の局所に過剰な圧を生じる．そのため胼胝下潰瘍を形成したり，歩行時に足部と靴の機能が一致せず靴擦れによる潰瘍を生じたりしやすい．また，いったん潰瘍を生じてしまうと荷重や血流障害の影響により治癒しにくい病態である．

潰瘍の早期治癒，潰瘍再発のリスク低下などに重要な役割を果たすのが，フットウェアである．適切なフットウェアの装用は，潰瘍の治癒日数の短縮や再発率を大幅に改善させることが報告されている[1] **Point 1**．

**Point 1**
フットウェアの重要性…
足部への負荷は立位時より歩行時の方が増大する．歩行時のフットウェアの装用は重要！

### I 足の動き

フットウェアの介入を行う前に，まずは患者の足部がどのような動きをするのか検査する必要がある．

足の動きは3つの面から構成されている（図1）．3つの面で複合的に動いている状態を回内・回外という．回内とは外反・背屈・外転，回外とは内反・底屈・内転の複合した動きである．

足部は関節の集合体であるため，どの関節のどの面で機能障害がおこっているか検査し，足の動きを評価する．

図1 足の3つの面の動き

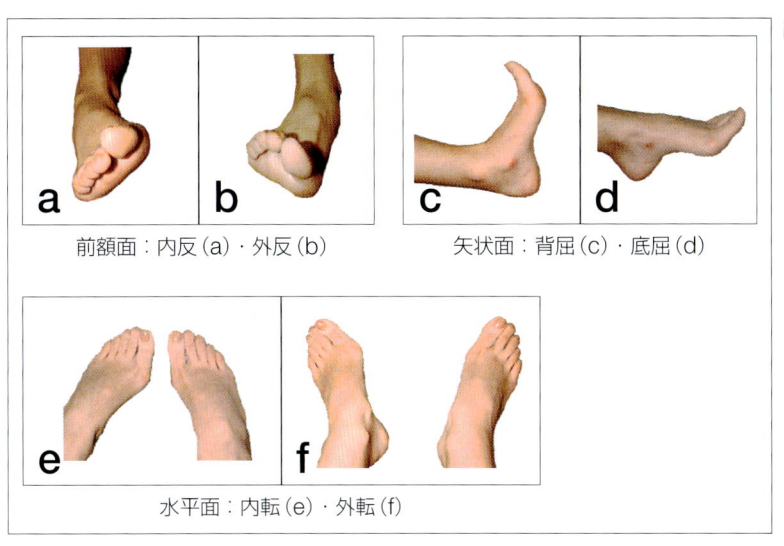

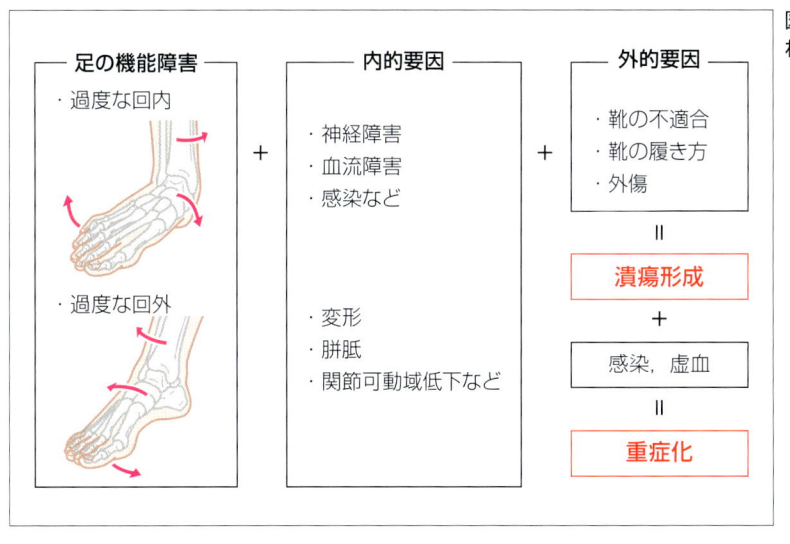

前額面：内反(a)・外反(b)　　矢状面：背屈(c)・底屈(d)

水平面：内転(e)・外転(f)

図2 足の機能障害に合併症が加わった病的なメカニズム

足の機能障害
・過度な回内
・過度な回外

＋

内的要因
・神経障害
・血流障害
・感染など
・変形
・胼胝
・関節可動域低下など

＋

外的要因
・靴の不適合
・靴の履き方
・外傷

＝

潰瘍形成

＋

感染，虚血

＝

重症化

1カ所でも関節可動域の制限がおき，安定性が損なわれていたりすると，連動して周りの関節にまで影響する．糖尿病患者や透析患者の足病変は，それらの足の機能障害に，神経障害や血流障害が合併し病的なメカニズムを生じている（図2）**Point 2**．

## II 下肢救済におけるフットウェアの役割

フットウェアには大きくわけて次の3つの目的がある．①潰瘍発生リスクの軽減，②潰瘍治療中の早期治癒に向けた免荷，③潰瘍治癒後およびマイナー切断後の再発予防，である．

### 1．潰瘍発生リスクの軽減

潰瘍の既往がなく神経障害や血流障害が軽度の場合，足部の関節可動域は保たれていることが多い．可動域がある柔軟な足であればフットウェアで動きの改善を行うことが可能である．

**Point 2**
足病変のメカニズム…
足病変はもともともっている足の機能障害に，神経障害や血流障害を合併している病態である．

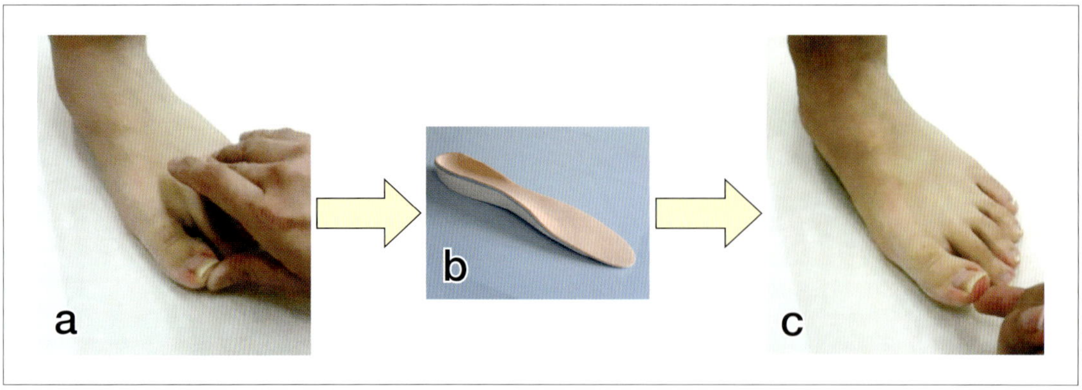

**図3　母趾MTP関節がロックしているケース**
母趾MTP関節での可動域障害（a）．3つの面での機能障害がある場合，インソールタイプのフットウェア（b）で距骨下関節の回内をコントロールすると，母趾の他動背屈が可能となる（c）．

　立位で母趾MTP関節の自動背屈は可能であるが，他動的に背屈させても可動しない場合は，メカニズムとして荷重により距骨下関節の回内がおこり母趾MTP関節がロックしている状態である．母趾MTP関節が可動しないまま歩行しているため，遠位のIP関節へ負荷がかかり胼胝や胼胝下潰瘍を形成する要因となる．こういった場合には，インソールタイプのフットウェアで距骨下関節を中間位に保持し，回内をコントロールする．母趾MTP関節の他動的背屈がおこるようになり，母趾IP部への負荷が減少する（図3）．

　このように足の動きの機能障害が改善できれば，創傷発生のリスクである異常な足底圧を減少させることが可能である．

### 2. 潰瘍治療中の免荷を目的としたフットウェア

　糖尿病性潰瘍は血流障害や感染がない場合，減圧がもっとも治癒率を上げる[2]．

　ひとたび足部に潰瘍が生じると，通常の日常生活を行いながらの治癒は困難である．荷重により潰瘍周辺の肥厚や肉芽組織を潰してしまい，治癒遅延が生じる．荷重をかけないためには安静が必要となるが，在宅で歩かずに生活することは困難であるため，入院治療となる場合がある．しかし，患部の免荷を目的としたフットウェアであれば，日常生活を行いながらの早期治癒が可能となる．

　保険制度は異なるが，米国では免荷のゴールドスタンダードは，特殊なギプス固定であるTCC（total contact cast）とされている．日本国内では血管病変を有する患者や透析患者も多く，下肢のボリューム変化がおこりやすいため，取り外し可能でボリューム変化に対応できるRemovable Walkerなどを下肢に装着し，免荷を行うことも多い（図4）．Removable Walkerは足関節の動きを制限するため，歩行時においても潰瘍部に荷重がかからないため早期治癒が期待できる（図5）．また，虚血性潰瘍で血行再建までの間，歩行による潰瘍悪化を防ぐ目的でも使用できる**Point 3**．

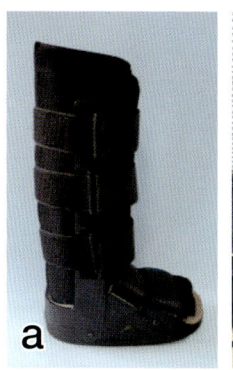

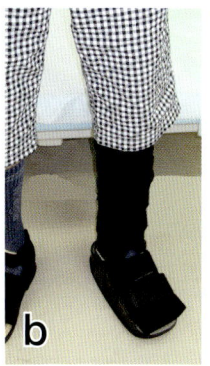

図4 Removable Walker（a）と装着した状態（b）

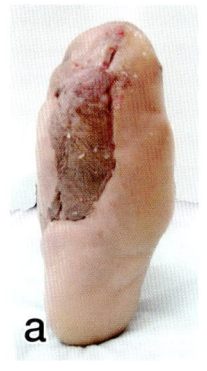

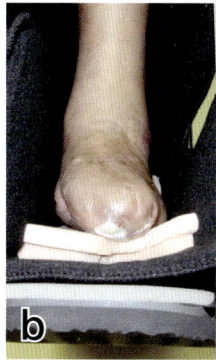

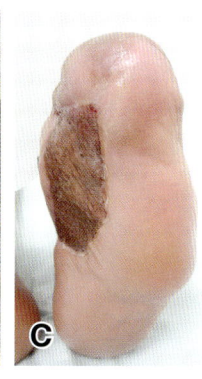

図5 Removable Walker の使用例
約2年間治癒しなかった潰瘍（a）にRemovable Walker を装着した（b）．装着後1カ月で治癒した（c）．

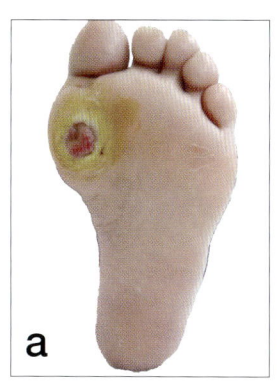

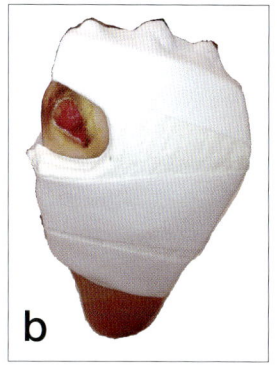

図6 専用フェルトの装着例
潰瘍部をカットし，専用フェルトを装着する．踵部を切り抜くことにより，重心が後方に落ちるため潰瘍部の免荷に有効である（b）．

　前足部の潰瘍に対しては専用フェルトを用いての免荷も可能である．専用フェルトは自着であるため，潰瘍部をカットして足に直接装着する．ズレ防止のため四方を専用テープで固定する（図6）．装着後，必ず立位になってもらい，潰瘍部が免荷できているか確認する．潰瘍部のガーゼが厚くなると，専用フェルトを装着してもガーゼの厚みで潰瘍部を圧迫することがあるので，注意が必要である．

　専用フェルト装着後でも，通常歩行を行うとMTP関節が可動し，潰瘍部周辺の組織が動いてしまうため，治癒が遅延する．踏み返しを防止する免荷用サンダルを装着し，患側優位の揃え型歩行を行う（図7）Point 4．

**Point 3**
フットウェアの効果…
Removable Walker は，下腿部のベルトの締め具合でボリューム調整可能．固定性が高く，潰瘍治癒率，治癒日数もTCCに近い．

**Point 4**
免荷用サンダルの歩行…
免荷用サンダルは，ソールが硬くMTP関節で曲がらないようになっている．患側優位の揃え型歩行を行えば，前足部の免荷が可能．

**図7 免荷用サンダル**
(a) 免荷用サンダル．
(b) 専用フェルト装着後，靴下を履いた上から免荷用サンダルを装着した状態．

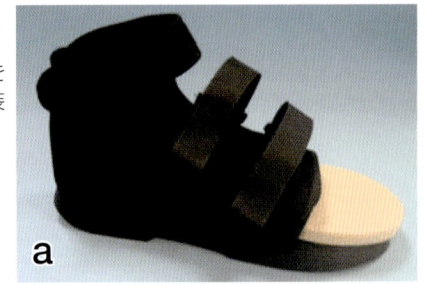

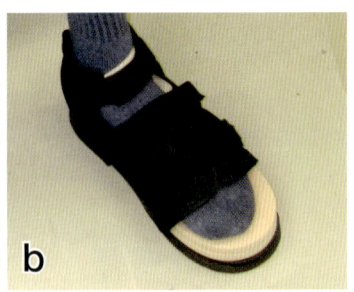

また，屋内の生活においても患部に負担がかかるため，屋内・屋外問わず歩行時は常に装用する．

### 3. 創傷治癒後およびマイナー切断後の再発予防を目的としたフットウェア

多くの潰瘍は日常生活のなかで生じており，いったん治癒したとしても足の機能障害，神経障害や関節可動域低下などは残存したままであるため，同じ生活環境に戻れば容易に再発する．とくに長期の糖尿病患者や透析患者は血管病変を有するため，再発した場合は次も必ず治癒する保証はなく，再発予防が重要となる．

また，マイナー切断後であれば，切断前より体重の支持面積が少なくなり足底圧の異常がみられる．よって，インソールが挿入された靴型のフットウェアを用い，局所的に生じている過剰な圧を減少させる必要がある（図8）．これにより足底の支持面積も増えるため，歩行も安定する．

切断後は下肢筋力の低下も来すため，フットウェアを重く感じることがある．少しずつ装用時間を増やし，筋力強化を行いながら慣らしていく．そのためフットウェア単独で介入するよりも，リハビリテーションと合わせて介入することで，より安定した歩行を早期に獲得できる．

## III 再発予防のフットウェアプログラム

### 1. 教育

フットウェアは治療戦略に合わせて処方されるもので，いわゆる市販されている靴とは目的や構造が異なる．そこで患者には，足の治療のために用いることや継続的に装用することを理解してもらう．

下肢筋力が低下している患者やフットウェア介入前は軽く軟らかい靴を履いていた患者は当初，違和感を強く感じる．少しずつ装用時間を長くしながら慣らすことで違和感は改善されるため，患者に足病変のリスク，フットウェアの役割を十分に理解してもらう必要がある．

### 2. アセスメント

適切なフットウェアは内的要因，外的要因の両方に対してアプローチ可能であり，日常的に装用することで長期間の治療効果を維持できる．

適切なフットウェアを提供するためには，関節可動域や筋力評価に加え潰瘍の既往歴などの問診，神経障害や血流などを評価し，総合的にフットウェアの形状を選択する必要がある．フットウェアを直接的に作

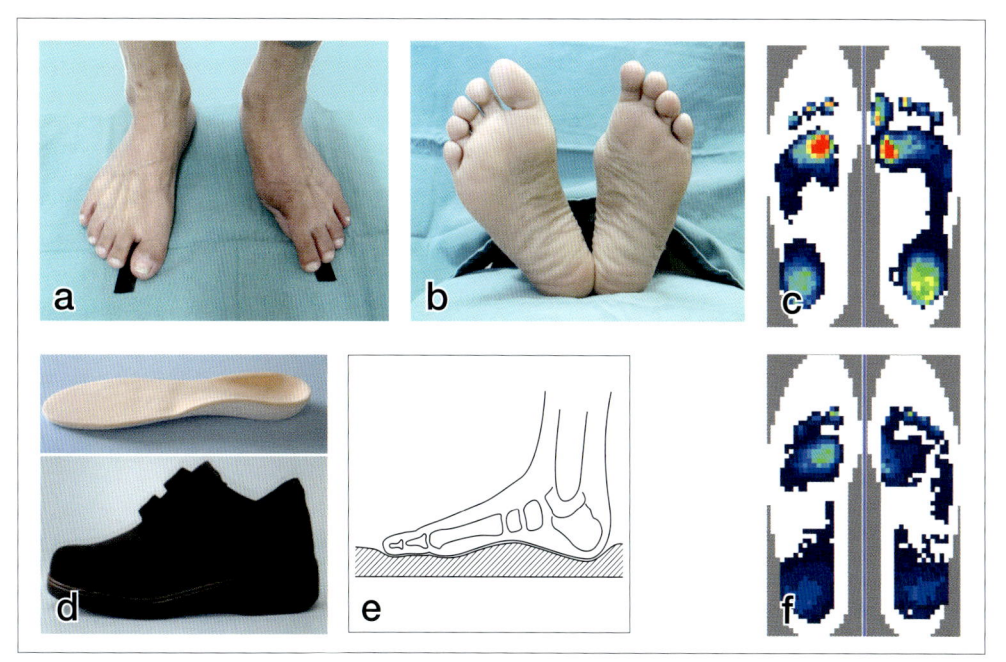

図8 マイナー切断後のフットウェア装着における効果
(a, b) 左第1中足骨切断術後.
(c) 裸足歩行時のピーク時足底圧. 足部の回内により局所的に過剰な圧が集中する.
(d) 装着したフットウェア.
(e) フットウェアによる圧分散のイメージ.
(f) フットウェア装着下の歩行時足底圧ではピーク時圧が約30%まで減少した.

表1 フットウェア作製に必要な関節の情報

| 主な検査部位 | 検査項目（荷重時・非荷重時） |
| --- | --- |
| 骨盤位置（脚長差） | 解剖的脚長差・機能的脚長差の有無 |
| 股関節 | 可動域・筋力 |
| 膝関節 | 可動域・筋力 |
| 足関節 | 可動域・筋力 |
| 距骨下関節 | 可動域・ポジション・動きの質・筋力 |
| 足根中足関節 | 可動域・ポジション・動きの質・筋力 |
| MTP関節（1〜5趾） | 可動域・ポジション・動きの質・筋力 |

製する義肢装具士は各関節の可動域を計測し，とくにどの部位に負担がかかっているのか把握する必要がある（表1）．

### 3．採型

検査・評価に基づき，フットウェアを作製するために患者の足を立体的に型採りする．アセスメントに応じて非荷重，半荷重，全荷重のいずれかの方法を用いる（図9）．同じ足でもそれぞれの採型方法で形状が変化するため，治療目的やフットウェアのタイプに応じて採型方法を選択する．

### 4．製作

検査・評価に基づき，採型した足型に合わせた構造や材料を選択する．

図9 患者の足を立体的に型採りする方法
(a) 非荷重採型．
(b，c) 半荷重採型と荷重採型は無反発のフォーム材を用いて足型を採る．

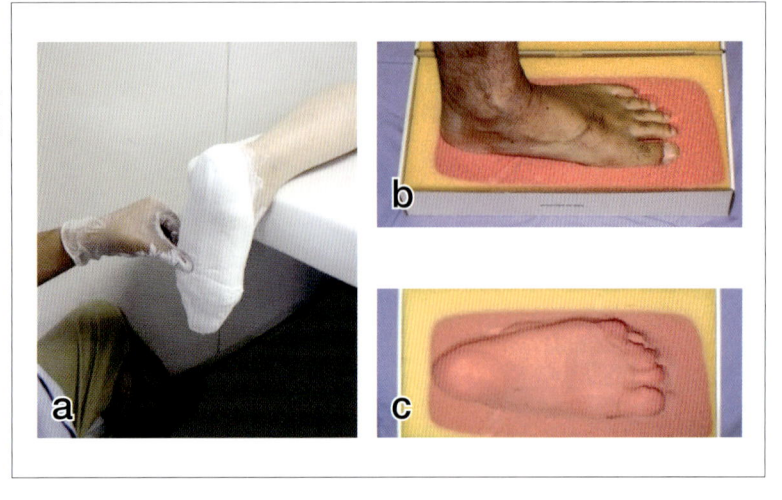

図10 インソールの3層構造
表層：足への適合
中層：せん断力の軽減
下層：インソールの形状保持

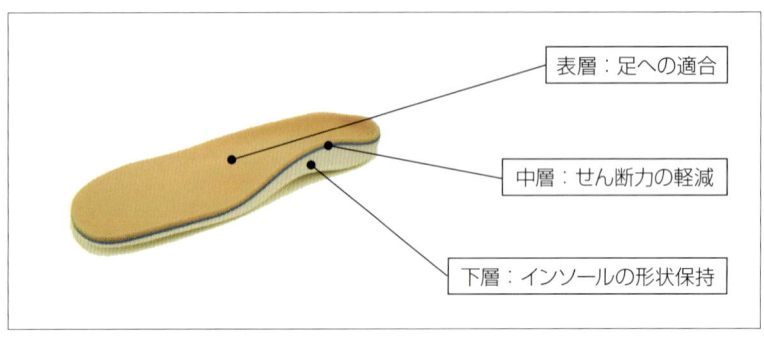

再発予防の場合は，インソールは表層・中層・下層の3層構造となる（図10）．表層は足への適合，中層はせん断力の軽減，下層はインソールの形状保持を目的として材料を選択する．一つの材料でも硬度が数種類あり，それぞれの層で材料の種類や硬度を組み合わせて製作する．アセスメント結果に基づき採型方法と材料を組み合わせると，数十～百数種類のなかから患者に合ったフットウェアを選択することになる．

### 5．適合

処方どおりに製作されているか，患部に適合しているかの確認を行う．立位や歩行時の状態を確認し，適合評価を行う．適合後はフットウェアをいったん外し，圧迫により足部に発赤などを生じていないか確認する．装用時間は患者の状態によって異なるため，徐々に装用時間を延長することが望ましい．

### 6．フォローアップ

再発予防には定期的なフォローアップが必要となる．フットウェアは装用することで摩耗が生じる．それらの摩耗は本来足が受けるダメージであり，摩耗が大きいほど本来患者にかかる負担は大きいといえる．摩耗したまま装用しても本来の治療効果が期待できず，再発のリスクを高めることとなる．そのため，フットウェアは定期的なメンテナンスを必要とする．

足病変のリスクの意識が薄れてくるとフットウェアの装用時間が短くなる患者もおり，定期的に患者教育を行っていく必要がある．

## Ⅳ フットウェアの効果

　フットウェアの客観的評価としては，歩行時，足圧分布評価の信頼性が高いと考えられる．しかし，計測機器の購入費や診療報酬点数，検査技師の確保などの問題があり，実際には臨床的結果にて評価を行う医療機関が多い．佐賀大学医学部附属病院のフットウェア専門外来では，FスキャンⅡ（ニッタ株式会社）を用い，フットウェアを提供した患者の足底圧を計測して客観的評価を行っている．現在まで計測した約100名のデータでは，歩行中のピーク時足底圧を平均20～40％までに軽減できることが確認されている．

　フットウェアは適切に装用し続けることで治療効果を得るものであり，装用時間はとくに重要と思われる．

　欧米では屋内でも靴を履いて生活するため，屋外履きフットウェアのみで対応可能である．しかし，日本では屋内で靴を脱いで生活することが一般的であるため，屋外履きフットウェアだけを提供しても，屋内を裸足で歩いてしまえば負担軽減は行えない．屋内だからといって，患者の足の機能障害や神経障害，体重などは軽減しないため，足への負担は屋外と同様に生じる．屋内では屋内履きフットウェアを併用することが必要となる．

　しかし，実際のフットウェアの装用は患者に委ねられているため，十分な患者教育が必要となる．フットウェアを提供する義肢装具士は通常院外勤務であることが多く，義肢装具士だけがフットウェアの教育を行っても患者の理解を得ることは困難である．医師や看護師，理学療法士など多くの医療スタッフが処方前からフットウェア装用の教育を行い，適切な装用へとつなげることが重要である．

## Ⅴ 保険制度

　フットウェアは治療用装具であるため，購入に要した費用は公的医療保険の療養費として申請できる．療養費は購入後に負担額に応じた額が支給される，いわゆる償還払い制度になっている．

　現在，糖尿病足病変や糖尿病性壊疽・潰瘍といった疾患名はDPCに記載はあるが，治療用装具の適応疾患としては明記されておらず，それらの疾患名で療養費の支給対象となるかは，患者が加入している医療保険の各保険者の裁量によって異なる[3] **Point 5**．

　屋内履きフットウェアも同様で，療養費の支給対象としている保険者と支給対象外とする保険者があることを把握し，患者が加入している健康保険に合わせて十分な説明を行うことが必要である．

> **Point 5**
> 治療用装具の適応疾患…
> 治療用装具の適応疾患は，関節の障害などの整形疾患が多く，疾患に合わせた装具の処方が必要となる．

## 今後のフットウェアの展望

　糖尿病患者が増加傾向にあるなかで，マイナー切断も増加している．切断後は歩行の状態が変化しているため，通常の生活では再発リスクは高い．また，残存している健側も患側と同等のリスクをもち，患側だけでなく健側も守る必要がある．それらの足病変の患者が日常生活で再発リスクを下げるためには，フットウェアとフットケア，リハビリテーションが重要な役割を果たす．なかでもフットウェアは，日常生活で長期間にわたって治療効果を発揮するため，非常に重要な治療法といえる．

　しかし，フットウェアは作れば効果を発揮するものではなく，適切に装用し続けることが重要である．足病変のリスクやフットウェアの目的を理解していない状態でフットウェアの介入を行っても装用率は向上せず，治療効果は限定的である．社会保障費が高騰するなかで，フットウェアの装用に適した患者を見極め，十分な教育のもとで効果的にフットウェアを提供することが必要と考える．

### 文献
1) Pham H et al: Diabetes Care 23: 606, 2000
2) Steed DL et al: Wound Repair Regen 14: 680-692, 2006
3) 寺島裕夫：臨床手技の完全解説―処置・リハビリ・生体検査・注射・麻酔・放射線治療・精神科専門療法―適応疾患と手技, 医学通信社, 東京, p.85-86, 2012

### 参考文献
1) 市岡 滋, 寺師浩人：足の創傷をいかに治すか―糖尿病フットケア・Limb Salvageへのチーム医療―, 克誠堂出版, 東京, p.216-224, 2009
2) 上村哲司 編：足病変ケアマニュアル, 学研メディカル秀潤社, 東京, p.97-103, 2010
3) 大浦紀彦：下肢救済のための創傷治療とケア, 照林社, 東京, p.297-300, 2011
4) 日本フットケア学会 編：フットケア 第2版 医学書院, 東京, p.223-227, 2012
5) 小林修三 編：透析患者の末梢動脈疾患とフットケア～早期発見と治療戦略～, 医薬ジャーナル社, 大阪, p.180-187, 2008
6) Cavanagh PR: Metab Res Rev 20: S51, 2004

〈上口茂徳〉

# 14章 フットケア・フットウェア・その他

## 8 栄養管理

> **本項のポイント**
> ① 適正な総エネルギー量を守り，肥満の是正に努める．
> ② 栄養素のバランスがよい食事をとり，炭水化物量を守る．
> ③ 規則正しい食事時間と炭水化物の質によって食後高血糖を抑制する．
> ④ 生涯にわたって続けられる食事のためには，患者の食傾向を理解する．
>
> **Key Words**
> 食事療法 dietary therapy，生活の質 quality of life，食品交換表 food exchange lists，カーボカウント法 carb counting，GI値 glycemic index

### はじめに

　糖尿病は，インスリン分泌障害とインスリン抵抗性が原因と考えられている．治療の基本となる食事療法は，適正な食事量の摂取を行うことでインスリンの作用に関わる負担を軽減させ，これにより良好な血糖値を維持し，合併症の発症・悪化予防を行うことが目的である．

　この食事療法を行っていくうえで，患者の食事療法に対する理解と意識が重要となる．多くの患者にとって，長年かけて形成されてきた生活習慣を改めていくことは，それまでの食習慣に比べて制限されたというイメージを持つことが多い．しかし一方では，患者は糖尿病において食事療法をもっとも重要と認識している[1]．近年，慢性疾患の治療において QOL（quality of life ＝生活の質）が重要視されている．本章では，糖尿病の食事療法の基本として4つの項目を確認し，さらに各項目のなかで患者が実行するうえでの問題点や最近のトピックスを紹介する．

### I 適正なエネルギー摂取量を守る

　2型糖尿病患者の多くは，過剰な食事量から脂肪細胞蓄積によりインスリン抵抗性を来している．このため，適正なエネルギー量の摂取は過剰となった体重の是正に重要であり，体重の是正によりインスリン作用の改善が望める．適正なエネルギー量は，患者の年齢，性別，生活活動強度により異なる．表1に身体的活動量別の適正エネルギー量算出方法を示す．

　また，体重記録を行うことで，適正なエネルギー摂取を実施できているかを患者自身が知り，自己管理をするうえで有用である．さらに患者に指示したエネルギー量が適正であったか，食事療法が遵守されている

表1 身体的活動量別の適正なエネルギー量

| 身体活動量の目安 | 適正エネルギー量 |
|---|---|
| 安静 | 20〜25 kcal×標準体重※ |
| 軽い労作（デスクワークが多い） | 25〜30 kcal×標準体重 |
| 普通の労作（立ち仕事が多い） | 30〜35 kcal×標準体重 |
| 強い労作（力仕事が多い） | 35 kcal〜×標準体重 |

※標準体重＝身長（m）×身長（m）×22

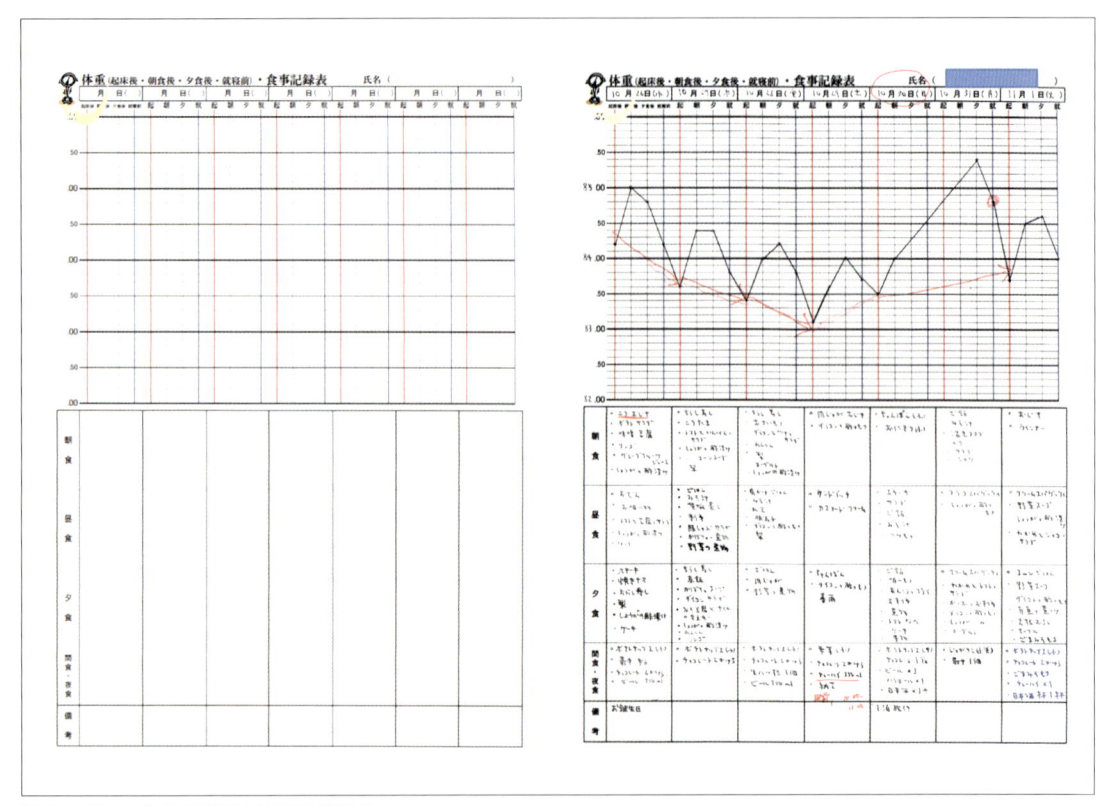

図1 グラフ化体重日記（4回体重記録）
通常は夕食を頂点とした山形となるが，朝食抜き，夕食後の増加でこの形が崩れ，翌起床時の体重に影響する．

かの確認を行うことができる．図1は起床時排尿直後・朝食直後・夕食直後・就寝前の4回の体重測定を行うグラフ化体重日記であり，この記録は体重の増減以外に患者の食生活習慣と体重変動の関係を知るために有用である．

## II 栄養素のバランスがよい食事

栄養のバランスは，糖質，タンパク質，脂質の三大栄養素の総エネルギーの割合で示される．バランスが良いとされている比率は，糖質55〜60％，タンパク質15〜20％，脂質20〜25％が適当と考えられている[3]．

これは，日本人の伝統的な食生活のバランスである．また，3大栄養

表2　食品交換表

| 糖尿病食事の種類 | 穀類・芋類・炭水化物の多い野菜 | くだもの | 魚介・肉・卵・チーズ・大豆製品 | 牛乳・乳製品（チーズを除く） | 油脂・多脂性食品 | 野菜・海藻・きのこ・こんにゃく | 調味料 さとう・みそ・みりん | 合計単位数 |
|---|---|---|---|---|---|---|---|---|
| 1日合計 | 11 | 1 | 4 | 1.5 | 1 | 1 | 0.5 | 15 |
| 朝食 | 3 | 0.5 | 1 | 1.5 | 0.3 | 0.3 | 0.15 | 6.45 |
| 昼食 | 4 | 0.5 | 1 |  | 0.3 | 0.3 | 0.15 | 6.25 |
| 夕食 | 4 |  | 2 |  | 0.4 | 0.4 | 0.2 | 7 |

1日3回の食事単位の割振り 1,600 kcal（20単位）食の場合

文献4を参考に作成

素以外に，ビタミンやミネラルといった微量栄養素や食物繊維が不足しないようにするなど，栄養素の量だけでなく質にも注意する必要がある．

1日のエネルギー量，栄養素の配分が決まり，患者はこれに基づき献立作成のために食品を選ぶことになる．しかし，食品ごとにカロリー量や主となる栄養素が異なるため，食品分類と量を管理するために開発されたのが「糖尿病のための食品交換表」[3,4]である．表2は食品交換表の基準である80 kcalを1単位 Point 1 として指示カロリー内の単位数で食品を選ぶように考えられている．

食品交換表はカロリーを基本としているため，食材の組み合わせにより同じ摂取カロリーでも炭水化物含有量の多い食品に偏った場合，十分な血糖コントロールが行えない場合がある．このため適正なカロリーに加え，血糖に影響の高い炭水化物 Point 2 の摂取量を管理するカーボカウント法[5]が1型，2型のどちらの糖尿病でも利用されている．表3に糖尿病食品交換表に示されるエネルギー指示量別の炭水化物量を示す．加工食品等には栄養成分表示がされている．これを用いて炭水化物量を管理する方法も外食などで有用である．しかし，極端な炭水化物減量を推奨するものではない．さらに，炭水化物を含まない脂質の多い食品の過剰摂取を推奨するものでもないことに留意すべきである．

### Point 1

**食品交換表のポイント…**

1単位＝80 kcalは，食品交換表に用いられる基準である．卵＝1個や小さめのおにぎり1個（50 g）など，食生活で一般的な使用量のカロリーが80 kcalであったため，これを基準としている．

### Point 2

**糖質と糖類の違い…**

炭水化物は，糖質と食物繊維を含めた総称である．糖質はグルコースなどの単糖と蔗糖，乳糖などの二糖類などが含まれる．糖類という場合は，糖アルコールなどの糖質以外のものを含めた場合のよび方である．

表3 糖尿病食品交換表でのエネルギー量に対する炭水化物含有量

| | 主食<br>炭水化物量 | ご飯量 | おかず<br>炭水化物量 | 1食<br>炭水化物量 | 1日<br>炭水化物量 |
|---|---|---|---|---|---|
| 1200 kcal | 40g | 100g | 20g | 60g | 180g |
| 1440 kcal | 50g | 150g | 20g | 70g | 210g |
| 1600 kcal | 65g | 180g | 20g | 85g | 255g |
| 1840 kcal | 70g | 200g | 20g | 90g | 270g |

カーボカウントの考え方を応用して，炭水化物量を意識させる．おかずは芋類などの炭水化物含有食品に偏らず，栄養バランスを考えることで炭水化物含有量は20gとなる．つまり主食の炭水化物量を一定にすることが重要である．
外食やコンビニを利用する場合，栄養成分表示をみて，自分の1回の炭水化物量を考えながら摂取する．

## III 規則正しい食事時間

　食事療法を効果的に行うには，1日の食事を朝・昼・夕の3回と指示された適正エネルギー量を均等に分割することが望ましい．とくに昼食と夕食の間隔が空くことにより夕食の過剰摂取や就寝時間との間隔が短くなることが，体重増加の原因となっている．また，「食後血糖値の管理に関するガイドライン2011」[6]において，食後血糖高値と合併症との因果関係は明らかではないが，糖負荷の低い食事は血糖管理の改善に有益とされている．このため，炭水化物の量を一定にすることで，食後血糖を良好に保つことができる．また，食事性炭水化物の加水分解と吸収に費やされる時間は4時間であり，食事と食事の間隔を4時間以上あけることが望ましい．患者の食後血糖値をふまえた間食の考え方を指導することにより，患者の食事療法に関する拒否感も緩和することが可能となる．さらに，食後高血糖を予防するには，炭水化物量だけでなく，炭水化物の質としてグリセミックインデックス（glycemic index：GI）Point 3 も有用とされている．

> **Point 3**
> グリセミックインデックスとは…
> 食事として摂取された炭水化物が糖に変化して血糖値を上昇させる能力の指標．ブドウ糖または米飯（精白米の使用）を100とした場合の相対値で表す．
> 食物繊維の割合が多く含まれる食品はGI値が低く，食後高血糖予防に効果があると考えられている．

## IV 生涯にわたって続けられる食事であるために

　食事療法を継続させるためには，患者の食習慣や食行動を把握することが必要である．これを考慮せず食事療法について教育を行った場合，患者は現在の食生活との差から実行不可能というイメージを抱き，食事療法に対して消極的となる．
　食習慣の把握により，これを大きく変える必要があるのか，ポイント的な教育でよいかを判断することができる．また，問題点は食事か間食か，あるいは量かバランスの偏りであるかなどによって教育方法も異なる．
　さらに，外食やアルコールも患者ごとに禁止，あるいは許可量や頻度に対する理由説明が重要である．
　食事は糖尿病の療養のみでなく，生きるうえでの楽しみであることを医療スタッフは再認識し，個々に合わせた無理のない方法と患者が受け入れやすい方法で教育を行うよう努める．
　図2に手ばかり[7]による食事バランスと主食・主菜・副菜の量的把

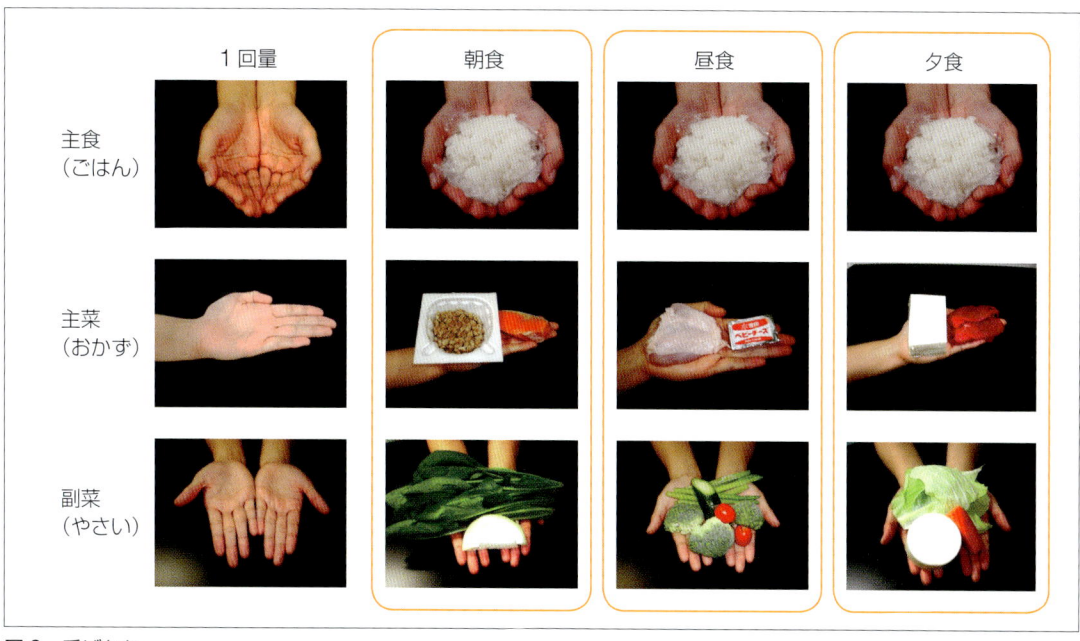

図2 手ばかり
患者自身が食べ過ぎになっていないかを把握する方法として有用である.

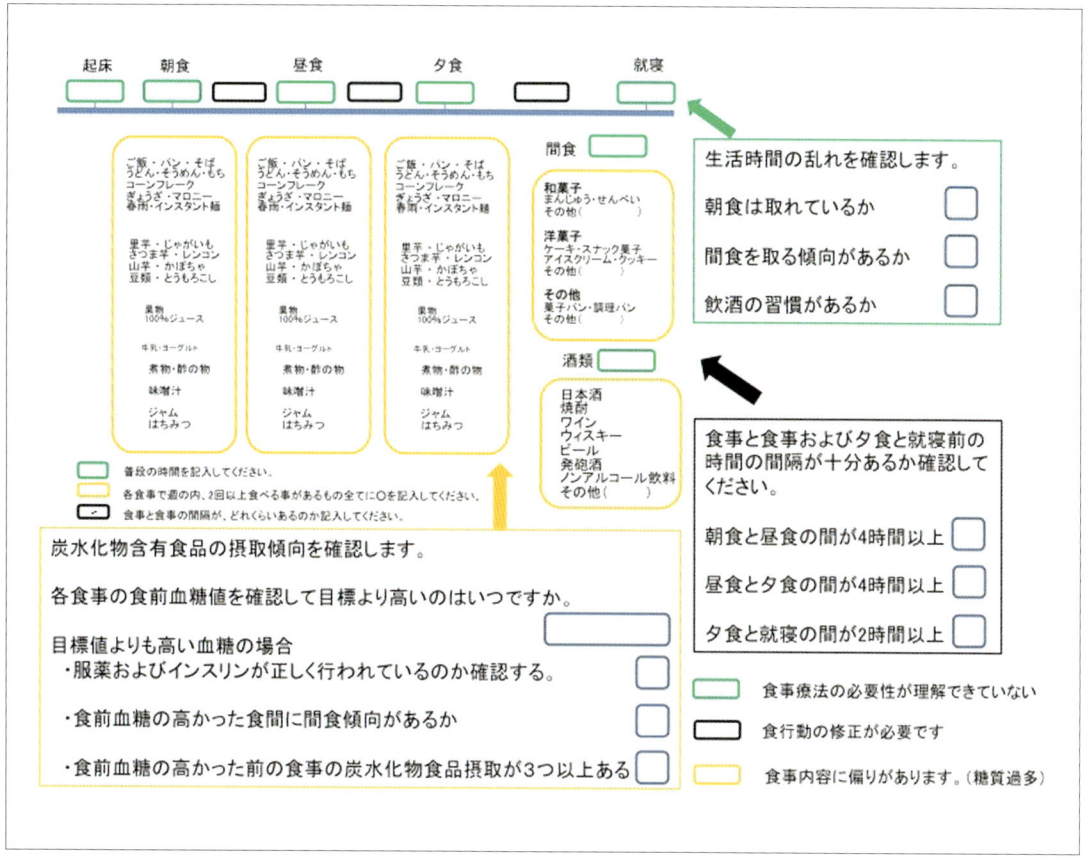

図3 食習慣把握表
炭水化物含有を主とした食品の摂取傾向を把握し，血糖変動との関係から食生活の問題点のポイントをしぼり改善を促すことができる．また短時間で行える．

握の方法を示す．この方法は，患者自身が3回の食事が食べ過ぎになっていないかを把握する方法で有用である．

図3に簡易な食習慣把握表を示す．これまで述べた患者の4つの食生活ポイント point 4 のどこに問題があるのか，あるいは食事療法が継続されているかを知るツールとして参考にされたい．

> **Point 4**
> 4つの食生活ポイント…
> 1．適正なエネルギー摂取量
> 2．栄養素のバランスがよいこと
> 3．規則正しい食事時間
> 4．生涯にわたって続けられること（無理のない，患者に受け入れられやすい食事）

### 文献

1) 嶋田 薫：プラクティス 19: 18-19, 2002
2) 吉松博信ほか：日内会誌 90: 154-165, 2001
3) 日本糖尿病学会 編：糖尿病治療の手びき，南江堂，東京，p.61-64, 2008
4) 日本糖尿病学会 編：糖尿病食事療法のための食品交換表 第6版，文光堂，東京，p.22, 2002
5) 大阪市立大学大学院医学研究科発達小児医学教室 編：かんたんカーボカウント〜豊かな食生活のために〜医薬ジャーナル社，大阪，2006
6) Guideline for Management of Postmeal Glucose in Diabetes, International Diabetes Federation, 2011
7) 江口澄子：糖尿病ケア 5: 33-38, 2008

（牧山嘉見）

# 14章 フットケア・フットウェア・その他

## 9 患者教育

> **本項のポイント**
> ① 足病変の教育目標は，観察・清潔・スキンケア・履物・異変管理を中心に防衛感覚の喪失した患者へのセルフケア技術の習得とモチベーションの継続を図り，おこりうるトラブルを回避することで下肢切断率を低下させることである．
> ② セルフケアモチベーションは，患者自身のシンプトン・マネジメントやサイン・マネジメント能力によって違い，効果的に支援するためには自己効力感を向上させるエンパワーメントアプローチを展開する必要がある．
> ③ 歩けるか否かは，足病変のリスク要因や治療方針を左右する．また，教育対象は患者のみに限らず，患者に関わる職種すべてであり，病態の理解を含めた知識の普及が求められる．
> ④ 「職種間連携」「病診連携」「地域連携」には，相互理解や共通認識が必要であり，人を看るという医療の本質に焦点をあてた体制が望まれる．
>
> **Key Words**
> セルフケア支援 self-care support，自己効力感 self-efficacy，マネジメント management，連携 cooperation

## はじめに

　日本看護科学学会では，「セルフケアとは，対象が良い健康状態を維持するために，自ら実施する日常生活上及び健康管理上の行動をいう．この行動の基礎となる知識・技術・実践などの能力は，家族を中心とした小社会において習得される．看護者は，対象の成長発達・加齢・健康障害などに応じて対象のセルフケア能力が維持・促進されるよう必要な援助，あるいはセルフケアの代行を行う」と定義している[1]．

　慢性疾患患者には，治療的な意味合いをもつセルフケアが求められ，生活のなかで折り合いをつけながら疾患とつき合っていく方法や，そのための知識および技術が必要とされる[2]．

　足病変は予防することが可能であり，教育目標 **Point 1** を立て，援助者の役割を明確にし，患者のモチベーションを継続するために，自己効力感を向上させるエンパワーメントアプローチ **Point 2** を用いた介入を心がける必要がある．

### I 無自覚な糖尿病患者への教育

　日本糖尿病対策推進会議が全国の糖尿病受診患者のうち約5％に相当する約20万人を対象に行った糖尿病神経障害の大規模調査[3]による

> **Point 1**
> 教育目標…
> 足病変のリスクに合わせトラブルを回避するセルフマネジメント能力（知識・技術）を習得し習慣化できる．

> **Point 2**
> エンパワーメントアプローチとは[4]…
> 患者が自分自身の潜在的な能力に気づき，自分で納得した方法を選択・決定し行動を変えていくことを目的とした患者の糖尿病管理能力を引き出すアプローチ法である．（→次ページ）

## 14章 フットケア・フットウェア・その他

**足の症状**

足の先がジンジン・ピリピリする
- 5.8%未満: 16.2
- 6.5%未満: 16.8
- 7%未満: 17.4
- 8%未満: 19.8
- 8%以上: 23.7

足の先がしびれる
- 5.8%未満: 17.7
- 6.5%未満: 17.8
- 7%未満: 18.8
- 8%未満: 21.1
- 8%以上: 24.8

**足の外観異常**

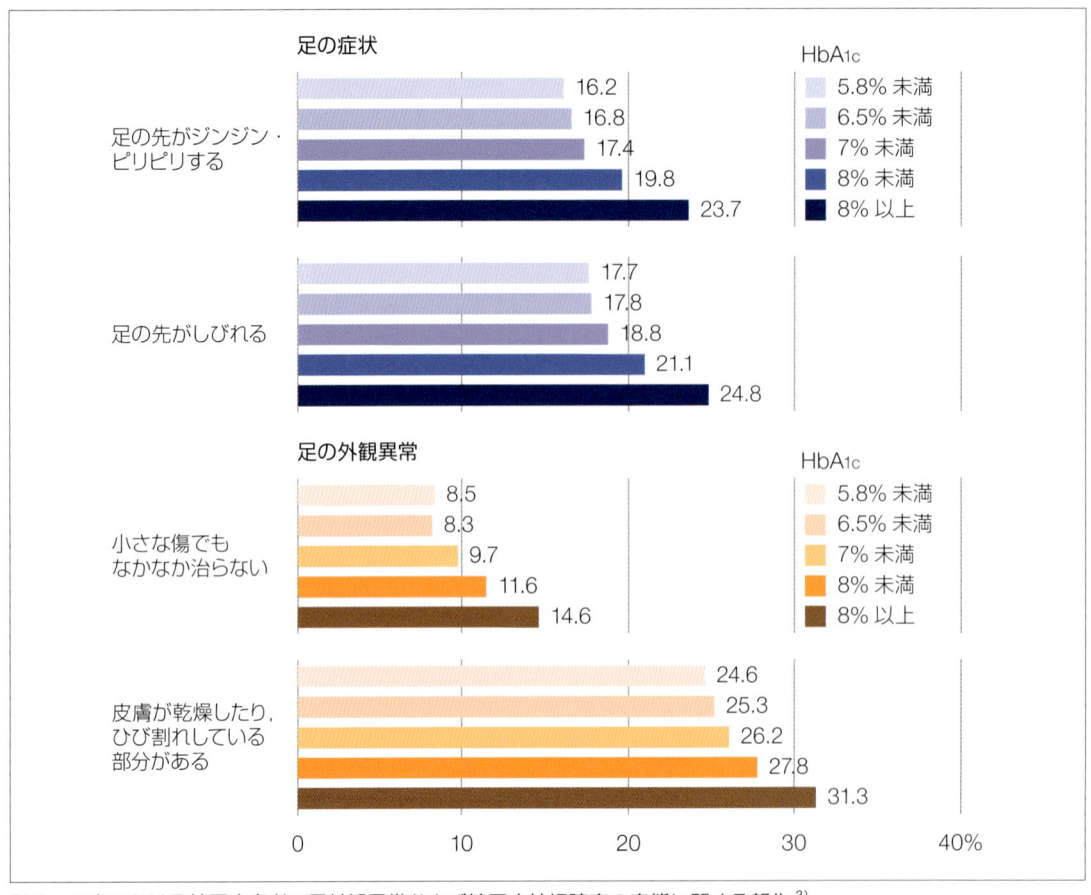

小さな傷でもなかなか治らない
- 5.8%未満: 8.5
- 6.5%未満: 8.3
- 7%未満: 9.7
- 8%未満: 11.6
- 8%以上: 14.6

皮膚が乾燥したり，ひび割れしている部分がある
- 5.8%未満: 24.6
- 6.5%未満: 25.3
- 7%未満: 26.2
- 8%未満: 27.8
- 8%以上: 31.3

図1 日本における糖尿病患者の足外観異常および糖尿病神経障害の実態に関する報告[3]

(→前ページより)患者の行動変化を援助する基本的な5つのステップは以下のとおり．
① 患者の視点から問題を特定する．
② 問題についての現在の感情を明らかにする．
③ 行動目標を設定する（患者が変えたいと思っている目標を決める）．
④ 目標に応じた計画を立てる（患者が思いつく目標達成のための具体的手段や方法を選択し実践する）．
⑤ 結果を評価する（患者自身が効果の有無を確認でき目標や行動計画を見直すことができる）．

と，糖尿病患者の54％は足になんらかの自覚症状を感じ，58％は足に外観異常を感じている．糖尿病神経障害の判定結果では，その頻度は約47％と高く，うち約40％の症例が無症候性であると示された．なお，HbA1c値の高い血糖コントロールが不良の人ほど，糖尿病神経障害を示す足の症状と外観異常の頻度は高くなると報告している（図1）．すなわち，糖尿病の治療状況や罹病期間の長い高齢者の増加，合併症の進行による糖尿病透析例の増加によって足潰瘍のリスクや再発・再切断率を高めている．

ここで問題となっているのは，無症候性による察知能力の欠如した病態である．足病変を安易に自己処置し，難渋するケースや下肢切断のおそれを実感していない無自覚な患者も多く，糖尿病全般の治療を中断しやすい傾向を招いている．同時に，防衛感覚を喪失することで足への関心を抱くことができず，足へのいたわりも忘れがちである．

このような患者に対し，いかに糖尿病足病変のリスクを認識させることができるかが問題である．糖尿病神経障害の症状出現は，観察の動機づけや病識を深める第一歩であり，足の外観異常を示す乾燥や変形は，治療意識を高めるサインとしてセルフケア行動を習慣化させる重要な鍵

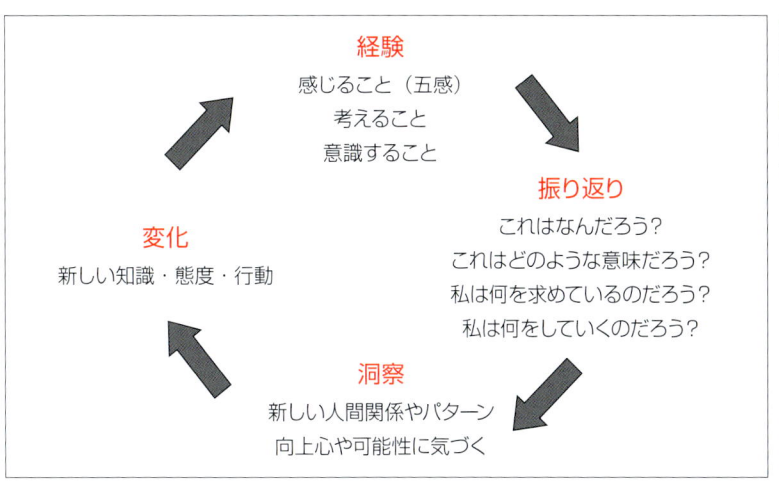

**図2 行動変化にいたるプロセス**
経験を振り返ることで洞察が深まり自身に変化を及ぼす．その変化した自分が新たに経験することでさらなる行動変化を及ぼす，というサイクルをひきおこす．

**経験**
感じること（五感）
考えること
意識すること

**振り返り**
これはなんだろう？
これはどのような意味だろう？
私は何を求めているのだろう？
私は何をしていくのだろう？

**洞察**
新しい人間関係やパターン
向上心や可能性に気づく

**変化**
新しい知識・態度・行動

である．

　自分がとっている行動の動機が希薄で自覚がない患者は，セルフケア技術を集団指導しても人ごとだと感じ，日常の生活のなかでセルフケアを習慣化することはとてもむずかしい．よって，予防的なフットケアの重要性を気づかせ，動機づける介入の第一歩として，足病変についてどのように患者自身が捉え理解しているか，患者の経験に焦点を当て確かめることから始める．

　セルフケア技術の習得には，個別指導を中心に，定期的に足の観察を行いながら患者の問題意識を高め，患者が必要性を感じた瞬間に，より生活に密着した実践的な介入を行うと効果的である．足の観察や洗い方を含めた保湿を重点にくり返し指導し，患者自身が足の外観変化を心地よい手触りとして感じ取る，五感を利用した効果や，セルフケア能力に合わせた指導方法の工夫が必要である．

　一方的な指示内容に対するコンプライアンスのみを患者に求めることは，セルフケアという能動的な変化を導くことにはつながらないことを指導者は理解しなければならない．行動変化に至るプロセス（図2）を患者自身が振り返り習慣化できるように非言語的コミュニケーションを図りながら，患者指導の評価項目およびフィードバックにおけるポイント（表1）をふまえ，教育を展開することが大切である[4,5]．

　よりよい教育効果を得るためには，エンパワーメントの観点から患者の自己効力感を向上させ，患者が安心できる環境をつくること，すなわち患者の人間臭い一面を理解して関わることが必要である．

## II 足病変療養の流れに沿った患者教育

### 1）外来でできる患者教育

　患者の療養を支える予防的フットケア教育の第一歩は，日ごろから患者自身が足を意識的にみる・触る習慣を養い，足への関心を高めていくことであり，患者がいつもと違う足の変化を問題視でき足病変のリスクに合わせ，トラブルを回避するセルフマネジメント能力を養うように教

表1　患者指導の評価項目およびフィードバックにおけるポイント

| | 評価項目 | フィードバックにおけるポイント |
|---|---|---|
| 学習者 | 学習目標を尺度に患者の反応（到達度）を評価する<br>指導者がフィードバックした内容は理解できているか<br>患者は熱心に指導を受けているか<br>指導に対する満足度はどの程度か | 患者ができなかったことではなく，うまくできたことを中心に褒めて行う<br>1）役に立つフィードバック<br>・役に立つ意見，代案を示す |
| 指導方法 | もっとも効果的な指導方法であったか<br>個別的な指導ができているか<br>指導者は適当であったか | ・患者の抱く現在の問題点に焦点をあてる<br>・指図するのではなく，情報を分かち合う<br>2）速やかにフィードバック |
| 教材の効果 | 患者にとって教材は容易に利用できるものであったか<br>指導者は教材を十分に活用できたか<br>学習内容に対し教材は効果的であったか | ・患者の行動に対し速やかに反応する<br>3）明確なフィードバック<br>・さらに向上するための明確な助言を根拠とともに提供する<br>4）実用的なフィードバック<br>・患者がコントロールできることについて意見する<br>5）柔軟性のあるフィードバック<br>・患者のペースで物事を進める |

表2　セルフケアの観察点

【足の観察点】
・趾間や足の裏に汚れがないか
・爪が伸びていないか．爪が隣の足趾にあたり圧迫・赤み・傷をつくっていないか．爪周囲が赤く炎症していないか
・皮膚の乾燥による皮膚の落屑や亀裂がないか
・趾間がジュクジュクとして，白癬の発症や増悪がないか
・爪の変色（黒・紫・赤）・変形・肥厚・ぐらつきがないか
・くるぶしの皮膚に赤く熱感がないか，硬い座り胼胝（ダコ）がないか
・趾間や足の裏に皮膚の破れがないか
・足の外傷による，出血や滲出液によるべたつきがないか
・痛みの有無にかかわらず，赤みや腫れ・熱感がないか
・足の皮膚が冷たく蒼白や紫色になり，部分的に赤黒くないか
・両足を触り，冷たさ・痺れ・痛みの状態に左右差があるか
・200 m持続して歩けるか．歩くとふくらはぎに痛みや症状を生じるか．歩行中断により，痛みや他の症状が改善するか
・入眠してから足の攣りや痛みで覚醒することがあるか

【靴下の観察点】
・履く前は，裏返し縫い目にたまるゴミや異物が入っていないか確かめ，除いてから履く
・靴下を脱ぐ際は，ゴムの締りによる皮膚の圧迫が生じていないか
・靴下の汚れや部分的な臭いの変化がないか
・靴下に穴が空きやすい部分がないか（サイズが適切か）
・履いた靴下を裏返し，血液や滲出液などが付着していないか

【靴の観察点】
・靴を履く前は，明るい場所で靴の中を観察する．石ころが入っていないか，手を入れ濡れていないか確かめ，濡れた靴は履かない
・靴底に何か刺さっていないか
・靴の中敷きに血痕や滲出液が付着していないか
・靴の変形やすり減った部分がないか

育を行うことである（表2）．

　まず，定期的な外来受診の際には，歩容や履物を含めた素足を一緒にみるようにし，患者にとって足をみせる環境を診療の現場でつくることが大切である．

表3 医療フットケアの意義

| ナースが医療フットケアを行う意義 |
|---|
| 1. 足のフィジカルアセスメントによる足病変リスクの把握と予防・早期発見 |
| 2. 患者教育の一環(足病変予防のためのセルフケア方法の指導) |
| 3. リラクゼーション |
| 4. 末梢循環の改善,促進 |
| 5. 浮腫の軽減 |
| 6. 足の保護・保湿・保温 |
| 7. 清潔保持・感染予防 |
| 8. 転倒予防 |
| 9. ADLの拡大 |
| 10. 患者－医療者間の人間関係確立への一助 |

同時に,煩雑な外来業務のなかで指導に割く時間をいかに確保するかについては,医療従事者自身が,医療フットケアの意義(表3)を理解し,糖尿病療養指導を含めた体制づくりを行う基盤を構築する必要がある.

1999年に発表されたインターナショナルコンセンサスにおいて,糖尿病足病変に対する集学的アプローチによって切断率を49～85%まで低下させることが可能であると示された.本邦においては,2008(平成20)年4月から,糖尿病合併症管理料として医師の指示のもと専任の常勤看護師が行う糖尿病の重症化予防フットケアに対して診療報酬が認められている.

対象患者は,糖尿病を罹病する足潰瘍・足趾や下肢切断既往者,閉塞性動脈硬化症,糖尿病神経障害を有する外来患者で,専任の常勤看護師が月1回30分以上の指導や管理を行った場合に限り算定可能である.このような医療制度を利活用することで,足病変のリスクに合わせた重症化予防につなげるフットケア体制を整える必要もある.

### 2) 病棟でできる患者教育

各科横断的な集学的治療を必要とされる創傷管理を中心とした病棟での患者教育として,重症化した病態を重く感じた患者自身が医療処置やケアの手技習得にかかわっていないという問題が生じている.

「一度もきずをみたことがない」では教育環境は成立しないことから,治療への同意や自己決断をサポートできるような説明を行うことが患者教育の始まりとして重要となる.

また,病態の受容には個人差があり不安を抱くことで教育が進まないことも多く,患者の思いや不安を汲み取りながら精神的な支援体制を整えることも重要である.

おこりうるトラブルを回避する能力を養うためにも,創の観察の仕方・創洗浄と軟膏の使い方・除圧・摩擦やずれの回避方法・歩行制限について説明し,創部の画像経過をもとに治癒変化を一緒に考察してもらい,自分自身の問題として病気を受容できる指導を心がける必要がある.

同様に,生活のなかに発症・治癒を遅延させる要因が潜んでいることから,患者家族への教育も重要であり,再発予防の支援体制を整えるた

めにも，入院時点から退院を見据えた調整が必要とされる[7]．

　神経障害の進行は，手指の感覚喪失や握力・巧緻性の低下を伴っており，能力障害として歩行能力や日常生活動作・生活関連動作において遂行障害を生じていることもある．

　残存能力を活かしたセルフケア能力の向上や維持を行うためには，下肢機能改善・全身調整を目的とした運動療法や下肢切断に対する日常生活動作の再獲得を視野に入れた作業療法士や理学療法士による積極的かつ包括的なチームアプローチが求められている．よって，退院後も継続的な訪問リハビリテーションの介入が望まれることから，退院支援として介護保険サービス，行政との連携が重要である．

### 3）自宅・在宅でできる患者教育

　歩けるか否かは，足病変のリスク要因や治療目標が創治癒なのか現状維持なのかという治療方法の選択をも左右する．

　また，患者教育やフットケア介入の支援体制は異なっており，在宅に至っては職種間の情報共有や連携も深める必要がある．

　主に歩ける段階での自宅教育は，外来教育での一般的な指導を，いかに患者自身が能動的に生活に取り入れ実践しているかに焦点を当てたセルフケア支援が中心となる．

　とくに，臨床での足病変の発症は，靴擦れ，爪切りや胼胝（べんち）削りなどの自己処理，暖房器具使用による低温熱傷から創形成に至るケースが多く，足病変の発症予防・判断や異変管理に重点を置いて指導する必要がある．

　まず，足の異常を発見した段階で，主治医や皮膚科を受診するように伝えることが第一である．そのうえで創処置に対するセルフケア技術の習得に際しては，悪化徴候の判断や自己処置にいたるポジショニングのとり方，手指の巧緻性，視力障害等の具体的な実践能力を見極め，日常生活上の注意点を考慮しながら医療処置の継続を家族と協働して安全に行えるよう支援しなければならない．

　一方，歩けない病態は，大血管障害による麻痺や関節拘縮，末梢冷感，皮膚色不良，浮腫，ドライスキンなど下肢のさまざまなトラブルを伴っており，さらに重症下肢虚血が潜んでいることから，より安全なフットケアが望まれる．

　在宅療養におけるフットケア介入は，介護者が足の観察を代行し「いつもと違う病的な足」に気づいて状態を的確に判断し，介護から医療へと連携することが大切である．その際のアセスメント能力は介護者に委ねられていることから，在宅教育の対象は，患者に携わる訪問看護師やヘルパー・ケアマネージャーも含まれる．

　また，爪切りなどの行為が足病変につながることも考慮し，発症予防に対する医療スタッフの知識を底上げするとともに，爪切りの同意書（図5）をとり，リスクマネジメントや連携体制を確立することが必要である．

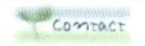

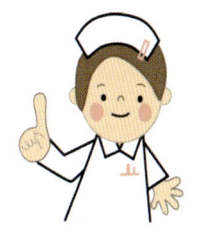

図3 爪切りの同意書
佐賀実践フットケア研究会作成.

## 4) 外来と病棟，在宅教育の受け渡し

在院日数の短縮が求められる現在，重症下肢虚血による潰瘍および断端創の処置を残したまま退院となるケースも多い．基本的な病態や入院中の治療状況・残存する病変の程度などの情報を，入院している医療機関や病棟から退院後のケアを担う診療所や外来に対し正確に伝え，共通認識に基づいた医療連携を行うことが必要となる．

情報の伝達手段には，足病変の画像を含めた創傷の評価や処置内容・治療の方向性等を書き込めるフットケアシートを活用し，療養環境が変わるごとに患者に携帯してもらい，経過を確認しやすいように可視化する必要がある．患者自身が足の状態を理解しやすい体制を整えることも必要である．

> **Point 3**
> 多職種協働をすすめるうえでのポイント…
> 「患者にとっての最善は何か」という思いを共有すること！

多職種が協働することは，相互が有用性を理解し意識的に歩み寄る姿勢やスキルが必要であり，「患者にとっての最善は何か」という思いを共有してつながることがチームアプローチを行う医療連携において重要なポイントである[Point 3]．

#### 文献

1) 日本看護科学学会看護学術用語検討会 編：看護学学術用語，日本看護協会出版，東京，p.16，1995
2) 岡山ミサ子 編著：析患者のセルフケア支援，メディカ出版，大阪，p.12，2005
3) 日本糖尿病対策推進会議：日本における糖尿病患者の足外観異常および糖尿病神経障害の実態に関する報告，2008
4) 日本糖尿病療養指導士認定機構編：糖尿病療養指導ガイドブック，メディカルレビュー社，大阪，p.121，2013
5) 日本フットケア学会 編：フットケア 基礎的知識から専門的技術まで，医学書院，東京，p.3，p.176，2006
6) 石井 均 監訳：糖尿病エンパワーメント，医歯薬出版，東京，p.37，2001
7) 佐藤志保子：臨床看護 38: 163，2012

（井上祐子）

# Appendix

**Appendix 1** 足の解剖 —————————————— 386

**Appendix 2** 糖尿病足病変と DPC —————————— 394

# Appendix

## 1 足の解剖

> **本項のポイント**
> ① 「あし」は，狭義では，足関節を含んだ末梢であるが，広義では下肢全体であるとの認識をもつ．
> ② 解剖学的な骨，関節，筋肉，神経，血管の名称を覚えることは，フットケアから足病変全般を理解するうえで重要である．
> ③ 足部の感染ルートを理解するうえで，足部の筋区画を知る必要がある．
> ④ 足部のモノフィラメントテストにおいて，どこの神経領域の知覚障害なのかを知ることは大事である．
> ⑤ 大腿から足先までの下肢動脈の血管走行を理解する．
> ⑥ 足部のアンギオサム(血行支配領域)を理解することは，重症下肢虚血(CLI)の治療で重要である．
>
> **Key Words**
> 足 foot，解剖 anatomy，アンギオサム angiosome

### はじめに：足とは

広辞苑によれば，「あし」の漢字は一般には『足』を使うが，人や動物の下部にあって支えとなるものとして使う場合は，『脚』も使うとあり，大腿の基部から末梢である下肢全体を示すことになる．

医学および看護学においては，解剖学的な解釈や部位的な解釈としての「あし」は，狭義では，足関節を含んだ末梢であるが，広義では下肢全体であるとの認識をもつ必要がある．この言葉の解釈は大事で，足病変と言い表しても，足部だけに捉われず，下肢全体を診る必要があることを示している．

よって，足の解剖とは下肢全体の解剖であり，ここでは足病変を理解するのに必要な骨，関節，筋肉，神経，血管解剖について解説する．

### I 足の骨・関節解剖と力学生理

ここでは，膝関節の近位である大腿骨と遠位である脛骨，腓骨を除外し，足関節から末梢について述べる．

以下の名称はフットケアから足病変全般を理解するうえで必要な名称である．

#### ① 足部の骨(図1)

足部の骨は7つの足根骨［距骨，踵骨，舟状骨，楔状骨(内側，中間，外側)，立方骨］からなる．このうち下腿骨に関節する距骨と，その前に関節する舟状骨および3個の楔状骨は，3個の中足骨に続き内側列を形成する．そして，踵をつくる踵骨とその前に関節する立方骨は，2個

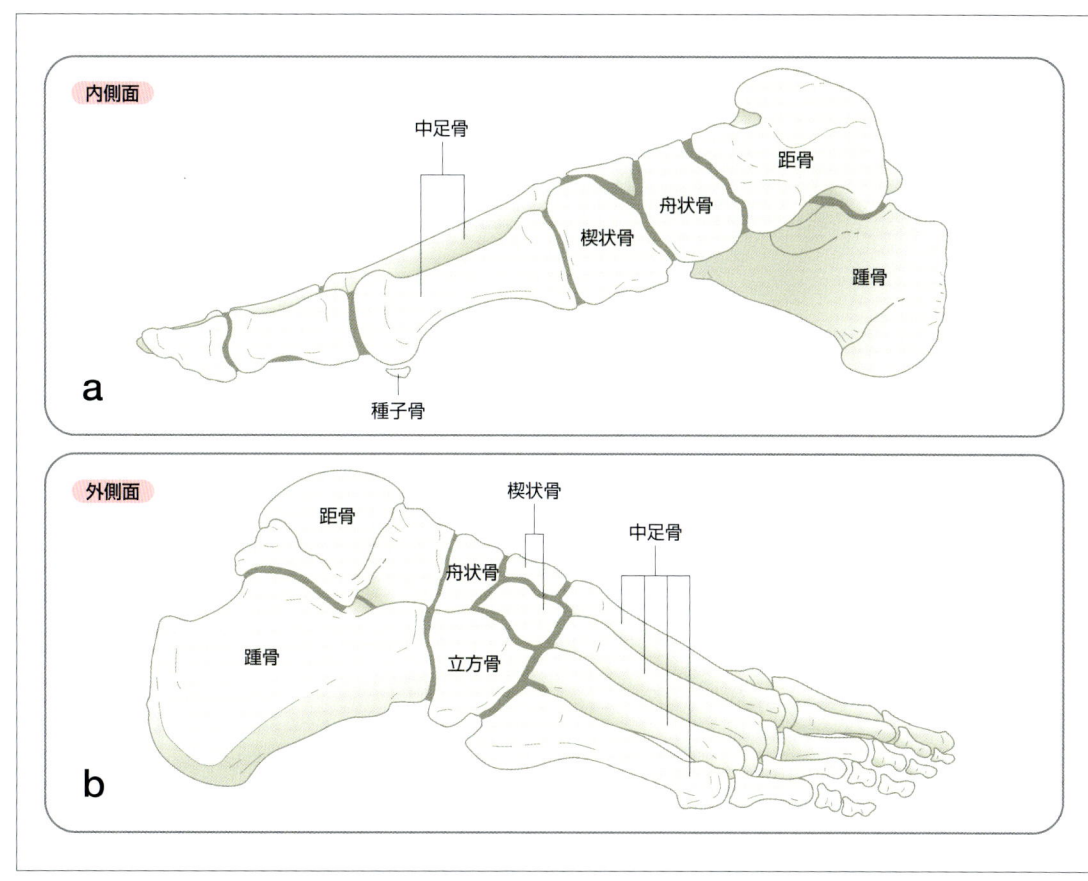

図1　足の骨（a：内側面，b：外側面）

の中足骨に続き外側列を形成する．

内側列は後方で外側列の上に重なり，中足骨の前端で同じ平面に並んでいる．そのため，内側列の下に土踏まずができ，下腿からの体重は踵から足部の外側縁を経て，5本の中足骨の前端を連ねる線状に半円形に分散される．

② 距骨のはたらき（図2）

距骨は，その上面と脛骨の下面のあいだの距骨滑車とその内側の脛骨内果関節面と外側の腓骨外果関節面からなる距腿関節をつくり，その形は構築学的に「ほぞとほぞ穴」の関係にあり，主に足の屈伸運動にあずかっている（図2）[1]．

また，距骨はその下にある踵骨とその前面にある舟状骨との間に距踵舟関節をつくり，踵から舟状骨の前上を連ねる線を中心に蝶番運動にあずかる．

③ 足の関節の名称（図3）

踵骨・舟状骨間および踵骨・立方骨間の関節は横足根関節（ショパール関節）とよび，楔状骨・中足骨間および立方骨・中足骨間の関節を足根中足関節（リスフラン関節）とよんでいる．

Appendix

図2　距骨の構造

腓骨　脛骨
腓骨関節面　脛骨関節面　内果
外果　距骨滑車
距踵舟関節
立方骨　舟状骨

ほぞとほぞ穴　　　骨格構造

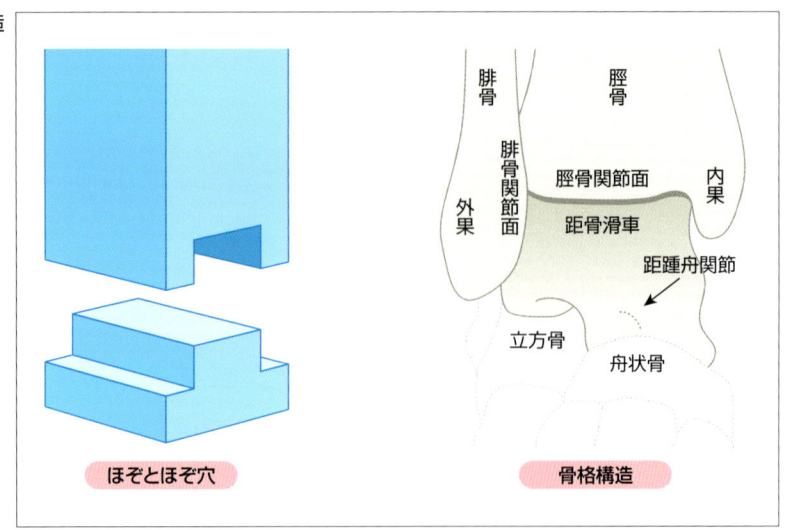

図3　足部骨格（上面）

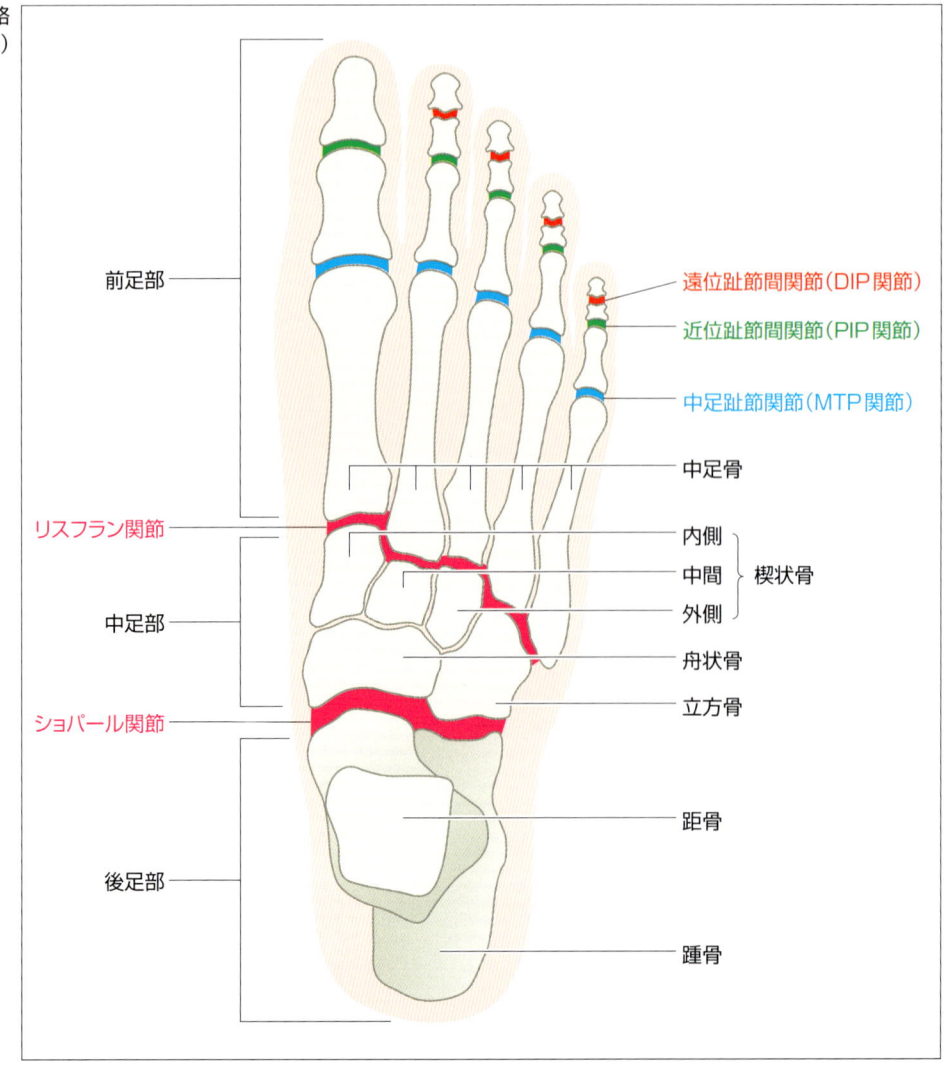

遠位趾節間関節（DIP関節）
近位趾節間関節（PIP関節）
中足趾節関節（MTP関節）

前足部

中足骨

リスフラン関節

内側
中間　楔状骨
外側

中足部

舟状骨
立方骨

ショパール関節

距骨

後足部

踵骨

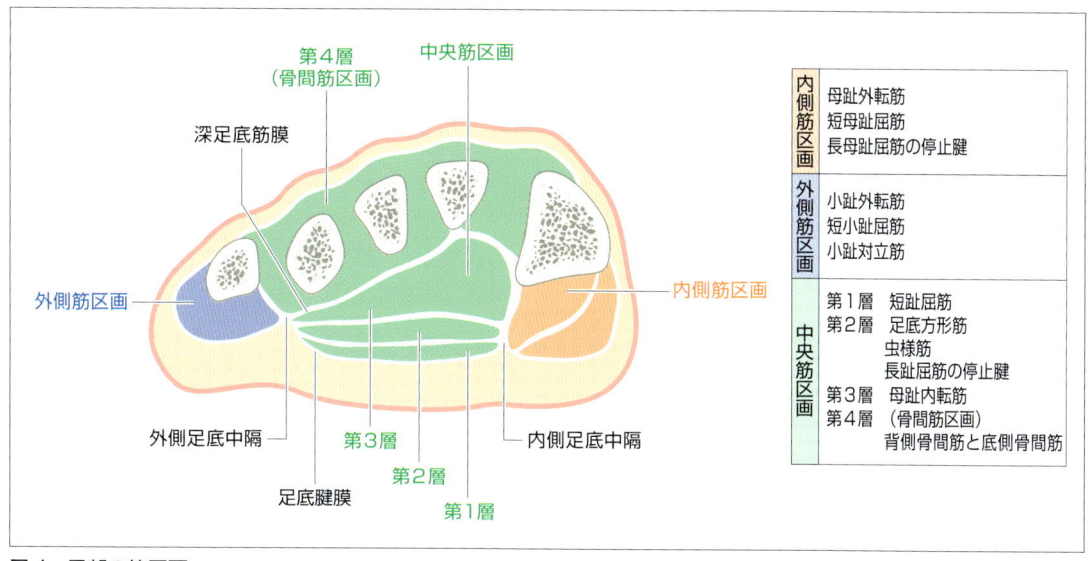

図4 足部の筋区画

| 内側筋区画 | 母趾外転筋<br>短母趾屈筋<br>長母趾屈筋の停止腱 |
|---|---|
| 外側筋区画 | 小趾外転筋<br>短小趾屈筋<br>小趾対立筋 |
| 中央筋区画 | 第1層 短趾屈筋<br>第2層 足底方形筋<br>　　　 虫様筋<br>　　　 長趾屈筋の停止腱<br>第3層 母趾内転筋<br>第4層 (骨間筋区画)<br>　　　 背側骨間筋と底側骨間筋 |

足は全身の体重を支え，これを分散させるためにアーチをつくっており，そのアーチの末梢に19個の趾骨が存在し，中足骨と趾骨間の関節を中足趾節関節（MTP関節），趾骨間の関節を近位から順に，近位趾節間関節（PIP関節），遠位趾節間関節（DIP関節）とよぶ．

## II 足の筋肉

足部の感染ルートを理解するうえで，足部の筋区画を知ることは大事である．図4ではとくに，足底内在筋の筋区画と層構造を示す．感染は足部のきずや潰瘍から発生するからである．

### ① 外在筋と内在筋

足の運動に関与する筋肉には，大きく分けて外在筋と内在筋の2つがある．

外在筋は下腿筋ともよばれ，腓腹筋以外はすべて下腿からおこり，足部に停止し，歩行に必要な足関節の運動や安定性として作用する．

一方，内在筋はすべて足部内に存在し，足趾の運動のほか，足部骨格構造や靱帯による足の安定性を助けている．

### ② 足底内在筋は深さにより4層に分かれる

足の内在筋は足背部内在筋と足底部内在筋からなる．足底部内在筋は，その筋肉の存在する深さにより4層に分かれている．

第1層筋群は足底腱膜に覆われた表層の筋群である．第2層筋群は第1層の深部にあり，これらのあいだに足底動静脈，神経および外在筋の長母趾伸筋，長趾伸筋が走っている．

これらの内在筋（第1層筋群，第2層筋群）は内，外の足底神経により支配される．

内側足底神経支配の筋である母趾外転筋（第1層），短趾屈筋（第1層），

短母趾屈筋（第3層）は，主として足趾の底屈の機能や歩行時の蹴りだしで母趾の基節骨を固定するはたらきがある．

外側足底神経支配の筋は足のアーチを維持し，第2〜5趾MTP関節の屈曲や内外転にはたらく．

### ③ 足底内在筋は部位により3つの区画に分かれる

一方で図4に示すとおり，足底内在筋は，外側筋区画，中央筋区画，内側筋区画の大きく3つの区画に分類できる．

内側筋区画には母趾外転筋，短母趾屈筋，長母趾屈筋が存在する．

また，外側筋区画には小趾外転筋，短小趾屈筋，小趾対立筋が存在する．

もっとも筋区画として重要なのが中央筋区画で，第1層に短趾屈筋，第2層に足底方形筋，虫様筋，長趾屈筋，第3層に母趾内転筋，第4層に骨間筋区画に背側骨間筋と底側骨間筋が存在する．

### ④ 細菌感染のルート

細菌感染は上記の筋区画に沿って中枢側へ伸展し，とくに中央筋区画に波及すると解剖学的にも骨周囲にも感染が及びうることは想像できることであり，足部全体の感染に至ると考えられる．

歩行によって各筋区画のなかを筋，腱が移動すると，細菌感染の中枢側への進展は加速されると考えられる．

## III 足の神経

### ①足部の運動神経

足部の運動は外在筋と内在筋で行われ，これらの筋肉は坐骨神経由来の脛骨神経と腓骨神経に支配されている．脛骨神経支配の筋は長・短腓骨筋を除くすべての屈筋群を支配し，腓骨神経は長・短腓骨筋とすべての足部背屈筋群を支配している．

### ②足部の知覚神経（図5）

下腿・足部の皮膚知覚は坐骨神経由来の脛骨神経，腓骨神経ならびに大腿神経由来の伏在神経の4つで支配されている．

脛骨神経は足関節で踵骨枝を出し，内側，外側足底神経に分かれる．内側足底神経は第1趾（母趾）内側から第4趾掌側，足底の皮膚に分布する．外側足底神経は第4，5趾（小趾）掌側，足底の皮膚に分布する．

足背の知覚は大部分は浅腓骨神経から分布されている．第1，2趾間を深腓骨神経が，外側第5趾側を腓腹神経が，足背内側を伏在神経が支配している（図5）．

フットケアにおいて，知覚神経の評価は大切である．モノフィラメントテスト Point 1 において，どこの神経領域の知覚障害なのかを検査する．

## IV 足の血管

足病変を診るうえで，大腿から足先までの下肢動脈の血管走行（図6）と足部でのアンギオサム Point 2 を理解する必要がある[2]．

### ① 大腿部〜膝部のアンギオサム

大動脈は第4腰椎付近で左右の総腸骨動脈に分かれる．総腸骨動脈

---

**Point 1**
モノフィラメントテスト…
モノフィラメントを用いた圧力知覚を評価するための検査．
フィラメントとは，合成樹脂製の釣り糸などに用いられるワイヤーで，通常は数本を束ねて撚られているが，1本のものをモノフィラメントという．
モノフィラメントテストの詳細は，p.24，1章3「神経の評価」を参照．

**Point 2**
アンギオサム（angiosome）…
解剖学的血行支配領域．
→ p.81，267 も参照．

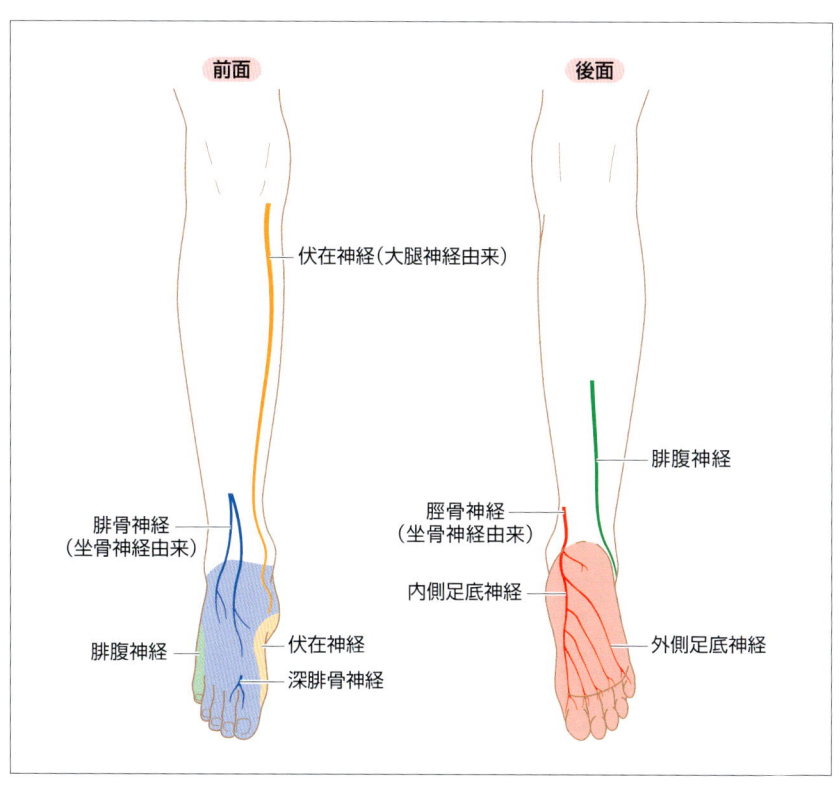

図5 足部の知覚神経支配
赤色：脛骨神経支配領域，
青色：腓骨神経支配領域，
緑色：腓腹神経支配領域，
黄色：伏在神経支配領域．

は下肢に向かう外腸骨動脈と骨盤内や殿部へ向かう内腸骨動脈に分岐する．外腸骨動脈は鼠径靭帯付近で浅くなり，鼠径部では大腿動脈とよばれ，総大腿静脈の外側に位置して皮膚表面から触診可能となる．

　大腿動脈は鼠径靭帯から末梢で浅大腿動脈となる．この部位の後外側に大腿深動脈が分岐する．大腿深動脈は内側，外側の大腿の筋肉に多くの枝を出しながら下行し，内側，外側上膝動脈を介して膝窩動脈へ交通する．

　浅大腿動脈は前外側を縫工筋，内側を長内転筋で囲まれて（大腿三角）下行し，大腿遠位1/3の部位で内転筋が形成する内転筋管を通過して膝窩部で膝窩動脈となる．

　この解剖は，浅大腿動脈が閉塞されたときの大腿深動脈を介した重要な側副血行路の存在を示すもので，膝関節周囲の豊富な脈管交通枝（arterial-arterial connection）も含め下腿への重要な側副血行路である．

② 膝部〜下腿のアンギオサム

　膝窩動脈は下腿の近位で三分枝に分かれる．まず前脛骨動脈が本幹から分かれ，その後，腓骨動脈が分かれ，下腿の2つの骨（脛骨，腓骨）と筋肉間を直線上に足関節まで下行する．残った後脛骨動脈は，下腿のほぼ中央を下行し脛骨内果の後方を通り，足部，とくに足底を栄養するもっとも重要な主幹動脈となる（図6）．

　足関節周囲の近位で，三分枝はおのおの交通枝で連結しており，これ

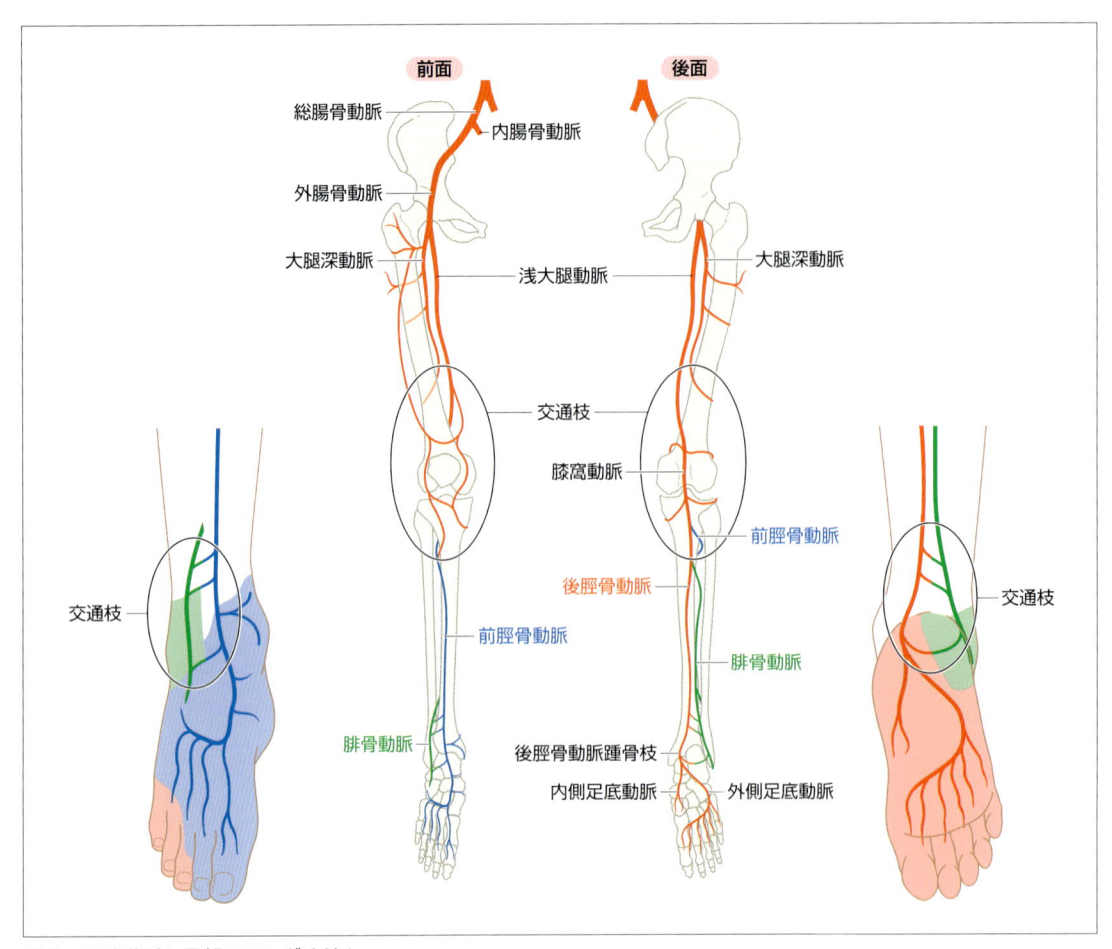

図6 下肢動脈と足部のアンギオサム
赤色：後脛骨動脈領域，
青色：前脛骨動脈領域，
緑色：腓骨動脈領域．

が糖尿病を合併した膝下の末梢動脈疾患（PAD）[Point 3]では足部への重要な側副血行路となっている場合が多い．

### ③ 足部のアンギオサム

足部（足関節より遠位の下肢，狭義の足）のアンギオサム（解剖学的血行支配領域）は，重症下肢虚血（CLI）の治療で重要である．

足部において，前脛骨動脈の固有のアンギオサムは足背の大部分と考えられる（図6）．一方，足部において腓骨動脈の固有のアンギオサムは，腓骨動脈踵骨枝が支配する踵の外側と腓骨動脈前方穿通枝が支配する腓骨外果から背面側の2つの狭い領域である（図6）．後脛骨動脈は，脛骨内果後方を足底方向へ下行したのち，外側足底動脈と内側足底動脈に分かれ，踵も含めた足底の組織を広く栄養する．踵骨枝が踵部の内側を中心に分布し，内側足底動脈が土踏まずから母趾掌側面を，外側足底動脈が足底外側から足趾すべてを栄養する（図6）．

外側足底動脈は，末梢で足底アーチを形成して内側足底動脈と連

> **Point 3**
> 末梢動脈疾患（PAD）…
> 閉塞性動脈硬化症（ASO）とほぼ同じ疾患概念であると考えてよい．しかし，ガイドラインも含め国際的に正式に用いられる用語はPAD（peripheral arterial disease）である．ただ，これに対応する正式な日本語の病名はなく，末梢動脈疾患，慢性動脈病変などの訳語が存在する．わが国では歴史的に，ASOという病名が通用しており，保険適用上の疾患名は「閉塞性動脈硬化症」である．

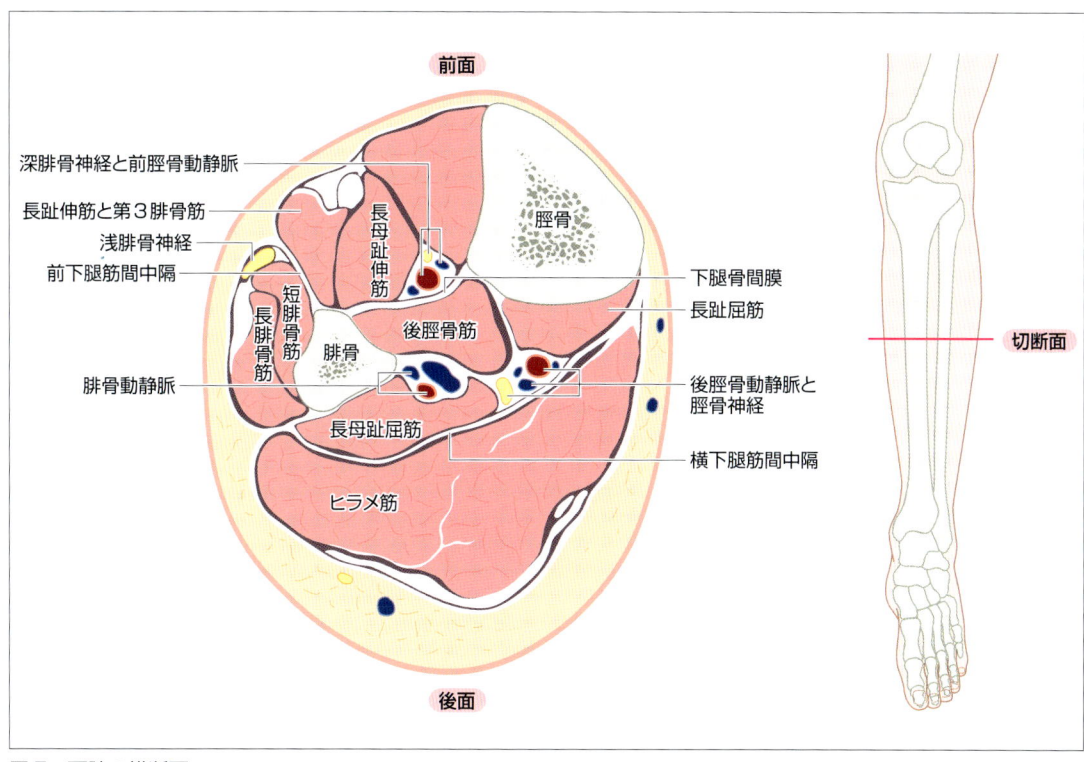

図7 下肢の横断面

結し，足背動脈とも骨間筋間を貫通する脈管交通枝（arterial-arterial connection）で連結し，それぞれの固有趾動脈へ最終枝を出している．よって，足趾の壊疽には，後脛骨動脈系が大きく関与しており，後脛骨動脈系の末梢血行改善が救肢のポイントとなる[3]．

## V 下腿の構造

最後に，下肢の横断面を図7に示す．

#### 文献
1) 藤井英夫，前澤範明：足診療マニュアル 第2版．医歯薬出版，東京，2004
2) Attinger CE et al. : Angiosome of the foot and ankle and clinical implications for limb salvage ; Reconstruction, incision, and revascularization. Plast Reconstr. Surg, 117 : 261-293, 2006
3) 市岡 滋，寺師浩人編著：足の創傷をいかに治すか—糖尿病フットケア・limb Salvage へのチーム医療．克誠堂出版，東京，2009

（上村哲司）

※本項は，上村哲司：「足病変ケアマニュアル」Nursing Mook 59，学研メディカル秀潤社，東京，p.8-16，2010 より一部を改変して転載したものです．

# Appendix

## 2 糖尿病足病変と DPC

> **本項のポイント**
> ① 平成26年度診療報酬改定にて，糖尿病足病変のDPCが4種類に分類・設定された．
> ② チーム医療が確立されている佐賀大学医学部附属病院においても，平均在院日数は全国平均より長いという結果であった．そのため，1床1日あたりの収益は下がってしまう．
> ③ その理由として，院内のチーム医療だけでなく，手術から日常生活が送れるようになるまで地域全体で機能分担を行う診療体制の構築が必要である．
>
> **Key Words**
> 糖尿病足病変 diabetic foot，診断群分類包括評価，診断群分類 diagnosis procedure combination (DPC)，チーム医療 team medicine

## I 糖尿病足病変の DPC

診断群分類包括評価は DPC (diagnosis procedure combination；診断群分類) に基づいて評価される入院1日あたりの定額支払い制度である．糖尿病足病変については，平成26年度診療報酬改定にて手術の有無および手術・処置等の有無により4群に分類された（表1）．また在院日数に応じて，入院期間I（平均在院日数の25パーセンタイル値[Point 1]までの期間），入院期間II（25パーセンタイル値から平均在院日数までの期間），入院期間III（平均在院日数を超えた以降の期間）が定められている．例えば，「手術あり／手術・処置等2なし」の群では入院1日目〜13日目（入院期間I）：2,300点／日，入院14日目〜29日目（入院期間II）：1,757点／日，入院30日目〜71日目（入院期間III）：1,494点／日に設定されており，72日目以降は入院期間III（2SD）超えとなり[Point 2]，従来通りの出来高の計算方式で算定される（表2）．このため人件費，薬剤費，検査費など同じ医療資源を投じた場合は，1床1日当たりの収益には大きな差が出てくることになる．

## II 当院の DPC 解析

当院の糖尿病足病変をもとに DPC を解析してみる．糖尿病足病変患者は感染症や末梢血管障害だけでなく，基礎疾患としての糖尿病による高血糖や腎障害など複数の疾患を合併しており，足病変の治療には多科・多職種医療連携が必要である．

当院の糖尿病足病変の診療状況は，外来は内科のフットケア外来と形

**Point 1**
パーセンタイル値…
データを大きさの順に並べ，その値の順位を百分率で表したもの．たとえば，データが100個あるとして，50番目のデータの数値が50パーセンタイル値（中央値）．

**Point 2**
2SD…
2標準偏差．2SD超えとは，標準偏差の2倍の範囲に入らないため，DPCの4分類の中に入らないということ．

表1　糖尿病足病変のDPC

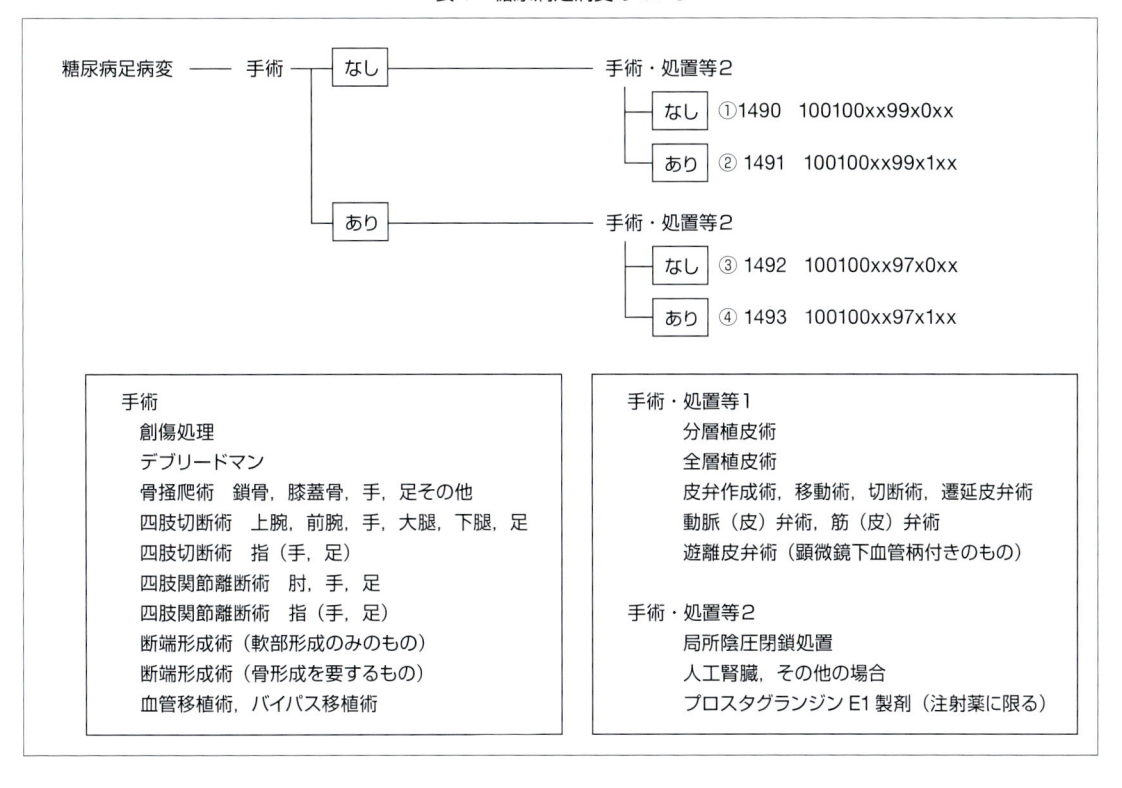

```
糖尿病足病変 ─ 手術 ─┬─ なし ───────── 手術・処置等2 ─┬─ なし  ① 1490  100100xx99x0xx
                    │                                │
                    │                                └─ あり  ② 1491  100100xx99x1xx
                    │
                    └─ あり ───────── 手術・処置等2 ─┬─ なし  ③ 1492  100100xx97x0xx
                                                     │
                                                     └─ あり  ④ 1493  100100xx97x1xx
```

手術
　創傷処理
　デブリードマン
　骨掻爬術　鎖骨，膝蓋骨，手，足その他
　四肢切断術　上腕，前腕，手，大腿，下腿，足
　四肢切断術　指（手，足）
　四肢関節離断術　肘，手，足
　四肢関節離断術　指（手，足）
　断端形成術（軟部形成のみのもの）
　断端形成術（骨形成を要するもの）
　血管移植術，バイパス移植術

手術・処置等1
　分層植皮術
　全層植皮術
　皮弁作成術，移動術，切断術，遷延皮弁術
　動脈（皮）弁術，筋（皮）弁術
　遊離皮弁術（顕微鏡下血管柄付きのもの）

手術・処置等2
　局所陰圧閉鎖処置
　人工腎臓，その他の場合
　プロスタグランジンE1製剤（注射薬に限る）

表2　糖尿病足病変のDPC

| 樹形図番号 | 入院期間 | | | A日以下 | | A日超B日以下 | | B日超C日以下 | |
|---|---|---|---|---|---|---|---|---|---|
| | A（Ⅰ期） | B（Ⅱ期） | C（Ⅲ期） | 入院期間Ⅰ | 点数／日 | 入院期間Ⅱ | 点数／日 | 入院期間Ⅲ | 点数／日 |
| ① 1490 | 11 | 22 | 50 | 1〜11日 | 2,353 | 12〜22日 | 1,739 | 23〜50日 | 1,478 |
| ② 1491 | 14 | 27 | 58 | 1〜14日 | 2,602 | 15〜27日 | 1,923 | 28〜58日 | 1,635 |
| ③ 1492 | 13 | 29 | 71 | 1〜13日 | 2,300 | 14〜29日 | 1,757 | 30〜71日 | 1,494 |
| ④ 1493 | 26 | 53 | 114 | 1〜26日 | 2,443 | 27〜53日 | 1,806 | 54〜114日 | 1,535 |

成外科の足専門外来・装具外来を開設し，病棟では毎週形成外科・整形外科・循環器内科・心臓血管外科がカンファレンスを行い，糖尿病および感染症は病院横断診療班として随時コンサルトを受け，院内でのチーム医療連携は構築されている．

このような診療状況においても糖尿病足病変の平均在院日数は42.1日であり，「手術あり／手術・処置等2なし」群では入院期間Ⅲは21.4％，入院期間Ⅲ超が14.3％であり，平均的な入院期間よりも長期であった（表3）．入院期間が長期になる要因は，症例による違いはある

表3 当院における糖尿病足病変患者のDPC（2012年4月〜2014年3月）

| 名称 | 件数 | 平均在院日数 | 入院期間 | | | |
|---|---|---|---|---|---|---|
| | | | 入院期間Ⅰ | 入院期間Ⅱ | 入院期間Ⅲ | 入院期間Ⅲ超 |
| 糖尿病足病変　手術あり，手術・処置等2なし | 14 | 35.5 | 28.6% | 35.7% | 21.4% | 14.3% |
| 糖尿病足病変　手術あり，手術・処置等2あり | 19 | 49.5 | 0% | 68.4% | 31.6% | 0% |
| 糖尿病足病変　手術なし，手術・処置等2なし | 2 | 18.0 | 0% | 100.0% | 0% | 0% |
| 計 | 35 | 42.1 | 11.4% | 57.1% | 25.7% | 5.7% |

が，転院や在宅への移行が遅れている傾向にある．

　佐賀県では予防的フットケアだけでなく，進行した糖尿病足病変に対する研修会も開催しているが，参加医療機関内で糖尿病足病変が診療できる体制が構築できた医療機関はまだ少ないのが現状であり，在宅医への技術移転と連携も不十分である．そのためDPCが効率よく活用されるためには院内連携だけでなく，地域完結型の糖尿病足病変診療体制の構築が重要である．

〔安西慶三〕

# 索 引

## 記号・数字

% mean artery pressure (%MAP) … 56
$\beta$-lactamase …………………… 229
1,25(OH)$_2$D濃度 ………………… 131
2次性糖尿病 …………………… 201
2点1点交互支持歩行 …………… 322
2分脊椎 ………………………… 110
3大栄養素 ……………………… 372
5.07 ……………………………… 24

## 欧文索引

### A

abnormal calcium/phosphate
　metabolism ………………… 138
abnormal gait ………………… 328
abscess …………………………… 33
ABSOLUTE試験 ………………… 78
ACCORD ……………………… 234
achilles tendon reflex test ……… 24
activated partial thromboplastin
　time (APTT) ………… 169, 207
activities daily living (ADL)
　……… 17, 85, 91, 116, 128, 254
allodynia ………………………… 22
ampicillin-sulbactam …………… 197
amputation …………………… 260
angiosome …………… 81, 266, 386
ankle brachial pressure index(ABI)
　……… 48, 53, 54, 83, 101, 103,
　138, 160, 182, 224, 267, 317
antimicrobial drug ………… 195, 226
anti-neutrophil cytoplasmic
　antibody (ANCA) …………… 208
anti-phospholipid antibody …… 204
aorto-iliac lesion ………………… 76
arterial-arterial connection …… 391
arteriosclerosis obliterans (ASO)
　………………… 53, 72, 289, 392
ASHEプロジェクト ……………… 48
asteatosis ………………………… 37
atmosphere absolute(ATA) …… 304
atrophy ………………………… 36
ATT ……………………………… 73
autoantibody ………………… 204

autoimmune disease ………… 200
A-Vシャント ……………………… 20
A群溶血性連鎖球菌 ………… 195, 227

### B

Babcock法ストリッピング ……… 164
*Bacteroides* …………………… 195
Baker嚢胞 ……………………… 15
balloon-expandable stent ……… 76
bandage compression therapy … 158
baremetal stent ………………… 78
basic fibroblast growth factor
　(bFGF) ……………………… 313
BASIL trial ……………………… 80
BDNF …………………………… 120
Behçet病 ……………………… 200
biological debridement ………… 310
blue toe症候群 ………… 32, 266
bone transport ………………… 275
Brodsky分類 (Brodsky's anatomic
　classification) ……………… 110
bulla ……………………………… 33
bullosis diabeticorum ………… 114
Bモード法 ………………… 62, 152

### C

calciphylaxis …………………… 138
calcitonin gene-related peptide
　(CGRP) ……………………… 290
callus …………………………… 35
cane …………………………… 322
Ca・P代謝異常 …………… 127, 138
Ca/Pのコントロール …………… 132
carb counting ………………… 371
catheter-directed thrombolysis
　(CDT) ……………………… 171
causative microorganism ……… 195
Ccr ………………………… 135, 288
CEAP分類 ………………… 148, 173
cefazolin ……………………… 197
ceftazidime …………………… 198
cell therapy …………………… 313
cellulitis ………………… 176, 190, 195
cephalexin …………………… 197
Charcot's foot ………… 98, 110, 222
chopart joint ………………… 266

chronic kidney disease-mineral and bone
　disorder (CKD-MBD) ……… 127, 130
chronic venous insufficiency … 146
Churg-Strauss症候群 …… 202, 205
ciprofloxacin ………………… 197
classification ………………… 101
clavulanic acid-amoxicillin …… 197
clavus …………………………… 35
claw toe ………………… 98, 256
clindamycin …………………… 197
clostridium perfringens ……… 306
collagen vascular disease …… 200
colonization ……………… 41, 236
community-acquired MRSA (CA-
　MRSA) ……………………… 197
complication ………………… 260
compression stockings ……… 158
compression treatment ……… 173
connective tissue disease …… 200
contamination ………………… 236
continuous peripheral nerve block … 299
cooperation …………………… 377
CPK …………………………… 192
cPO2 …………………………… 252
CPR画像 ……………………… 64
critical colonization …………… 236
critical limb ischemia (CLI)
　………………… 18, 46, 53, 72, 82, 90,
　134, 138, 221, 286, 392
CRP ……………………… 191, 207
crust …………………………… 36
CT ………………………… 64, 191
CT angiography (CTA) …… 64, 140
curved multiplanar reconstruction … 64
Cutting Balloon ………………… 93
CVRR …………………………… 29
cyst …………………………… 34
cytokine ……………………… 214

### D

daptomycin …………………… 230
debridment …………………… 236
deep vein thrombosis (DVT)
　………………… 146, 147, 168
delayed prosthetic fitting ……… 330

# 索引

DFO ································ 106
DFPP ······························ 316
diabetic foot ······ 40, 248, 254, 336, 394
diabetic foot infection (DFI) ······· 226
diabetic foot infection diagnosis ···40
diabetic nephropathy ············ 126
diabetic neuropathy ·········· 24, 110
diabetic ulcer ······················ 221
diagnosis procedure combination
　(DPC)·················· 310, 369, 394
diagnostic imaging ················61
dietary therapy ···················· 371
digital subtraction angiography (DSA) ···69
DIP関節 ···························· 389
direct dermadrome ················ 113
disarticulation ······················ 260
disinfectants ······················ 214
disseminated intravascular
　coagulation (DIC) ············ 192
dissolved oxygen ················ 304
distal bypass ········· 80, 82, 85, 90
doripenem ························ 197
double filtration plasmapheresis 316
drop foot ····························98
drug coated balloon (DCB) ········78
drug eluting balloon (DEB) ········78
drug eluting stent (DES) ············78
dry necrosis························ 225
duplex scan ······················ 152
dysautonomia ······················24

## E
early prosthetic fitting ············ 330
ectopic calcification ·············· 126
effusion···························· 214
elephantiasis ······················ 176
endovascular treatment (EVT)··· 76, 90
endovenous laser ablation ······· 162
endovenous laser treatment
　(EVLT) ·················· 153, 156
EPA································73
epidermal growth factor (EGF) ··· 313
epidural anesthesia ··············· 296
epidural block ······················ 286
epidural PCA (PCEA) ············ 299

EPS ································ 236
erosion ······························34
eruption····························30
erysipelas ························ 195
erythema ··························31
erythrocyte sedimentation rate
　(ESR) ·························· 227
erythropoiesis-stimulating agents
　(ESA)製剤 ····················· 131
excoriation ························34
extended-spectrum β-lactamase
　(ESBL) ···················· 40, 229
extracellular polysaccharide ······ 236

## F
FBI法 ······························67
femoro-popliteal lesion ······ 76, 78
fibloblast growth factor (FGF) ··· 214
fibrin cuff theory ···················· 148
fissure ····························35
flap ································ 271
foam sclerotherapy ········· 153, 157
Fontaine分類 ········· 46, 73, 316
food exchange lists ············· 371
foot bath ·························· 360
foot pressure ······················ 362
Form ABI検査 ···················· 103
fournier gangrene ················ 196
free flap ···························· 269
full thickness skin graft ········· 269

## G
gaiter area ························ 173
gait pattern ······················ 322
gangrene ············ 37, 113, 248
gas gangrene ······················ 190
general inspection ···················46
glycemic index (GI値) ······ 371, 374

## H
hammer toe ··············· 98, 256
HDL ······························ 316
heloma molle ······················ 357
Hennekam症候群 ················ 178
heparin-induced thrombocytopenia
　(HIT) ·························· 169
hyperbaric oxygen therapy (HBOT) ···304

hyperkalemia ······················ 130
hypothalamic-pituitary-adrenal
　(HPA) axis ····················· 119
hypovolemic shock ············· 132

## I
ICG································ 180
immediate prosthesis ············ 330
impairment ························ 362
incurvated nail···················· 356
indirect dermadrome ············ 113
indocyanine green·················· 180
infection ····················236, 360
infra popliteal lesion / below the
　knee ······················ 76, 80
infusion法 ························ 172
ingrown nail ······················ 356
in situ法 ····························86
insulin therapy····················· 232
intensive insulin therapy ········ 234
intermittent claudication ······ 12, 53
intractable cutaneous ulcer ··· 176
intravenous cyclophosphamide
　(IVCY) ·························· 208
intravenous-PCA ················ 299
inversion recovery (IR) ············68
ischemic pain ······················ 292
itraconazole························ 352
IV-PCA ···························· 299

## K
keloid································34
knee disarticulation ············· 275
KOH鏡検 ·························· 352

## L
lateral nail groove ················ 356
lesion marker ······················ 256
leukoderma ························32
lichenification ······················37
limb amputation ··· 82, 90, 248, 336
lisfranc joint ······················ 266
local flap ·························· 269
low-density lipoprotein (LDL)
　apheresis ····················· 316
lower limb prosthesis ············ 328
LRINEC score ······················ 194

lumbar spinal canal stenosis (LSCS) ··· 12
lumbar sympathetic block (LSB)
　······························286, 288
lung edema ··························· 130
lymphedema ················ 38, 176
L-カルニチン··························· 73

## M

maceration ························· 37
macroangiopathy ················ 249
maggot therapy ·················· 310
magnetic resonance angiography ··· 140
mallet toe ··························· 256
management ························ 377
manual lymphatic drainage
　(MLD)······························ 182
matrix metalloproteinase (MMP)
　······························ 214, 217
maximum intensity projection
　(MIP) 画像 ···························66
medical administrative fee of
　diabetic complication ········· 344
Meige病······························· 178
meropenem···················· 197, 230
methicillin-resistant *S. aureus*
　(MRSA) ······················ 40, 229
MIA症候群···························· 133
microangiopathy ··········· 113, 249
microsurgery ····················· 275
Milroy病······························· 178
minocycline ························ 197
minor amputation ················ 266
mixed connective tissue disease
　(MCTD) ···························· 204
moist wound healing ··········· 216
monofilament test ················· 24
motor neuropathy ················· 24
MPO-ANCA ························· 208
MPR画像 ······························ 64
MR angiography (MRA) ··· 66, 140
MRI······················· 66, 107, 191
MR lymphangiography (MRL) ··· 180
MTP関節形成術 ···················· 212
multilayer lymphedema bandaging
　(MLLB) ···························· 182

multi-planar reconstruction ······ 64
musculocutaneous flap ········· 269

## N

nail clipping ······················· 349
NaSSA ······························ 120
necrobiosis lipoidica ············· 114
necrotizing fasciitis ······· 190, 195
necrotizing soft-tissue infection
　(NSTI) ····························· 194
negative pressure wound therapy
　(NPWT) ··· 174, 216, 238, 241, 266
nephrogenic systemic fibrosis
　(NSF)························ 132, 140
nephrosclerosis ··················· 126
neuroarthropathy ················ 110
neuropathic osteoarthropathy　100
neuropathic pain ··········· 116, 292
NOACs ························ 168, 171
nociceptive pain ··················· 292
nodule ································· 33
non-pitting edema················ 176
non protein calorie/nitrogen ··· 224
non weight bearing ········322, 362
non-reversed法 ······················86
NPC/N ······························ 224
NSAIDs ············· 74, 117, 287, 292

## O

opioid································· 292
osteomyelitis ·········· 40, 106, 226
outpatient clinic of footcare ··· 344

## P

painful diabetic neuropathy······ 116
palpable purpura ················· 204
palpation ····················· 30, 46
papule ································· 33
parathyroid hormone (PTH) ··· 131
partial MIP ···························66
pathogenic bacteria ············· 226
patient controlled analgesia (PCA)
　····································· 299
PC法 ··································67
peak systolic velocity ratio (PSVR) ···63
PEDIS分類 ··················· 40, 101
penicillin ···························· 198

peripheral arterial disease (PAD)
　············ 12, 46, 53, 72, 82, 90,
　126, 134, 138, 214, 236,
　250, 304, 306, 316, 392
peripheral nerve block ······286, 296
peripheral vascular disease
　(PVD)························ 287, 288
permanent prosthesis ············ 328
perthes test ························· 151
pes cavus·····························98
PET-CT ······························ 106
PG製剤 ······························ 295
phantom limb pain················· 299
pharmacologic management··· 116
pilz ································· 352
piperacillin-tazobactam ········· 197
PIP関節 ······························ 389
pitting edema ····················· 176
plaque ································36
platelet derived growth factor
　(PDGF) ····················· 214, 313
platelet rich plasma (PRP) ······ 313
PR3-ANCA ························· 208
pretibial pigmented patches ··· 114
preventive footcare ········344, 346
primary amputation ············· 251
primary stenting ······················76
probe to bone test··········· 42, 107
prognosis ··························· 248
prophylactic surgery············· 254
prosthesis··························· 260
prothrombin time-international
　normalized ratio (PT-INR)
　······················ 170, 288, 296
*pseudomonas aeruginosa*··· 195, 197
PTB test ······················ 42, 107
PTB式ソケット ························ 264
pulmonary thromboembolism
　(PTE) ······························ 168
pulse-spray法 ····················· 172
purpura ································32
pustule ································33
P吸着薬 ······························ 140

## 索引

### Q
quality of life ... 371

### R
Raynaud's phenomenon ... 204
REACH registry ... 72
relapse prevention ... 104, 362
Removable Walker ... 364
renal anemia ... 130
revascularization ... 50
reversed法 ... 86
rigid dressing ... 330
ring sign ... 222
risk classification of the diabetic foot ... 346
Rutherford分類 ... 46

### S
saphenofemoral junction ... 151
saphenous compartment ... 165
sausage toe ... 107
scale ... 36
scar ... 34
sclerosis ... 37
sclerotherapy ... 162
self-care support ... 377
self-expandable stent ... 76
semirigid dressing ... 330
Semmes-Weinstein monofilaments ... 27
sensory neuropathy ... 24
serotonin ... 119
shoelace法 ... 246
SIRS ... 106, 108
Sjögren症候群 ... 204
skin perfusion pressure (SPP) ... 53, 57, 85, 101, 139, 224, 239, 252, 267, 308
skin reperfusion pressure (SRPP) ... 53, 57
sliding scale ... 232
SNRI ... 118, 120
soft corn ... 357
soft dressing ... 329
SPECT ... 106
spinal anesthesia ... 296
spinal cord stimulation (SCS) ... 286, 289
split thickness skin graft ... 269
SSRI ... 120
Staphylococcus aureus ... 40, 195, 227, 229
stasis dermatitis ... 151
stem cell ... 313
steppage gait ... 98
streptococcus ... 40
Streptococcus pyogenes ... 195, 227
stripping ... 153, 162
stump ... 328
subfaxcial endoscopic perforator surgery (SEPS) ... 156
superoxide ... 304
sympathetic block ... 292
systemic inflammatory response syndrome ... 106, 108
systemic lupus erythematosus (SLE) ... 200, 204

### T
TASCⅡ ... 46, 50, 55, 63, 90, 140, 304
team medicine ... 104, 394
teleangiectasia ... 32
temporary prosthesis ... 328
terbinafine ... 352
The NHANES study ... 135
TIME concept (TIME理論) ... 214, 223, 238, 241
time-SLIP法 ... 67
tinea ... 356
tinea unguium ... 352
tissue inhibitor of metalloproteinase (TIMP) ... 217
TLA麻酔 ... 155, 165
toe brachial pressure index (TBI) ... 53, 57, 139
toe break ... 335
TOF法 ... 67
total contact cast (TCC) ... 223, 364
Trans-Atlantic Inter-Society Concensus ... 50, 55
transcutaneous achilles tendon lengthening ... 254
transcutaneous oxygen tension (tcPO$_2$) ... 53, 58, 101, 139, 252, 317
transfemoral (above-knee) amputation ... 275
transforming growth factor-$\beta$ (TGF-$\beta$) ... 214
transtarsal amputation ... 266
transtibial (below-knee) amputation ... 275
traumatic tap ... 297
Trendelenburg test ... 151
tricyclic antidepressants (TCA) ... 116, 120, 293
trimethoprim-sulfamethoxazole ... 197
triopathy ... 116
true SSFP法 ... 67
TSB式ソケット ... 264
tumescent local anesthesia ... 155, 165
tumor ... 33
Turner症候群 ... 178
TXA阻害薬 ... 295
tylosis ... 35

### U
UK ... 171
ulcer ... 34, 113
ultrasonography (US) ... 62, 151
upstroke time (UT) ... 56
UTSA (Texas) 分類 ... 101

### V
Valsalva法 ... 152
vancomycin ... 197, 230
vancomycin-resistant S. aureus ... 40
varicose vein ... 146, 151, 153, 162
vascular endothelial growth factor (VEGF) ... 314
vasculitis ... 200, 204
venous thromboembolism (VTE) ... 168
venous ulcer ... 146, 153, 173
verrucous skin lesions on the feet in diabetic neuropathy (VSLFDN) ... 115
very low-density lipoprotein (VLDL) ... 317
vesicle ... 33

| | | |
|---|---|---|
| virtuose human orthonyxie (VHO) 法 ……… 356, 359 | アナログ製剤 ……………… 132 | **う** |
| volume rendering (VR) …… 64 | アミトリプチリン …………… 117 | うおのめ …………………… 35 |
| **W** | 網目状静脈瘤 ……… 150, 157, 162 | 受け渡し ………………… 383 |
| Wagner分類 …………… 101 | アルギニン …………………… 224 | うっ滞性皮膚炎 ……… 151, 173 |
| walking aid ……………… 322 | アルギン酸塩 ………………… 218 | うつ病 …………………… 119 |
| WBC ……………………… 191 | アルコール性神経炎 ………… 289 | ウロキナーゼ …………… 171 |
| Wegener肉芽腫症 ……… 202 | アルゴリズム ……… 47, 104, 116 | 鱗状 ……………………… 36 |
| Weil osteotomy …………… 257 | アルゴリズム法 ……………… 232 | 運動神経障害 ……………… 24 |
| wheal ……………………… 34 | アルツハイマー病 …………… 122 | 雲母状 …………………… 36 |
| wheelchair ……………… 336 | アルブミン ……………… 224, 316 | **え** |
| white blood cell trapping theory ……………………… 148 | アルプロスタジル …………… 209 | 栄養管理 ………………… 371 |
| wound bed preparation (WBP) ……… 154, 174, 214, 223, 238, 241, 270, 310 | アロディニア ………………… 22 | 栄養障害性潰瘍 ………… 277 |
| | アンギオグラフィー …………… 93 | 栄養のバランス ………… 372 |
| | アンギオサム …… 81, 266, 386, 390 | エコー検査 ……………… 274 |
| | アンジオテンシン変換酵素阻害薬 … 317 | 壊死性筋膜炎 …… 32, 190, 191, 195 |
| | 安静時疼痛 …………… 53, 139, 286 | 壊死性軟部組織感染症 ……… 194 |
| wound dressing ………… 214 | 安全管理 ………………… 304 | 壊疽 ……………… 37, 113, 248 |
| wound management …… 221 | **い** | エトドラク ……………… 293 |
| **X** | 易感染性 ……… 118, 128, 201, 221, 248, 277 | エパルレスタット ……… 100, 117 |
| Xa阻害剤 ………………… 171 | イグラチモド ……………… 170 | 遠位茎腓腹皮弁 ………… 273 |
| xerosis ……………………… 37 | 維持透析 …………… 89, 95, 126 | 遠位趾節間関節 ………… 389 |
| | 萎縮 ………………………… 36 | 遠位塞栓 ………………… 70 |
| **和文索引** | 移乗 ……………………… 339 | 塩化ベンザルコニウム …… 220 |
| **あ** | 異常感覚 …………………… 22 | 塩化ベンゼトニウム …… 220 |
| アーチ …………………… 389 | 異常歩行 ……………… 328, 333 | 炎症期 …………………… 214 |
| アキレス腱反射検査 ……… 24, 26 | 異所性石灰化 ……………… 126 | 炎症性サイトカイン ……… 119, 122 |
| 悪性関節リウマチ ……… 202, 205 | 一次性下肢静脈瘤 ……… 147, 162 | 炎症の4徴 ……………… 198 |
| 悪性腫瘍の転移・浸潤 …… 178 | 胃腸障害 ………………… 355 | エンパワーメントアプローチ … 377 |
| 握雪感 …………………… 193 | 移動 ……………………… 339 | **お** |
| アクリル法 ……………… 359 | イトラコナゾール ………… 352 | 黄色ブドウ球菌 ……… 191, 195, 227 |
| アザチオプリン …………… 208 | 犬咬傷 …………………… 196 | 凹足変形 ………………… 98 |
| 足駆動 …………………… 336 | イプロニアジド …………… 119 | オキシドール ……………… 219 |
| 足専門外来 ……………… 395 | イミプラミン ……………… 119 | オピオイド …… 74, 293, 296, 301 |
| 足白癬 …………………… 352 | 医療徒手リンパドレナージ …… 182 | オピオイド治療 ………… 292 |
| 足病変のリスク分類 ……… 346 | 医療費 …………………… 128 | **か** |
| アスピリン ………………… 73 | 医療保険制度 …………… 335 | カーボカウント法 ……… 371, 373 |
| アセスメント ……… 349, 362, 366 | 医療連携 …………… 384, 394 | 回外 ……………………… 362 |
| アセスメントシート ……… 346 | 陰圧閉鎖療法 … 174, 216, 238, 241, 266 | 外観異常 ………………… 378 |
| アセチルサリチル酸 ……… 209 | いんきんたむし …………… 352 | 外側爪洞 ………………… 356 |
| アセトアミノフェン ……… 287, 292 | インスリン抵抗性 ………… 371 | 開存率 ……………………… 80, 82 |
| 圧痕 ……………………… 13 | インスリン療法 …………… 232 | 階段昇降 ………………… 325 |
| 圧痕性浮腫 ……………… 176 | インソール ………………… 368 | 外腸骨動脈 ……………… 391 |
| 圧迫 …………………… 173, 368 | インドシアニングリーン …… 180 | 開張足 …………………… 212 |
| 圧迫療法 …… 153, 158, 162, 173 | | 回転皮弁 ………………… 272 |

# 索引

| | | |
|---|---|---|
| 回内 …………………………… 362 | 患肢挙上 ……………… 153, 173 | **く** |
| 介入 ……………… 344, 346, 382 | 患者教育 ……………… 104, 377 | 空気容積脈波 ………………… 152 |
| 海馬 ………………………… 121 | がん性疼痛 …………………… 293 | 屈筋腱背側移行術 …………… 256 |
| 外反母趾 ………… 212, 222, 256 | 関節固定術 …………………… 112 | 靴作成 ………………………… 251 |
| 解剖学的血行支配領域 ……… 390 | 間接デルマドローム ………… 113 | 靴擦れ ………………… 362, 382 |
| 解剖学的バイパス ……………… 83 | 関節リウマチ ………… 200, 212 | クモ状血管腫 ………………… 32 |
| 潰瘍 …………………… 34, 113 | 感染 …………… 232, 236, 360 | クモの巣状静脈瘤 … 150, 157, 162 |
| 化学的デブリードマン ……… 153 | 感染肢 ………………………… 276 | グラム陰性桿菌 ……………… 21 |
| 殻構造 ………………… 264, 331 | 陥入爪 ………………………… 356 | グラム染色 …………………… 193 |
| 下肢静脈瘤 …… 19, 146, 151, 153 | 乾皮症 ………………………… 37 | グラム陽性桿菌 ………… 40, 193 |
| 下肢切断 ………… 82, 90, 248, 336 | 鑑別 ………… 12, 18, 20, 114, 195 | クリオグロブリン血症 ……… 205 |
| 下肢不全交通枝結紮術 ……… 174 | 汗疱状 ………………………… 33 | グリセミックインデックス … 374 |
| 過剰肉芽 ……………………… 237 | **き** | グルコン酸クロルヘキシジン … 219 |
| 過浸軟 ………………………… 221 | 起炎菌（起因菌）…… 190, 195, 226 | 車いす …… 240, 252, 263, 325, 336 |
| ガス壊疽 ………… 42, 190, 193, 306 | 偽関節 ………………………… 276 | 車いすの3機能 ……………… 338 |
| ガス産生 ……………………… 107 | 義肢 ………………… 251, 263 | クレアチニンクリアランス |
| 仮性瘤形成 …………………… 140 | 義肢装具士 …………… 328, 369 | ……………… 135, 171, 288 |
| 画像診断 ………………… 61, 180 | きず …………………… 16, 30, 381 | クレブシエラ ………………… 197 |
| ガター法 ……………………… 359 | 寄生虫感染 …………………… 178 | クロウトゥ ………………… 98, 256 |
| 下腿義足 ………………… 264, 331 | 義足 ………………… 260, 263, 328 | クロストリジウム性ガス壊疽 … 193 |
| 下腿切断 ………… 248, 250, 262, 275 | 義足訓練 ……………………… 330 | クロピドグレル ………… 72, 73 |
| 下腿ミルキング法 …………… 152 | 基礎体重の減少 ……………… 131 | **け** |
| 滑液包炎 ……………………… 15 | 楔状骨 ………………………… 387 | 鶏眼 ……………… 15, 35, 99, 114 |
| 活性化部分トロンボプラスチン時間 | 機能障害 ……………………… 362 | 蛍光リンパ管造影 …………… 180 |
| ……………………… 169, 207 | 丘疹 ………………………… 33 | 脛骨神経 ……………………… 390 |
| 活性型ビタミンD3製剤 ……… 355 | 急性動脈閉塞症 ……………… 15 | 鶏性歩行 ……………………… 98 |
| 活性酸素 ……………………… 304 | 強化インスリン療法 ………… 234 | 経皮的3点小切開法 ………… 257 |
| カテーテル …………… 288, 297 | 強皮症 ………………………… 200 | 経皮的アキレス腱延長術 … 254, 257 |
| カテーテル血栓溶解療法 …… 171 | 局所切断 ……………………… 266 | 経皮的屈筋腱切断術 ………… 256 |
| カデキソマー・ヨウ素 ……… 153 | 局所皮弁 ………………… 269, 272 | 経皮的酸素分圧 …… 53, 58, 101, |
| ガドリニウム ……… 132, 140, 181 | 局所療法 ……………………… 153 | 139, 252, 317 |
| 痂皮 ………………………… 36 | 局面 ………………………… 36 | 外科的ストリッピング術 …… 174 |
| 痒み ……………… 19, 37, 19, 148 | 虚血性疼痛 …………… 286, 292 | 外科的デブリードマン … 153, 238 |
| カラードプラ法 ………… 62, 152 | 距骨 ………………………… 387 | ケタミン ……………… 293, 294 |
| 仮義足 ………………………… 328 | 起立性低血圧 ………………… 29 | 血圧異常 ……………………… 132 |
| カルシトニン遺伝子関連ペプチド … 290 | 亀裂 ………………………… 35 | 血痂 ………………………… 36 |
| カルシフィラキシス ……… 138, 142 | 近位趾節間関節 ……………… 389 | 血管炎 ………………… 200, 204 |
| カルバマゼピン ……………… 294 | 筋萎縮 ………………………… 22 | 血管雑音 ……………………… 60 |
| 肝機能障害 …………………… 355 | 禁煙 ………………………… 72 | 血管石灰化 …………………… 127 |
| 間歇性跛行 ………… 12, 15, 53, 72, | 禁忌 …… 69, 160, 170, 255, 307, 361 | 血管穿刺 ……………………… 289 |
| 77, 91, 139, 286 | 筋区画 ………………………… 389 | 血管造影 ……… 48, 93, 140, 274 |
| 間歇的静注投与 ……………… 208 | 筋皮弁 ………………… 269, 272 | 血管走行 ……………………… 390 |
| 肝硬変 ………………………… 176 | 緊満した足趾 ………………… 107 | 血管ドプラ …………………… 222 |
| 幹細胞 ………………………… 313 | 緊満性水疱 …………… 33, 114 | 血管内治療 ……… 76, 82, 90, 140 |

| | | |
|---|---|---|
| 血管内皮前駆細胞 ………………… 314 | 好酸球性多発血管炎性肉芽腫症 | 三環系抗うつ薬…… 116, 120, 288, 293 |
| 血管内レーザー焼灼術 ……… 153, 156 | ………………………………202, 205 | 残存機能 …………………………… 260 |
| 血行再建………………… 50, 140, 275 | 甲状腺機能亢進症／低下症……… 176 | **し** |
| 血行支配領域………………………… 386 | 酵素学的デブリードマン ………… 239 | シーネ固定 …………………108, 225 |
| 血行促進 …………………………… 360 | 交通枝 …………………………146, 151 | シェロングテスト …………………… 29 |
| 結合組織疾患 ……………………… 200 | 公的医療保険 ……………………… 369 | 自覚症状………………………………… 378 |
| 血小板由来増殖因子 ……… 214, 313 | 紅斑 ……………………………………31 | 自家静脈…………………………………85 |
| 結節………………………………………33 | 後方筋皮弁 ………………………… 277 | 自家培養表皮移植 ………………… 313 |
| 結節性多発動脈炎 ………………… 202 | 高ホモシステイン血症 …………… 138 | 色素沈着 ……………………… 148, 159 |
| 血栓性動脈炎 ……………………… 206 | 硬膜外PCA ………………………… 299 | 色斑…………………………………………32 |
| 血栓性閉塞性血管炎 ……………… 15 | 硬膜外血腫 ………………………… 296 | ジクロフェナク …………………… 292 |
| 血栓溶解療法 ………………… 168, 171 | 硬膜外ブロック …………… 118, 286 | シクロホスファミド ……………… 208 |
| 血糖コントロール (血糖管理) | 硬膜外麻酔 ………………………… 296 | 試験切開 …………………………… 190 |
| ……100, 116, 136, 222, 232, 378 | 抗リン脂質抗体 ……………… 204, 208 | 時効型インスリン ………………… 235 |
| 血疱…………………………… 33, 114, 191 | 抗リン脂質抗体症候群 …………… 201 | 自己拡張型ステント ……………… 76 |
| 血流評価 …………………………… 224 | 股関節離断 ………………………… 250 | 自己抗体 ………………………204, 207 |
| ケロイド ……………………………… 34 | 股義足 ……………………………264, 331 | 自己効力感……………………………… 377 |
| 嫌気性菌………………… 21, 195, 227 | 五大疾病 …………………………… 119 | 自己調節鎮痛法…………………… 299 |
| 検査 …………………………………… 190 | 骨格構造……………………………264, 331 | 自己免疫性疾患 …………………… 200 |
| 幻肢痛 …………………… 296, 299, 300 | 骨切り術 …………………………… 257 | 自己融解デブリードマン ………… 239 |
| 原発疹 …………………………………… 31 | 骨シンチ ……………………………… 106 | 脂質低下薬 …………………………… 74 |
| 腱反射 ………………………………… 22 | 骨髄炎 ……………… 40, 42, 106, 210, | 視床下部－下垂体－副腎皮質 …… 119 |
| 顕微鏡的多発血管炎 …………… 202 | 226, 238, 306 | 視診 ………………………… 28, 30, 46 |
| **こ** | 骨髄由来間葉系幹細胞 ………… 314 | 持続末梢神経ブロック…………… 299 |
| 高K血症 ……………………………… 130 | 骨肉腫………………………………… 276 | 市中型MRSA …………………… 197 |
| 高圧酸素療法 ……………………… 216 | 骨露出………………………………… 16 | 膝窩動脈 …………………………… 391 |
| 広域抗菌薬 ………………………… 228 | 股部白癬……………………………… 352 | 膝下領域 ………………………… 76, 80 |
| 高位結紮手術 ……………………… 155 | コレステロール結晶塞栓症 ………32 | 膝関節離断 ………… 250, 262, 275 |
| 抗うつ薬 …………………………… 301 | 混合性結合組織病 ………………202, 204 | 膝継手 ……………………………… 332 |
| 硬化…………………………………………37 | コンパートメント症候群 ………… 306 | 湿疹……………………………………………33 |
| 抗核抗体……………………………… 207 | **さ** | シナカルセット塩酸塩 ………… 132 |
| 硬化性脂肪織炎 …………… 37, 148 | 催奇形性 …………………………… 170 | 紫斑 …………………………… 32, 191, 204 |
| 硬化療法 ………………… 156, 162, 174 | 再狭窄 ……………………………………78 | 脂肪由来幹細胞 …………………… 314 |
| 交感神経ブロック ……………209, 292 | 細菌感染 ………………………236, 390 | 社会情勢 …………………………… 126 |
| 高気圧酸素治療 …………………… 304 | 在宅………………………………………… 382 | シャルコー足 ……………42, 98, 110 |
| 抗凝固療法 ………………………… 168 | サイトカイン ……………………… 214 | シャルコー関節（症） …… 100, 110 |
| 抗菌薬 ………………………195, 226 | 再発予防…………………………104, 362 | シャワー …………………………… 153 |
| 後脛骨動脈 ………………………… 391 | 細胞外多糖…………………………… 236 | シャント感染 ……………………… 133 |
| 抗痙攣薬 …………………………… 301 | 細胞治療 …………………………… 313 | シャント関連合併症 ……………… 133 |
| 抗血小板療法 ……………………… 72 | 細胞免疫 ………………………233, 307 | シャンパンボトル様 ……………… 19 |
| 高血糖 ……………………………… 232 | サイム義足 ………………………… 331 | 臭汗症 …………………………………… 21 |
| 膠原病 ………………………200, 204 | サイム切断 ………………………250, 263 | 充実性丘疹 ………………………………33 |
| 抗好中球細胞質抗体 ……………… 208 | 坐骨神経ブロック ………………… 118 | 収縮期最高血流速度比 ……………63 |
| 高コレステロール血症 …………… 316 | サリチル酸ワセリン ……………… 355 | |

403

## 索　引

| 重症下肢虚血 | … | 18, 46, 53, 72, 82, 90, 134, 138, 155, 221, 286, 392 |
| --- | --- | --- |

舟状骨 …………………………… 387
従来義肢装着法 ………………… 330
粥状動脈硬化 ……………………… 53
手根管症候群…………………15, 133
術後QOL ………………………… 92
術直後義肢装着法 ……………… 330
腫瘤 ………………………………… 33
除圧サンダル …………………… 223
漿液性丘疹 ………………………… 33
消化管アミロイドーシス ……… 133
踵骨 ……………………………… 387
常時2点支持歩行 ……………… 322
硝子圧法 …………………………… 31
小趾外転筋皮弁 ………………… 272
小水疱 ……………………………… 33
掌蹠膿疱症 ………………………… 34
小切断 …………………………… 266
消毒 ………………………… 219, 239
上皮増殖因子 …………………… 313
小伏在静脈 ………………… 146, 151
静脈うっ滞性潰瘍 … 16, 19, 146, 153
静脈血栓塞栓症 ………………… 168
静脈高血圧 ……………………… 133
静脈性潰瘍 ……………………… 173
静脈性浮腫 ……………………… 179
静脈内PCA …………………… 299
静脈弁 ……………………… 147, 158
静脈瘤 ……………………… 15, 162
食後血糖値 ……………………… 374
食習慣把握表 …………………… 376
食事療法 ………………………… 371
触診 ………………………… 30, 46, 222
植皮術 ……………………… 238, 269
食品交換表 ……………… 371, 373
食物繊維 ………………………… 373
ショック ………………………… 191
ショパール関節 ………… 266, 387
ショパール関節離断 …… 251, 263
しらくも ………………………… 352
自立生活 ………………………… 336
シロスタゾール …… 72, 73, 140, 295

侵害受容性疼痛 ………… 286, 292
神経異常 ………………………… 22
神経可塑性仮説 ………………… 120
神経障害性疼痛 …… 116, 286, 292
神経の支配領域に一致 ………… 23
神経病性関節症 ………… 100, 110
神経ブロック ……………… 118, 295
心血管イベント ………… 234, 293
腎硬化症 ………………………… 126
人工血管 …………………… 85, 91
滲出液 ……………………… 21, 214
尋常性疣贅 ………………… 33, 115
腎性全身性線維症 ……… 132, 140
腎性貧血 ………………………… 130
心臓血管病 ……………………… 126
靭帯炎 …………………………… 15
身体障害者手帳 ………………… 335
深達度 …………………………… 229
診断群分類包括評価 …… 310, 394
心電図R-R間隔変動係数 ……… 29
伸展皮弁 ………………………… 272
振動覚検査 ………………… 27, 103
浸軟 ……………………………… 37
心拍変動試験 …………………… 29
深部静脈血栓症 …… 12, 15, 19, 146, 159, 168, 177, 206
蕁麻疹 …………………………… 34
診療報酬 ……………………… 345, 381
診療報酬点数 ……………… 309, 369

### す

膵β細胞 ………………………… 232
水道水 …………………………… 239
水疱 ………………………… 33, 191
水疱蓋 …………………………… 34
スクエアオフ …………………… 356
スクリーニング ………………… 344
スタチン製剤 …………………… 74
スティール症候群 …………… 133
ステント内血栓症 ……………… 75
ストリッピング … 153, 155, 162, 164
スライディングスケール法 … 232

### せ

清潔ケア ………………………… 360
成熟期 …………………………… 214

生物学的デブリードマン …… 239, 310
生命予後 …………………… 136, 248
脊髄空洞症 ……………………… 110
脊髄くも膜下ブロック ………… 296
脊髄刺激療法 …………………… 286
脊髄瘻 …………………………… 110
脊柱管狭窄症 ……………… 15, 149
石灰化 …………… 49, 70, 82, 90, 103, 140, 274
石鹸 ……………………………… 239
絶対気圧 ………………………… 304
切断高位 ………………… 248, 261
ぜにたむし ……………………… 352
セミリジッドドレッシング …… 330
セルジンガー法 ………………… 70
セルフケア ………… 345, 350, 377
セレコキシブ …………………… 293
セロトニン ……………………… 119
線維芽細胞増殖因子 …………… 313
前脛骨動脈 ……………………… 391
前脛骨部色素斑 ………………… 114
洗浄 ……………………………… 239
全身性エリテマトーデス … 200, 204
全身性炎症反応症候群 … 106, 108
全身性強皮症 …………………… 36
全身性動脈硬化症 ……………… 95
全身麻酔 ………………………… 296
全層植皮術 ……………………… 269
尖足変形 ………………………… 257
浅大腿動脈領域 ……………… 76, 78
選択的ストリッピング ………… 164
全長ストリッピング …………… 164
専用フェルト …………………… 365

### そ

爪囲炎 …………………………… 38
造影MRA ……………………… 67
造影剤アレルギー ……………… 70
爪下出血 ………………………… 38
早期義肢装着法 ………………… 330
臓器穿刺 ………………………… 289
装具外来 ………………………… 395
爪甲下角質除去 ………………… 350
創傷治癒機転 …………………… 215
創傷被覆材 ……………… 214, 238

増殖因子 …………………………… 313
総腸骨動脈 ………………………… 390
蒼白…………………………………… 18
象皮症 ……………………… 176, 179
創面環境調整 ……………………… 241
ソーシャルワーカー ……………… 328
足圧分布評価 ……………………… 369
足関節上腕血圧比 ……… 48, 53, 54,
101, 138, 317
足根中骨関節……………………… 387
足根中足義足 ……………………… 331
足趾関節形成術 …………………… 256
側枝静脈瘤 ………………… 150, 162
足趾上腕血圧比 ………53, 57, 139
足趾切断 …………………………… 251
足底筋膜炎 ………………………… 15
足底部内在筋 ……………………… 389
続発疹 ………………………………… 31
足浴 …………………………239, 360
ソケット …………………………264, 331
組織プラスミノーゲンアクチベーター
…………………………………203, 209
粗糙 …………………………………… 37
足根中足関節……………………… 387
ソフトドレッシング ……………… 329
ゾンデ ……………………………… 350
ゾンデ試験 ………………………… 107

## た

ターナー症候群 …………………… 177
体重記録 …………………………… 371
苔癬化 ………………………………… 37
大腿義足 …………………………264, 331
大腿膝窩動脈領域 ………………… 51
大腿神経ブロック ………………… 118
耐糖能異常 ………………………… 114
大動脈炎症候群 …………………… 200
大動脈腸骨動脈領域 ……………… 51
大伏在静脈 ………………………… 146
体部白癬……………………………… 352
高安病……………………………… 200
竹串…………………………………… 28
多血小板血漿 ……………………… 313
たこ …………………………………… 35
多剤耐性緑膿菌 …………… 40, 229

多層包帯法………………………… 182
脱臼 ………………………………… 212
脱毛 …………………………………… 18
多発血管炎性肉芽腫 …………… 202
多発性単神経炎 ………………… 202
垂れ足………………………………… 98
炭酸カルシウム …………………… 140
炭酸泉足浴 ………………………… 361
短趾伸筋皮弁 ……………………… 273
探触子 ……………………………… 62
弾性ストッキング ………… 153, 158
弾性着衣療法 ……………………… 159
弾性包帯 …………………… 154, 158
断端管理 …………………………… 329
丹毒 ………………………………… 195
弾力包帯 …………………………… 329

## ち

チアノーゼ …………………… 18, 36, 204
チーム医療 ………………… 104, 394
知覚神経障害 ……………………… 24
茶褐色 ……………………………… 19
中足骨切断 ………………… 251, 266
中足趾節関節 …………………… 389
超音波検査 ………… 62, 151, 191
超音波ドプラ血流計 …………… 152
腸骨動脈領域 ……………… 76, 82, 91
超速効型インスリン ……………… 235
腸内細菌 …………………………… 195
直接デルマドローム ……………… 113
治療後有痛性神経障害 ………… 100

## つ

椎間板ヘルニア …………………… 15
槌状趾 ……………………………… 28
痛覚 (pin-prick) 弁別検査 ……… 28
痛風 ………………………………… 15
杖……………………………………322, 326
土踏まず …………………………… 270
爪カンジダ症 ……………………… 38
爪切り ……………………………349, 382
爪の萎縮・肥厚 …………………… 18
爪白癬 ……………… 18, 38, 222, 352
爪水虫 ……………………………… 352

## て

低Ca血症 …………………………… 131

低温熱傷 ………………… 113, 382
低血糖………………………………… 234
低蛋白血症 ………………………… 131
ティッピングレバー ……………… 337
低プロトロンビン血症 …………… 170
低補体血症 ………………………… 207
テーピング法 ……………………… 356
適正エネルギー量 ………………… 371
手ばかり …………………………… 374
手袋&靴下状 ……………………… 23
デブリードマン … 219, 222, 236, 238,
255, 275, 296, 298
デュロキセチン ……………… 100, 116
テルビナフィン …………………… 352
デルマトーム ……………………… 269
デルマドローム …………………… 113
転移性悪性腫瘍 …………………… 277
電撃熱傷 …………………………… 275
転倒予防 …………………………… 349

## と

同意書 ……………………………… 382
動機づけ …………………………… 379
動静脈シャント …………………… 204
透析 …… 126, 130, 134, 138, 223
透析アミロイドーシス …………… 133
透析時低血圧 …………………… 132
疼痛管理 …………… 286, 292, 296
糖尿病足感染症 …………………… 226
糖尿病足病変 …… 40, 98, 101, 104,
248, 254, 336, 394
糖尿病合併症管理料 ………344, 345
糖尿病神経障害 …24, 110, 113, 259,
345, 350, 378
糖尿病腎症………………… 126, 138
糖尿病性壊疽………………………… 38
糖尿病性潰瘍 ……………… 221, 307
糖尿病性ケトアシドーシス ……… 227
糖尿病性神経障害 ……………… 116
糖尿病性水疱 …………………… 114
糖尿病網膜症 …………………… 21
頭部白癬…………………………… 352
動脈アセスメント ………………… 48
動脈触診 ………………………… 250

## 索引

トータルコンタクトキャスト ………… 223, 364
特定疾患 ……………………… 200
怒張 …………………………… 166
突然死 ………………………… 234
ドプラ音 ………………………… 60
ドプラ聴診器 ………………… 151
ドミノ植皮 …………………… 270
トラフェルミン ……… 153, 210, 313
トラマドール/アセトアミノフェン配合錠 … 288
ドレッシング ………………… 329
ドレナージ ……………… 214, 241
トレンデレンブルグテスト ……… 151

### な
内視鏡的筋膜下交通枝切離術 … 156
内腸骨動脈 …………………… 391
内翻式ストリッパー …………… 155
内翻法ストリッピング ………… 164
軟鶏眼 ………………………… 357

### に
臭い …………………………… 21
肉芽 …………………………… 359
二次性静脈瘤 ………………… 147
二重膜濾過血漿交換法 ……… 316
ニチノール製ステント ………… 76
乳癌 …………………………… 178
ニューロパチー ………………… 22
尿素軟膏 ……………………… 355
尿毒症 ………………………… 128
鶏眼 …………………………… 15
認知症 ………………………… 128

### ね
熱感 …………………………… 20
熱傷 ……………………… 33, 275
ネフローゼ症候群 ……………… 176
捻髪音 ………………………… 193

### の
嚢腫 …………………………… 34
膿疱 …………………………… 33
膿瘍 …………………………… 33
ノルトリプチリン ……………… 117

### は
バージャー病 ……………… 53, 72
パーセンタイル値 ……………… 394

バイオフィルム ………… 227, 236
敗血症 …………………… 88, 240
肺血栓塞栓症 ………………… 168
肺水腫 ………………………… 130
バイタルサイン ……………… 227
ハイドロコロイド …… 217, 243, 312
ハイドロジェル ……………… 218
ハイドロファイバー …………… 218
ハイドロポリマー ……………… 218
バイパス術 …………… 80, 82, 90
ハイブリッド治療 …………… 52, 92
培養検査 ……………………… 41
廃用性浮腫 …………………… 177
破壊性脊椎症 ………………… 133
白癬 ……………………… 132, 356
白癬菌 …………………… 35, 352
白斑 …………………………… 32
播種性血管内凝固症候群 …… 192
バスキュラーアクセス ………… 140
白血球シンチ ………………… 106
バルーン拡張型ステント ……… 76
パルスドプラ法 …………… 62, 152
パルス療法 …………………… 208
パワードプラ法 ………………… 62
瘢痕 …………………………… 34
バンデージ …………………… 158
半導体レーザー …………… 288, 295
パンフレット ………………… 346
ハンマートゥ ……… 28, 98, 222, 256

### ひ
非圧痕性浮腫 ………………… 176
非解剖学的バイパス ………… 85
非クロストリジウム性ガス壊疽
………………………… 193, 306
肥厚性瘢痕 …………………… 34
粃糠様 ………………………… 36
腓骨 …………………………… 390
膝義足 …………………… 264, 331
皮脂欠乏性湿疹 ……………… 37
微小血管障害 ………………… 113
皮疹 …………………………… 30
非ステロイド性消炎鎮痛剤 …… 74
非造影MRA …………………… 67
ビタミンD …………………… 132

皮膚潰瘍 ……………………… 248
皮膚乾燥 ……………………… 132
皮膚灌流圧 ……… 53, 57, 139, 252
皮膚筋炎/多発性筋炎 ………… 200
皮膚再灌流圧 …………… 53, 57
皮膚瘙痒症 …………………… 132
皮膚軟部組織感染症 ………… 195
皮膚の脆弱化 ………………… 201
皮弁術 …………………… 238, 271
表皮剥離 ……………………… 34
びらん ………………………… 34
微量栄養素 …………………… 373

### ふ
フィブラスト® ……… 153, 210, 313
フィラリア症 ………………… 178
フェンタニル ……… 288, 296, 299
フォーム硬化療法 …………… 153
フォンダパリヌクス ……… 171, 297
副甲状腺ホルモン …………… 131
伏在静脈瘤 …………………… 150
副作用 ………………………… 355
服薬歴 ………………………… 16
ブクラデシンナトリウム …… 153, 210
浮腫 ………………… 18, 153, 241
婦人科癌 ……………………… 178
フットウェア … 17, 224, 251, 356, 362
フットケア ……… 360, 370, 390
フットケア外来 …………… 344, 394
物理的デブリードマン ………… 239
腐敗臭 ………………………… 194
プライマリ・ケア …………… 48, 50
不良肉芽 ……………………… 237
フルニエ壊疽 ………………… 196
プレガバリン …… 100, 116, 288, 293
プローブ ……………………… 62
プロスタグランジンE1軟膏 …… 210
プロスタグランジン製剤 …… 74, 153
プロトロンビン時間 …………… 296
プロトロンビン時間国際標準比 … 170
ブロメライン ………………… 153
分層植皮 …………………… 174, 269

### へ
閉塞性動脈硬化症 …… 53, 72, 155, 289, 392

閉塞性動脈疾患 …………………… 12
ペインクリニック ………………… 118
ヘネカム症候群…………………… 177
ヘパリン ………… 169, 203, 209, 297
ヘパリン起因性血小板減少症 …… 169
ヘモグロビン ……………………… 304
ベルテステスト …………………… 151
変形性関節症 ……………………… 15
変形爪 ……………………………… 356
片側性 …………………………179, 357
胼胝 ……… 15, 35, 99, 114, 206, 222
胼胝（下）潰瘍 ………………… 16, 362
弁不全 …………………… 151, 154, 165
扁平足 ……………………………… 212

## ほ

蜂窩織炎 …… 15, 18, 31, 149, 176,
190, 195, 210, 226
乏血性ショック …………………… 132
放射線治療 ………………………… 178
膨疹 ………………………………… 34
包帯圧迫療法 ……………………… 158
ボーラス投与 …………………288, 299
ボーンソー ………………………… 257
歩行器 …………………………322, 326
歩行周期…………………………… 323
母趾MTP関節 …………………… 364
母趾外転筋皮弁 …………………… 273
補助療法 ……………… 304, 310, 360
発赤 …………………………… 18, 20
ポビドンヨード ……………… 153, 219
ポリウレタンフィルム …………… 217
ポリウレタンフォーム …………… 218
ポリドカノール …………………… 156
本義足 ……………………………… 328

## ま

巻き爪 ……………………………… 356
マゴット療法 ………………… 239, 310
マッサージ ………………………… 239
末梢血管障害 ……………………… 288
末梢神経ブロック ……………286, 296
末梢動脈疾患 … 12, 15, 46, 53, 72,
82, 90, 126, 134, 138,
214, 250, 304, 316, 392
麻薬性鎮痛薬 ………………… 118, 293

マレットトゥ ……………………… 256
慢性炎症 …………………… 119, 138
慢性静脈機能不全 ………………… 146
慢性腎臓病に伴う骨・ミネラル代謝異常
………………………… 127, 130

## み

ミイラ化 …………………… 20, 221
水虫………………………………… 352
ミミズ腫れ …………………………34
脈管交通枝 ………………………… 391
ミルキング ………………………… 152
ミルロイ病 ………………………… 177

## む

無自覚な糖尿病患者……………… 377

## め

メージュ病 ………………………… 177
メチルプレドニゾロン …………… 208
メッシュ植皮 ……………………… 271
メトトレキサート ………………… 208
メナテトレノン …………………… 170
メラニン ……………………………32
免荷 ……… 223, 255, 322, 362, 364
免荷用サンダル …………………… 365
メンケベルグ型動脈硬化 …………49

## も

網状皮斑 …………………………… 205
モノアミン仮説 …………………… 119
モノフィラメント検査 ……24, 27, 390
モルヒネ ………………………288, 299
モンテプラーゼ …………………… 172

## や

薬剤溶出性ステント ………………78
薬剤溶出性バルーン ………………78
ヤスリ ……………………………… 351

## ゆ

疣状癌 ……………………………… 115
有痛性神経障害 ……………………26
有痛性糖尿病神経障害 …………… 116
遊離皮弁 ……………………… 269, 273

## よ

溶解型酸素 ………………………… 304
葉状 …………………………………36
腰椎前彎 …………………………… 334
腰部交感神経節ブロック …… 118, 286

腰部脊柱管狭窄 ……………………12
溶連菌 ……………………………… 191
予防的介入 …………………344, 346
予防的手術 ………………………… 254
予防的フットケア …… 344, 346, 379

## ら

落屑…………………………………36

## り

リウマチ性関節炎 …………………15
リウマチ性疾患 …………………… 200
リジッドドレッシング …………… 330
リスフラン関節 ……………266, 387
リスフラン関節離断 ………… 251, 263
リツキシマブ ……………………… 209
リハビリテーション
………………… 240, 322, 328, 370
リポイド類壊死症 ………………… 114
隆起を伴う紫斑 …………………… 204
両側性 …………………………179, 357
良性肉芽…………………………… 237
緑色爪 ………………………………38
緑膿菌 ………………………… 38, 195
リラクゼーション ………………… 360
リン酸コデイン …………………… 288
鱗屑…………………………………36
リンパ管炎 ……………… 15, 149, 178
リンパ管シンチグラフィ ………… 180
リンパ浮腫 …………… 15, 38, 158,
176, 177, 180
リンパドレナージ ………………… 182

## れ

冷感………………………………18, 20
レイノー現象 ……… 201, 204, 286
レーザー血流計 …………………… 289
レーザー治療 ………………… 174, 209
レミフェンタニル ………………… 296

## ろ

ロキソプロフェン ………………… 292
ロピバカイン ……………………… 300

## わ

ワイヤー法 ………………………… 359
ワルファリン …………………209, 297
ワルファリンカリウム …………… 170

## 下肢救済マニュアル

2014年10月 1日 第1版第1刷発行
2019年 6月 7日 第1版第2刷発行

| | |
|---|---|
| 編集 | 上村哲司, 森田茂樹, 安西慶三, 挽地 裕, 古川浩二郎 |
| 発行人 | 影山博之 |
| 編集人 | 向井直人 |
| (企画編集) | 宇喜多具家 |
| 発行所 | 株式会社 学研メディカル秀潤社<br>〒141-8414 東京都品川区西五反田 2-11-8 |
| 発売元 | 株式会社 学研プラス<br>〒141-8415 東京都品川区西五反田 2-11-8 |
| 印刷・製本 | 株式会社 廣済堂 |

この本に関する各種お問い合わせ
【電話の場合】 ●編集内容については Tel. 03-6431-1211 (編集部)
●在庫については Tel. 03-6431-1234 (営業部)
●不良品 (落丁, 乱丁) については Tel. 0570-000577 (学研業務センター)
〒354-0045 埼玉県入間郡三芳町上富 279-1
●上記以外のお問い合わせは Tel. 03-6431-1002 (学研お客様センター)
【文書の場合】 〒141-8418 東京都品川区西五反田 2-11-8
学研お客様センター『下肢救済マニュアル』係　までお願いいたします.

©Tetsuji Uemura, Shigeki Morita, Keizo Anzai, Yutaka Hikichi, Kojiro Furukawa, 2014 Printed in Japan.
●ショメイ：カシキュウサイマニュアル

本書の無断転載, 複製, 頒布, 公衆送信, 翻訳, 翻案等を禁じます.
本書に掲載する著作物の複製権・翻訳権・上映権・譲渡権・公衆送信権 (送信可能化権を含む) は株式会社 学研メディカル秀潤社が管理します.
本書を代行業者等の第三者に依頼してスキャンやデジタル化することは, たとえ個人や家庭内の利用であっても, 著作権法上, 認められておりません.
学研メディカル秀潤社の書籍・雑誌についての新刊情報・詳細情報は, 下記をご覧ください.
https://gakken-mesh.jp/

JCOPY 〈出版者著作権管理機構委託出版物〉
本書の無断複写は著作権法上での例外を除き禁じられています. 複写される場合は, そのつど事前に, 出版者著作権管理機構 (電話 03-5244-5088, FAX 03-5244-5089, e-mail: info@jcopy.or.jp) の許諾を得てください.

| | |
|---|---|
| 装幀 | 花本浩一 (株式会社 麒麟三隻館) |
| DTP | 近藤英治 (有限会社 ブルーインク)　　永山浩司 (株式会社 麒麟三隻館) |
| 協力 | (有) ブルーインク　　須川真由美 |
| 解剖図イラスト | 渡辺富一郎　　種田憲靖 (株式会社　日本グラフィックス) |